LES ACCIDENTS DU TRAVAIL

CHAPITRE PREMIER

LA LOI SUR LES ACCIDENTS DU TRAVAIL ET SON FONCTIONNEMENT

§ I. — Dispositions essentielles de la loi.

La loi sur les accidents du travail promulguée le 9 avril 1898, et qui est souvent désignée par cette date, a été modifiée par deux autres lois en date des 22 mars 1902 et 31 mars 1905. Le texte complet de la loi, avec les modifications qui y ont été introduites, et telle qu'elle fonctionne actuellement, se trouve à la fin du présent volume. Mais nous allons indiquer ici ses parties essentielles, qui peuvent se résumer de la façon suivante :

L'ouvrier qui a été victime d'un accident de travail est soigné aux frais de son patron, et par le médecin qu'il lui convient de choisir. Les frais de médicaments et de pansements lui sont également payés.

Jusqu'à ce qu'il soit guéri, ou, s'il ne doit pas guérir complètement, jusqu'à ce que son état soit devenu définitif, jusqu'à ce que les blessures soient *consolidées,* c'est-à-dire jusqu'à ce que l'infirmité résultant des blessures ne soit plus susceptible d'être modifiée, il touche une indemnité quotidienne égale à la moitié du salaire qu'il recevait quand il travaillait.

Si la blessure a laissé une infirmité permanente, l'ouvrier reçoit une rente dont le montant est réglé suivant la gravité de l'infirmité.

Ce règlement se fait d'après les bases suivantes : Si la blessure a laissé une incapacité permanente absolue, la rente est égale aux deux tiers du salaire ; si l'incapacité permanente n'est que partielle, la rente est égale à la moitié de la réduction du salaire entraînée par l'infirmité.

Dans le cas où l'ouvrier meurt de ses blessures, sa veuve, ses enfants ou ses ascendants ou descendants qui étaient à sa charge reçoivent une pension viagère ; en outre les frais des funérailles sont à la charge du patron.

La loi a réglé aussi la procédure de façon qu'elle soit aussi rapide que possible, qu'elle n'entraîne aucun frais ni aucune démarche difficile pour l'ouvrier.

L'accident doit être déclaré dans les 48 heures par le patron à la mairie. Si l'ouvrier blessé n'a pas repris son travail dans les quatre jours qui suivent, le patron doit déposer à la mairie un certificat de médecin indiquant l'état de la victime, les suites probables de l'accident et l'époque à laquelle il sera possible d'en connaître le résultat définitif.

Le juge de paix juge en dernier ressort les contestations relatives aux indemnités temporaires, c'est-à-dire aux blessures ne laissant pas d'incapacité permanente.

Si les deux parties sont d'accord pour reconnaître que la blessure laissera une incapacité permanente, ou si l'une d'elles seulement le prétend, en s'appuyant sur un certificat médical, le président du Tribunal les convoque, et si elles acceptent toutes deux un même règlement de l'accident, le président sanctionne cet accord, en rendant une ordonnance qui fixe définitivement le chiffre de l'indemnité. C'est ce que l'on appelle une *conciliation*.

Si la conciliation n'a pù se faire, ou si l'existence d'une incapacité permanente est contestée, l'affaire est portée devant le Tribunal civil. Elle peut être portée ensuite devant la Cour d'appel si les parties ou l'une d'elles n'acceptent pas le jugement de première instance. L'arrêt d'appel peut être lui-même soumis à la Cour de cassation.

Enfin, à la demande de l'une des parties qui estime que l'état du blessé s'est amélioré ou aggravé, le jugement peut-être revisé dans le cours des trois années qui suivent la décision judiciaire passée en force de chose jugée.

L'application de la loi a donné lieu à de nombreuses difficultés que la jurisprudence aplanit peu à peu.

Parmi ces difficultés, les unes, telle par exemple le point de savoir si telle ou telle profession rentre dans la classe de celles qui sont assujetties à la loi, sont d'ordre purement juridique, et nous n'en parlerons pas.

D'autres intéressent le médecin, car sa compétence spéciale peut aider à les résoudre. Nous les signalerons au cours des divers chapitres de ce livre. Mais nous devons tout d'abord nous expliquer sur la signification exacte de ce terme : « Accident du travail ».

§ II. — Qu'est-ce qu'un accident du travail?

La loi ne définit pas l'accident qui donne lieu à une indemnité, autrement que par ces mots : « les accidents survenus par le fait ou à l'occasion du travail ».

Cette définition est tout à fait insuffisante ; mais la pensée du législateur, indiquée au cours des débats, était sinon très précise, du moins assez claire, et une circulaire du garde des sceaux, en date du 10 juin 1899, la formule ainsi :

« L'accident, tel qu'il faut l'entendre, dans notre matière, consiste dans une lésion corporelle provenant de l'action soudaine d'une cause extérieure. La loi ne s'applique pas aux maladies professionnelles, provenant d'une cause lente et durable, telle que l'air vicié des locaux où s'effectue le travail, la manipulation de substances vénéneuses, l'absorption de poussières nuisibles à la santé. »

Et dans une circulaire datée du 24 août 1899, le ministre du Commerce s'exprimait ainsi : « La loi est restreinte aux *accidents* proprement dits, conséquence immédiate ou prochaine d'un événement soudain ; elle ne s'étend pas aux maladies professionnelles qu'entraîne l'exercice prolongé de certaines professions insalubres. La distinction, non douteuse en théorie, ne laissera pas, du reste, d'être souvent fort délicate dans la pratique ; ce sera une question d'espèce. »

Ainsi les maladies professionnelles sont formellement exclues du bénéfice de la loi du 9 avril 1898.

Mais il reste entendu que le caractère brusque et soudain de la cause enlève à l'affection morbide le caractère de maladie professionnelle. C'est ce que déclarait le ministre du Commerce lors de la discussion de la loi à la Chambre : « Je suppose que dans une usine où l'on emploie des matières toxiques, un ouvrier se trouve avoir absorbé une substance toxique ou avoïr été atteint par une éclaboussure d'acide ou de tout autre substance qui ait déterminé la mort ou une incapacité de travail. Le caractère accidentel de l'événement apparaît nettement et ne saurait être confondu avec un empoisonnement lent, avec une diathèse résultant de l'exercice normal de la profession. »

La jurisprudence trace peu à peu une ligne de démarcation plus nette entre les accidents et les maladies professionnelles, ainsi que nous le verrons plus loin dans le chapitre II.

Mais les maladies professionnelles étant éliminées, les deux définitions de l'accident du travail, ci-dessus reproduites, sont certainement incomplètes et inexactes.

Il est évident, et d'ailleurs absolument admis par la jurisprudence qu'une lésion résultant d'un effort violent constitue un accident du travail, et cependant, il n'y a pas ici de cause extérieure. — De même un ouvrier sans avoir reçu de lésions corporelles peut être atteint d'hystérie ou d'hystéro-neurasthénie à la suite d'une grande catastrophe survenue sur son chantier ; cette affection devra cependant être qualifiée d'accident du travail.

D'un autre côté, le caractère soudain de l'événement ne suffirait pas aux yeux de certaines personnes ; il faudrait encore qu'il fût anormal.

C'est ce qu'exprime la définition donnée par le bureau impérial des assurances de l'Empire allemand : « L'accident est un fait anormal et étranger au cours du travail qui se produit inopinément et dont les conséquences sont nuisibles à la vie et à la santé. »

Cette définition méritait d'être rappelée parce qu'en Allemagne la loi sur les accidents du travail fonctionne depuis plus longtemps que chez nous, et que la jurisprudence semble mieux fixée.

Mais en France, nous croyons que la meilleure définition est celle qu'a donnée M. le Dr Thoinot ; elle est un peu longue, mais cet inconvénient ne pouvait guère être évité :

« Toute blessure externe, toute lésion chirurgicale, toute lésion médicale, tout trouble nerveux psychique (avec ou sans lésion corporelle concomitante) résultant de l'action soudaine d'une violence extérieure intervenant pendant le travail ou à l'occasion du travail ; et toute lésion interne déterminée par un effort violent au cours du travail. »

Encore faut-il remarquer que le terme « violence extérieure » doit être pris dans un sens très étendu, s'appliquer par exemple à l'action des agents physiques tels que la chaleur et le froid, car il a été jugé, ainsi que nous le verrons dans le chapitre suivant, que l'insolation, la congélation, constituent dans certains cas des accidents du travail.

§ III. — Incapacité temporaire. — Consolidation.

Au sens strict et exact du mot l'incapacité *tempo-*

raire est la période qui s'étend depuis le moment où l'ouvrier a été blessé jusqu'à l'époque où il est guéri et où il peut reprendre son travail aussi bien qu'avant l'accident.

Mais comme dans l'application de la loi le terme « incapacité temporaire » est synonyme de demi-salaire, il a pris une étendue plus grande que celle qui lui conviendrait logiquement. Il s'applique, outre le sens précédent, à la période pendant laquelle la blessure ou l'affection de l'accidenté est en évolution, période qui se termine à ce qu'on a appelé « *la consolidation* » c'est-à-dire au moment où l'infirmité occasionnée par la blessure est devenue définitive, soit qu'elle laisse une incapacité permanente partielle, soit qu'elle laisse une incapacité permanente absolue. — Même dans ce dernier cas, et alors même que l'incapacité absolue pourrait être prévue d'emblée, il y a lieu de distinguer dans la situation de l'ouvrier une première période pendant laquelle il a besoin de soins médicaux, et pendant laquelle aussi il touchera son demi-salaire en attendant le moment, forcément un peu éloigné, où sa rente lui sera allouée.

Dans tous ces cas, la période d'incapacité temporaire cesse quand la blessure ne nécessite plus un traitement, en comprenant dans ce mot « traitement » le repos qui est encore parfois nécessaire quand les soins médicaux n'ont plus de raison d'être.

Incapacité temporaire partielle.

Il y a des cas où la blessure, tout en nécessitant des soins médicaux et certaines précautions, n'entraîne pas une incapacité complète de travail. L'ouvrier touchera-t-il alors son demi-salaire s'il continue à se livrer à certaines besognes, ou bien faut-il qu'il renonce à tout travail pour y avoir droit ?

La question n'a pas été portée souvent devant les tribunaux, à notre connaissance du moins, et elle a reçu des solutions différentes.

Le Tribunal de Tulle (20 mars 1902) a jugé qu'une orchite double résultant d'un accident du travail constituait dans l'espèce une incapacité temporaire partielle.

M. le juge de paix du VIIe arrondissement de Paris (4 janvier 1901) a décidé que le demi-salaire doit être payé à l'ouvrier, même si celui-ci a repris son travail, et s'exprime ainsi : « L'indemnité temporaire est due, quel que soit le degré d'incapacité du travail, mais seulement jusqu'à concurrence de la moitié du salaire, si l'ouvrier a pu reprendre partiellement son travail, et jusqu'à la constatation régulière d'une incapacité permanente si celle-ci venait à se produire. »

Une solution contraire avait été donnée par l'un de MM. les juges de paix de Lille.

Enfin la Cour d'appel de Rouen (15 juin 1901) déclare que l'indemnité temporaire n'est applicable qu'à la période consécutive à l'accident pendant laquelle l'ouvrier ne *peut se livrer à aucun travail.* Voici l'un des attendus de l'arrêt :

Attendu que la volonté du législateur s'est manifestée d'une façon certaine... dans le rejet de divers amendements proposés pour distinguer l'incapacité temporaire absolue de l'incapacité temporaire partielle parce qu'on ne peut comprendre, comme donnant droit à l'indemnité dans le temps voisin de l'accident, que l'incapacité absolue de tout travail...

C'est cette dernière manière de voir qui semble avoir prévalu ; car en fait il n'est plus question maintenant d'incapacité temporaire partielle, du moins la question ne nous a jamais été posée dans notre pratique personnelle.

CONSOLIDATION DES BLESSURES.

La fin de la période d'incapacité temporaire, que l'ouvrier soit guéri ou qu'il conserve une incapacité permanente, change la situation légale de l'accidenté. Il aurait donc fallu, pour faciliter l'application de la loi, spécifier ce qui caractérise le passage de l'incapacité temporaire à l'incapacité permanente.

Les législateurs de 1898 ne l'ont pas fait. Ce sont les commentateurs de la loi qui ont inventé et adopté pour dénommer ce moment le nom de *consolidation,* dont le sens exact n'a pas toujours été compris de la même façon par tout le monde.

Le Tribunal de la Seine estimant à bon droit qu'il n'était pas inutile d'expliquer aux experts ce qu'il leur demandait en leur disant de fixer la date de la consolidation de la blessure, ajoutait : « c'est-à-dire la date à laquelle le traitement a été terminé, ou bien la date à laquelle se place le moment où l'accidenté a su ou dû savoir quelles seraient la nature et l'importance de son infirmité définitive. »

D'autres définitions ont été données : « Le jour de la consolidation est le jour où l'état physique du blessé est devenu définitif, et où notamment, en cas d'incapacité partielle, il pourra reprendre normalement son travail, sans que l'on ait à craindre que ce travail aggrave son état » (Bellom).

La Cour de cassation s'exprime ainsi : « Le point de départ de la rente est le moment où, la maladie ayant pris fin, les parties sont fixées sur le salaire nouveau que le blessé pourra gagner ; ce moment ne peut être que la date de consolidation de la blessure, celle à laquelle la victime sera en mesure de se remettre au travail. »

La loi du 3 mars 1905 a donné la définition de la consolidation de la blessure (art. 15), c'est « le jour où la victime se trouve soit complètement guérie, soit définitivement atteinte d'une incapacité permanente ».

Cette définition donnée par la loi n'est pas très précise, et elle ne pouvait guère l'être beaucoup plus.

Il aurait été cependant préférable, à notre avis, d'adopter la définition de Bellom, qui nous paraît la meilleure. Elle contient en effet le caractère essentiel du jour de la consolidation, qui est celui « où l'ouvrier peut reprendre son travail sans que l'on ait à craindre que ce travail aggrave son état ».

Ce jour n'est pas forcément celui où le traitement médical a pris fin ; il arrive au contraire assez souvent que les soins du médecin n'étant plus nécessaires, l'accidenté a encore besoin d'une certaine période de repos, sans laquelle le travail aggraverait son état.

Mais le jour où l'ouvrier conservant une infirmité est capable de reprendre son travail sans risquer d'aggraver son état, n'est pas le jour où son incapacité permanente est définitivement constituée, avec le degré d'invalidité qu'elle conservera toujours. Très souvent l'incapacité s'atténue peu à peu dans le courant du premier semestre, de la première année de la reprise du travail.

Prenons comme exemple un ouvrier atteint de fracture de jambe qui a laissé un certain raccourcissement ou une certaine déformation, et entraîne par conséquent une infirmité permanente. Après que l'appareil de fracture a été retiré, l'ouvrier s'est reposé quelques semaines ou quelques mois; il a eu des massages, des bains sulfureux. Vient un jour où il peut reprendre son travail sans inconvénients sérieux, et où il n'y a pas lieu, même dans l'intérêt de l'accidenté, de continuer plus longtemps la période d'incapacité temporaire. Pendant les premières semaines de la reprise du travail, l'ouvrier pourra trouver à bon droit qu'il souffre de sa jambe, que celle-ci se fatigue vite, qu'elle est un peu enflée tous les soirs; puis, peu à peu l'atrophie musculaire diminuera, la circulation se rétablira, le cal deviendra moins douloureux, les mouvements articulaires prendront plus de souplesse et d'étendue, l'ouvrier apprendra à mieux se servir de son membre infirme, et au bout d'un an par exemple, son incapacité sera notablement moindre qu'au moment de la reprise du travail.

Il est donc souvent impossible, au moins en théorie, de fixer au moment de la consolidation de la blessure le degré réel de l'incapacité permanente. En pratique, l'expert peut tourner cette difficulté; après avoir expliqué dans le courant de son rapport que la situation de l'ouvrier est susceptible de s'améliorer dans une certaine mesure, il prendra comme base de son appréciation l'état futur (quand celui-ci peut être prévu avec une certitude à peu près complète) en le majorant très légèrement pour tenir compte à l'ouvrier de la période difficile qu'il traversera d'abord.

Mais il est des cas où il y a une si grande différence entre l'état de l'accidenté au moment de la reprise du travail, et l'état qui peut être prévu dans un certain délai, que la solution ci-dessus indiquée ne convient pas.

Celle qui semble alors tout indiquée est le système des rentes échelonnées, graduées suivant l'état du blessé à diverses époques, système qui fonctionne en Allemagne. La loi française ne dit rien qui autorise ou défende l'allocation de ces rentes échelonnées. Les Tribunaux en cours les ont cependant attribuées dans certains cas.

Ainsi la Cour de Paris (4 avril 1903) a alloué à un blessé une rente basée sur une réduction de salaire de 50 pour 100 pendant quinze mois, et à partir du seizième mois une rente basée sur une diminution de salaire de 15 pour 100. L'arrêt s'exprime ainsi : « Si la consolidation de la blessure permettant la reprise du travail se produit avant que l'état définitif, dès à présent certain, soit acquis, les juges peuvent, tout en fixant la rente définitive, allouer pour la période intermédiaire une autre rente correspondant à l'infirmité première. »

Enfin une autre solution peut encore être adoptée par les magistrats chargés de la conciliation. L'un de ceux-ci, M. Duchauffour, l'indique dans le passage suivant, que nous reproduisons entièrement parce qu'il dépeint en même temps très exactement la situation de l'ouvrier.

« Ainsi cet homme est affaibli par la maladie, il a perdu sa place à l'atelier; il va chercher à se faire embaucher, son infirmité lui rendra plus difficile qu'à un autre de se faire accepter par un patron. Enfin il a trouvé une occupation. Dans les premiers temps, il sera obligé de se ménager ; il faudra qu'il apprenne à se servir de son membre estropié, et ce n'est qu'au bout de trois mois qu'il touchera le premier arrérage de la rente. Peu à peu une accommodation se produira, mais les premiers temps sont les plus difficiles à passer, l'ouvrier se trouve privé de secours pécuniaires au moment où il en aurait le plus besoin.

« En conciliation, on peut dans une certaine mesure porter remède à cette situation.

« Certaines compagnies d'assurance, pour permettre à l'ouvrier de se remettre progressivement au travail et d'attendre les premiers arrérages de la rente, lui allouent, outre sa rente, un petit capital de quelques centaines de francs. En réalité, il est certain que les assureurs n'y perdent rien. Dans leurs calculs ils font sans doute subir à la rente qu'ils auraient été disposés à accorder une réduction correspondant au petit capital versé. S'ils offrent par exemple 250 francs de rente et 400 francs de capital, ils font le même sacrifice pécuniaire que s'ils offraient 270 francs de rente (en supposant que l'ouvrier soit à un âge où 1 franc de rente vaut 20 francs)[1].

1. La loi (article 21) permet que la rente allouée, si elle est inférieure à cent francs, soit remplacée par un capital versé en une fois à l'ouvrier ;

« Il sera plus avantageux pour l'ouvrier de toucher immédiatement 400 francs avec lesquels il pourra, selon son expression, « se retourner » que de rester trois mois sans ressources et de toucher dans l'avenir 5 francs de plus à chaque trimestre, c'est-à-dire cinq centimes environ par jour.

« L'évaluation des invalidités étant toujours arbitraire, il n'y a rien d'illégal ni de déraisonnable à estimer la réduction de capacité professionnelle à 27,75 pour 100 au lieu de l'estimer à 30 pour 100, surtout si un expert, comme c'est l'habitude, a donné une évaluation de 25 à 30 pour 100 au lieu d'indiquer un chiffre précis. »

§ IV. — Incapacité permanente.

Il est en général facile de reconnaître si une blessure a laissé ou non une incapacité permanente. Dans les cas qui paraîtraient douteux on se guidera sur ce

cette transaction ne peut être imposée, elle doit être acceptée par les deux parties.

Le capital correspondant à une rente déterminée varie naturellement suivant l'âge de l'ouvrier. Ce calcul a été établi à l'avance dans des tables spéciales. Voici un extrait de ces tableaux qui donne le capital correspondant à un salaire de 100 francs.

INCAPACITÉ	AGE DE L'OUVRIER				
ÉVALUÉE A	20 ANS	30 ANS	40 ANS	50 ANS	60 ANS
	—	—	—	—	—
2 pour 100.	22,371	20,701	18,035	14,705	11,096
4 —	44,477	40,729	35,844	29,244	22,086
6 —	66,318	61,284	53,427	43,620	32,969
8 —	87,893	81,165	70,784	57,833	71,882
10 —	109,204	100,774	92,915	71,882	54,145

Ainsi un ouvrier de 40 ans, dont le salaire annuel est évalué à 2 000 francs, a une incapacité de travail de 8 pour 100. Au lieu de toucher une rente annuelle de 80 francs, il peut toucher le capital correspondant, soit 20 × 70 784 = 1 415 fr. 68.

principe que la loi veut indemniser seulement une diminution de la capacité professionnelle, et que pour apprécier cette diminution, il y a deux points de comparaison : le salaire avant l'accident, le salaire éventuel après l'accident.

Il ne s'agit donc pas de réparer tout préjudice corporel causé à l'individu, mais seulement celui ou ceux de ces préjudices susceptibles de diminuer l'aptitude au travail général.

Ainsi, par exemple, il a été jugé (Tribunal de la Seine, 4 août 1900) que le fait d'avoir perdu quatre dents n'enlève rien à la capacité d'un ouvrier coltineur.

Toutefois les conséquences de la blessure, tout en étant nulles pour le travail professionnel proprement dit, peuvent laisser une gêne fonctionnelle qui dans certains cas constituera une incapacité permanente.

L'exemple suivant fera mieux comprendre ce que nous voulons dire par là.

Un jugement du Tribunal de Narbonne (25 juillet 1900) s'exprime ainsi :

Attendu que le travail de pied ferme qu'accomplit T... qui est terrassier, n'est nullement rendu plus difficile par l'état actuel des orteils, que la marche seule est un peu gênée ;

Attendu qu'il est évident que les blessures reçues réduisent dans une certaine mesure, sinon la puissance de travail de T... du moins le profit qu'il retire de ce travail, puisque celui-ci éprouvera des difficultés dans la marche pour se rendre à son chantier, s'il est à une certaine distance de son habitation ; qu'il sera ainsi obligé de rechercher des occupations dans un rayon plus restreint que les autres ouvriers de sa profession, que le travail de T... subira de ce chef une certaine dépréciation.

De même la déformation de la face, bien que ne gênant en rien le travail, peut être considérée comme une incapacité permanente quand elle est telle que l'ouvrier, devenu un objet de risée et de dégoût, trouve plus difficilement à s'employer[1].

Un cas tout particulier est celui de la perte d'un œil.

Nous avons vu dans les premiers temps qui ont suivi la mise en vigueur de la loi, un ouvrier terrassier qui avait perdu un œil à la suite d'un accident du travail. Le patron prétendait n'avoir pas à lui payer de rente, la capacité professionnelle n'étant pas diminuée. Nous nous étions borné à faire remarquer dans notre rapport que si l'ouvrier pouvait exercer son métier de terrassier à peu près aussi bien qu'avant l'accident, il aurait cependant subi un préjudice considérable, en ce sens que s'il venait à perdre l'autre œil par suite d'une affection spontanée ou d'un accident non imputable à autrui, il serait aveugle, et mis ainsi, en grande partie du fait du premier accident, en état d'incapacité absolue.

Depuis lors, la jurisprudence est établie sur ce

1. C'est ce qui a été jugé dans le cas suivant :

Un maçon avait été victime d'un accident qui, d'après les expressions du médecin expert, avait occasionné une paralysie faciale le défigurant hideusement et en avait fait un objet de risée et de dégoût.

Le Tribunal de la Seine avait accordé à cet ouvrier une rente représentant 75 pour 100 de son salaire correspondant à la perte de la vue et de l'ouïe d'un côté, et il avait expressément dit qu'il n'y avait pas lieu de tenir compte de l'altération des traits.

Sur appel de l'ouvrier, la Cour de Paris (7e Chambre) a élevé le taux de la rente à 90 pour 100 du salaire, posant implicitement ce principe que la difformité peut constituer un élément d'incapacité lorsqu'elle a une incidence sur le salaire (*Ann. d'hyg. pub. et de méd. lég.* 1904).

point : la perte d'un œil constitue une infirmité partielle, dont le quantum est généralement évalué à un tiers ou un quart.

Voici comment s'exprime à ce sujet un arrêt de la Cour d'appel de Rennes (15 mai 1901) :

Considérant que le législateur de 1898 n'a eu en vue, dans la réparation qu'il alloue à l'ouvrier victime d'un accident du travail, que la nature de l'incapacité qui en résulte et la diminution qu'elle a apportée à la capacité professionnelle ;

Que pour l'apprécier et sans se préoccuper d'aucune autre circonstance particulière inhérente à l'ouvrier, il n'a fixé que deux points : le salaire avant, le salaire éventuel après l'accident ;

Considérant que la perte d'un œil constitue une incapacité permanente ;

Que si l'ouvrier, victime de l'accident, exerce une profession pour laquelle la vue joue le rôle le plus important, la capacité professionnelle se trouve très notablement diminuée.

Qu'au contraire lorsque, comme pour M... ce sera la force musculaire qui sera surtout utilisée pour le travail, la perte de l'œil réduit bien moins la capacité professionnelle ;

Que dans ce cas l'ouvrier peut, après comme avant l'accident, se livrer presque aussi facilement aux travaux de son état ;

Qu'il y a lieu, dans ces conditions, de fixer à un quart la réduction de la capacité professionnelle.

Cet arrêt, conforme à la jurisprudence sur la question, est sans doute inattaquable au point de vue juridique, et nous paraît d'ailleurs fort équitable. Mais on trouvera sans doute que ses attendus sont critiquables. Après avoir posé en principe qu'il n'y a à se préoccuper que de la réduction du salaire éventuel et d'aucune autre circonstance particulière inhérente à l'ouvrier, après avoir déclaré que dans le cas particulier la réduction de l'aptitude professionnelle est à peu près nulle, l'arrêt évalue l'incapacité permanente à un quart! Il est très probable que les magistrats n'ont fait une évaluation aussi élevée que parce qu'ils ont tenu compte, inconsciemment peut-être, de la terrible situation qui résulterait pour l'ouvrier de la perte éventuelle de l'autre œil.

Incapacité permanente absolue.

Lors de l'élaboration de la loi du 9 avril 1898, la Chambre des députés avait voté la définition suivante : « Sont considérées comme incapacité permanente absolue de travail : la cécité, la perte complète de l'usage de deux membres, ou toute infirmité mettant la victime hors d'état de travailler et de pourvoir à la subsistance. » Cette définition a été supprimée par le Sénat et n'a pas reparu dans la loi. C'est donc aux Tribunaux qu'il appartient dans chaque cas de particulier de décider si l'incapacité est absolue ou partielle, et dans bon nombre de cas où la question n'est pas évidente, ils se décideront en grande partie d'après l'avis exprimé par l'expertise médicale.

Cette question est fort importante, car si l'ouvrier est déclaré en état d'incapacité absolue, il touche les 2/3 de son ancien salaire, tandis que s'il est considéré comme ayant perdu *presque* toute sa capacité de travail, c'est-à-dire par exemple 95 pour 100, il ne touchera qu'un peu moins de la moitié de son salaire. S'il gagnait par exemple 2 400 francs, il touchera dans le premier cas une rente de 1 600 francs et dans le second cas une rente de 1 104 francs.

Il est bien entendu que l'incapacité absolue ne signifie pas impossibilité pour l'ouvrier de reprendre son ancien métier, mais impossibilité de se livrer à un travail quelconque susceptible de lui procurer un salaire.

Les très grandes infirmités : cécité, perte des deux membres, comportent par elles-mêmes une incapacité absolue. On pourrait soutenir il est vrai qu'un aveugle, qu'un homme privé d'un bras et d'une jambe sont encore capables de gagner quelque argent. Mais le salaire qu'ils pourraient à la rigueur obtenir est si aléatoire, et serait en tout cas si minime, qu'on comprend fort bien qu'il ne soit pas tenu compte de cette éventualité par les Tribunaux.

Dans beaucoup d'autres cas, l'incapacité absolue résulte d'infirmités qui au premier abord paraissent beaucoup moins graves, et que la loi n'aurait certainement pu énumérer et préciser.

Ainsi une fracture non consolidée de la cuisse, laissant une pseudarthrose qui rend l'ouvrier incapable de s'appuyer sur la jambe et qui le condamne à se traîner avec deux béquilles, constitue une infirmité absolue. Il en est de même de certains cas de névrose traumatique, de fracture du crâne ayant laissé des troubles cérébraux graves. Ici le blessé est incapable non seulement de travailler, mais parfois même de vaquer seul aux soins de sa propre personne.

Il a été jugé (Tribunal de Lille, 11 mars 1902) qu'une épididymite tuberculeuse double constituait une incapacité absolue. Le jugement se base sur l'avis de l'expert médecin qui avait déclaré que dans l'espèce cette affection empêchait tout travail, ce qui en effet peut être exact dans tel cas particulier.

Le Tribunal de Tulle (8 décembre 1900) a même jugé que l'impotence complète du bras gauche constituait une incapacité absolue, décision qu'il a motivée ainsi :

Attendu que B... est dans l'impossibilité de se livrer pour l'avenir à l'exercice de sa profession ou à tout autre travail manuel, sans même qu'il y ait de différence à faire entre l'impotence du bras droit et du bras gauche ;

Attendu enfin que les Tribunaux sont appelés à rechercher quelles peuvent être les conséquences de l'accident au point de vue de l'indemnité qui doit être allouée, et qu'au résultat des constatations sus-visées il serait téméraire de penser et d'admettre que B..., ouvrier mécanicien jusqu'à l'âge de 56 ans, pourrait trouver moyen de gagner autrement sa vie pour subvenir dans une mesure quelconque, à ses besoins et à ceux de sa famille;

Attendu que cette hypothèse doit être absolument écartée, à moins d'une situation toute particulière qui ne saurait être prévue au moins quant à présent.

On voit que dans ce cas le Tribunal a tenu compte de la difficulté que le blessé aurait à trouver l'emploi de sa capacité restante de travail, difficulté qu'il a même regardée comme une impossibilité.

Cette manière de voir est très contestable, et des jugements analogues ont été réformés par les Cours d'appel.

Voici par exemple les principaux attendus d'un arrêt de la Cour d'appel de Bordeaux (29 juin 1900). Il s'agissait d'un ouvrier qui avait dû subir l'amputation au-dessus du genou, à la suite d'une blessure du pied, et que le Tribunal de première instance avait considéré comme atteint d'incapacité absolue :

Attendu qu'on ne doit déclarer l'incapacité absolue et permanente que lorsque l'ouvrier a été mis par l'accident dans l'impossibilité de se livrer à aucun travail quelconque ; que le fait de ne pouvoir continuer sa profession ne constitue en principe qu'une incapacité permanente partielle ; qu'on doit admettre dans l'espèce que le sieur B... s'il ne peut reprendre son métier de manœuvre, trouvera quelque emploi sédentaire dont le produit lui permettra de subvenir pour partie aux nécessités de son existence ;

Attendu que la capacité de travail de cet ouvrier, étant donné son âge, son défaut d'instruction, les difficultés réelles qu'il rencontrera pour entreprendre un nouveau métier, et, plus tard, pour s'employer, se trouve considérablement réduite et ne représente plus qu'un chiffre de salaire des plus modiques ;

... Fixe au neuf dixièmes la réduction qu'il subit de ce fait sur son salaire annuel.

En somme, il est presque impossible de classer d'une façon générale les blessures qui entraînent une incapacité absolue. L'avis de l'expert médecin sera très souvent le principal élément pour solutionner cette question ; mais cet avis, il devra le motiver d'autant plus soigneusement que la question paraîtra plus délicate.

Un cas qui pouvait sembler assez difficile à solutionner est celui où l'accident entraîne une incapacité absolue, non pas tant par la blessure qu'il a occasionnée qu'en raison d'une infirmité antérieure, par exemple de celui d'un ouvrier borgne qui perd l'œil restant à la suite d'un accident.

La solution adoptée pour ce cas spécial a d'abord

été de considérer que le blessé ne saurait avoir droit à la même indemnité que si l'accident lui avait fait perdre les deux yeux, mais que dans le calcul de l'indemnité à lui allouer, il était équitable de tenir compte de ce que l'œil intact avait pour l'ouvrier borgne une valeur double de ce qu'il aurait eu pour un ouvrier ayant l'usage de ses deux yeux. On lui allouait donc 75 pour 100 au lieu des 33 pour 100, accordés pour la perte d'un œil (Cour d'appel de Paris, 17 février 1901 et 8 mai 1902). (Cour d'appel de Riom, 3 juin 1902).

Mais tous ces arrêts ont été cassés, et la Cour de cassation a déclaré qu'en pareil cas l'ouvrier devait recevoir une rente correspondant à une incapacité absolue. L'auteur de l'accident est responsable de la totalité de l'incapacité.

Voici comment est motivé l'un de ces arrêts (23 juillet 1902) :

La détermination de l'indemnité que la loi met à la charge du chef de l'entreprise dépend donc de la combinaison de deux éléments ; le salaire effectif de l'ouvrier blessé d'une part, les facultés de travail que lui laisse l'accident d'autre part ; que si le juge constate qu'un ouvrier est, à la suite d'un accident du travail, désormais et pour toujours dans l'impossibilité de travailler, il ne peut éluder les conséquences légales de ce fait et ne lui allouer que l'indemnité fixée par la loi pour l'incapacité partielle et permanente sous le prétexte que telles eussent été les suites de l'accident si cet ouvrier n'eût été déjà infirme au moment où il a été blessé ;

Attendu que l'état d'infirmité dans lequel se trouvait la victime avant l'accident importe peu au point de vue de la détermination de son état actuel et, par suite, de l'indemnité à laquelle elle a droit ; que cette infirmité influait sans doute sur la valeur professionnelle de l'ouvrier, mais que son salaire annuel en donne la mesure légale ;

Attendu enfin que dans l'application de la loi du 9 avril 1898, le juge n'est pas appelé à rechercher si une faute a été commise et quelles responsabilités elle entraîne, que son rôle se borne à constater la nature du préjudice souffert et à en assurer la réparation forfaitaire à l'aide de calculs dont les données lui sont imposées ;

Attendu que l'arrêt attaqué constate que D... a été victime le 17 octobre 1899, par le fait du travail, d'un accident qui l'a rendu aveugle ; que tout en déclarant permanente et totale l'incapacité de travail de cet ouvrier, il lui alloue l'indemnité prévue pour l'incapacité permanente et partielle, par ce motif que l'accident dont il a été victime n'eût entraîné pour lui qu'une incapacité de cet ordre si auparavant il n'eût perdu un œil ;

Qu'en statuant ainsi ledit arrêt a violé l'article susvisé ;

Par ces motifs,

Casse.

De même il a été jugé qu'un ouvrier manchot qui, à la suite d'un second accident, perd l'usage de l'autre main, est en état d'incapacité absolue dont la responsabilité incombe à son patron.

Cet arrêt de la Cour d'appel de Rouen (3 mai 1902) nous paraît fort bien motivée :

Attendu que, sans doute, si L... n'avait pas déjà été victime d'un premier accident, s'il avait conservé ses deux bras, le deuxième accident n'aurait eu pour conséquence qu'une incapacité permanente partielle, et le calcul de la rente se serait fait différemment. Mais attendu que ces suppositions et les raisonnements qui en dérivent ne sauraient être admis en présence du texte et de l'esprit général de la loi de 1898 ; que cette loi se place en face d'une situation matérielle et réelle ; qu'il est constant dans l'espèce que lorsqu'il a été blessé le 16 janvier, L... ne disposait que d'un seul bras, qu'il est incontes-

table également qu'avant l'accident il gagnait 2 fr. 50 par jour, que depuis l'accident il est incapable de se procurer aucun salaire ;

Attendu que lorsqu'il est entré dans l'usine comme graisseur, L..., déjà infirme et d'une valeur industrielle correspondante au salaire modeste de 2 fr. 50 par jour, s'est trouvé assuré et couvert pour ce qu'il valait et ce qu'il gagnait en vertu du risque professionnel, source de l'obligation imposée par la loi nouvelle aux chefs d'entreprise ;

Attendu qu'il n'y a d'ailleurs dans l'application littérale de la loi rien qui blesse l'équité, ni la raison...

Incapacité permanente partielle.

Déterminer le quantum de l'incapacité permanente partielle, c'est-à-dire dans quelle mesure l'aptitude au travail se trouve diminuée du fait de l'accident, est la partie la plus importante et la plus difficile de la tâche du médecin expert.

Pour faire cette évaluation, le médecin doit d'abord être pénétré de ce principe nettement établi par la jurisprudence : « On ne doit pas, dit la Cour de cassation (26 novembre 1901), considérer exclusivement le salaire effectivement touché par l'ouvrier après la reprise de son travail, salaire dont le taux peut dépendre de circonstances multiples ; on doit rechercher dans quelle proportion la capacité professionnelle de l'ouvrier a été diminuée par suite de l'accident, et quel abaissement correspondant du salaire doit normalement s'en suivre. »

Ainsi il n'y a pas à tenir compte de cette circonstance que le chef d'industrie après la cessation du traitement a repris l'ouvrier blessé aux mêmes conditions de salaire qu'avant l'accident[1].

L'expert a donc à rechercher dans quelle mesure la blessure a diminué l'aptitude physique ou intellectuelle au travail, abstraction faite de la circonstance que le salaire a subi ou non une diminution depuis l'accident.

Il doit en outre faire cette évaluation à deux points de vue : par rapport au métier qu'exerçait l'ouvrier avant l'accident, et par rapport à tout autre métier, suivant la formule qui se trouve habituellement dans les jugements du Tribunal de la Seine.

Il est évident que cette distinction est très utile dans beaucoup de cas. Une blessure au membre inférieur peut laisser l'ouvrier incapable d'exercer un métier nécessitant la marche ou la station debout continuelles et ne diminuer que fort peu son aptitude pour un travail n'exigeant pas quotidiennement une grande fatigue des jambes. — Les vertiges, qui sont une conséquence fréquente des traumatismes crâniens, empêchent un ouvrier de travailler sur les toits, sur un échafaudage, sur une échelle, mais n'ont que des inconvénients relativement minimes pour le travail dans un atelier, etc.

L'expert fait son évaluation d'après les troubles

1. Ce principe entraîne quelquefois des conséquences assez singulières. Ainsi, dit M. Duchauffour, si un ouvrier, après avoir reçu un rente, continue à recevoir le même salaire qu'auparavant, et subit un nouvel accident qui entraîne une autre incapacité, la rente nouvelle devra être calculée sur le salaire effectivement touché pendant la dernière année, sans tenir compte de la rente déjà allouée. L'infirmité devait influer sur la valeur professionnelle de l'ouvrier, et son salaire au moment de l'accident en donne la mesure légale.

fonctionnels entraînés par la blessure, mais quelque soin et quelque conscience qu'il apporte à cette tâche, il ne peut presque jamais se flatter d'arriver à un résultat rigoureusement exact, à être sûr par exemple qu'au lieu du chiffre de 25 pour 100 qu'il a indiqué, les chiffres de 20 ou de 30 n'auraient pas été plus convenables,

Des obstacles insurmontables l'empêchent d'obtenir une entière précision de son évaluation. Les deux principaux sont les suivants :

Au moment de son examen, l'expert constate une lésion incurable qui ne se modifiera plus, par exemple une ankylose, une fracture vicieusement consolidée. — Il constate aussi les troubles fonctionnels occasionnés *actuellement* par cette lésion, mais il sait (ou il doit savoir) que ces troubles fonctionnels ne sont pas immuables comme la lésion qui les produit, que dans la plupart des cas ces troubles fonctionnels diminueront peu à peu, qu'il se produira une *accommodation aux lésions*.

Cette accommodation s'effectue en partie par un travail latent de l'organisme, et en partie par l'adresse et l'intelligence de l'ouvrier. Elle est parfois telle qu'elle équivaut à une guérison. La lésion est restée ; l'incapacité de travail a disparu.

Quiconque fréquente les usines, les ateliers, ou a occasion de voir souvent des ouvriers, a pu observer ce fait : Un infirme avec un coude ankylosé, ou une jambe raccourcie, ou plusieurs doigts amputés, accomplit exactement le même travail et gagne le même salaire que ses camarades qui n'ont aucune infirmité. Le fait est particulièrement fréquent pour les blessures des doigts; avec un ou deux doigts amputés, les ouvriers arrivent au bout d'un certain temps à accomplir facilement la même besogne qu'avant d'être blessés.

Mais l'expert ne peut savoir dans quelle mesure se réalisera cette acommodation aux lésions, et s'il l'escompte un peu dans l'évaluation de l'incapacité définitive, il n'est jamais assuré de ne pas se tromper.

Pour évaluer équitablement le préjudice subi par l'ouvrier, il faudrait tenir compte aussi de la facilité ou de la difficulté qu'il éprouvera à tirer parti de ce qui lui reste d'aptitude au travail.

A cet égard, il y a d'énormes différences individuelles, et il serait profondément inexact d'admettre que la même blessure, avec les mêmes troubles fonctionnels, entraîne les mêmes conséquences pour tous les ouvriers, même pour les ouvriers d'une même profession.

L'ouvrier jeune, actif, intelligent, « débrouillard » sait se tirer d'affaires, change au besoin de profession, et parfois même gagne plus d'argent qu'avant d'avoir été blessé. — A l'extrémité opposée, l'ouvrier inintelligent, illettré, sans énergie morale ni initiative, n'est guère capable de se mettre à un autre travail que celui qu'il connaissait, il ne sait pas chercher la besogne dont il serait encore capable, et, découragé, il se laisse enliser dans la misère, se bornant aux quelques travaux de dernier ordre que le hasard lui envoie quelquefois et qui ne lui procurent qu'un salaire infime[1]. — Entre ces cas extrêmes, se rencontrent une foule d'intermédiaires.

1. Un magistrat qui tient depuis plusieurs années les audiences de

Le médecin expert peut bien discerner quelques-uns de ces facteurs en quelque sorte moraux de l'incapacité définitive (âge, intelligence, instruction), et après les avoir signalés dans son rapport, il peut en tenir compte dans l'établissement du quantum de l'incapacité permanente. Mais, à notre avis, c'est surtout aux magistrats qu'il appartient d'apprécier ce côté de la question, ce qu'ils font d'ailleurs assez souvent en fixant le quantum à un chiffre plus élevé que celui qui a été indiqué par l'expert.

Du reste, pour les raisons qui viennent d'être indiquées, nous pensons que l'expert fera bien de présenter souvent une évaluation laissant quelque latitude aux juges ; par exemple 10 à 12, ou 20 à 25 pour cent, au lieu de l'exprimer par un seul chiffre. Les magistrats, il est vrai, ne sont nullement tenus d'adopter le quantum proposé par l'expert ; mais il

conciliation au Tribunal de la Seine, et qui est par conséquent très expérimenté, n'a pas manqué de remarquer ces énormes différences qu'il signale en ces termes :

« Le salaire dépend bien moins du degré d'intégrité des organes que du parti que l'homme sait tirer des organes qu'il possède. L'intelligence, l'activité, la bonne volonté de l'ouvrier sont presque toujours les facteurs les plus importants. Nous pourrions citer un ouvrier moulurier qui, appelé en conciliation pour la perte d'une phalange, s'étonnait qu'on le dérangeât et qu'on lui offrît une indemnité en raison d'un accident aussi insignifiant. D'anciens accidents l'avaient privé d'une jambe et de plusieurs doigts. Cet homme était venu au palais de justice à bicyclette à l'aide de sa bonne jambe ; il gagnait un franc par heure chez son patron. Il savait tirer de ses membres mutilés un meilleur usage que des ouvriers jouissant de l'intégrité de leurs fonctions. Certes, de pareils exemples sont rares ; il n'en est pas moins vrai que tel ouvrier atteint de graves infirmités par suite d'un accident saura gagner autant et même plus d'argent qu'auparavant, tandis que tel autre moins énergique, atteint d'une moindre invalidité que le premier ne saura pas s'ingénier à exercer une occupation lucrative et ne trouvera qu'un salaire dérisoire » (Duchauffour).

est cependant préférable d'éviter autant que possible les divergences d'appréciation du Tribunal et de l'expertise.

Il est encore plus désirable que les appréciations ne diffèrent pas trop d'un expert à l'autre. C'est ce qui est sans doute arrivé dans les premiers temps de l'application de la loi, et ce qui ne pouvait guère être évité, car les médecins n'étaient pas préparés à cette taxation graduée des infirmités. C'est même ici le moment de faire un aveu, qui peut avoir son utilité. Après avoir rédigé un certain nombre de rapports d'expertise, nous avons commencé à voir se représenter quelques cas analogues à ceux déjà solutionnés; or, pour deux cas à peu près semblables, le quantum proposé aurait été quelquefois très notablement différent si nous n'avions pas pris le soin de relire les conclusions du premier rapport.

Il peut en effet arriver, croyons-nous, qu'un même expert n'ait pas toujours la même appréciation, qu'il se laisse inconsciemment influencer par des considérations étrangères à la blessure, par la bonne ou la mauvaise tenue de l'ouvrier, par la compassion qu'inspire une situation particulièrement digne d'intérêt, etc.

On ne saurait trop se mettre en garde contre ces fautes qui d'ailleurs deviennent de moins en moins graves à mesure que l'expérience des accidents du travail, s'étend et qu'une sorte de jurisprudence médicale s'établit peu à peu pour la tarification des incapacités permanentes.

Cette tarification peut être exprimée par des tableaux. Nous en donnons un, à la fin du présent volume, qui est emprunté à M. Duchauffour et qui nous paraît très recommandable. Il a été établi par le magistrat qui a la plus grande expérience pratique de cette sorte d'affaires ; il comprend un très grand nombre de cas et il représente en somme les évaluations proposées par les nombreux médecins et chirurgiens chargés des expertises au Tribunal de la Seine, car ces évaluations sont presque toujours acceptées par le magistrat.

Il est bien entendu d'ailleurs que les chiffres indiqués dans ce tableau ne sauraient être considérés comme l'expression fixe et invariable de l'infirmité correspondante. Il est inutile de revenir sur ce point après ce que nous avons dit dans les pages précédentes de l'inégalité des conséquences d'une même lésion chez divers sujets.

Mais la grande utilité d'un tel tableau est de donner des points de repère, qui évitent des écarts trop grands et trop imprévus, tout en laissant à l'expert la faculté d'apporter toutes les modifications désirables quand elles sont motivées.

Il nous reste à parler maintenant de certains cas qui soulèvent des difficultés spéciales.

Influence d'une infirmité antérieure a l'accident.

Il peut arriver qu'une infirmité occasionnée par un accident rende beaucoup plus graves les conséquences d'une autre infirmité antérieure audit accident. Comment établir, en pareille circonstance, l'indemnité à allouer à l'ouvrier ?

Nous avons déjà abordé cette question en parlant de l'incapacité absolue, et nous avons vu par exemple que lorsqu'un ouvrier borgne perd l'autre œil dans un accident du travail, l'auteur de cet accident est responsable de la totalité de l'incapacité absolue, bien qu'il n'ait créé qu'une partie de cette incapacité.

Si l'on s'en rapporte aux principes posés par l'arrêt de la Cour de cassation (23 juillet 1902) que nous avons reproduit à ce sujet, la solution serait toujours la même, qu'il s'agisse d'infirmité absolue ou partielle, puisque « l'état d'infirmité dans lequel se trouvait la victime avant l'accident importe peu au point de vue de la détermination de son état actuel, et, par suite, de l'indemnité à laquelle elle a droit ».

Cependant les Tribunaux et Cours n'ont pas toujours jugé dans ce sens. Ainsi le Tribunal de Lille aurait décidé (7 décembre 1900) qu'un ouvrier, déjà privé de l'usage de la main droite, subissant un nouvel accident qui entraîne l'ankylose de trois doigts de la main gauche, la responsabilité du patron est limitée aux conséquences seules du second accident.

La jurisprudence ne paraît pas encore définitivement fixée sur ce point.

Il est bien entendu que l'expert n'a pas à présenter de considérations sur cette question de droit ; mais son devoir est d'exposer clairement la situation de l'ouvrier, en indiquant d'abord les conséquences de la blessure telles qu'elles seraient pour un ouvrier antérieurement valide, et ensuite telles qu'elles sont réellement en raison de l'infirmité antérieure.

MALADIES ANTÉRIEURES AGGRAVANT LA BLESSURE OU AGGRAVÉES PAR ELLE. — PRÉDISPOSITION.

Ces cas sont très fréquents. L'exemple toujours cité, et très typique en effet, est celui du diabétique chez lequel une blessure insignifiante peut entraîner des complications mortelles. Mais il y a en somme fort peu d'ouvriers diabétiques, tandis qu'il y a beaucoup d'ouvriers atteints d'affections que le traumatisme aggrave considérablement et même que parfois *il révèle,* c'est-à-dire qu'il les fait passer d'un état latent, sans aucun inconvénient pour le sujet qui n'en avait même pas conscience, à une période d'activité, point de départ d'un processus pathologique qui ne se termine quelquefois qu'à la mort.

Nous aurons l'occasion de revenir sur ces cas dans les chapitres suivants. Il nous suffira de rappeler ici les tuberculoses pulmonaire, articulaire, testiculaire si souvent provoquées par un traumatisme, les affections cardiaques latentes qui occasionnent la mort subite ou très rapide à la suite d'un accident parfois insignifiant, les ulcères variqueux interminables à la suite d'une simple contusion à la jambe.

Faut-il dans tous ces cas faire abstraction complète de l'état antérieur du blessé, et mettre à la charge de l'accident seul toutes les tares qu'il a réveillées et mises à jour ?

Il semble qu'il faut répondre affirmativement à cette question, si l'on s'en rapporte à cette phrase d'un arrêt de la Cour de cassation que nous avons déjà citée deux fois : « L'état d'infirmité dans lequel se trouvait la victime avant l'accident importe peu au point de vue de son état actuel, et par suite de l'indemnité à laquelle elle a droit. »

C'est l'avis de M. Duchauffour, qui s'exprime ainsi : « Pour l'allocation d'une rente à la victime ou à ses ayants droit, il n'est pas nécessaire que la blessure éprouvée par le fait de l'accident constitue la cause exclusive de l'incapacité de travail ou de la mort ; il suffit qu'elle en ait été une des causes coopératives, sinon immédiates, du moins médiates. »

Cet auteur fait remarquer que s'il en était autrement, la plupart des accidents offriraient matière à discussion sur l'influence des maladies préexistantes ; les difficultés s'accroîtraient encore et deviendraient même insolubles lorsqu'on devrait préciser l'étendue de cette influence et en fixer les limites.

Il est certain que ces difficultés seraient très grandes en effet ; mais elles ne seraient peut-être pas toujours insurmontables. L'effort mérite d'être tenté pour éviter des injustices flagrantes, telles par exemple celles qui consisteraient à considérer un ulcère variqueux comme dû uniquement à une contusion ou même à une écorchure, la mort d'un phtisique uniquement à l'accident qui a imprimé une marche plus aiguë à sa tuberculose pulmonaire, etc.

D'ailleurs la jurisprudence n'est pas définitivement fixée. Nous verrons en parlant des tuberculoses traumatiques (chapitre deuxième) que des solutions contraires ont été adoptées.

La volonté du législateur sur ce point, bien qu'elle ne soit pas exprimée dans le texte de la loi, a été cependant très clairement indiquée au cours des débats, ainsi que le rappelle un arrêt de la Cour d'appel de Rennes (6 janvier 1902) :

Attendu que dans la séance du 3 juin 1893, M. le député Dron ayant présenté un amendement ainsi libellé : « Les indemnités ne seront dues qu'aux conséquences directes et immédiates des accidents. Elles ne sont pas dues non plus pour les aggravations résultant de lésions ou d'infirmités préexistantes ; en cas d'aggravation de ce genre, les indemnités pourraient être réduites. » M. Maruéjouls, rapporteur, répondit : « La commission est d'accord avec M. Dron sur le fond de l'amendement, mais comme nous estimons que ce qu'il demande résulte suffisamment de l'esprit de la loi, *nous demandons qu'on n'alourdisse pas le texte par ces deux paragraphes que nous jugeons surabondants. La commission n'hésite pas à déclarer que* les indemnités ne sont dues que pour les conséquences directes et immédiates des accidents. »

Nous avons déjà cité et nous citerons plus loin des jugements ou arrêts qui paraissent en contradiction avec ce principe. Nous signalerons encore ici la question de l'alcoolisme aggravé par les blessures.

Les magistrats ont déjà mis plusieurs fois à la charge du patron le délirium tremens ou d'autres complications alcooliques succédant à une blessure. Mais les motifs invoqués ne sont pas toujours les mêmes.

La Cour d'Orléans (8 décembre 1900) à propos d'un ouvrier, dont l'alcoolisme était d'ailleurs fort contestable, déclare :

On ne saurait considérer comme inexcusable la faute de l'ouvrier qui par un usage quelque peu immodéré du vin et autres boissons alcooliques a insensiblement, sans s'en douter lui-même, et à l'insu de tous, contracté à la longue le germe latent d'une maladie susceptible d'aggraver les conséquences d'une chute accidentelle.

La Cour de Paris (7 novembre 1902) à propos d'un ouvrier atteint d'incapacité absolue par suite de troubles mentaux imputables d'une part à un accident, d'autre part à des habitudes éthyliques, reconnaît que l'accident n'est que l'une des causes de l'incapacité, mais estime (contrairement à d'autres arrêts) que la rente à allouer ne peut être accordée pour partie seulement, n'étant pas susceptible de fractionnement.

Quelle que soit la manière de voir des magistrats, le devoir de l'expert-médecin est d'exposer bien complètement la part qui revient à la blessure, et celle qui revient à la maladie antérieure. La tâche n'est pas toujours facile il est vrai ; elle peut cependant, ainsi que nous le verrons dans les chapitres suivants, être très souvent accomplie d'une façon utile. Mais le médecin devra se borner aux faits nets, précis, bien acquis, éviter d'invoquer des prédispositions plus ou moins douteuses, sous peine de perdre la confiance des magistrats et de nuire ainsi à la cause qu'il voulait servir.

Cette cause n'est pas seulement celle de l'équité ; au fond, elle sert les intérêts de la classe ouvrière. S'il était définitivement établi que les employeurs sont responsables de toutes les maladies antérieures, ceux-ci finiraient par refuser tout ouvrier présentant des tares pathologiques susceptibles d'aggraver une blessure ou d'être aggravées par elle.

Affections a évolution longue et incertaine.

Quand le blessé arrive à l'expertise, l'affection occasionnée par l'accident est quelquefois en pleine évolution et il est impossible d'en prévoir les conséquences définitives. Ainsi que nous l'avons vu en parlant de la consolidation, l'expert demande alors à ajourner ses conclusions après un nouvel examen à pratiquer dans un délai qu'il indique.

Mais ce délai ne peut être trop long ; les Tribunaux accepteraient bien rarement qu'il dépasse une année, car la solution des affaires ne peut être retardée indéfiniment.

Cependant il est des cas où il reste longtemps impossible de faire une prévision exacte ou seulement vraisemblable sur le sort du blessé.

Il en est ainsi non seulement quand il s'agit de névrose traumatique, affection si fréquente et d'un pronostic si incertain qu'il a fallu proposer des solutions spéciales pour elle, ainsi que nous le dirons dans un autre chapitre, mais aussi dans bon nombre d'autres circonstances.

Voici par exemple un ouvrier qui à la suite d'un traumatisme sur le thorax a craché du sang, puis au bout de quelque temps a présenté des signes de tuberculose pulmonaire au début. Quand l'expert le revoit au bout d'un an, les lésions pulmonaires n'ont fait que peu de progrès, mais l'état général, sans être franchement mauvais, laisse à désirer ; il y a eu quelques épisodes aigus. En somme la tuberculose est encore en évolution, et personne ne pourrait dire si celle-ci continuera ou s'arrêtera, et cependant quelle différence dans la capacité de travail de l'ouvrier suivant l'une ou l'autre alternative !

Le recours en revision qui peut s'exercer dans le cours de trois années donne un moyen de parer à ces difficultés. La rente est réglée d'après l'état de l'ouvrier au moyen de l'expertise, quitte à l'intéressé à se pourvoir en revision si son état s'est ensuite aggravé.

Néanmoins le recours en révision ne répond pas toujours à toutes les difficultés ; le système des rentes échelonnées fournirait dans certains cas une solution meilleure, ainsi que nous l'avons indiqué en parlant de la consolidation (page 9).

Influence du défaut de soins sur le degré d'incapacité permanente.

La loi laisse à l'accidenté la liberté de se faire soigner comme il l'entend, Mais s'il refuse de se faire soigner, le patron supportera-t-il les conséquences de ce défaut de soins, paiera-t-il une infirmité permanente grave qui n'aurait été qu'une infirmité permanente légère, ou même une simple incapacité temporaire, si la blessure avait été convenablement soignée ?

Les Tribunaux et Cours appelés à trancher cette question ne l'ont pas résolue toujours de la même façon, et, avec grande raison, ont jugé d'après les circonstances spéciales de chaque cas particulier. — Les principes qui les ont guidés nous paraissent parfaitement équitables.

L'ouvrier qui a refusé les premiers soins dont la nécessité est absolument évidente, tels que le pansement d'une plaie, la réduction d'une luxation, l'application d'un appareil de fracture, supportera les conséquences de sa sottise ou de son mauvais vouloir. Ainsi la Cour de Rennes (10 décembre 1901) a débouté de sa demande un ouvrier qui ayant été atteint de luxation de l'épaule avait énergiquement refusé de se laisser soigner. La Cour a même estimé qu'une expertise médicale était inutile, car « en l'état, il serait de toute impossibilité aux hommes de l'art de procéder à un examen leur permettant d'apprécier, en présence du premier diagnostic qui laissait prévoir la guérison, quelles conséquences, au point de vue de la réduction de la capacité professionnelle, aurait pu avoir l'accident si le blessé avait été l'objet de soins immédiats ».

Si les soins refusés étaient d'une importance moins capitale que dans l'exemple précédent, l'ouvrier reçoit une rente, mais diminuée dans une certaine proportion.

Ainsi (Trib. de Narbonne, 17 juillet 1900) à propos d'un ouvrier qui avait eu l'index broyé, et qui n'avait pas voulu garder d'attelles, ni faire des exercices destinés à empêcher l'ankylose, le jugement a fixé à 200 francs par an la diminution dans la capacité de travail subie par le demandeur, et a laissé à sa charge « le surplus de l'impotence fonctionnelle occasionnée par sa négligence à suivre les conseils médicaux qui lui ont été donnés ».

En ce qui concerne les opérations chirurgicales non immédiates, destinées par exemple à remédier à une infirmité laissée par la blessure, les solutions ont un peu varié.

En voici quelques-unes :

Un ouvrier est soigné très régulièrement depuis le début de sa blessure pendant plusieurs mois, après quoi son incapacité permanente est évaluée à 70 pour 100 ; mais les chirurgiens estiment qu'elle pourrait être ramenée à 10 pour 100 si l'ouvrier consentait à se laisser pratiquer la suture osseuse, opération qu'il a refusée. Le Tribunal de Marseille (30 mai 1902) accorde à l'ouvrier la rente correspondante au 70 pour 100 de diminution :

Attendu que pendant de longs mois, B... s'est soumis avec une parfaite bonne volonté aux traitements successifs par compression, révulsion, pointes de feu... qu'il a également subi de nombreux massages ; — Attendu qu'on comprend très bien qu'après l'échec de tous ces traitements, B... ne veuille plus accepter de subir une opération chirurgicale dont la nécessité n'est apparue qu'après dix mois de traitements divers ; Qu'on ne pourrait dire que son refus tend à aggraver volontairement les conséquences de l'accident, que s'il était bien certain que l'opération prescrite par la science ne saurait entraîner absolument aucune complication, et que le résulat ne peut en être douteux à aucun point de vue.

(Ainsi jugé encore par Trib. de Vannes, 9 août 1901 ; Seine, 4 mars 1901 ; Cour de Douai, 14 novembre 1900.)

Un ouvrier atteint de fracture du pubis avec déchirure de l'urètre conserve de cette blessure une incapacité évaluée à 75 pour 100. Il refuse l'opération de l'urétrotomie externe. La Cour de Besançon (27 novembre 1901) lui alloue une rente correspondante aux 75 pour 100, déclarant qu'on ne saurait imputer à faute à l'ouvrier la répugnance qu'il éprouve à se soumettre à une opération que l'expert a qualifiée de « fort délicate » ; que d'ailleurs si l'ouvrier se décide plus tard et si l'opération amène de bons résultats, le patron pourra se pourvoir en revision de l'indemnité.

Par contre un ouvrier qui a reçu à peu près la même blessure, et qui a subi l'opération de l'urétrotomie, mais qui refuse ensuite de se laisser passer des sondes pour combattre le rétrécissement cicatriciel, doit supporter les conséquences de sa négligence persistante à se laisser soigner (Cour de Besançon, 31 décembre 1901).

Voici un autre cas où le tribunal a encore donné tort à l'ouvrier (confirmé par arrêt de la Cour d'Aix, 21 décembre 1901).

Un ouvrier blessé au pouce droit subit ainsi une diminution de la valeur fonctionnelle de la main droite évaluée à 50 pour 100; l'expert déclare que l'enlèvement d'une petite esquille mobile ramènerait à 10 ou 15 pour 100 la proportion d'incapacité. La Cour d'Aix (21 décembre 1901) ne lui alloue que la rente correspondante à 15 pour 100, estimant que l'opération proposée est exempte de toute gravité.

Si les solutions sont variables, l'esprit qui les dicte reste en somme le même. Les magistrats s'efforcent de distinguer les opérations dont l'utilité est évidente de celles dont les résultats sont douteux; ils prennent aussi en considération la bonne ou la mauvaise volonté de l'ouvrier. Pour faire ces appréciations, ils ont presque toujours besoin d'un avis médical, et en somme c'est l'expert qui garde en grande partie la responsabilité de la décision prise. A notre avis, les experts feront bien de se rappeler qu'aucune intervention chirurgicale ne peut être présentée comme absolument exempte de dangers, et que le résultat à obtenir est toujours soumis à certains aléas.

Mentionnons en terminant un jugement intéressant du Tribunal du Havre (9 mai 1902). Un ouvrier atteint d'une blessure qui avait entraîné la perte de l'œil, refuse de se laisser enlever cet œil. Le patron veut le mettre en demeure de subir cette opération pour éviter l'ophtalmie sympathique. Le Tribunal déclare qu'il ne peut contraindre l'ouvrier, mais il donne acte au patron du refus opposé par l'ouvrier à la proposition qui lui a été faite de procéder, aux frais du défendeur, à l'ablation de l'œil perdu.

§ V. — Mort à la suite d'un accident du travail.

La loi n'indique pas la procédure à suivre quand l'accident du travail a été suivi de la mort de l'ouvrier.

En fait, c'est presque toujours le juge de paix qui, lorsqu'il la juge nécessaire, ordonne l'autopsie, soit quand le bulletin de déclaration indique que la mort a été immédiate, soit quand l'ouvrier ayant succombé plus tard, en cours de traitement, ses ayants droit informent le magistrat que le décès s'est produit.

On peut dire que sauf dans les cas où la cause de la mort est absolument évidente, par exemple quand l'ouvrier est tué sur le coup par un traumatisme énorme[1], l'autopsie est presque toujours nécessaire pour établir la cause réelle de la mort, et éviter les contestations qui se produiront plus tard, c'est-à-dire à un moment où l'ouverture du cadavre ne permettrait le plus souvent aucune conclusion utile.

C'est aux ayants droit de l'ouvrier qu'il appartient de faire la preuve que la mort résulte bien d'un accident du travail, et c'est eux qui ont intérêt à demander l'autopsie. Mais quelquefois c'est l'employeur qui la demande, supposant que l'ouvrier est mort d'une maladie non accidentelle, ou voulant couper court à des contestations futures.

Toutes les fois qu'un individn meurt aussitôt ou peu de temps après avoir reçu une blessure d'apparence peu grave, il y a lieu de supposer qu'il était atteint d'une de ces lésions plus ou moins latentes qui exposent à la mort subite, et dont nous aurons occasion de parler longuement plus loin, spécialement dans le chapitre consacré au système vasculaire. L'autopsie est indispensable en pareil cas. Tantôt, elle montre que la mort est bien le résultat de la blessure qui était plus grave en réalité qu'en apparence (ce qui arrive dans une foule de cas), et alors les droits de l'ouvrier sont établis sans conteste.

1. Encore faut-il excepter les chutes de haut qui peuvent se produire à la suite d'une syncope résultant d'une affection antérieure et même ne s'effectuer que quand l'ouvrier est déjà mort. Nous avons autopsié, par exemple, un ouvrier peintre qui était tombé de son échelle sans se faire aucune blessure grave, mais qui était atteint de tumeur du cervelet. On trouvera plus loin l'histoire de cochers tombés de leurs sièges à la suite de syncopes occasionnées par la rupture d'un ulcère de l'estomac, ou par diverses affections cérébrales.

Parfois au contraire, elle établit que la blessure était très légère, qu'elle n'a été que la cause occasionnelle insignifiante d'une mort subite rendue imminente par une lésion organique antérieure, et dans ce cas les intérêts de l'employeur, que la loi protège également, sont sauvegardés.

Quand l'ouvrier succombe plus ou moins longtemps après l'accident, il est encore nécessaire dans beaucoup de cas de recourir à l'autopsie pour déterminer les causes réelles de la mort. C'est même là pour le médecin expert une tâche très importante et parfois très délicate, ainsi qu'on en trouvera de nombreux exemples dans les chapitres suivants, particulièrement dans ceux qui sont consacrés aux affections du système vasculaire et du système nerveux.

Un cas intéressant au point de vue juridique est celui où l'ouvrier succombe à une affection intercurrente, indépendante de la blessure, mais contractée au cours du traitement de celle-ci.

Il semble qu'on peut poser en principe que l'auteur de l'accident est responsable de la maladie intercurrente quand il est, sinon absolument certain, du moins extrêmement probable, que celle-ci ne serait pas survenue, si l'ouvrier n'avait pas subi d'accident.

Voici deux exemples topiques :

Un ouvrier atteint de fracture du crâne entre à l'hôpital pour être soigné de cette blessure ; au bout d'un certain temps, il en sort guéri, mais presque aussitôt après il est atteint de variole à laquelle il succombe, et qui, d'après les médecins experts, avait été nécessairement contractée à l'hôpital, vu les délais d'incubation de cette maladie. Le Tribunal de Rouen (25 mai 1905) a accordé une pension à sa veuve, considérant que l'ouvrier était mort d'un accident du travail, opinion solidement motivée dans des attendus que le dernier résume ainsi :

Attendu que l'accident, l'entrée à l'hôpital, la contamination variolique et la mort se sont succédé et se sont produits par une relation de causalité et non par une simple coïncidence fortuite, et ce, en raison d'un fait initial du travail.

L'autre exemple est le suivant:

Un ouvrier est atteint d'une blessure au poignet qui occasionne une hémorragie extrêmement abondante, puis une suppuration qui nécessite l'amputation. Deux mois après, il est pris d'influenza compliquée de pneumonie mortelle. Le Tribunal de Mirecourt (19 juillet 1900) se basant sur les certificats du médecin traitant, s'exprime ainsi :

Considérant que la pneumonie consécutive à l'attaque d'influenza dont a été atteint V... constitue une complication... Que cette complication n'ayant pu être évitée, et aucune faute ne pouvant être imputée de ce chef à l'ouvrier, il ressort donc des trois certificats... que tout porte à croire, d'après les prévisions humaines, que c'est la forte perte de sang occasionnée par l'accident qui a été l'une des causes déterminantes de son décès; Que dans ces conditions... il y a lieu de décider que le décès de V... est la conséquence au moins indirecte de l'accident.

Ces exemples représentent deux cas très différents, à peu près les seuls d'ailleurs qui puissent se présenter. Ou bien l'ouvrier a été mis du fait de son accident, dans un foyer épidémique bien nettement localisé, auquel il aurait très vraisemblablement échappé s'il n'avait pas été blessé ; ou bien la blessure a occasionné une dépression de l'état général assez marquée et évidente pour exposer tout particulièrement l'accidenté à contracter la maladie épidémique, et, une fois atteint, à y succomber.

Sur ce point encore, la solution donnée par les Tribunaux est basée sur les circonstances particulières du fait.

Mentionnons en terminant que le suicide lui-même peut-être considéré comme la conséquence d'un accident du travail. C'est ce qui a été jugé par la Cour d'appel de Rouen (5 novembre 1904) à propos d'un ouvrier atteint d'atroces blessures au crâne et à la face, ayant nécessité des opérations chirurgicales réitérées qui n'avaient pas amené la guérison. Cet ouvrier avait fini par se suicider ; les experts avaient déclaré que ce suicide était la conséquence directe des troubles cérébraux et des douleurs occasionnées par les blessures. La Cour a accordé la pension entière à la veuve :

Attendu qu'il convient de considérer non plus la réduction que B... avait pu subir dans son salaire par suite de l'état (dû exclusivement à l'accident) où il paraissait être lors de l'examen des experts ; mais le mal définitif, c'est-à-dire la mort de la victime si, comme il l'a été formellement démontré dans l'espèce, elle est la conséquence d'un état qui prend son origine et sa cause prédominante dans l'accident.

§ VI. — Rôle des médecins dans l'application de la loi sur les accidents du travail.

Le fonctionnement de la loi du 9 avril 1898 nécessite le concours continuel des médecins. Un immense champ d'action se trouve ainsi ouvert devant ceux-ci. Ils ont en effet à intervenir dans les circonstances suivantes.

RÉDACTION DU CERTIFICAT DE PREMIER CONSTAT.

Ce certificat est obligatoire ; il est le point de départ de toute la procédure.

Aux termes de la loi, si la victime n'a pas repris son travail dans les quatre jours qui suivent l'accident, le chef d'entreprise doit déposer à la mairie un certificat de médecin indiquant l'état de la victime, les suites probables de l'accident et l'époque à laquelle il sera possible d'en connaître le résultat définitif.

C'est donc le médecin du patron ou de la compagnie d'assurances qui presque toujours est chargé de cette mission, c'est-à-dire tout docteur en médecine français, ou, pour parler plus exactement, toute personne ayant le droit d'exercer la médecine en France.

Le blessé a bien le droit de refuser de recevoir le médecin envoyé auprès de lui par le chef d'entreprise. Mais il devra alors faire rédiger le certificat par un autre docteur en médecine, qu'il choisit à son gré [1]. — Il a pour cela un délai d'une année, à dater du jour de l'accident.

1. Il y a des inconvénients à laisser au blessé la faculté de faire rédiger par son propre médecin le certificat du premier constat. Ce médecin n'échappe pas sans doute à l'obligation du secret professionnel, au moins pour tout ce qui est antérieur à l'accident. Il ne pourrait dire, par exemple, qu'une articulation contusionnée était déjà atteinte de tuberculose, à moins que son client ne l'y autorise formellement. Une telle omission,

On remarquera que la loi a spécifié que le certificat médical doit toujours comprendre trois points : état de la victime au moment de la délivrance du certificat et caractère de la blessure — suites probables de l'accident (mort, incapacité permanente absolue ou partielle, incapacité temporaire de telle ou telle durée) — époque à laquelle il sera possible de reconnaître le résultat définitif.

Le premier point est de beaucoup le plus important. Chose singulière ! les compagnies d'assurance qui ont tout intérêt à ce que ces constatations soient faites d'une façon très exacte et très complète, ne semblent pas l'avoir compris. Elles remettent à leurs médecins une formule imprimée disposée de façon que la réponse à chacune des trois questions posées n'occupe que quelques courtes lignes.

Il faudrait cependant une description détaillée de la blessure, de son siège exact, de sa nature, de ses dimensions, ne serait-ce que pour confondre certains simulateurs qui attribueront plus tard à l'accident quelque cicatrice ou quelque lésion ancienne. Il serait très utile aussi de signaler toutes les complications des blessures, et même dans certains cas de spécifier celles qui n'existent pas, par exemple de noter qu'une contusion de la poitrine n'a pas provoqué d'hémoptysies, qu'un coup à la région épigastrique n'a pas été suivi d'hématémèses ni

qu'il serait souvent impossible de réparer plus tard, est toujours fâcheuse, quand bien même la théorie qu'il n'y a aucun compte à tenir des maladies antérieures serait définitivement établie par la Jurisprudence.

Il aurait été préférable de faire établir le certificat par le médecin de l'employeur en laissant à l'ouvrier le droit de faire participer un médecin de son choix à la confection du certificat.

de vomissements, qu'un traumatisme crânien n'a pas entraîné de perte de connaissance, etc.

Il serait également à souhaiter que le médecin recherche et signale les maladies antérieures ou les grosses tares, par exemple que dans tous les cas de contusion du thorax il pratique l'auscultation et la percussion de la poitrine, en vue de s'assurer si l'accidenté n'est pas tuberculeux, qu'en cas de traumatisme sur les parties génitales, il vérifie s'il y a ou non un écoulement du canal de l'urètre ou une tuberculose testiculaire, etc. La recherche du sucre et de l'albumine dans les urines serait encore une bonne précaution.

Quand bien même la jurisprudence mettrait décidément à la charge de l'auteur de l'accident, toutes les aggravations des maladies antérieures, elle n'ira jamais jusqu'à attribuer à l'accident des affections qui existaient auparavant et qui n'ont pas été notablement influencées par celui-ci. Cette considération seule mériterait que l'état général du blessé soit examiné et que les tares évidentes soient mentionnées.

Quant aux deux autres questions (suites probables de l'accident, époque à laquelle il sera possible de connaître le résultat définitif) on comprend que le législateur ait voulu qu'elles soient posées, mais il ne faut pas s'attendre à ce qu'elles soient résolues dans tous les cas, et en fait les réponses sont souvent très vagues ou très inexactes.

Cela a surpris et quelque peu courroucé un ministre du commerce qui dans une circulaire datée du 23 mars 1902 s'exprimait ainsi : « Un trop grand nombre de certificats se bornent à des constatations trop vagues ou à des prévisions sans portée. Les chefs d'industrie ne doivent pas perdre de vue qu'ils sont responsables de la régularité des certificats médicaux exigibles à l'appui de leurs déclarations, et qu'ils n'échappent pas aux sanctions de l'article 14, lorsque ces certificats ne répondent pas aux prescriptions du troisième alinéa de l'article 11. »

Les chefs d'industrie ainsi menacés et mis en demeure de se procurer des médecins qui, dans les quatre jours, établissent les suites de l'accident et leur durée, n'ont pas trouvé de tels devins et n'en trouveront pas. Si dans beaucoup de cas il est possible d'établir des prévisions raisonnables et qui, bien que toujours très aléatoires, ont une certaine utilité, il en est beaucoup d'autres où le pronostic ne peut être porté avec vraisemblance. Une contusion articulaire peut aussi bien être guérie en une dizaine de jours que provoquer une arthrite tuberculeuse de la plus haute gravité ; une blessure légère peut entraîner une hystéro-neurasthénie avec incapacité complète de travail pendant plusieurs années ; la lésion d'un organe interne peut ne se manifester qu'après le délai de quatre jours. Ces exemples pourraient être multipliés presque indéfiniment. Les médecins qui savent cela, et qui ne veulent pas s'exposer à des erreurs colossales de pronostic, préfèrent rester dans le vague, et l'on ne saurait leur en faire un grief. Beaucoup d'entre eux ont pris le parti de répondre aux deux dernières questions en ne considérant que la lésion traumatique grossièrement constatable, et d'ajouter « sauf complications ». C'est peut-être le meilleur procédé pour sauver la forme ; mais le fond reste le même.

SOINS DONNÉS AUX BLESSÉS, ET CERTIFICATS DÉLIVRÉS PAR LE MÉDECIN TRAITANT.

La loi donne aux ouvriers le droit de se faire soigner par un médecin de leur choix [1]. C'est une faculté dont ils usent assez souvent; toutefois, à Paris tout au moins, beaucoup d'entre eux acceptent d'être traités par les médecins de la compagnie d'assurances ou celui de l'employeur.

Il est à remarquer d'ailleurs que l'ouvrier étant libre de s'adresser à n'importe quel médecin, s'il accepte d'être soigné par le médecin de la compagnie d'assurances, c'est comme s'il avait choisi celui-ci. Il en résulte que dans aucun cas l'ouvrier ne saurait rendre l'employeur ou la compagnie d'assurances responsable de la faute lourde qu'aurait commise le médecin traitant.

C'est ce qui a été jugé par la Cour de Nîmes (23 juillet 1902) :

Attendu que la loi de 1898 n'oblige pas la victime d'un accident à accepter le médecin du patron (dans l'espèce la compagnie d'assurances), que le choix du blessé est par-

1. Il y a cependant un cas où cette liberté n'est sans doute pas accordée à l'ouvrier. L'article 5 de la loi porte que les chefs d'entreprise sont déchargés de l'obligation de payer aux victimes les frais de maladie, s'ils ont affilié leurs ouvriers à une société de secours mutuels fonctionnant régulièrement. Si l'accidenté veut s'adresser à un médecin autre que celui de la société de secours mutuels, il devra le payer de ses deniers.

faitement libre et volontaire ; qu'il peut réclamer tout autre praticien si bon lui semble ;

Attendu en outre que l'indépendance scientifique du médecin est et doit rester absolue, qu'aucun patron, qu'aucune compagnie n'aurait le droit ni la prétention d'instituer de sa propre autorité un traitement thérapeutique ou chirurgical, et pas d'avantage le droit de contrôler ou de modifier le traitement institué par l'homme de l'art ; qu'un tel empiétement, contraire au sens commun, et pratiquement irréalisable, ne serait en définitive que l'exercice délictueux de la médecine.

Ainsi le médecin traitant possède la pleine liberté de son traitement, mais il en porte seul la responsabilité.

En cas de faute lourde, cette responsabilité pourrait même être doublement engagée : envers l'ouvrier certainement, et peut-être envers l'auteur de l'accident. Si celui-ci prétendait n'être tenu qu'à la réparation des suites normales de l'accident, et non pas des conséquences d'une faute lourde commise dans le traitement, il obtiendrait sans doute gain de cause devant les Tribunaux [1].

Quand le médecin traitant n'est pas le médecin de la compagnie d'assurances, ses honoraires sont à la charge de celle-ci ; mais le règlement est soumis à un contrôle dont il sera parlé au § 8.

Le médecin traitant est presque toujours appelé à délivrer à l'accidenté un ou plusieurs certificats lesquels, comme toutes les pièces relatives aux acci-

1. Mais il faudrait pour cela qu'il s'agisse réellement d'une « *faute lourde* ». Le patron n'est pas fondé à prétendre que tel traitement, conseillé par son médecin personnel, par exemple, à l'aide du massage et de l'électricité aurait donné de meilleurs résultats que le traitement institué par le médecin qu'a choisi l'ouvrier (Tribunal de Valenciennes, 5 juillet 1900).

dents du travail, ne sont pas soumis au timbre. — Pour éviter d'ailleurs tout équivoque, le médecin fera bien d'ajouter à la fin de sa rédaction : « Le présent certificat médical est établi sur papier libre, conformément à la loi sur les accidents du travail du 9 avril 1898. »

Ces certificats que le plaignant produit en Justice de paix ou devant le Tribunal ou la Cour, sont ensuite communiqués aux experts chargés d'émettre un avis définitif sur les conséquences de l'accident.

Ils ont une très grande utilité, et quand l'affection a eu une évolution longue ou compliquée, le médecin traitant ne doit pas hésiter à en délivrer deux ou plusieurs correspondant aux phases diverses traversées par le blessé.

Qu'il nous soit permis de faire quelques remarques au sujet de la teneur de ces certificats.

La description nette et précise du *visum et repertum* en est la seule partie vraiment utile. Les explications pathogéniques, les théories, les évaluations plus ou moins exagérées sur les conséquences ultérieures n'ont guère de valeur. Elles sont presque toujours en contradiction avec le certificat du médecin de la compagnie d'assurances, et par conséquent le Tribunal ne peut en tenir grand compte.

C'est à tort que certains médecins croient être utiles à leur client en exagérant la gravité de son état. Il vient toujours un moment où la réalité des faits est rétablie, et le blessé, déçu dans les espérances qu'il avait pu concevoir d'après le certificat de son médecin, ne lui saura aucun gré de sa complaisance.

Cette complaisance ne saurait d'ailleurs dépasser certaines limites sans engager la responsabilité pénale du médecin. L'article 30 de la loi édicte une amende de 16 à 300 francs, et, en cas de récidive dans l'année, de 500 à 2 000 francs, contre tout médecin ayant, dans des certificats, sciemment dénaturé les conséquences des accidents. — En outre, le médecin pourrait être condamné à des dommages et intérêts.

Commet un quasi-délit le médecin qui, dans un certificat de complaisance, constate l'existence de lésions graves, devant entraîner une longue incapacité de travail, alors qu'en réalité il n'y a eu, par exemple, qu'une légère contusion. Par suite, si ce certificat a contribué à déterminer une compagnie d'assurances a remettre une indemnité à un tiers, le médecin est passible de dommages intérêts envers cette compagnie.

Certains accidentés, plus ou moins régulièrement soignés, trouvent utile de se faire délivrer de temps en temps un certificat par un médecin qui ne les traite pas, et qui ne les voit qu'une fois. Au moment de l'expertise, ils présentent ces certificats, parfois assez nombreux, et qui trop souvent ne font qu'embrouiller l'histoire du blessé par leurs assertions différentes quand elles ne sont pas contradictoires. Il y a, bien entendu, des exceptions, mais en règle générale ces certificats sont bien moins utiles pour l'expertise que ceux des médecins traitants.

Médecins des employeurs ou des compagnies d'assurances.

Les compagnies d'assurances sont presque toujours substituées aux patrons ; toutefois il y a encore de grandes entreprises et quelques particuliers qui se passent d'assureurs.

Que le médecin représente directement l'employeur ou qu'il agisse pour le compte d'une compagnie d'assurance, son rôle est le même dans les deux cas.

Ce rôle consiste d'abord à établir le certificat de premier constat, que l'ouvrier ne demande que très rarement à une autre médecin.

Nous avons suffisamment parlé (page 46) de la rédaction de ce certificat.

Le médecin de la compagnie a très souvent aussi à soigner le blessé, et, en cette qualité de médecin traitant, à délivrer des certificats ou plus exactement, des notes officielles établissant l'état du blessé, comme aussi à fixer l'époque à laquelle, d'après lui, les blessures sont guéries ou consolidées. Il n'est pas besoin d'ajouter que l'accidenté n'est nullement tenu d'accepter ces conclusions. En fait, il les refuse très souvent, et à partir de ce moment il se fait soigner par un médecin de son choix.

Quand l'accidenté a refusé les soins du médecin de la compagnie d'assurance, il semble très juste que celui-ci puisse au moins contrôler, non pas les soins des confrères traitants, mais l'état des accidentés, s'assurer que ceux-ci sont bien dans l'incapacité de travailler ou reprennent leur travail dès qu'ils sont en état de le faire. Les compagnies d'assurance n'ont pas manqué de revendiquer cette faculté, qui leur a été refusée par certains blessés, envers lesquels on ne pouvait user de contrainte, car la loi était restée muette sur ce point. Cette lacune a été comblée par la loi du 31 mars 1905 ; l'article 4 se termine ainsi :

Au cours du traitement, le chef d'entreprise pourra désigner au juge de paix un médecin chargé de le renseigner sur l'état de la victime. Cette désignation, dûment visée par le juge de paix, donnera audit médecin accès hebdomadaire auprès de la victime, en présence du médecin traitant, prévenu deux jours à l'avance par lettre recommandée.

Faute par la victime de se prêter à cette visite, le paiement de l'indemnité journalière sera suspendu par décision du juge de paix, qui convoquera la victime par simple lettre recommandée.

Si le médecin certifie que la victime est en état de reprendre son travail, et que celle-ci le conteste, le chef d'entreprise peut requérir du juge de paix une expertise médicale qui devra avoir lieu dans les cinq jours.

En outre, comme corollaire de la faculté de revision laissée aux deux parties, l'employeur devait avoir les moyens de s'assurer si l'état de l'accidenté ne s'était pas amélioré depuis le règlement de l'indemnité. Ce droit est établi et réglé de la façon suivante par la loi du 31 mars 1905 (article 19) :

Au cours des trois années pendant lesquelles peut s'exercer l'action en revision, le chef d'entreprise pourra désigner au président du Tribunal un médecin chargé de le renseigner sur l'état de la victime.

Cette désignation, dûment visée par le président, donnera au dit médecin accès trimestriel auprès de la victime.

Faute par la victime de se prêter à cette visite, tout paiement d'arrérages sera suspendu par décision du président qui convoquera la victime par simple lettre recommandée.

Enfin le médecin de la compagnie d'assurances assiste aux expertises médicales. Ce droit, si légitime, n'est pas inscrit, il est vrai, dans la loi sur les accidents du travail; mais il découle de l'article 317 du Code de procédure civile, ainsi que le déclare un arrêt de la Cour:

Attendu que l'article 317 du Code de procédure civile confère expressément aux parties le droit de faire, au cours de l'expertise, tous dires et observations qu'elles jugeront convenables, et que l'exercice de cette prérogative légale, qui touche aux droits de la défense, deviendrait illusoire dans les matières techniques, si elles n'avaient pas le droit de se faire assister par un mandataire spécial.

Médecins experts.

Les expertises médicales relatives aux accidents du travail sont ordonnées :

1. *Par le juge de paix,* le plus souvent dans le but de fixer la date de la consolidation de la blessure, et par conséquent la durée pendant laquelle l'accidenté a droit au demi-salaire; quelquefois aussi pour établir si la blessure de l'ouvrier doit être qualifiée d'accident du travail ; enfin pour pratiquer l'autopsie quand l'ouvrier a succombé aussitôt après l'accident ou un certain temps après.

2. *Par le juge en conciliation.* — Toutes les fois qu'il est certain ou seulement allégué par l'une des parties (avec certificat médical à l'appui) que la blessure laissera une incapacité permanente, le juge de paix est dessaisi après la consolidation de la blessure, et le dossier est transmis au président du Tribunal civil.

Une tentative de conciliation est faite par celui-ci ; mais en présence des appréciations généralement tout à fait différentes qui se trouvent dans le certificat du médecin de l'accidenté et dans le certificat du médecin de la compagnie d'assurance, il est bien difficile au magistrat qui préside l'audience de conciliation d'avoir un avis personnel et de le faire accepter par les parties.

Ces deux médecins peuvent être invités à examiner de nouveau en commun l'accidenté, et en se faisant des concessions réciproques, ils arrivent à se mettre d'accord sur des conclusions que le magistrat n'a plus qu'à accepter.

Mais le fait est rare. Le plus souvent le magistrat propose aux deux parties, qui acceptent presque toujours, de faire procéder à une expertise par l'un des experts que le Tribunal commet habituellement.

Par le Tribunal civil. — Quand la conciliation n'a pu se faire, l'affaire est renvoyée devant le Tribunal civil qui commet généralement soit trois experts comprenant ou non celui qui a fait l'expertise de conciliation, soit un seul expert autre celui commis en conciliation.

Par la Cour d'appel, quand le jugement est contesté par l'une ou l'autre des parties.

Par le juge des référés, lorsque l'expertise est très urgente, par exemple quand il s'agit d'une autopsie.

Il arrive aussi quelquefois qu'un patron prévoyant à tort ou à raison, que l'état de l'accidenté sera présenté plus tard comme plus grave qu'il n'est, veut faire constater immédiatement la nature ou la gravité des blessures.

La loi n'exclut des fonctions d'expert qu'une seule catégorie de médecins (article 17) :

Toutes les fois qu'une expertise médicale sera ordonnée soit par le juge de paix, soit par le Tribunal ou la Cour d'appel, l'expert ne pourra être le médecin qui a soigné le blessé, ni un médecin attaché à l'entreprise ou à la société d'assurances à laquelle le chef d'entreprise est affilié[1].

§ VII. — Des expertises médicales.

Nous venons de dire par quelles autorités judiciaires les expertises médicales sont ordonnées. — Elles s'accomplissent toujours de la même façon, sauf quelques détails d'importance très secondaire, que les médecins aient été commis par un juge de paix, par un Tribunal ou par une Cour d'appel.

L'expert est avisé de la mission qui lui est confiée soit par le greffe de la Justice de paix, soit, en cas de conciliation, par une lettre de l'employeur ou de la compagnie d'assurance, soit enfin dans les autres cas, par l'avoué du demandeur qui lui signifie le jugement ou l'arrêt le commettant. — Comme dans toutes les expertises en matière civile, l'expert peut refuser la mission qui lui est confiée.

Les termes de la mission sont spécifiés dans ce jugement. La formule généralement employée au Tribunal de la Seine est celle-ci : « Commettons M. le Dr X..., serment préalablement prêté s'il n'en est

1. Cette exclusion est absolue. C'est en vain que l'expert qu'elle vise invoquerait le fait que les deux parties ont accepté sa nomination connaissant sa situation particulière et l'acceptant. L'expertise faite par lui est considérée comme nulle et non avenue ; une autre expertise est ordonnée (Arrêt de la Cour de Besançon, in *Semaine médicale*, 16 août 1905).

dispensé par les parties, lequel, après avoir pris connaissance de l'enquête du juge de paix, des certificats et documents produits, aura pour mission de voir et visiter N..., dire quelles ont été les blessures occasionnées par l'accident, quelles en ont été ou seront les conséquences au point de vue de l'exercice, tant de la profession du demandeur que de toute autre profession (incapacité de travail temporaire, permanente, partielle ou absolue) et à quelle époque se place la consolidation de la blessure, c'est-à-dire la date à laquelle le traitement a été terminé, ou bien la date à laquelle se place le moment où l'accidenté a su ou dû savoir quelles seraient la nature et l'importance de son infirmité définitive. »

La première formalité que l'expert doit remplir est donc d'aller prêter serment devant le président de Chambre à un jour et à une heure qui lui sont indiqués (généralement après lui avoir demandé de la choisir lui-même). Il serait à souhaiter que cette formalité, qui est actuellement tout à fait indispensable, sauf le cas où les parties consentent toutes deux à la dispense du serment, pût être toujours supprimée. Non seulement elle est gênante pour le médecin, mais encore elle apporte un retard très notable au dépôt du rapport, surtout quand trois experts sont commis pour une même affaire, car il faut que tous trois s'entendent d'abord pour le choix du jour et de l'heure du serment.

L'expert ou les experts font ensuite connaître à l'avoué du demandeur (directement aux deux parties quand il s'agit d'une expertise de justice de paix ou de conciliation) le lieu, le jour et l'heure du rendez-vous de l'expertise.

A ce rendez-vous sont convoqués : le plaignant, l'auteur de l'accident, et (quand il y en a) les avoués des deux parties. Nous avons vu que l'auteur de l'accident peut amener un médecin avec lui pour assister à l'expertise. Le plaignant a également le droit de se faire assister à l'expertise par un médecin ou même par un mandataire non médecin.

La présence des médecins des parties ne sert pas seulement à donner à chacun tous ses moyens de défense ; elle est aussi d'une réelle utilité pour l'expert. Ces médecins présentent tous les arguments du pour et du contre, appellent l'attention de l'expert sur tel ou tel point qui lui aurait peut-être échappé, lui demandent de faire telle exploration qu'on lui aurait peut-être reproché d'avoir omise. En somme, ils suppriment une grande partie des critiques dont son rapport aurait peut-être été l'objet.

Les opérations de l'expertise commencent généralement par l'interrogatoire de l'accidenté. Pour ne rien oublier d'utile dans cet interrogatoire, il est bon d'adopter un certain ordre dans la série des questions, de sorte que celles-ci se suivent bientôt en quelque sorte mécaniquement, et sans omissions.

Cet ordre peut être par exemple le suivant : nom, âge, profession ? État de santé avant l'accident ? Service militaire ; exempté ou réformé pour quelle cause ? Avez-vous eu un accident antérieur ? Avez-vous quelquefois interrompu votre travail pour cause de maladie ? Combien d'enfants, vivants ou morts ? Quelle est la date de l'accident ? Dans quelles conditions s'est produit celui-ci ? Quelles ont été les blessures ? Qu'avez-vous éprouvé à la suite ? Qui vous a soigné et quel a été le traitement ?

Ce sont ces quatre dernières questions qui prennent presque toute la durée de l'interrogatoire.

On procède ensuite à la lecture des certificats médicaux produits par le blessé, et l'on demande aux parties si elles ont quelques observations à présenter à ce sujet.

Puis on lit les documents présentés par la compagnie d'assurance, et l'on demande encore aux deux parties de faire leurs observations sur ces documents.

Enfin on passe à l'examen corporel du plaignant. Au fur et à mesure que chaque constatation est faite on en donne le résultat aux médecins des deux parties, en les invitant à refaire eux-mêmes la même constatation s'ils le désirent, et à présenter leurs objections s'ils en ont. Chaque constatation comprend non seulement la description de la lésion, mais l'étude des troubles fonctionnels qui en résultent. Il est presque toujours indispensable de recommencer à ce moment l'interrogatoire du blessé pour lui faire bien préciser ce dont il se plaint, en quel point il a des douleurs, quels mouvements sont gênés, etc., afin de comparer exactement les troubles qu'il accuse avec l'état de la partie blessée. On se fait ensuite expliquer par l'accidenté la nature de son travail, quels mouvements sont nécessaires pour l'exécuter, comment sont tenus et manœuvrés ses outils. Pour certains métiers, il y a là des conditions très spéciales qu'il faut connaître pour apprécier dans quelle mesure l'infirmité constatée peut gêner l'ouvrier dans l'accomplissement de sa besogne.

L'examen terminé, l'expert fera bien de demander aux deux parties s'il n'a rien oublié, s'ils ne voient pas d'autres constatations à faire, ni d'autres questions à poser.

Mais les experts n'ont pas à faire connaître leurs conclusions aux médecins des parties, ni à discuter celles-ci avec eux. C'est entre eux et en secret qu'ils élaborent les termes de leur rapport, et arrêtent leur opinion.

Dans le cas où un ou plusieurs autres examens de l'accidenté sont jugés nécessaires, les parties ont également le droit de s'y faire représenter, et elles doivent être convoquées toutes deux au nouveau rendez-vous.

Il nous paraît à peu près impossible de dire des généralités utiles sur les précautions propres à éviter autant que possible les erreurs dans l'examen du blessé [1]. Nous nous bornerons à parler de la simulation.

Simulation.

Les simulateurs vrais, c'est-à-dire les ouvriers qui inventent de toutes pièces une blessure ou une affection qui n'a jamais existé, sont fort rares [2]. Au

1. Quand il s'agit d'un hystéro-neurasthénique, l'examen doit être conduit, à notre avis, d'une façon un peu spéciale qui sera indiquée dans le chapitre consacré à cette affection.

2. L'ouvrier qui simule une blessure qu'il n'a pas eu, ou qu'il n'a plus, commet une escroquerie.

La Cour de Douai (14 octobre 1900) a condamné pour escroquerie contraire, on rencontre souvent des exagérateurs, c'est-à-dire des ouvriers qui accusent des troubles fonctionnels beaucoup plus grands que ceux qui existent réellement.

Il n'est pas inutile pour la pratique des expertises de distinguer trois catégories parmi ces exagérateurs.

La première, assez nombreuse, comprend ceux qui, de bonne foi, se croient beaucoup plus impotents ou plus malades qu'ils ne le sont. Impressionnés par la gravité des premiers symptômes, déçus parfois dans leur attente d'une guérison rapide, ils se découragent, deviennent pessimites, et ne veulent plus voir l'amélioration qui se produit peu à peu. Cet état d'esprit ne s'observe pas seulement chez les ouvriers, mais chez les blessés de toutes classes; il se développe peut-être plus facilement chez l'ouvrier pour lequel l'oisiveté forcée est une cause de profond ennui et de démoralisation.

La classe la plus nombreuse est celle des ouvriers qui, sachant que leur infirmité leur vaudra une rente, cherchent à augmenter l'infirmité pour que la rente soit augmentée d'autant. Ils se comportent à l'expertise comme un trafiquant qui dans un marché cherche à surfaire la valeur de sa marchandise. Si

un ouvrier qui, pour faire croire qu'une blessure guérie depuis longtemps existait encore, avait entouré son doigt d'un pansement complètement inutile.

Un ouvrier qui avait simulé un accident en provoquant et entretenant des ulcérations par l'application d'une matière emplastique a été condamné à un mois de prison, 500 francs de dommages-intérêts, la durée de la contrainte étant fixée, de ce chef, à quatre mois (Trib. Lille, 24 décembre 1903).

ces ouvriers sont nombreux, disons, pour rendre hommage à la vérité, qu'il y en a beaucoup aussi qui sont d'une honnêteté absolue, et même quelques-uns qui évaluent trop bas la gravité de leur infirmité.

Enfin il y a aussi quelques ouvriers qui cherchent à prolonger outre mesure la durée de l'incapacité temporaire. Ce n'est pas les calomnier que de dire qu'ils n'appartiennent pas à l'élite de leur classe. Un bon ouvrier, qui gagne ordinairement bien sa vie, est presque toujours très désireux de reprendre au plutôt son travail, surtout s'il doit toucher une petite rente. La reprise prématurée du travail est même assez souvent une cause d'aggravation de l'infirmité définitive.

Si les exagérateurs sont nombreux, les médecins qui voient à tort la simulation là où elle n'existe pas, sont nombreux aussi, ou tout au moins étaient nombreux au début de l'application de la loi de 1898. L'expérience les corrige peu à peu de ce travers d'esprit qui a été noté par tous ceux qui ont eu l'occasion de voir un grand nombre de blessés. En Allemagne, où la loi sur les accidents du travail est appliquée depuis plus de vingt ans, la même tendance a été signalée par les médecins les plus compétents. « D'après ma longue pratique, dit Becker, ce sont les médecins les moins instruits qui disent avoir rencontré le plus de simulateurs. Il est très facile en effet d'éconduire un plaignant dont on n'arrive pas à définir le mal, en soutenant simplement qu'il simule. » Golebiewski, qui a une énorme pratique des accidents du travail, s'exprime ainsi : « Trop souvent les médecins ont déclaré légèrement avoir affaire à des simulateurs faute d'un examen approfondi... Du côté des médecins, il faut remarquer que ce sont les plus jeunes, les moins expérimentés, qui voient partout des simulateurs. Quiconque se donne pour principal rôle de dépister les simulateurs n'est pas digne d'être médecin. »

L'attention de l'expert doit cependant être attirée sur une simulation possible toutes les fois que les troubles fonctionnels allégués ne trouvent pas une explication satisfaisante dans les lésions constatées. Pour rechercher si l'accidenté est un trompeur, il peut avoir recours à une série d'épreuves qu'on ne saurait énumérer et classifier d'une façon générale, car elles sont subordonnées aux particularités de chaque cas.

Les plus simples sont souvent les meilleures et les plus démonstratives. Il suffit, parfois, sans avoir recours à aucune manœuvre, d'observer le plaignant au moment où son attention est distraite. Pendant qu'il se déshabille ou qu'il se rhabille, pendant qu'il gesticule pour répondre avec animation au représtant de la compagnie d'assurance, on voit parfois disparaître durant un instant une ankylose ou une paralysie alléguées.

L'examen de la semelle des souliers de certains boiteux est quelquefois des plus démonstratif, dans un sens ou dans l'autre.

On pourra parfois aussi tirer parti de cette loi de physiologie en vertu de laquelle certains mouvements d'un membre se répètent, en dehors de l'influence de la volonté, dans le membre opposé.

L'impotence d'un membre s'accompagne toujours

au bout d'un certain temps (sauf dans les cas de paralysie hystérique) d'atrophie musculaire plus ou moins considérable. Mais il convient de rappeler à ce propos qu'il y a très souvent une différence notable de volume entre les muscles des membres supérieurs droits. Cette différence est très marquée chez les ouvriers qui, dans l'exercice de leur profession, se servent principalement du bras droit, par exemple chez les forgerons, les tailleurs de pierre, etc. Elle peut atteindre 1 centimètre, 1 centim. 1/2 et parfois même 2 centimètres pour la circonférence du bras et de l'avant-bras.

Rappelons aussi que les craquements perçus pendant les mouvements des articulations, surtout des grandes articulations, ne signifient pas, à eux seuls, qu'il existe des lésions intra ou péri-articulaires imputables à un traumatisme, et susceptibles d'occasionner des troubles fonctionnels réels. Ces craquements s'observent en effet assez souvent chez des individus qui n'ont jamais été blessés et dont les mouvements articulaires ont conservé leur intégrité pleine et entière[1].

1. Le document suivant donne une idée de la fréquence de ces craquements articulaires (idée peut-être exagérée ?) Il est fourni par Beker qui l'emprunte au Dr Heller, lequel a exploré les grandes articulations de 100 jeunes soldats, et aurait trouvé que chez 40 d'entre eux il existait des craquements articulaires *durables*.

Voici les résultats de cette exploration pratiquée chez 100 jeunes gens :

Craquements dans les deux épaules et dans les deux genoux.	2 fois
Deux épaules et un genou.	1 —
Une épaule et deux genoux.	2 —
Un coude et deux genoux.	1 —
Deux épaules.	2 —

On aura toujours soin de comparer à ce point de vue l'articulation dite traumatisée avec l'articulation homologue ; on trouvera parfois qu'il y a autant de craquements des deux côtés, et qu'il y en a aussi dans les autres grandes jointures.

Nous parlerons plus loin, dans le chapitre consacré à la névrose traumatique et aux affections du système nerveux, des troubles de la sensibilité, et des symptômes purement subjectifs échappant à un contrôle matériel. Mais nous devons dire ici quelques mots relativement aux douleurs si fréquemment alléguées par les blessés et qui constituent d'après eux la seule ou la principale cause de leur incapacité de travail.

Ces cas se présentent à l'expert sous deux aspects.

Tantôt ces douleurs sont localisées à une région où il existe quelque lésion qui en fournit une explication possible, mais nullement certaine. On constate par exemple une ou plusieurs fractures de côtes, une pleurésie sèche se manifestant par des frottements pleuraux, un cal de fracture, une cicatrice profonde, et notamment une cicatrice sous-cutanée, c'est-à-dire celle qui succède à une contusion sans plaie, mais ayant occasionné une dilacération du tissu cellulo-graisseux.

Une épaule.	7 —
Deux poignets.	1 —
Un poignet.	1 —
Deux genoux.	8 —
Un genou.	10 —
Une hanche.	1 —

On voit que ce serait le genou qui présenterait le plus souvent des craquements.

Tantôt les douleurs sont accusées dans une région où l'on ne constate rien, soit qu'il n'existe réellement pas de lésions, soit que celle-ci échappe à tous nos moyens d'investigation, comme c'est le cas par exemple de certaines péritonites chroniques sèches.

L'expert s'exposerait à de très graves erreurs s'il se faisait une règle générale de nier ou même seulement de considérer avec un trop grand scepticisme les douleurs dont on ne peut trouver une cause matérielle. De telles douleurs existent certainement. Nous venons de parler de la péritonite sèche ; c'est, il est vrai, une affection des plus rares ; mais on pourrait citer d'autres cas moins exceptionnels. Un de ceux qu'on observe assez souvent est celui des douleurs succédant à la contusion de la région sacro-lombaire. Ces douleurs peuvent être assez violentes pour gêner considérablement les mouvements du tronc, et leur durée se compte quelquefois par mois et même par années. C'est ce que nous avons vu nous-même dans la clientèle privée, chez des individus qui n'avaient pas subi un accident leur donnant droit à une indemnité.

L'appréciation de tous ces cas est fort délicate, et ne peut être faite qu'après une étude attentive du plaignant et en prenant en considération toutes les circonstances spéciales notées chez lui. Il ne saurait y avoir de règle générale à proposer sur ce sujet.

L'expert doit motiver clairement son appréciation, exposer les raisons qui lui font croire que les douleurs alléguées existent réellement, comme il doit aussi, quand il conclut à l'exagération, bien spécifier sur quels arguments il base sa conviction. C'est dans ce cas surtout que l'expert ne doit pas oublier que ses conclusions sont susceptibles d'être discutées, et que pour que cette discussion soit possible, il faut qu'il en fournisse loyalement tous les éléments.

Dans aucun cas les moyens mis en œuvre pour dépister la simulation ou l'exagération ne doivent être susceptibles de nuire d'une façon quelconque à la santé du plaignant. C'est ainsi, qu'à très bon droit d'ailleurs, il est interdit aux experts de provoquer l'anesthésie chloroformique chez un individu soumis à leur examen, anesthésie qui permettrait dans certains cas de se rendre un compte exact de l'état réel du blessé [1].

Rédaction et dépot du rapport.

Le rapport est écrit sur papier libre, en mentionnant en tête : « Loi du 9 avril 1898. »

La loi n'a prescrit aucune forme pour la rédaction de ce rapport. Mais l'habitude générale est de le diviser en quatre parties qui se succèdent dans l'ordre suivant :

Première partie. — Elle est consacrée à spécifier le but de l'expertise, et est généralement rédigée ainsi :

Nous, soussignés (*noms*) docteurs en médecine,

1. C'est ce qu'a déclaré le Conseil de préfecture de la Seine (14 mai 1889). — Mais on peut se demander si les experts seraient en droit d'employer ce moyen de diagnostic dans le cas où le plaignant y consentirait. Nous ne savons si ce cas (que pour notre compte nous ne provoquerions jamais) s'est déjà présenté. Il faudrait tout au moins que le consentement de l'accidenté fût donné par écrit, et contresigné par son avoué.

commis le ..... par ..... à l'effet de (*reproduire ici les termes de la mission*), serment préalablement prêté devant M... *ou* dispensés du serment (d'office ou du consentement des parties) après avoir pris connaissance des documents et certificats produits, avons procédé le ..... à l'examen du sieur X... en présence de .....

Deuxième partie. — C'est l'exposé des faits. On reproduit les déclarations du blessé dans ce qu'elles ont d'utile, on mentionne les certificats produits, en en reproduisant les parties essentielles, ou en les résumant plus ou moins brièvement. On mentionne également les observations des parties.

La *troisième partie* est consacrée à la description de l'état actuel du plaignant, à l'exposé de toutes les constatations faites.

La *quatrième partie* est la discussion de tous les éléments d'appréciation recueillis par l'expert.

Cette dernière partie peut être supprimée quand les conclusions découlent naturellement du simple exposé des faits. Mais il n'en est pas toujours ainsi, et il faut quelquefois répondre aux objections posées par l'une des parties, ou par les deux. Cette discussion prend même une place considérable quand l'une des parties a remis aux experts, comme c'est son droit, un « dire », c'est-à-dire des observations et des questions par écrit ; d'autant plus que presque toujours l'autre partie répond à son adversaire par un autre « dire » que les experts doivent également prendre en considération[1].

1. Il y a des cas où les parties abusent vraiment trop de la faculté qui

Le rapport doit se terminer par des *conclusions*. C'est la rédaction de celles-ci qui demandent le plus de soin. Elles doivent en effet résumer très exactement tout le rapport et exprimer une réponse nette et précise à chacune des questions posées, pouvant suffire de base solide aux débats qui auront lieu devant le Tribunal, et aux décisions que prendront les magistrats.

Le rapport rédigé et signé doit être ensuite enregistré et déposé, formalités gratuites en matière d'accidents du travail.

§ VIII. — Honoraires des médecins.

Parlons d'abord des honoraires des *médecins traitants*.

Quand le médecin traitant est le médecin de la compagnie d'assurances, ses honoraires pour visites, soins de tous genres, certificats, présence aux expertises, ont été établis à l'avance par une convention qu'il a consentie. S'il survenait une contestation à ce sujet entre le médecin et la compagnie à laquelle il est attaché, elle serait réglée par les Tribunaux d'après le droit commun, sans que la loi du 9 avril 1898 ait à être invoquée.

Il en est exactement de même quand le médecin traitant a été choisi par le patron et accepté par l'ou-

leur est donnée de produire des dires qui deviennent des questionnaires envisageant toutes les éventualités imaginables. Nous pensons que les experts ne sont pas tenus de discuter toutes ces questions qui n'ont souvent qu'un rapport extrêmement douteux avec celles posées par le Jugement.

vrier. Les contestations d'honoraires seraient jugées par les Tribunaux, comme dans le cas précédent.

Il est à remarquer toutefois que dans ce cas les tribunaux règlent les honoraires, non pas d'après la fortune du patron, mais d'après les facultés de l'ouvrier. Le médecin qui prétendrait à de gros honoraires n'obtiendrait certainement pas gain de cause devant le Tribunal.

C'est ce qui est arrivé au Dr X..., qui ayant été chargé par la Société des Forges de Vireux-Molhain, de soigner un de ses ouvriers, victime d'un accident de travail, lui réclamait une somme de 1 750 francs pour soins et opérations chirurgicales. Le Tribunal de Rocroi (10 déc. 1902) a réduit cette note à la somme totale de 650 francs, dont 600 francs pour deux opérations chirurgicales et 50 pour les pansements. L'un des attendus du jugement est celui-ci :

Il importe que les exigences d'un praticien ne laissent pas les malheureux blessés hors d'état de se faire opérer dans des conditions suffisantes d'habileté et d'expérience.

Quant au contraire le médecin traitant a été choisi par l'accidenté, — soit qu'il n'ait pas accepté celui du patron ou de la compagnie d'assurance, soit qu'on ne le lui ait pas proposé, — les honoraires sont soumis à un règlement qu'a prévu la loi du 9 avril 1898 (art. 4), car il était évident qu'on ne pouvait laisser pleine et entière liberté à l'ouvrier et au médecin de faire monter les frais autant qu'ils le voudraient.

Remarquons tout d'abord que les frais médicaux ne sont à la charge du patron que jusqu'au moment où les blessures sont consolidées. A partir de la date fixée par l'autorité judiciaire pour la consolidation, si l'ouvrier a encore besoin de soins, il doit les payer de ses deniers sur la rente qui lui a été allouée, et le médecin traitant n'a plus recours contre le patron.

Quant aux frais du traitement pendant la période d'incapacité temporaire, l'article 4 de la loi s'exprime ainsi : « Le chef d'entreprise ne peut être tenu des frais médicaux et pharmaceutiques que jusqu'à concurrence de la somme fixée par le juge de paix du canton où est survenu l'accident, conformément à un tarif qui sera établi par arrêté du ministre du Commerce, après avis d'une commission spéciale... »

Le tarif dont il est question ici a été fixé et est applicable à partir du 1er novembre 1905.

Le prix de la visite faite au domicile du blessé qui ne peut se présenter à la consultation sans inconvénient pour sa santé est taxé à 2 francs, et à 2 fr. 50 pour Paris et certaines autres localités, tandis qu'il est réduit à 1 fr. 50 pour d'autres localités.

Le prix de la consultation au cabinet du médecin est inférieure de 50 centimes au prix de la visite.

Ces prix comprennent un pansement aseptique ou petit pansement.

Il est majoré dans certaines proportions suivant que la visite doit avoir lieu à heure fixe ou dans la nuit, ou qu'elle doit être très prolongée, ou qu'il s'agit d'une consultation entre confrères, etc. Le prix des certificats délivrés par le médecin est fixé de 2 à 5 francs.

Les petites opérations, telles que application de

pointes de feu, de cautères, de sangsues, de ventouses, massage de la main ou du pied, etc., donnent droit à une allocation égale au prix de la visite ou de la consultation.

Les autres opérations sont tarifées d'après leur importance. On en trouvera la liste dans l'arrêté ministériel que nous reproduisons *in extenso* à la fin de ce volume.

Après comme avant la mise en vigueur du nouveau tarif, le juge de paix aura aussi à apprécier si le nombre des visites, pansements, etc., n'est pas exagéré, si les opérations étaient justifiées. Pour faire cette appréciation, il a naturellement besoin d'un expert médecin.

Nous avons eu l'honneur d'être chargé plusieurs fois d'expertises de ce genre qui seront sans doute toujours nécessaires pour éviter des abus intolérables. Parmi les notes d'honoraires que nous avons vues, la grande majorité n'étaient susceptibles d'aucune réduction, le nombre des visites et pansements étant parfaitement en rapport avec la gravité de la blessure ; mais quelques-unes étaient tout à fait inacceptables ; telle par exemple celle qui comprenait 60 séances de massage et 45 séances d'électrisation pour une fracture de côte, sans aucune complication.

Le cas particulier où l'accidenté est soigné à l'hôpital avait soulevé des discussions sur le point de savoir si le patron devait payer les frais d'hospitalisation. Ces difficultés ont été tranchées par la loi du 31 mars 1905 qui porte en son article 4 : « Le chef d'entreprise est seul tenu, dans tous les cas, en outre des obligations contenues dans l'article 3, des frais d'hospitalisation qui, tout compris, ne pourront dépasser le tarif établi pour l'application de l'article 24 de la loi du 15 juillet 1893 majoré de 50 pour 100, ni excéder jamais 4 francs pour Paris ou 3 fr. 50 partout ailleurs. »

Les médecins et pharmaciens, pour se faire verser le montant de leurs honoraires, s'adressent souvent en pratique à la compagnie d'assurances. Mais légalement c'est au chef d'entreprise qu'ils doivent demander le règlement de leurs honoraires, et c'est lui qu'ils doivent actionner en justice.

C'est au juge de paix qu'ils doivent s'adresser. L'article 15 de la loi du 31 mars 1905 porte en effet : « Le juge de paix connaît des demandes relatives au paiement des frais médicaux et pharmaceutiques jusqu'à 300 francs en dernier ressort, et à quelque chiffre que ces demandes s'élèvent, à charge d'appel dans la quinzaine de la décision. »

Les médecins feront bien d'intenter leur action en justice dans le délai d'un an qui est celui indiqué par l'article 18 de la loi de 1898 pour la prescription. Il n'est pas certain que la prescription visée ici s'applique aux frais médicaux et qu'elle ne soit pas de deux ans, comme en droit commun. Mais dans le doute il vaut mieux s'en tenir au délai d'une année.

Pour l'exécution du jugement obtenu, les médecins ont un privilège spécifié dans l'article 23 de la loi.

HONORAIRES DES EXPERTS.

Que l'expertise soit ordonnée par le juge de paix,

par un Tribunal ou par une Cour d'appel, les mémoires d'honoraires des experts s'établissent toujours de la même façon. Ils se chiffrent par vacations qui sont de 8 francs pour Paris, Lyon, Toulouse, Lille et Nantes, et de 6 francs dans les autres villes. Une vacation est comptée pour la prestation de serment et une autre pour le dépôt du rapport. Le nombre des autres vacations à demander pour chaque affaire varie suivant l'importance de celle-ci. Toutefois, pour éviter les appréciations que le président du Tribunal avait à faire du prix demandé pour chaque rapport, et les réductions opérées quelquefois, certains Tribunaux ont adopté un tarif uniforme pour toutes les expertises d'accident du travail ordonnées par eux. Ce tarif varie naturellement suivant l'importance des villes.

CHAPITRE II

LÉSIONS PRODUITES ET AFFECTIONS PROVOQUÉES PAR LES ACCIDENTS DU TRAVAIL

Nous avons donné dans le chapitre précédent la définition juridique de l'accident du travail.

Au point de vue médical, et pour la description des lésions occasionnées par les dits accidents, il y a lieu de distinguer parmi ceux-ci trois groupes, d'importance d'ailleurs très inégale. A côté des blessures proprement dites qui constituent l'immense majorité des accidents du travail il faut en effet placer les lésions résultant d'un effort, et aussi celles qui sont occasionnées par les agents atmosphériques car, ainsi que nous le verrons plus loin, ces dernières revêtent quelquefois le caractère juridique de l'accident du travail.

Il arrive souvent que les accidents du travail, quelle qu'en soit la nature, entraînent outre leurs conséquences directes et locales des troubles de la santé générale qui parfois sont beaucoup plus graves et beaucoup plus prolongés que la lésion locale produite immédiatement par le traumatisme.

Nous allons consacrer la première partie du présent chapitre aux lésions directement produites par les accidents du travail, et la seconde partie aux conséquences indirectes des dits accidents et aux affections générales qu'ils entraînent.

ARTICLE I. — LÉSIONS PRODUITES PAR LES ACCIDENTS DU TRAVAIL.

§ I. — Blessures proprement dites.

Nous voulons parler dans ce paragraphe des lésions que peuvent produire sur les organes internes tous les traumatismes qui ne consistent pas en plaies pénétrantes, c'est-à-dire presque exclusivement des contusions viscérales.

Ces lésions sont produites par une violence directe ou indirecte.

Blessures de cause directe.

Ce sont celles dans lesquelles la lésion viscérale résulte d'une violence (coup, chute, écrasement, tamponnement) agissant sur le point correspondant du corps.

Le mécanisme de ces blessures se réduit le plus souvent à celui de l'écrasement.

A travers la paroi splanchnique qu'elle déprime, la force traumatisante atteint l'un des organes sous-jacents et le comprime contre un plan résistant formé soit par un objet extérieur (tamponnement, écrasement, chute) soit par une partie solide de l'organisme : os, aponévrose, muscle, ou viscère voisin.

Il peut arriver d'ailleurs que l'organe directement correspondant au point traumatisé soit déplacé par la violence, et échappe ainsi plus ou moins complètement aux effets de celle-ci qui se produisent plutôt sur un organe voisin, moins mobile et mieux appliqué contre une résistance.

A propos de ces blessures viscérales, il n'est peut-être pas inutile d'insister quelque peu sur une notion qui paraît assez mal connue, même de beaucoup de médecins. C'est celle-ci.

Les parois splanchniques ne constituent pas pour les organes qu'elles recouvrent une protection telle que tant qu'elles sont intactes, les organes sous-jacents sont indemnes. La gravité des lésions des parois n'est nullement en rapport avec la gravité des lésions des organes placés au-dessous d'elle. Il peut arriver, et il arrive souvent que les effets du traumatisme se produisent presque exclusivement sur les organes internes et épargnent plus ou moins complètement les parties qui recouvrent lesdits organes.

En ce qui concerne les blessures (contusions, écrasement) portant sur le ventre, l'intégrité des parois est même la règle générale. Un individu qui a reçu un coup de pied ou telle autre contusion analogue qui a déchiré la vessie, ou l'estomac, ou tout autre viscère abdominal, ne porte ordinairement ni ecchymoses, ni autres lésions de la peau ni des muscles du ventre. Même quand il s'agit d'un écrasement par une roue de voiture, les lésions de la paroi abdominale se réduisent souvent à de simples excoriationsde la peau.

Les blessures qui portent sur le thorax laissent ordinairement des traces extérieures, parce qu'ici la peau et les muscles extérieurs sont appliqués sur le plan résistant formé par le squelette de la région. Mais ce squelette peut être resté intact, alors que le traumatisme a produit de graves lésions des poumons, du cœur ou des gros vaisseaux de la poitrine. C'est que le squelette du thorax est élastique, et peut, sans se fracturer, se laisser déprimer assez fortement pour qu'il en résulte des blessures des organes sous-jacents.

Chez les jeunes sujets, cette élasticité du thorax atteint un degré qu'on ne saurait imaginer quand on n'a pas eu occasion d'en constater des exemples.

En voici un particulièrement remarquable. Nous avons autopsié avec M. le Pr Brouardel, un jeune homme écrasé par une voiture dont une roue lui avait passé sur la poitrine. Le cœur était déchiré en deux morceaux, dont l'inférieur, entièrement détaché, flottait dans le péricarde ; il n'y avait aucune fracture ni des côtes, ni du sternum, ni du rachis.

Chez les adultes, l'élasticité du thorax, bien qu'infiniment moindre, est encore très notable ; du moins cela est à supposer d'après les cas assez nombreux où un traumatisme qui n'a pas occasionné de fractures a cependant produit des lésions plus ou moins graves des poumons, et parfois même du cœur.

Le crâne lui-même est élastique. Les contusions qui l'atteignent sans le fracturer peuvent occasionner des hémorragies méningées, des contusions cérébrales. — Il est vrai que dans ce cas, un autre mécanisme peut intervenir, celui de la commotion ou de l'ébranlement dont nous allons maintenant parler.

Blessures de cause indirecte ou par ébranlement.

Par cette appellation, on veut faire entendre que le traumatisme agit non pas seulement à son point d'application, mais sur un organe plus ou moins éloigné de ce point.

Nous croyons préférable de désigner les lésions

ainsi produites sous le nom de blessures par commotion ou par ébranlement.

Elles résultent en effet de ce que, par suite d'un ébranlement imprimé au corps, un organe est projeté violemment, tend à quitter son emplacement naturel, est lancé contre les organes voisins ou contre les parois des cavités splanchniques, en même temps qu'il est retenu par ses attaches naturelles. De ce conflit entre des forces opposées résultent les lésions de commotion, souvent extrêmement graves. D'autres facteurs interviennent d'ailleurs encore pour les produire : le déplacement brusque et violent du sang dans les vaisseaux, celui de l'air dans les poumons, des liquides et des gaz dans le tube digestif, du fœtus dans l'utérus, etc.

Pour bien faire connaître ces lésions, il est bon de les montrer d'abord dans les cas où elles sont extrêmement accentuées. Ce sont ceux où le corps a subi un ébranlement énorme, par exemple par suite d'une chute d'une grande hauteur.

En pareille circonstance, on trouve des blessures de deux sortes : les unes sont produites sur la région du corps qui a touché terre en tombant ; les autres, situées loin de ce point de contact, sont des lésions de commotion.

Donnons de suite un exemple, pris au hasard parmi beaucoup d'autres, et qui constitue un cas tout à fait banal.

OBS. I (Personnelle). — *Chute dans le fossé des fortifications. Lésions de commotion.*

Le cadavre est celui d'un jeune homme bien constitué, fortement musclé, dont la taille est de $1^{m},71$.

La cuisse droite est déformée, en rotation externe, et considérablement tuméfiée à sa partie supérieure. La région inguinale du même côté est ecchymosée.

Il n'y a pas d'autres marques extérieures de violences, sauf une plaque parcheminée non ecchymotique à la partie postérieure de l'épaule gauche, et une ecchymose de 4 à 5 centimètres au coude droit.

Ouverture du corps. — Le fémur droit est fracturé au niveau du col anatomique ; les deux fragments sont largement séparés. Le fragment supérieur, et notamment le grand trochanter, sont eux-mêmes fracturés, ainsi que la cavité cotyloïde de l'os iliaque. — Le pubis est également fracturé à 2 centimètres environ à droite de la symphise. Le trait de fracture n'apparaît que sur la table interne de l'os, lequel n'a pas subi de déformation.

Un abondant épanchement de sang occupe le foyer de la fracture. Il y a aussi des caillots lamellaires entre les divers plans musculaires de la paroi abdominale, caillots qui commencent au niveau de l'aine, ont une hauteur de 6 à 8 centimètres et s'étendent transversalement de l'épine iliaque droite jusqu'au voisinage de la ligne blanche.

La cavité abdominale contient un épanchement de sang, en partie liquide et en partie coagulé dont la quantité totale dépasse un demi-litre. Cette hémorragie provient de déchirures de la rate et du rein gauche.

La rate est divisée presque entièrement au niveau de son quart inférieur ; en outre, toute sa face externe est sillonnée de déchirures dont la profondeur atteint en certains points 1 ou 2 centimètres.

Le rein gauche porte une déchirure qui a séparé entièrement la partie inférieure du reste de cet organe.

Un volumineux amas de caillots entoure ces deux organes. — En outre, un caillot épais de près d'un centimètre occupe la moitié environ du mésentère.

Il n'y a ni ecchymoses ni trace quelconque de violences sur les parois abdominales du côté gauche.

Le diaphragme présente sur ses deux faces de nombreuses

ecchymoses arrondies, saillantes et dont le diamètre varie de quelques millimètres à 1 centimètre.

L'estomac est vide, et la muqueuse est saine.

Les intestins, le foie, le rein droit, le pancréas ne présentent pas de lésions traumatiques.

La vessie est intacte et vide.

Les 1re et 2e côtes gauches, les 7e, 11e et 12e côtes droites sont fracturées tout près de leur insertion à la colonne vertébrale. Autour de ces fractures, la plèvre est décollée par un épanchement sanguin sur une assez grande étendue. Mais il n'y a pas de lésions des poumons, sauf quelques ecchymoses sous-pleurales. — Il n'y a ni ecchymoses, ni lésions traumatiques quelconques sur les téguments du thorax (muscles et peau) pas plus à gauche qu'à droite.

Pas d'ecchymoses au-dessous du cuir chevelu. Les os du crâne ne sont pas fracturés. Les méninges, le cerveau et le reste de l'encéphale n'offrent aucune lésion.

Dans ce cas, il est évident que la chute s'est faite sur le côté droit du corps, et que le contact avec le sol s'est effectué surtout au niveau de la hanche droite.

La commotion violente qui s'est produite au moment du heurt du corps contre le sol se manifeste par diverses lésions.

C'est d'abord la déchirure de la rate et du rein *gauche*. Ces organes n'ont certainement pas reçu un choc direct. Ils sont situés à la région à peu près diamétralement opposée à celle qui a supporté le choc, ainsi que cela arrive d'ailleurs assez souvent en pareil cas. — On remarquera combien cette force de commotion est puissante, puisqu'elle a divisé le rein en deux fragments entièrement séparés et déchiré très profondément la rate.

La commotion s'est exercée aussi sur le diaphragme

qui présente sur ses deux faces de nombreuses ecchymoses arrondies et saillantes.

Mais tous les autres organes abdominaux sont complètement exempts de toute lésion traumatique, du moins de lésion macroscopique. Il est surprenant, certes, de voir les effets de la commotion se limiter ainsi à deux organes qui sont dilacérés, tandis que les autres restent absolument intacts. Mais ce fait, qu'il est bon de retenir, est assez souvent observé.

En voici un autre exemple.

Obs. II (personnelle). — *Femme enceinte de près de neuf mois. Chute d'un sixième étage. Lésions de commotion sur la mère et sur l'enfant.*

La femme B... enceinte de près de neuf mois s'est précipitée dans la rue par la fenêtre d'un sixième étage.

Aspect du cadavre. — Le cadavre est celui d'une jeune femme bien constituée. Il présente les blessures extérieures suivantes :

La partie antérieure de la tête est broyée. Le frontal et les pariétaux sont divisés en nombreux fragments. Les os du nez, les maxillaires inférieur et supérieur sont également divisés en plusieurs fragments. Il y a sur le front quatre plaies contuses qui laissent à nu les os brisés.

Le fémur droit est fracturé comminutivement dans sa partie moyenne ; un de ses fragments a perforé la peau.

Ouverture du corps. — Le crâne présente, outre les fractures sus-mentionnées, d'autres fractures qui intéressent les os de la base, et notamment les deux rochers. L'encéphale et les méninges ne présentent pas de lésions, sauf quelques ecchymoses peu étendues dans la pie-mère.

Les 2e, 3e, 4e et 5e côtes droites sont fracturées. Les côtes gauches sont intactes.

Les deux poumons présentent de nombreuses ecchymoses et des infarctus hémorragiques. La lésion la plus étendue se trouve sur la partie externe et inférieure du poumon *gauche* ; elle consiste en un épanchement sanguin sous-pleural verticalement dirigé, long de 8 centimètres, large de 3 centimètres ; et surmonté d'une vaste bulle d'emphysème qui occupe toute son étendue.

Le cœur ne contient qu'un peu de sang liquide ; il est exempt de toute lésion.

L'estomac, les intestins, le foie, la rate, les reins et les autres viscères abdominaux à l'exception de l'utérus, ne présentent aucune blessure.

L'utérus qui contenait un enfant presque à terme, est entièrement déchiré, et a laissé échapper l'enfant qui se trouve, avec le placenta, en contact immédiat avec la paroi abdominale. La déchirure occupe le milieu de la paroi antérieure de l'utérus, est verticalement dirigée, et se termine au niveau du col. Celui-ci est intact et fermé.

L'enfant mesure 47 centimètres de longueur et pèse 2^{kgr},500. Le diamètre antéro-postérieur de la tête est de 104 millimètres et le diamètre bipariétal de 85 millimètres. Le cartilage de l'extrémité inférieure du fémur contient un point osseux de deux millimètres de diamètre.

Le corps de l'enfant ne porte pas de blessures extérieures, mais il présente les lésions internes suivantes : fracture du fémur droit, déchirures superficielles du foie, nombreuses hémorragies à l'intérieur des deux poumons.

Dans ce cas, la chute s'est faite sur la partie antérieure du corps ; c'est probablement la tête qui a d'abord touché le sol.

Tous les organes abdominaux sont intacts, à l'exception d'un seul : l'utérus gravide qui est largement déchiré. Les lésions constatées sur le corps de l'enfant, qui était à terme ou presque à terme, sont toutes des lésions internes : aucune blessure extérieure, mais fracture d'un fémur, déchirures du foie, nombreuses hémorragies à l'intérieur des deux poumons.

Ces lésions du fœtus à la suite d'une chute de la mère se produisent tout aussi bien, sinon mieux, quand l'utérus n'est pas déchiré. J'en ai observé deux cas chez des femmes tombées de plusieurs étages (les observations ont été publiées dans des thèses inaugurales). Les dites lésions résultent suivant toute vraisemblance de l'ébranlement violent du liquide amniotique, et montrent ainsi l'un des mécanismes des blessures par commotion.

Chez la femme de l'observation II, on note que plusieurs côtes sont fracturées à droite, mais que toutes les côtes gauches sont intactes. Or, les deux poumons présentent des lésions traumatiques ; mais c'est sur le poumon *gauche* qu'elles sont le plus accentuées. Ces lésions du poumon gauche, loin du point d'application du traumatisme, sont des lésions de cause indirecte ou par commotion. Le sang et l'air du poumon, lancés avec une violence énorme et subite vers la périphérie de l'organe, ont déchiré le parenchyme pulmonaire et sont venus décoller la plèvre en formant au-dessous d'elle un gros épanchement sanguin et une vaste bulle d'emphysème.

On remarquera encore que bien que le crâne fût broyé, l'encéphale était indemne et qu'il n'existait que quelques ecchymoses dans la pie-mère. C'est là une de ces singularités que l'on observe assez souvent en pareils cas, et que nous ne chercherons pas à expliquer.

Ainsi la commotion du corps est capable de produire des lésions traumatiques (hémorragies, déchirures, arrachements) de n'importe quel organe interne, de ceux même qui sont très éloignés du point sur lequel a porté le choc générateur de la commotion. Il se peut que les effets de cette commotion, même lorsqu'ils sont très intenses, se localisent à un seul organe plus ou moins éloigné, alors que les organes voisins sont restés indemnes.

Nous venons de décrire des lésions qui correspondent à une commotion énorme et qui sont d'une telle gravité qu'elles entraînent immédiatement la mort. Un degré de moins dans l'intensité de la commotion, et les lésions internes peuvent permettre une certaine survie, tout en se révélant par des symptômes plus ou moins évidents. A mesure que la violence de la commotion diminue, les lésions qu'elle entraîne diminuent aussi, jusqu'à ce qu'elles ne se manifestent plus par des signes certains et indéniables. — Il est bien probable cependant qu'elles existent plus souvent qu'on ne le croit, et que chez un bon nombre de blessés certains symptômes que l'on qualifie de troubles purement fonctionnels (quand on ne les met pas au compte de la simulation) sont liés, au moins en partie, à des altérations matérielles qui n'échapperaient pas à un examen à l'œil nu.

Si l'analyse clinique est souvent impuissante à reconnaître et surtout à affirmer ces lésions relativement minimes de commotion, leur existence sera cependant dans certains cas fortement soupçonnée par les médecins qui ont eu l'occasion d'autopsier beaucoup d'accidentés, et de constater ainsi que même lorsque les blessures extérieures sont légères ou à peu près nulles, il peut exister des lésions viscérales produites par la commotion, lésions limitées parfois à un seul organe plus ou moins éloigné de la région sur laquelle a porté la violence extérieure.

Les blessures par commotion s'observent assez souvent dans la pratique médico-légale. Elle se produisent en effet non seulement dans les chutes de haut, mais encore dans les accidents de chemin de fer, de voiture, dans les explosions et dans d'autres circonstances.

Dans une collision de trains, les voyageurs sont lancés contre les parois des wagons, dans un déraillement ils sont soumis à une série d'ébranlements violents, c'est-à-dire qu'ils subissent une commotion de tout le corps, et plus spécialement de telle ou telle partie du corps.

Il en est de même, et mieux encore dans les explosions. Ici la victime subit une double commotion: celle qui résulte de la projection de son corps, et celle qui est produite par le déplacement violent et subit de l'air. Quand l'explosion est intense, ce dernier facteur a une puissance telle qu'on ne peut guère se faire une idée de ses effets quand on ne les a pas observés soi-même. Nous avons vu des individus tués par une explosion de dynamite dont les intestins étaient détachés du mésentère, le cœur arraché de l'aorte, les poumons, le foie, la rate littéralement réduits en bouillie.

Ce n'est pas tout encore. Même quand il s'agit d'écrasement ou de compression du tronc, le traumatisme exerce assez souvent ses effets sur des organes situés en dehors de son point d'application, mais presque toujours dans son voisinage, immédiat il est vrai. Il s'agit là encore d'un refoulement brusque et violent, c'est-à-dire d'un mécanisme, sinon identique, du moins fort analogue à celui de la commotion.

Nature des lésions.

Que les blessures soient de cause directe ou indirecte, les altérations anatomiques macroscopiques qui les constituent sont à peu près les mêmes.

Les lésions immédiatement produites par le traumatisme consistent en hémorragies, contusions, attritions, déchirures, arrachements, déplacements, épanchements de lymphe. Ces lésions, isolées ou associées les unes aux autres, peuvent se compliquer ensuite de congestion, d'inflammation, de thrombase, d'ulcération, de gangrène, de suppuration et d'infections diverses.

Les lésions histologiques, encore incomplètement connues, sont de deux sortes. Les unes consistent en hémorragies qui, pour être invisibles à l'œil nu, n'en sont pas moins parfois fort abondantes, en inflammations interstitielles, etc. Les autres sont des altérations cellulaires.

Ces dernières paraissent appartenir plus particulièrement aux blessures par ébranlement. Elles peuvent exister seules et occasionner des troubles fonctionnels plus ou moins graves. Leur histoire est encore très incomplète ; mais quelques parties sont déjà fort intéressantes. Nous appelons l'attention du lecteur sur les altérations histologiques des cellules rénales dont il sera parlé dans le chapitre sixième.

§ II. — Lésions produites par un effort.

L'effort est susceptible d'occasionner des lésions des organes internes et de constituer ainsi un véritable accident du travail.

L'effort proprement dit, et envisagé au sens médical du mot, est l'acte par lequel l'individu emmagasine et retient emprisonné dans ses poumons une assez grande quantité d'air, en fermant l'orifice de la glotte, et cela ordinairement dans le but d'exercer un énergique déploiement de force musculaire.

Pendant l'effort, le diaphragme est refoulé fortement et souvent brusquement en bas, tandis que les parois du ventre sont contractées. Les viscères abdominaux sont donc comprimés et plus ou moins déplacés. Ce déplacement est quelquefois définitif, ce qui arrive le plus souvent pour l'intestin, lequel forme alors une hernie, dite « de force ». Dans des cas infiniment plus rares, un des organes abdominaux, l'estomac par exemple, peut même être déchiré.

D'autre part, les poumons sont distendus par l'air et le sang, le cœur, les gros vaisseaux de la poitrine sont également distendus, et cette brusque élévation de la tension sanguine se propage au loin dans presque toute l'étendue du système vasculaire. L'effort peut être ainsi la cause occasionnelle d'hémoptysies, de déchirure des valvules cardiaques, de rupture d'un anévrisme aortique, d'hémorragie cérébrale, etc.

Il peut même arriver, croyons-nous, que les effets de l'effort ne soient pas appréciables immédiatement, qu'ils ne se manifestent qu'après un délai de plusieurs heures ou de quelques jours. Ces cas, d'ailleurs fort rares, sont, par exemple, ceux où un anévrisme de l'aorte subit une dilatation telle au moment de l'effort, qu'il se rupture ensuite quelque temps après, ou bien ceux où une hémorragie cérébrale succède plus ou moins tardivement à un effort.

Nous reviendrons plus en détail sur cette question des lésions par effort, en parlant dans les chapitres suivants des divers organes internes. Mais nous dirons quelques mots ici de deux affections assez fréquentes qui sont rattachées habituellement à l'effort: le lumbago et le coup de fouet. A vrai dire, ces affections ne peuvent être attribuées à l'effort proprement dit, mais à une énergique contraction musculaire laquelle peut être accompagnée ou non d'un véritable effort.

Lumbago.

L'appellation de « *lumbago* » s'applique à des affections d'origines diverses, mais qui ont un caractère commun : une douleur vive à la région lombaire, douleur survenue brusquement ou rapidement, et considérablement exagérée par les mouvements du tronc, qui sont ainsi rendus à peu près impossibles.

Parmi ces diverses sortes de lumbago, une seule peut être considérée comme résultant d'un accident du travail. C'est le lumbago traumatique, ou « *tour de reins* » résultant de la déchirure des muscles de la région lombaire, et peut-être parfois aussi d'une entorse de l'une des articulations de la région.

Le lumbago traumatique ne peut presque jamais

être diagnostiqué par des signes physiques. La déchirure musculaire reste ordinairement inappréciable à la palpation et à nos autres moyens d'investigation; ce n'est que très rarement que l'on a pu constater l'existence d'une bosse sanguine profonde. Mais le lumbago traumatique a des symptômes assez précis. Il débute très brusquement par une douleur subite et intense, à l'occasion d'un mouvement violent du tronc (flexion, extension ou latéralité); la douleur continue sans interruption et est exaspérée par les mouvements ; ordinairement elle siège, ou du moins est prédominante d'un seul côté. — Quand tous ces caractères sont réunis, l'affection peut et doit être regardée comme un accident du travail.

Quant aux autres affections qualifiées de lumbago, leur rapport étiologique avec une circonstance pouvant être regardée comme un accident du travail est parfois très délicat à établir. Nous nous bornerons à rappeler qu'il existe des manifestations rhumatismales des muscles, du squelette ou des articulations de cette région qui révèlent les caractères du lumbago traumatique, y compris la brusquerie du début, lequel se fait même parfois à l'occasion d'un mouvement violent du tronc. En pareil cas, il est difficile de refuser à l'ouvrier le bénéfice de la loi de 1898, bien que la clinique apprenne que ces lumbagos rhumatismaux, qui sont souvent à répétition fréquente, ne sont pas en réalité de nature traumatique.

Coup de fouet.

Le « *coup de fouet* » du mollet considéré autrefois comme une rupture du muscle plantaire grêle, est attribué aujourd'hui à une déchirure d'une des veines profondes de la jambe.

Cette interprétation est très probablement exacte dans l'immense majorité des cas. En effet, la douleur brusque accompagnée souvent d'un bruit de craquement qui caractérise le « coup de fouet » est presque toujours suivie d'un abondant épanchement sanguin qui se manifeste par la tuméfaction du membre, et quelques jours après par la teinte ecchymotique de la peau.

Très souvent, la jambe sur laquelle s'est produit le coup de fouet était atteinte de varices profondes qui se manifestent par divers signes, et notamment par un œdème qui peut persister plusieurs mois après l'accident. Le coup de fouet constitue alors une complication d'une affection antérieure et non pas une véritable blessure dans le sens que la loi a voulu donner à ce mot.

Cependant on voit parfois aussi le coup de fouet se produire chez des individus jeunes, vigoureux qui n'ont présenté ni avant ni après de signes de varices. En pareils cas, et si l'affection s'est manifestée à l'occasion d'un mouvement d'une violence exceptionnelle, il convient à notre avis de regarder le coup de fouet comme un accident du travail.

§ III. — Accidents produits par les agents atmosphériques.

Les ouvriers qui sont frappés au cours de leur travail par la foudre, par une insolation, un ouragan, une inondation ou par une force physique analogue doivent-ils être considérés comme victimes d'un accident du travail ?

La loi reste muette sur ce point, mais c'est un principe de droit que la responsabilité des cas de force majeure n'incombe à personne.

Peu de temps après la promulgation de la loi, le garde des sceaux s'exprimait ainsi dans une circulaire du 10 juin 1899 :

« Il y a lieu de faire une distinction entre les cas de force majeure et les cas fortuits. L'événement de force majeure est étranger à l'exploitation ; on peut citer comme exemples la foudre, l'inondation, le tremblement de terre. Le dommage qui en résulte ne paraît pas garanti par le risque professionnel, *à moins que les effets de force majeure n'aient été aggravés pour les ouvriers ou employés par l'exercice de l'industrie dans laquelle ils sont occupés.* »

La jurisprudence paraît avoir accepté la proposition que nous venons de souligner et d'après les circonstances spéciales de chaque cas, l'insolation, la fulguration, etc., ont été considérés tantôt comme des accidents du travail, tantôt comme des cas de force majeure.

Les ouvriers attribuent volontiers les maladies les plus diverses à un « refroidissement », à un « chaud et froid » contracté dans leur travail. Il serait sans doute bien difficile dans la plupart des cas d'affirmer l'influence étiologique d'un refroidissement sur telle ou telle affection. Par contre, cette influence peut quelquefois être écartée. Nous avons vu par exemple un ouvrier âgé de 57 ans qui, quelques heures après avoir travaillé dans un local très chaud, fut pris d'hémorragie cérébrale ; il réclamait le bénéfice de la loi de 1898, ce qui motiva une expertise médicale dont nous fûmes chargé et dont la conclusion fut qu'il n'existait pas de relation appréciable entre le refroidissement allégué et la maladie de l'ouvrier[1].

Les accidents du travail occasionnés par les autres agents atmosphériques sont en somme fort rares. Nous nous bornerons à parler ici de l'insolation qui soulève des questions médicales assez intéressantes.

INSOLATION.

L'insolation est ou n'est pas considérée comme un accident du travail, suivant les circonstances spéciales à chaque cas particulier.

C'est ce que dit nettement un jugement du Tribunal civil de Troyes, du 18 décembre 1900 :

Attendu que si l'on ne peut poser en principe que l'insolation soit toujours un accident causé par un cas de force majeure, sans aucun rapport avec le travail exécuté par l'ouvrier, puisque ce dernier, à l'occasion même de ce travail, peut se trouver plus particulièrement exposé aux dangers résultant d'un excès de chaleur solaire, — il est d'autre part inexact de prétendre que l'insolation soit nécessairement un accident survenu par le fait du travail ou à l'occasion du travail, puisque cette affection, le plus souvent inhérente au tempérament de l'individu, atteint aussi bien l'oisif que le travailleur, dès que l'un et l'autre s'exposent à l'ardeur du plein soleil.

1. A propos de l'action du froid, mentionnons encore la congélation des mains occasionnée par le maniement prolongé de la glace. Il a été jugé une fois (Cour d'appel de Nancy, 6 février 1902) qu'elle constituait un accident du travail, et une autre fois (Cour d'appel de Besançon, 20 mars 1903) qu'elle ne constituait pas un accident du travail, mais une maladie professionnelle.

Le même principe est établi dans d'autres jugements ou arrêts[1].

Il est donc entendu qu'un cas d'insolation ne peut être accepté ou rejeté *de plano* comme un accident du travail, mais seulement après une enquête destinée à établir si l'ouvrier a été, du fait de son travail, exposé à la chaleur solaire d'une façon exceptionnelle, anormale, susceptible de mettre en jeu la responsabilité de l'employeur.

L'expertise médicale est évidemment indispensable en pareil cas. Elle seule peut établir d'abord s'il s'agit réellement d'une insolation, et ensuite si cette insolation n'a pas été facilitée et aggravée par un état pathologique antérieur. En effet, la plupart sans doute des insolations graves, à conséquences très prolongées, se produisent chez des individus atteints de quelque tare.

Il convient même d'ajouter que parfois on se trouve en présence de cas complexes dans lesquels l'inso-

1. Par exemple dans les deux suivants :

Jugement du Tribunal de Toul, 6 décembre 1900:

Attendu qu'à la vérité le patron a l'obligation de prémunir ses ouvriers contre les dangers inhérents au travail auquel il les emploie ; mais qu'en dehors de circonstances particulières, qui ne sont point alléguées en l'espèce, le cas d'insolation survenu à un ouvrier sur un chantier ou dans un travail constitue non point un de ces dangers professionnels, mais bien un cas de force majeure, qu'on ne saurait imputer au patron de n'avoir ni prévu ni conjuré.

Jugement du Tribunal de Bayonne, 20 mars 1900 :

Attendu que les demandeurs ne prétendent pas que P... ait négligé d'assurer la sécurité de ses ouvriers, et se soit placé anisi dans quelques-unes des exceptions que comportait la règle précédente, qu'ils n'offrent pas de justifier, par exemple, que la chaleur fut reconnue intolérable, que d'autres ouvriers avaient été frappés ou indisposés ou que d'autres entrepreneurs avaient suspendu l'ouvrage pendant les heures où il faisait travailler ses ouvriers.

lation n'a fait que mettre en branle un processus pathologique tout différent dont les éléments étaient préparés de longue date. Les symptômes de l'insolation sont alors à peine indiqués, réduits à une très courte période ou même à peu près nuls.

Il ne sera peut-être pas inutile de donner à ce sujet les deux exemples suivants.

Dans le premier cas, il s'agit d'un homme de 56 ans qui, en travaillant au fond d'un réservoir métallique exposé à une chaleur solaire très intense, est pris d'une sorte d'accès de délire maniaque, auquel succèdent bientôt une hémiplégie avec aphasie, certainement d'origine organique, car l'hémiplégie s'est ensuite compliquée de contracture et a fini par entraîner la mort, après une nouvelle attaque.

Obs. III (Personnelle). — *Insolation suivie presque aussitôt d'hémorragie cérébrale (ou de ramollissement).*

Le sieur T..., âgé de 56 ans, exerçait la profession de manœuvre, et était habituellement très bien portant — fait non contesté. — Le 15 juillet 1904, il a travaillé toute la journée dans un réservoir situé en plein air, mais exposé à un soleil très ardent ; il avait les pieds dans l'eau qui était restée au fond du réservoir. En rentrant le soir chez lui, il a dit à sa femme qu'il avait eu à plusieurs reprises des frissons dans le courant de la journée.

Le lendemain matin il est retourné à son travail, qui était le même que celui de la veille. Mais vers neuf heures du matin, il a été ramené à son domicile par un de ses camarades parce qu'il était très malade. Sa femme prétend que dès ce moment il était paralysé du côté gauche du corps et incapable de parler ; peu d'instants après, son état s'est encore aggravé en ce sens qu'il ne reconnaissait plus les personnes qui l'entouraient, pas même sa femme. — Le lendemain, 18 juillet, le sieur T... fut transporté à l'hôpital.

Il y est resté jusqu'à sa mort, survenue le 17 février 1908. Sa femme, qui allait souvent le voir, dit qu'il a toujours été paralysé du côté gauche du corps ; que peu de jours après son entrée à l'hôpital il avait recouvré sa connaissance, qu'il comprenait ce qu'on lui disait, mais qu'il était incapable de parler. Il n'avait conservé que trois seuls et uniques mots qui constituaient tout son vocabulaire : « Oui », « Non », « Nom de Dieu ». Encore employait-il ces mots à tort et à travers, disant par exemple très souvent « non » quand il voulait dire « oui » et ne s'apercevant pas de son erreur. — Le 14 février 1905, il a eu une nouvelle attaque, c'est-à-dire qu'il a perdu connaissance, est devenu comateux et est mort dans cet état le 17 février.

Un certificat de l'hôpital, daté du 12 décembre 1904, porte que le sieur T... est atteint d'hémiplégie gauche, avec contracture, et d'aphasie.

On trouve dans l'enquête de M. le juge de paix le témoignage de deux ouvriers qui ont travaillé le 16 juillet avec M. T... et à la même besogne.

Tous deux disent que la chaleur était accablante dans le réservoir exposé au soleil. — L'un de ces ouvriers, M. J..., décrit ainsi ce qui est arrivé au sieur T... : « Tout à coup M. T... s'est mis à marcher en gesticulant ; ses traits se contractaient ; les yeux lui sortaient de la tête ; je l'ai pris par le bras et je lui ai demandé plusieurs fois ce qu'il avait. Il ne me répondait pas, mais il ne cessait de marcher et de gesticuler sans prononcer une parole. »

L'autre ouvrier, M. H..., donne à peu près la même description : « Tout à coup, dit-il, pendant notre besogne, M. T..., qui était occupé avec nous dans le réservoir, coiffé d'un chapeau ou casquette, s'est levé, s'est mis à marcher en gesticulant ; les yeux lui sortaient de la tête. J'ai voulu le questionner sur son état, mais je n'ai pu lui faire dire une parole. Il ne faisait que des signes de tête. Je l'ai conduit chez lui en le tenant sous le bras. »

La maladie à laquelle le sieur T... a succombé est parfaitement caractérisée par les symptômes très nets et très apparents que cet ouvrier a présentés. Il était et est resté hémiplégique du côté gauche et aphasique ; au bout d'un certain temps, l'hémiplégie gauche s'est compliquée de contracture, ainsi que cela résulte du certificat de M. le Dr L... De tels symptômes indiquent avec certitude qu'il existait une lésion matérielle de l'hémisphère cérébral droit. Cette lésion, qui s'est produite brusquement, était soit un ramollissement cérébral, soit plus probablement une hémorragie cérébrale. L'état du sieur T... est resté stationnaire jusqu'au 14 février 1905, date à laquelle cet homme a été pris brusquement de coma qui s'est continué jusqu'à la mort survenue le 17 février — ce qui signifie qu'une nouvelle hémorragie ou un nouveau ramollissement s'est produit dans le cerveau le 14 février.

Qu'il se soit agi d'un ramollissement cérébral ou, comme cela semble plus probable, d'une hémorragie cérébrale, le fait a peu d'importance pour l'expertise. Dans les deux cas, en effet, la lésion cérébrale résulte d'une altération antérieure des vaisseaux, altération qui se produit lentement, graduellement, sans aucune cause extérieure, et qui reste entièrement latente jusqu'au jour où la rupture ou l'oblitération du vaisseau amène brusquement l'hémiplégie avec ou sans attaque d'apoplexie.

Il est cependant possible qu'une insolation ait hâté dans une certaine mesure l'apparition de la lésion organique à laquelle le sieur T... a fini par succomber.

Si l'on s'en rapporte aux déclarations des deux camarades de travail du sieur T..., il semble que celui-ci a été pris d'abord, dans la matinée du 16 juillet, d'une insolation. Les symptômes décrits par les sieurs J... et H... se rapportent, en effet, à une insolation. Il est probable qu'à ce moment le sieur T... n'était pas encore paralysé du côté gauche, puisqu'il marchait en gesticulant, et qu'il a pu regagner son domicile à pied.

Mais cette insolation a été relativement légère et peu durable, car la dame T... n'indique aucun symptôme s'y rapportant. D'après elle, son mari était déjà paralysé du côté

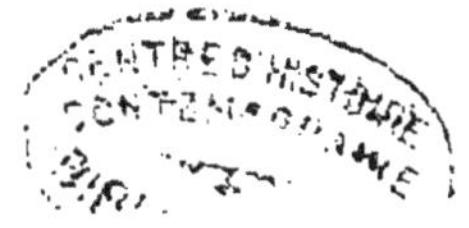

gauche et aphasique quand il est arrivé à son domicile, et c'est en cette qualité qu'il a été admis à l'hôpital.

L'insolation a donc pu, en amenant une congestion cérébrale passagère, être la cause occasionnelle de l'hémorragie ou du ramollissement cérébral, mais la cause réelle et véritable de ces lésions, résidait dans une altération antérieure des vaisseaux du cerveau, comme il s'en produit très souvent chez les gens ayant dépassé la période moyenne de la vie.

Conclusions. — 1° Le sieur T... a été atteint, le 16 juillet 1904, d'hémiplégie avec aphasie, c'est-à-dire d'une brusque lésion organique du cerveau (hémorragie ou ramollissement) résultant d'altérations anciennes et spontanées des vaisseaux du cerveau ;

2° L'hémiplégie et l'aphasie ont persisté jusqu'au 14 février 1905, date à laquelle s'est produite une nouvelle lésion cérébrale, analogue à la précédente, et qui a entraîné la mort le 17 février ;

3° Dans la matinée du 16 juillet 1904, le sieur T... avait d'abord présenté quelques symptômes qui paraissent attribuables à une insolation, mais qui ont bientôt fait place à ceux de l'hémorragie (ou du ramollissement) cérébrale ;

4° Il est donc probable qu'une insolation a été la cause occasionnelle de l'affection cérébrale à laquelle le sieur T... a fini par succomber. Mais la cause véritable de cette affection résidait dans des altérations antérieures des vaisseaux et l'insolation n'a pu qu'en hâter l'apparition dans une mesure qu'il est impossible de préciser.

Le second cas est plus complexe encore.

Il s'agit d'un homme de 53 ans qui en travaillant au grand soleil est pris de troubles nerveux relativement peu graves, mais qui ont augmenté graduellement pour aboutir à une affection qu'il est difficile de qualifier exactement, mais qui présente les caractères principaux de l'hystéro-neurasthénie traumatique.

Voici le rapport qui a été rédigé sur ce cas. On remarquera les termes de la mission assignée aux experts par l'arrêt de la Cour. Ils confirment ce que nous avons dit plus haut sur la façon dont les magistrats entendent trancher la question relative aux insolations.

Obs. IV. — *Troubles nerveux persistants attribués à une insolation* (MM. Thoinot, Chaput, Vibert).

Nous soussignés, Thoinot, Vibert, Chaput, docteurs en médecine, commis par arrêt de la Cour d'appel, à l'effet de : 1° Examiner C..., déterminer son état, préciser s'il est atteint d'incapacité permanente de travail, en évaluer le degré ; 2° rechercher les conditions dans lesquelles s'est produit l'insolation du 21 juillet 1899, donner leur avis sur le point de savoir s'il existe une relation de cause à effet entre cette insolation et le travail, en ce sens que le travail aurait exposé C..., sous forme de risques professionnels, à des dangers plus grands que ceux auxquels le commun des hommes est exposé ; 3° préciser si les troubles physiques dont excipe C... et l'incapacité de travail dont il serait atteint sont la conséquence de l'insolation du 21 juillet 1899 ou d'une maladie postérieure indépendante de cet accident ; en cas d'affirmation, déterminer la date de la consolidation et indiquer si l'état de C... n'a pas été aggravé par un manque de soins qui lui serait imputable.

Après avoir pris connaissance des documents produits, avons procédé à l'examen du sieur C... en présence du médecin de la compagnie d'assurances.

Le sieur C..., âgé de 53 ans, tailleur de pierres, déclare qu'il a toujours eu une bonne santé jusqu'au 21 juillet 1899. — Ce jour-là, il avait commencé son travail à 6 heures du matin ; entre 9 et 10 heures, il était occupé à couper des panneaux de zinc placés à terre et se tenait accroupi, exposé au plein soleil qui lui arrivait dans le dos, et à la réverbération d'un mur placé en face de lui ; il était coiffé d'un chapeau de paille. Tout à coup, il éprouva comme un étourdissement dans la nuque et « se sentit partir ». Il se retira à l'ombre dans un bureau situé sur le chantier, où il se reposa quelque temps. Il ne peut préciser la durée de ce repos qui ne paraît pas avoir été bien long. Il reprit ensuite son travail et le continua jusqu'à la fin de la journée, éprouvant toujours un certain malaise dans la tête. La nuit suivante fut agitée. Néanmoins le sieur C... revint le lendemain au chantier ; mais vers 8 heures du matin, étant encore exposé au soleil, il éprouva de nouveau des étourdissements dans la nuque et en même temps il remarqua que tout le membre supérieur gauche devenait froid, engourdi, insensible. Il pouvait cependant le remuer, ou tout au moins le balancer. Le chef de chantier l'a conduit chez un pharmacien qui l'aurait massé et frictionné pendant deux heures. Le sieur C... est ensuite retourné au chantier, mais pour rester sans travailler dans son bureau jusqu'à la fin de la journée. A son repas de midi, il n'avait pris qu'un peu de bouillon qu'il n'a pas vomi. Dans la journée, il éprouvait toujours l'engourdissement et le fourmillement du bras gauche et il frictionnait continuellement celui-ci avec le liniment fourni par le pharmacien ; il éprouvait aussi un étourdissement derrière la tête. Il a pu cependant, à 7 heures du soir, rentrer seul chez lui, en prenant l'omnibus. Il n'a pu dîner et a fait appeler M. le Dr B... Cependant il a continué à se rendre régulièrement au chantier jusqu'au 13 août. Il n'y arrivait que vers 9 ou 10 heures du matin et ne travaillait pas de ses mains, se bornant à diriger des ouvriers. Il éprouvait toujours les mêmes sensations dans le membre supérieur gauche qu'il pouvait mouvoir, mais qui était tellement affaibli que le maniement d'un outil aurait été impossible.

Le 13 août 1899, C... a été pris dans la soirée d'un violent accès de cholérine avec vomissements, crampes dans les mollets. L'accès n'a duré que quelques heures ; cependant C... a été transporté à l'hôpital d'Aubervilliers où il est resté cinq jours, et dont il est sorti complètement guéri de la cholérine.

En mai 1900, il a été atteint d'une arthrite de l'épaule droite « survenue » dit le médecin traitant spontanément, sans aucun choc extérieur, ni chute.

État actuel. — Les troubles de la santé dont le sieur C... se plaint aujourd'hui sont les suivants.

Il éprouve dans les deux membres supérieurs des fourmillements et un engourdissement continuel en même temps qu'une grande faiblesse. Ces troubles se sont développés dans le membre supérieur droit à une époque que le sieur C... ne peut préciser exactement, mais qu'il place dans la première moitié de l'année 1900, par conséquent plus de six mois après l'insolation alléguée. Quand on lui demande quel est celui des deux membres qui est le plus faible et le plus engourdi, il répond que cela varie beaucoup suivant les jours.

Le plaignant dit aussi qu'il est très sujet à des accès d'étourdissements ou de vertiges qui le prennent quand il reste quelque temps exposé au soleil, ou au froid, et souvent sans cause appréciable. Pendant ces accès, il éprouve une lourdeur à la nuque ; il se sent mal assuré sur ses jambes ; il croit qu'il titube, mais cependant il n'est jamais tombé. — Il a souvent aussi, dit-il, des douleurs dans le front.

Il prétend qu'il dort peu et mal, étant souvent réveillé par des cauchemars qui se rapportent presque tous à des chutes dans un précipice.

Le sieur C... dit aussi que sa mémoire a beaucoup diminué ; quand il va faire une commission, il oublie en route le but de celle-ci ou bien le nom ou l'adresse de la personne chez qui il est envoyé.

Il ne se plaint plus de troubles digestifs ; il aurait eu, quelque temps après son accès de cholérine, de l'entérite qui aurait duré plusieurs mois, mais qui est maintenant guérie. Il mange avec appétit et digère bien. Il n'a pas de troubles de la miction. Sur notre demande, il nous a remis un échantillon de son urine et nous avons constaté que celle-ci ne contenait pas d'albumine.

Le sieur C... dit avoir maigri ; il est cependant assez musclé encore, notamment au niveau des membres supérieurs dont le diamètre est le même des deux côtés. Les mouvements communiqués à l'épaule droite s'accomplissent librement dans toute leur étendue ; il en est de même d'ailleurs pour l'épaule gauche, pour les deux coudes et les deux poignets.

La force musculaire paraît très diminuée dans les mains qui serrent très peu énergiquement, dans les coudes qui n'opposent qu'une faible résistance aux mouvements de flexion et d'extension et aussi dans les poignets dont l'extension paraît plus affaiblie encore que les autres mouvements. Le réflexe olécrânien est très diminué du côté droit, les mains présentent un léger tremblement offrant les caractères de l'éthylisme.

La sensibilité cutanée est très diminuée sur toute l'étendue des deux membres supérieurs ; on peut traverser entièrement la peau avec une épingle sans provoquer de douleurs, et les piqûres ne saignent pas. Le sens musculaire paraît également très diminué ; les yeux fermés, le sieur C... n'arrive pas, ou n'arrive qu'après plusieurs tentatives infructueuses, à toucher telle partie de son corps qu'on lui désigne ; les erreurs sont surtout marquées quand il s'agit d'atteindre une partie des membres supérieurs.

Aux membres inférieurs, la sensibilité cutanée est conservée, la force musculaire est à peu près normale. Les réflexes des genoux sont un peu exagérés.

Le réflexe pharyngien est très diminué.

L'ouïe serait très diminuée du côté gauche. Le sieur C... prétend qu'il n'entend pas la montre placée au contact de l'oreille ; cependant il distingue bien les paroles prononcées à voix chuchotée à une vingtaine de centimètres de cette oreille. — D'ailleurs il suit sans aucune difficulté la conversation à voix ordinaire.

La vue aurait baissé depuis quelques années, mais il semble bien, d'après les explications du plaignant, qu'il s'agit seulement de la presbytie qui se manifeste souvent à l'âge de celui-ci. — Le champ visuel présente aussi bien à droite qu'à gauche un rétrécissement concentrique assez marqué si l'on s'en rapporte aux réponses du sieur C... qui se prête assez mal à cette exploration.

Le pouls est régulier, non accéléré (72). Les artères radiales sont indurées.

Il reste maintenant à interpréter les données qui viennent d'être exposées en vue de la réponse aux questions qui nous sont posées.

On doit distinguer tout d'abord parmi les divers troubles de la santé allégués par le sieur C... la cholérine et l'arthrite de l'épaule droite. La première de ces affections, survenue vingt-trois jours après l'insolation alléguée, ne saurait être considérée comme une conséquence de celle-ci. De même l'arthrite de l'épaule droite qui s'est manifestée seulement en avril 1900 est sans relation avec l'insolation alléguée. D'ailleurs ces deux affections sont aujourd'hui guéries et il n'en reste aucune trace.

Quant aux divers troubles nerveux qui existent actuellement, ils présentent les caractères cliniques de l'hystéro-neurasthénie. Ils nous paraissent assez accentués pour rendre le sieur C... incapable de se livrer à un travail régulier et suivi.

Pour que l'on puisse considérer ces troubles nerveux comme le reliquat d'une insolation survenue le 21 juillet 1899, il faudrait qu'il fût établi que celle-ci a réellement eu lieu. Or le fait nous paraît très douteux.

Les certificats médicaux produits n'indiquent pas quels auraient été les symptômes de cette prétendue insolation. Mais le sieur C... donne sur ce point des renseignements précis, confirmés par ceux recueillis à l'enquête. Il en résulte que le sieur C... n'a présenté le 21 juillet 1899 aucun des symptômes qui caractérisent l'insolation sous telle ou telle de ses formes habituelles, c'est-à-dire la perte de connaissance, les convulsions, la dyspnée, l'asphyxie, la syncope ou les autres troubles cardiaques. Tout s'est borné à un engourdissement du bras gauche et à un malaise en somme peu grave puisque l'ouvrier a pu continuer à travailler ; ce n'est que plus tard et très graduellement que l'état s'est aggravé. Rien dans tout cela ne rappelle les symptômes d'une insolation.

Il est vrai que nous ne sommes pas en état d'assigner une autre cause aux troubles nerveux qui ont débuté le 21 juillet 1899. Faut-il y voir une forme encore inconnue, non décrite et par conséquent fort rare de l'insolation ? Nous ne nous croyons pas autorisés à une telle interprétation que les données actuelles de la science ne justifieraient pas.

En tous cas, quand bien même on admettrait que le sieur

C... a subi réellement une insolation le 21 juillet 1899, nous dirons, en réponse à la question posée par l'arrêt de la Cour, qu'il n'y a pas, à notre avis, de relation entre cette insolation et le travail, que le sieur C... n'a pas été exposé, sous forme de risques professionnels, à des dangers plus grands que ceux auxquels le commun des hommes est exposé. — En effet, il accomplissait un travail très peu fatigant qui n'augmentait en rien les chances d'une insolation, et parmi ses camarades qui en même temps que lui se trouvaient dans le même chantier et accomplissaient des besognes plus dures, aucun n'a été atteint d'un malaise dû au soleil ou à la chaleur.

Conclusions. — 1° Le sieur C... est atteint de troubles nerveux, offrant les caractères de l'hystéro-neurasthénie et qui le rendent incapable d'un travail régulier et suivi ;

2° Cette affection nerveuse aurait débuté le 21 juillet 1889, pour augmenter graduellement et aboutir, après une longue évolution, à l'état actuel ;

3° Le sieur C... n'a présenté, le 21 juillet 1889, aucun des symptômes de l'insolation sous l'une de ses formes habituelles. Il nous paraît donc très douteux qu'il ait réellement subi ce jour-là une insolation. L'évolution ultérieure de la maladie augmente encore ce doute ;

4° En tous cas, s'il y avait eu insolation, celle-ci serait à notre avis sans rapport avec le travail qui n'exposait pas le sieur C..., sous forme de risques professionnels, à des dangers plus grands que ceux auxquels le commun des hommes est exposé.

ARTICLE II. — COMPLICATIONS DES BLESSURES; AFFECTIONS AGGRAVÉES OU PROVOQUÉES PAR L'ACCIDENT.

Les cas visés dans cet article peuvent être rangés sous les quatre chefs suivants.

a) Un état pathologique antérieur à l'accident aggrave la blessure ou en retarde la guérison.

Le type ici est le diabète dont l'influence fâcheuse sur l'évolution des plaies est bien connue. Un cas beaucoup plus fréquent est celui des varices des membres inférieurs qui transforment trop souvent en ulcères interminables les plaies ou les simples contusions des jambes, qui deviennent, à l'occasion d'un traumatisme même peu grave, la source d'éruptions, d'œdèmes, de phlébite. — On pourrait encore citer la non-consolidation des fractures chez certains sujets, etc.

b) La blessure est inoculée par un germe pathogène qui provoque une infection locale ou générale.

c) Une affection ancienne est aggravée par l'accident.

C'est là le cas le plus fréquent, le plus important, et celui dont l'appréciation est souvent le plus difficile.

L'affection ancienne était presque toujours assez bien supportée pour permettre à l'ouvrier de travailler plus ou moins régulièrement ; assez souvent, comme par exemple pour certaines tuberculoses, elle était entièrement latente et n'existait en quelque sorte qu'à l'état virtuel. Le traumatisme transforme ces affections à peu près bien ou parfaitement bien supportées en une maladie qui empêche tout travail et entraîne parfois la mort. Quelle part revient dans cette transformation à l'accident ?

C'est une question qui, en dépit des tendances actuelles de la jurisprudence signalées dans le chapitre précédent, conserve un très grand intérêt et se pose très souvent.

d) Une maladie est créée par le traumatisme.

Le type ici est la névrose traumatique qui fera l'objet d'un chapitre spécial. On peut encore citer le diabète traumatique, et rattacher au même groupe l'accélération et l'aggravation considérables de la débilité sénile que l'on observe parfois à la suite des accidents les plus divers.

Nous aurons l'occasion de revenir dans la suite de ce livre sur presque toutes les questions que nous venons d'indiquer. Mais il en est quelques-unes qui ne trouveraient pas leur place naturelle dans les chapitres suivants, et nous allons les traiter ici.

§ I. — Infections des blessures.

Phlegmons et infections suppuratives.

Il est évident et non contesté que la suppuration, le phlegmon qui compliquent une plaie font partie intégrante de la blessure au point de vue de la loi. La durée de l'incapacité temporaire et le quantum de l'incapacité permanente sont donc réglés, non pas d'après la gravité de la lésion primitive qui peut être très minime, mais d'après les désordres occasionnés et laissés par l'infection suppurante.

Il suffit de mentionner ici la fréquence des panaris parfois aboutissant à la perte du doigt à la suite d'une piqûre souvent insignifiante. Les cas de mort par phlegmon, lymphangite ostéo-myélite ne sont pas extrêmement rares ; la solution de ces questions ne présente pas en général de grandes difficultés.

L'infection suppurative à la suite d'une plaie peut revêtir une ténacité extraordinaire qui semble tenir parfois beaucoup plus à la virulence des germes introduits par la blessure qu'au mauvais état de l'organisme.

Il en a été ainsi dans le cas suivant où une plaie d'un doigt, souillée par les détritus qui se trouvaient dans le sol d'un abattoir, a entraîné une série ininterrompue de suppurations qui duraient encore trois ans après l'accident, et qui avaient nécessité les amputations successives de deux doigts et d'un avant-bras.

Obs. V (personnelle). — *Plaie infectée d'un doigt; suppurations multiples et graves, non terminées au bout de trois ans.*

R..., 37 ans, est bien constitué, vigoureux et assure avoir toujours eu une très bonne santé jusqu'au 25 mai 1898.

Ce jour-là, il travaillait dans un abattoir. Il est tombé au moment où il tenait une bouteille dans la main gauche; la bouteille s'est brisée; les éclats de verre l'ont blessé au petit doigt de la main gauche, et les plaies ont été souillées par le sang et les autres débris animaux qui recouvraient le sol de l'abattoir.

R... est allé le jour même se faire panser à l'hôpital. Dès le lendemain on l'a engagé à venir au pansement deux fois par jour parce que les plaies prenaient un mauvais aspect. Malgré cela, l'état du doigt est allé en s'aggravant de sorte qu'il est entré à l'hôpital le 1er juin.

Il y est resté près de trois mois, et le chirurgien du service résume ainsi son histoire : « R... est entré le 1er juin pour des plaies graves du petit doigt gauche. Il a subi le 2 juin une première opération consistant en incision et drainage de ces plaies infectées, avec anesthésie chloroformique. Le 22 juin, un phlegmon diffus de la main et des gaines synoviales du poignet s'étant développé, une nouvelle opération fut jugée utile, avec anesthésie chloroformique ; de nouvelles incisions furent faites, mais ne donnèrent pas le résultat attendu. Le 13 juin, en présence de l'aggravation des accidents, il fallut se décider à l'amputation de l'avant-bras. Le malade a quitté le service en voie de guérison, en août 1898. »

Après l'amputation de l'avant-bras, de nouvelles complications s'étaient produites ; un abcès s'était formé sur le moignon d'amputation, par lequel furent éliminés plusieurs petits fragments osseux. La cicatrisation de la plaie d'amputation n'était pas terminée quand le sieur R... sortit de l'hôpital ; elle se fit attendre encore plus d'un an.

Vers la fin du mois de septembre 1899, le sieur R... fut atteint, sans causes appréciables, d'une sorte de panaris au 4e doigt de la main droite ; à ce moment la cicatrisation de la plaie d'amputation de l'avant-bras gauche fit de rapides progrès, et elle était achevée pendant que l'état de l'annulaire droit s'aggravait de plus en plus. Il fallut amputer d'abord la dernière phalange de ce doigt, et quelque temps après la seconde ; le mal fut alors arrêté et la guérison terminée au bout de cinq mois.

Pendant l'année 1900, le sieur R... eut une série ininterrompue de furoncles et d'anthrax, dont deux ont laissé des cicatrices étendues. Il put néanmoins travailler pendant cette année environ cinq ou six mois ; ces périodes de travail étaient coupées de nombreuses interruptions.

Dans le courant du mois de septembre 1900, le sieur R... reçut une légère contusion à la cuisse droite : un bidon vide lui était tombé sur cette cuisse. La contusion occasionna un nouveau phlegmon qui prit rapidement une grande étendue. Le malade entra à l'hôpital le 2 octobre, et y séjourna deux mois. Plusieurs incisions furent pratiquées à des dates diverses le phlegmon gagnant toujours en étendue. Le sieur R... n'était pas guéri de cette affection quand il a quitté l'hôpital, et il ne l'est pas encore aujourd'hui (mars 1900). — Il explique qu'il est obligé de réduire au strict minimum ses séjours à l'hôpital parce qu'il a perdu sa femme depuis qu'il a été blessé, et qu'étant resté veuf avec cinq enfants à sa charge, il faut qu'il travaille pour subvenir à leurs besoins.

Etat actuel. — L'amputation de l'avant-bras gauche a été pratiquée à 5 ou 6 centimètres au-dessus du coude. Le moignon est bien cicatrisé et supporte un avant-bras artificiel terminé par un crochet. La peau du moignon, jusqu'un peu au-dessus du coude, est violacée et très froide, bien que recouverte de vêtements épais. Le sieur R... dit qu'il éprouve continuellement une sensation de froid qui s'étend jusqu'aux doigts absents, et qui lui donne l'impression de l'onglée.

Le quatrième doigt de la main droite a été amputé entre la première et la seconde phalange. La cicatrisation est complète et la main ne présente pas d'autres lésions appréciables.

Au membre inférieur droit, on aperçoit six incisions chirurgicales à la face externe de la cuisse et de la jambe, et à la face antérieure du genou. Presque toutes ces incisions sont longues de 6 à 7 centimètres. Trois d'entre elles ne sont pas encore cicatrisées et suppurent, mais peu abondamment ; il n'y a pas de décollement étendu autour d'elles. — Le tibia est notablement tuméfié. Les mouvements du genou s'accompagnent de craquements, mais s'accomplissent dans presque toute leur étendue. — Il y a une atrophie marquée des muscles de la cuisse et de la jambe. — La marche s'effectue sans claudication.

Le sieur R... ne se plaint pas de troubles de la santé générale. Il mange avec appétit ; ses digestions se font bien, dit-il. — Depuis le mois de janvier, il travaille de temps en temps, toutes les fois que la marche ne le fatigue pas trop, et qu'il lui semble que ses plaies n'ont pas mauvais aspect.

En résumé, le sieur R... a été atteint, en mai 1898, d'une blessure à la main gauche, blessure qui s'est compliquée aussitôt d'une infection très grave, laquelle, malgré des soins appropriés donnés dès le début, a occasionné un phlegmon étendu qui a nécessité l'amputation de l'avant-bras. — Il ne semble pas douteux que ce soit la même infection qui ait occasionné le panaris du doigt annulaire droit, survenu plus d'un an après, et qui a nécessité l'amputation de ce doigt ; en effet, au moment où est apparu ce panaris, la plaie d'amputation de l'avant-bras continuait toujours à suppurer. — De même, il paraît impossible de ne pas rattacher à la même infection le phlegmon de la cuisse droite, survenu en octobre 1900, car entre celui-ci et le moment où le panaris a été guéri, le sieur R... a eu une série presque ininterrompue de furoncles et d'anthrax.

Une telle infection si grave et si tenace nous paraît devoir être attribuée bien plus à la virulence très grande des germes qui ont contaminé la première plaie, qu'à un mauvais état de santé du blessé. En effet, non seulement le sieur R... assure qu'il se portait très bien au moment où il a été blessé et qu'il n'avait jamais eu de maladie antérieure, mais encore actuellement bien, qu'il soit toujours sous l'action de la même infection, son état général est resté assez bon.

Durillon forcé.

Le durillon forcé, c'est-à-dire l'inflammation suppurative d'une bourse séreuse située sous un durillon, s'observe souvent chez les ouvriers. Cette affection doit-elle être considérée comme un accident du travail ?

Le premier jugement sur cette question, croyons-nous, est celui de la Justice de paix du 17e arrondissement de Paris (22 août 1900) qui tranchait la question par l'affirmative. — En voici les termes :

Attendu, en ce qui touche le caractère à attribuer au durillon forcé, qu'il est impossible de considérer comme constituant une maladie professionnelle le simple durillon qui se forme sur la peau à la naissance des doigts de la main de toute personne qui manie, pendant un temps plus ou moins prolongé, un outil servant à effectuer un travail exigeant des efforts plus ou moins grands ; que le durillon, tant qu'il est simple, n'est qu'un endurcissement ou un épaississement de l'épiderme de la peau, à la base des doigts de la main, ne donnant lieu à aucune douleur, protégeant en quelque sorte la chair contre l'atteinte d'un corps extérieur et ne présentant aucun caractère morbide; que ce caractère morbide ne se révèle que si le durillon s'enflamme à la suite d'une lésion produite par l'action soudaine et violente d'une force extérieure; qu'alors il devient ce qu'en médecine on désigne sous le nom de « durillon forcé »; que celui-ci présente donc les deux caractères reconnus indispensables, mais suffisants pour qu'il y ait accident dans le sens de l'article 1er de la loi du 9 avril 1898 : action soudaine et violente provenant d'une cause extérieure et lésion de l'organisme; que, dès lors, s'il survient dans l'exercice du travail, il donne droit à une indemnité;

Attendu, dans l'espèce, que les deux témoins entendus à la barre ont affirmé que, le 21 avril dernier, vers trois heures du soir, au moment où Parrot était occupé à son travail qui consistait dans le maniement d'un outil servant à tailler la pierre, il a poussé soudain un cri de douleur; qu'une légère enflure a été immédiatement constatée sur la main, laquelle enflure s'est tellement aggravée le lendemain que Parrot a dû cesser tout travail; que l'examen auquel a été soumis Parrot a permis de reconnaître l'existence d'un durillon forcé; qu'il est donc certain que ce durillon forcé s'est déclaré dans l'exercice du travail de Parrot; qu'il a droit, dès lors, à l'indemnité prévue par la loi du 9 avril 1898.

Ce jugement a été fort critiqué par divers médecins qui estiment que l'infection amenant la suppuration peut résulter de la moindre éraillure ou d'une série de petits traumatismes et non pas d'un traumatisme unique constituant une violence soudaine, c'est-à-dire un accident du travail.

Un arrêt de la Cour d'appel de Limoges (22 juillet 1904) répond en quelque sorte à ces objections. En voici les termes :

Attendu qu'il reste à rechercher si le durillon forcé dont a souffert D... a sa cause dans un accident du travail;

Attendu qu'il résulte de l'expertise que le durillon proprement dit ou durillon ordinaire, qui n'est autre chose qu'un épaississement partiel et exagéré de l'épiderme avec formation consécutive d'une bourse séreuse sous-jacente, provient de l'exercice prolongé d'une profession, et que, loin de pouvoir être assimilé à une infirmité née d'un accident, il constitue plutôt un moyen de défense ou une protection efficace pour les téguments ;

Que tout au contraire le durillon forcé ou durillon enflammé est un état morbide qui, dû à la pénétration des microbes dans les tissus profonds jusqu'à la bourse séreuse sous-tégumentaire, à la faveur d'une éraillure de la peau, ne peut avoir pour cause occasionnelle qu'un choc, une violence, un traumatisme, fût-il léger au point de passer inaperçu, c'est-à-dire en d'autres termes, l'action soudaine et fortuite d'une force extérieure, un accident en un mot;

Que si la preuve n'est pas directement faite de l'accident, elle n'en est pas moins constante puisque, ainsi que l'affirment les experts, sans l'intervention de cet accident, le durillon ordinaire n'aurait pu se convertir en durillon forcé; que d'autre part il résulte de tous les documents de la cause, et des circonstances dans lesquelles s'est manifesté le durillon forcé, et D... a dû cesser son travail, que l'éraillure de la peau qui a permis l'envahissement des microbes et donné naissance à ce durillon forcé, et qui d'ailleurs pouvait passer inaperçue, s'est produite au cours et par le fait même du travail exigeant des efforts assez violents de la part de l'ouvrier; de telle sorte qu'en définitive l'infirmité permanente dont D... est actuellement atteint a pour cause un accident survenu par le fait ou à l'occasion du travail.

SUPPURATION D'AUTRES BOURSES SÉREUSES.

Il semblerait que la suppuration des diverses bourses séreuses résultant d'un travail professionnel doive être assimilée à celle qui se développe sous un durillon de la main. Au point de vue médical, ces diverses bourses séreuses ont la même structure, la même étiologie, et leur suppuration reconnaît les mêmes causes occasionnelles.

Cependant il a été jugé que la suppuration de la bourse séreuse du genou des ouvriers parqueteurs ne constitue pas un accident du travail.

Voici les motifs que la Cour d'appel de Nancy (12 février 1901) donne de cette décision :

Attendu que les intimés doivent faire la preuve que D..., ouvrier menuisier, dont ils sont les ayants droit, est mort victime d'un accident du travail ;

Attendu qu'il résulte des documents de la cause et de l'enquête à laquelle il a été procédé, que cet ouvrier travaillait, le 18 avril 1900, à faire un parquet dans une des salles de la Préfecture, quand tout à coup il se releva en accusant une vive douleur au genou gauche et en disant qu'il ressentait une piqûre, qu'il rentra chez lui en marchant avec une certaine peine et qu'il dut s'y aliter ; qu'il reçut le même jour les soins d'un médecin, que néanmoins une arthrite et un érysipèle se développèrent avec une telle intensité, que le malheureux succomba à la date du 25 avril suivant ;

Attendu que les trois médecins qui ont successivement traité le malade s'accordent pour reconnaître qu'ils n'ont remarqué sur son genou aucune plaie ni aucun signe de contusion, que si D..., dans les jours qui ont précédé sa mort, a déclaré, à diverses reprises, qu'il était tombé sur le genou et qu'il s'était aussitôt senti piqué, cette déclaration, loin de se trouver confirmée par les éléments de l'enquête, se trouve au contraire en contradiction avec la déposition de J..., qui seul était présent au moment où son camarade a fait entendre ses premières plaintes ; qu'il ne s'est aperçu nullement que ce dernier avait fait une chute ou avait glissé sur le parquet au moment où il s'était baissé pour effectuer son travail; que ce témoin s'exprime en effet dans ces termes dans l'enquête : « D... a travaillé toute la matinée comme à l'ordinaire et sans se plaindre ; vers 11 heures et demie, je l'ai vu qui se baissait et se mettait à genou pour poser l'encadrement du foyer ; quelques instants après, il se releva et me dit : « Je me sens piqué » ; qu'il est impossible de voir dans ce récit la preuve que Duré a subi un traumatisme ayant déterminé une lésion corporelle qui a entraîné la mort ; qu'il convient de rapprocher, d'ailleurs, cette déposition des affirmations des médecins qui n'ont pu constater aucune blessure extérieure ni aucune lésion ; qu'il n'est donc pas établi que D... a été réellement victime d'un accident du travail pouvant donner lieu à l'application de la loi du 9 avril 1898 ; que dans les conditions qui viennent d'être exposées on est amené à partager l'opinion du Dr P... qui, dans le certificat qu'il a délivré, estime, sur le vu des rapports de ses confrères, que D... a été atteint d'une inflammation aiguë d'une bourse séreuse professionnelle du genou et qu'à la suite de cette inflammation, sans aucun accident au vrai sens du mot, un érysipèle est survenu, a provoqué une infection générale à la suite de laquelle le malade a succombé ; qu'on doit donc admettre qu'une maladie professionnelle (bourse séreuse du genou) a été en réalité la cause initiale et déterminante de la mort de l'ouvrier ; que dans ces circonstances, les dispositions de la loi prérappelée, qui ne visent que les accidents dont les ouvriers ou employés peuvent être victimes par le fait ou à l'occasion du travail, ne peuvent recevoir d'application, malgré l'intérêt qui s'attache à la demande des intimés ; qu'il échet de réformer en conséquence le jugement dont est appel et de faire droit aux conclusions prises par l'appelant ;

Par ces motifs,

Dit que D... n'a pas été victime d'un accident du travail.

La Cour de cassation (23 juillet 1902) a confirmé en ces termes :

Attendu qu'il résulte de l'esprit de la loi du 9 avril 1898 et des travaux préparatoires que les maladies professionnelles auxquelles on ne saurait assigner une origine et une date déterminées sont exclues du bénéfice de la loi; que les accidents survenus au cours du travail donnent seuls droit à une indemnité, et qu'il appartient aux représentants de l'ouvrier d'établir qu'il a été victime d'un de ces accidents;

Qu'il importe peu dans l'espèce qu'en déclarant l'accident à la mairie de Nancy, M... ait indiqué que son ouvrier était tombé en travaillant; que cette assertion reconnue inexacte par l'enquête n'a pas le caractère d'un aveu et ne peut empêcher que D... ait succombé aux suites d'une maladie, comme l'ont décidé les juges du fond;

Que l'arrêt attaqué dûment motivé n'a en conséquence violé aucun des textes susvisés.

En somme, la jurisprudence ne paraît pas encore exactement fixée sur ce point. C'est une raison pour que les médecins mettent encore plus de soin à déterminer aussi exactement que possible les diverses circonstances de chaque cas particulier, et à fournir ainsi aux magistrats des éléments précis pour la solution d'une question délicate.

TÉTANOS.

Le tétanos qui se développe à la suite d'une blessure bien apparente reçue au cours du travail doit être considéré comme un accident du travail, à moins cependant que le délai compris entre la blessure et les premières manifestations tétaniques ne dépasse de beaucoup les limites assignées par la clinique à l'incubation de cette maladie.

Mais il est des cas où le tétanos apparaît sans que l'on puisse trouver aucune blessure ayant pu servir de porte d'entrée au microbe infectieux. C'est ce que l'on appelait autrefois le tétanos médical. Quand bien même, d'ailleurs, on découvrirait quelque érosion des téguments, il serait presque toujours impossible de reconnaître si cette insignifiante lésion a été reçue au cours du travail ou en dehors de celui-ci. En pareil cas, la preuve que le tétanos résulte d'un accident du travail ne peut être faite (Observ. VII).

Les symptômes du tétanos sont tellement frappants et tellement caractéristiques qu'on peut en général les reconnaître facilement à travers la description qu'en donnent les témoins, même lorsque ceux-ci sont dépourvus de toute connaissance médicale et d'esprit peu cultivé. On arrive ainsi à faire rétrospectivement un diagnostic extrêmement probable, sans avoir observé le malade.

C'est ce qui est arrivé dans le cas suivant où le diagnostic a été fait grâce plutôt aux dépositions des témoins, pour la plupart illettrés, qu'aux renseignements fournis par les médecins.

Obs. VI (personnelle). — *Plaie contuse d'un doigt. Tétanos apparu onze jours après et ayant entraîné la mort en moins de quarante-huit heures.*

Voici d'abord les termes de la mission qui nous avait été confiée par le jugement du Tribunal de la Seine : « Entendre les parties et les médecins qui ont soigné P..., prendre connaissance de l'enquête du juge de paix et des certificats médicaux produits, s'entourer de tous renseignements, et *dire s'il existe des présomptions graves, précises, concordantes, permettant d'admettre que le décès de P... est une conséquence de l'accident.*

Le sieur P..., âgé de 38 ans, avait toujours eu une très bonne santé.

Dans la matinée du 28 février 1904, au cours de son travail le sieur P... s'est donné un coup de marteau sur le pouce de la main gauche, qui a été atteint ainsi d'une plaie contuse. Il a cependant continué sa journée de travail, et ne s'est fait panser que le soir.

Mais le lendemain, il n'a pu venir au chantier, parce qu'il souffrait trop de la blessure.

Il a reçu les soins de M. le Dr A... qui lui avait été envoyé par son patron.

Dans un certificat daté du 28 février 1904, M. le Dr A... s'exprime ainsi : « Je... certifie avoir examiné le nommé P... qui m'a déclaré avoir été blessé le 28 février 1904 à 10 heures du matin. J'ai constaté l'existence des blessures suivantes : Phlegmon du pouce de la main gauche, suite de plaie produite par un coup de marteau. Les suites probables de ces blessures seront : trois semaines, durée...

La blessure avait donc entraîné un phlegmon du pouce, lequel au dire de la dame veuve P... s'est étendu bientôt à toute la main, de sorte que trois ou quatre jours après l'accident une incision a été pratiquée à la face palmaire de la main gauche. Mme veuve P... ajoute qu'elle a remarqué des traînées rouges le long du bras gauche ; mais que son mari ne s'est jamais plaint d'éprouver ni douleur ni gêne dans l'aisselle gauche et qu'elle ne croit pas qu'il y ait jamais eu de « grosseurs » dans cette région.

Malgré le phlegmon de la main, le sieur P... paraissait en bon état de santé générale. Il n'était pas alité, allait et venait toute la journée, avait conservé un assez bon appétit, et ne se plaignait de rien sauf de la main gauche.

C'est seulement dans la seconde moitié de la journée du 11 mars que la dame P... a remarqué que son mari avait les mâchoires un peu serrées, ce qui gênait légèrement la prononciation de ses mots. Néanmoins, il a pu, le soir, boire facilement son lait, et la nuit s'est assez bien passée.

Dans la matinée du lendemain, 12 mars, le sieur P... a reçu la visite de M. le Dr A... A ce moment, les mâchoires étaient déjà plus serrées que la veille ; cependant M. le Dr A... aurait dit à la famille que tout était en bonne voie, et il se serait retiré sans rien prescrire de particulier.

A partir de cette visite, l'état du sieur P... s'est aggravé très rapidement. Les mâchoires ont été de plus en plus serrées, au point que la parole est devenue bientôt à peu près incompréhensible, et que le sieur P... s'est refusé à prendre de la nourriture. En même temps la tête devenait immobile et raide. Le malade avait été obligé de se coucher ; il restait immobile dans son lit « raide comme un bâton », ne pouvant remuer que la jambe droite et le bras droit. Il n'avait pas de mouvements convulsifs. Il avait d'ailleurs conservé toute sa connaissance et comprenait la gravité de son état.

Mme P..., en présence de cette situation qui paraissait très effrayante à elle-même et à son entourage, avait envoyé chercher un autre médecin. M. le Dr P... arriva auprès du malade vers 7 heures du soir, et voici comment il rend compte de son examen, dans un certificat daté du 1er avril 1904 : « Le malade souffrait d'un phlegmen du pouce de la main gauche depuis plusieurs jours, le phlegmon était ouvert et la plaie laissait échapper un pus assez abondant. Malgré les signes d'une infection profonde, le malade avait conservé toute son intelligence, mais il était cyanosé, avec sueurs profuses, souffrant beaucoup au moindre mouvement. La respiration était pénible, courte, fréquente ; le pouls très rapide et irrégulier. Il existait en outre une contracture très marquée des mâchoires et de la raideur de la nuque. — Il m'a été impossible de faire asseoir le malade. »

M. le Dr P... avait prescrit de faire prendre au malade un bain chaud toutes les six heures, de lui administrer toutes les demi-heures une cuillerée d'une certaine potion et un peu de champagne.

Il fut impossible de suivre cette prescription. Quand on voulut faire prendre la potion, on ne réussit pas à soulever la tête du malade ; le corps venait tout d'une pièce ; en outre les mâchoires étaient tellement serrées qu'il était impossible d'introduire entre elles une cuiller; il fallut se contenter de verser le contenu de celle-ci entre les mâchoires et les joues, et la déglutition ne se fit pas.

Le sieur P... mourut le soir même, vers minuit, sans avoir eu de convulsions, ni présenté d'autres symptômes.

Tout ce qui précède éveille l'idée que le sieur P... a succombé à un tétanos ayant évolué très rapidement, et occasionné par la blessure reçue le 28 février.

Pour élucider la question aussi exactement que possible, nous avons complété de la façon suivante les renseignements qui précèdent.

M. le Dr A... n'a pu venir aux rendez-vous d'expertise, mais, dans une lettre qu'il nous a adressée à la date du 18 janvier 1905, il s'exprime ainsi : « J'ai en effet donné mes soins à M. P..., blessé au cours de son travail et porteur d'un phlegmon limité du pouce de la main gauche. Je l'ai vu pour la dernière fois le 10 mars, et ne devait le revoir que le 12 mars dans la matinée ; rien ne faisait donc prévoir une mort si rapide. Dans tous les cas, le malade ne présentait jusqu'à ce jour aucun des symptômes du tétanos. Le 12 au matin, ou vers midi, le malade s'étant trouvé très mal, on a été au plus près chercher un confrère. »

Nous avons entendu ensuite les personnes qui ont vu M. P... dans l'intervalle compris entre le moment où il a été blessé et le moment où il est mort. Leurs déclarations se résument ainsi :

M. V... a vu M. P... les quatre derniers jours de sa maladie, et jusqu'au 12 mars il a trouvé que celui-ci avait l'air de ne souffrir que de la main blessée. — Le 12 mars il a vu le sieur P... alité, il ne pouvait remuer que le bras droit ; le reste du corps était raide ; les mâchoires étaient serrées. C'est M. V... qui, dans la soirée, a essayé de relever la tête du sieur P... pour le faire boire : il n'a pu y réussir ; la tête était tellement raide qu'en la soulevant on soulevait en même temps le reste du tronc, sans faire fléchir le cou.

Mme V... est restée auprès du sieur P... depuis 7 heures du soir jusque vers minuit, heure de la mort. M. P... restait immobile et raide dans son lit, il ne pouvait remuer que le bras droit, et quelquefois aussi la jambe droite. Il avait les mâchoires tellement serrées, que quand il essayait de parler, il ne pouvait se faire comprendre. Sa tête ne remuait pas du tout ; il suivait des yeux les allées et venues des personnes qui se trouvaient dans la chambre, mais jamais il ne tournait la tête pour regarder plus facilement dans telle ou telle direction.

Mme B... a vu M. P... le 12 mars vers 4 heures de l'après-midi. Il était « tout raide » dans son lit, il ne tournait jamais la tête, même pour voir qui entrait dans la chambre ou qui en sortait. Mme B... a causé quelque temps au malade ; mais elle n'a pu comprendre ce qu'il disait ; ses mâchoires étaient tellement serrées que la plupart des mots qu'il prononçait ne pouvaient être distingués.

M. B..., n'a pas vu le sieur P... le 12 mars, mais seulement les jours précédents. Le sieur P..., à part la blessure de la main, paraissait en bon état de santé.

Enfin, nous avons entendu M. le Dr P..., et sans lui faire connaître d'abord les renseignements fournis par les témoins, nous lui avons lu le certificat qu'il a rédigé le 1er avril 1904, en lui demandant s'il avait quelque chose à y ajouter. Il a répondu : « J'ai à ajouter que j'ai eu l'impression très nette que M. P... mourait du tétanos. »

M. le Dr R..., médecin de la compagnie d'assurance en présence duquel cette déclaration a été faite et qui avait connaissance des renseignements fournis par les témoins, a accepté aussi le diagnostic de tétanos, contre lequel il n'a fait aucune objection.

On peut dire en effet que ce diagnostic s'impose en présence de tous les éléments d'information qui sont parfaitement concordants.

Les symptômes du tétanos (contracture des mâchoires d'abord, puis de la nuque, et enfin du reste du corps) sont très apparents, et remarqués même par les personnes qui n'ont aucune instruction médicale.

Ces symptômes sont décrits d'une façon très nette par Mme veuve P... et par les autres personnes qui ont vu le sieur P... le jour de sa mort. Leurs dépositions sont corroborées par le certificat de M. le Dr P...

Le tétanos consécutif à une blessure apparaît après une période d'incubation qui est habituellement d'une dizaine ou d'une douzaine de jours. C'est précisément ce qui s'est passé dans le cas actuel. Le sieur P... n'a pas présenté de troubles de la santé générale pendant les dix premiers jours qui ont suivi la blessure, et c'est ainsi que M. le Dr A... n'a pas constaté de signes de tétanos. Le tétanos, une fois déclaré, a eu une marche très rapide, entraînant la mort en moins de 48 heures; cette forme à évolution rapide est bien connue.

On peut donc dire non seulement que le sieur P... est mort du tétanos, mais que ce tétanos a bien été occasionné par la blessure reçue le 28 février.

Conclusions. — 1° Il existe des présomptions graves, précises et concordantes permettant d'admettre que le sieur P... est mort du tétanos.

2° On peut dire aussi, d'après ces mêmes présomptions graves, précises et concordantes, que ce tétanos a été la conséquence de la blessure reçue le 28 février 1904.

Voici maintenant un autre cas dans lequel l'expertise a abouti à la conclusion que le tétanos ne pouvait être rapporté à un accident du travail. Cette conclusion était basée surtout sur l'absence de toute blessure; en outre le délai entre l'accident allégué et les premières manifestations du tétanos paraissait bien court.

Obs. VII (personnelle). — *Accident du travail allégué. Tétanos quatre jours après.*

T..., âgé de 40 ans, terrassier, était occupé le 26 juin près d'un treuil remontant des bennes d'un puits. « Je le vis, dit un de ses camarades, prendre la benne chargée de terre, l'enjamber, la soulever pour la transporter, puis la lâcher brusquement et se renverser en arrière en portant les mains à ses reins. Il s'est plaint d'une vive douleur, et est allé se reposer un peu plus loin, puis est rentré chez lui. »

T... n'est pas revenu le lendemain au chantier. Il s'est plaint au médecin de la compagnie d'assurances d'avoir mal aux reins et la diarrhée.

Quatre jours après (le 1er juillet) il est entré à l'hôpital, et dès le lendemain on lui a fait une injection de sérum antitétanique. Il est mort le 16 juillet à l'hôpital, et le certificat de l'interne porte : « Mort du tétanos. La porte d'entrée de l'infection n'a pas été trouvée. »

Dans ce cas, non seulement il n'y a pas eu de blessure appréciable mais encore le délai entre l'accident allégué et le début du tétanos est trop court. Quatre jours après ledit accident, T... était déjà en plein tétanos puisque dès son entrée à l'hôpital on lui a pratiqué une injection de sérum antitétanique.

CHARBON.

Le charbon contracté à la suite de l'inoculation par une plaie ou écorchure reçue par un ouvrier pendant ses occupations professionnelles, constitue un accident du travail.

La jurisprudence est fixée sur ce point par la Cour de cassation confirmant un arrêt de la Cour d'appel d'Orléans.

Voici les termes de l'arrêt de la Cour d'Orléans (6 février 1903) :

Attendu que si le bénéfice de la loi du 9 avril 1898 a été refusé aux maladies professionnelles, c'est-à-dire à celles auxquelles s'exposent volontairement ceux qui sont employés dans une industrie déterminée et qui sont la conséquence de l'exercice de ladite industrie, il n'en est pas de même des affections pathologiques qui, bien qu'ayant leur cause dans un travail industriel, n'en sont cependant que la conséquence accidentelle ;

Attendu qu'il en serait ainsi de l'affection charbonneuse

à laquelle L... a succombé, s'il était établi que ladite maladie a été déterminée par la manipulation de peaux contaminées;

Mais attendu que la Cour n'a pas des éléments d'appréciation suffisants pour statuer immédiatement, et qu'il y a lieu par suite, comme l'ont fait les premiers juges, de recourir à une expertise.

Le défendeur a porté l'affaire en cassation dont l'arrêt, en date du 3 novembre 1903, est ainsi conçu :

Attendu que H... déclare l'expertise inopérante, par le motif que la loi de 1898 étant spéciale aux accidents du travail exclut par cela même les maladies professionnelles;

Attendu que si la loi de 1898 ne s'applique pas aux maladies professionnelles auxquelles on ne saurait assigner une origine et une date déterminées, et qui ne sont que la conséquence de l'exercice habituel d'une certaine industrie, il en est autrement des affections pathologiques accidentelles, qui bien que contractées dans l'accomplissement d'un travail industriel, prennent leur origine et leur cause dans un fait déterminé ne rentrant pas dans les conditions normales de l'exercice de ce travail;

Attendu qu'en statuant ainsi, la Cour d'Orléans, loin de violer le texte visé au moyen, en a fait à la cause une application juridique.

Mais c'est à l'ouvrier qu'il incombe de faire la preuve qu'il a été inoculé au cours de son travail et non pas en dehors de celui-ci.

C'est ce qui a motivé le rejet par le Tribunal de Rennes (8 mars 1901) d'une demande formée par la veuve d'un ouvrier mégissier.

Voici les attendus de ce jugement :

Attendu que la loi du 9 avril 1898 a laissé à l'ouvrier l'obligation d'établir l'évènement qui lui donne droit à l'in-

demnité qu'il réclame, que pour obtenir cette indemnité il doit au préalable établir que l'accident s'est produit à l'occasion d'un travail accompli pour le compte du patron ;

Attendu que de l'enquête édifiée par M. le juge de paix du canton nord-ouest de Rennes, le 23 avril 1902, il résulte que le 15 avril précédent vers 9 heures du matin, V... se plaignit de se sentir indisposé, déclara à ses compagnons qu'il ne pouvait plus travailler et se retira sans faire connaître la cause de son malaise ;

Que le 17 avril il succomba, malgré une opération, aux suites d'une infection charbonneuse ;

Attendu qu'un certificat médical émanant de M. le Dr L..., en date du 18 avril 1902, établit bien que V... est mort des suites d'une pustule maligne de la région sous-maxillaire droite, affection contractée par inoculation du virus charbonneux, mais qu'aucun des témoignages recueillis dans l'enquête ni aucun document de la cause ne fait connaître dans quelles conditions et à la suite de quelle circonstance V... a contracté le germe infectieux ;

Que la demanderesse n'apporte pas la preuve qu'il y ait eu chez son mari au cours du travail une éraillure de la peau ayant permis l'introduction du virus dans son économie ;

Qu'elle est réduite pour soutenir sa demande à écrire dans ses conclusions que la seule hypothèse admissible est la suivante :

V... en portant des cuirs sur son épaule s'est blessé à la joue droite avec un cuir ou une partie quelconque de la peau ; la piqûre étant insignifiante et ne lui ayant causé aucune douleur, il ne s'en est plaint à personne ;

Que d'après la demanderesse elle-même l'accident reste à l'état d'hypothèse, que le juge ne peut statuer sur des faits hypothétiques, mais sur des faits certains établis sinon par une preuve absolue, du moins par des présomptions graves, précises et concordantes ;

Attendu qu'on ne rencontre pas de telles présomptions dans la cause, que s'il est exact que la transmission du charbon se fait le plus souvent par les cuirs et les peaux des animaux malades et si cette affection se rencontre le plus fréquemment chez les ouvriers employés au maniement et à la préparation des peaux, il arrive encore que le charbon se transmette par des mouches et que des personnes étrangères aux professions de mégissier ou de corroyeur soient frappées de cette infection ; que le fait par un ouvrier mégissier d'être atteint d'une pustule charbonneuse n'entraîne pas comme conséquence inéluctable qu'il ait contracté le germe infectieux dans l'exercice de sa profession et à l'occasion de son travail ;

Attendu que rien ne démontre que V... ait recueilli le germe infectieux au cours de son travail, sur le lieu du travail et à l'occasion du travail; qu'il a aussi bien pu le contracter en dehors de l'usine et de l'exercice de sa profession ;

Attendu que les faits offerts subsidiairement en preuve manquant de précision, qu'ils ne sont ni pertinents ni concluants ; qu'en effet la provenance des peaux est sans intérêt dans l'affaire et sans influence sur le fond du débat.

Ce jugement a été confirmé par la Cour d'appel de Rennes (13 janvier 1902). Il échappe sans doute à toute critique en droit. Il nous semble cependant que les magistrats n'ont pas dû connaître l'extrême rareté du charbon d'origine non professionnelle.

Nous avons été appelé par le Tribunal de la Seine à donner notre avis sur un autre cas de charbon mortel survenu chez un ouvrier mégissier. Ici non plus, l'origine de la petite piqûre par laquelle s'était faite l'inoculation n'était pas connue. Mais nous nous sommes efforcé de montrer que suivant toute probabilité l'inoculation avait été faite au cours du travail, en nous appuyant sur les statistiques qui indiquent la fréquence du charbon chez les ouvriers mégissiers, surtout chez ceux qui travaillent des peaux d'origine exotique.

Avant de donner le résumé de notre rapport, nous ferons remarquer que depuis qu'il a été rédigé, d'autres statistiques ont été publiées qui confirment celles que nous avions signalées.

Dans un mémoire d'un médecin anglais, T. M. Legge [1], nous trouvons en effet les renseignements suivants.

Dans 444 cas de charbon constatés en Allemagne pendant la période 1894-1903, les professions des personnes atteintes étaient les suivantes :

Ouvriers préparant d'une façon ou d'une autre les dépouilles d'animaux morts du charbon.	312
Garçons de ferme.	51
Bergers ou vachers.	25
Ouvriers en cuir.	26
Tanneurs.	9
Vétérinaires.	7
Inspecteurs des viandes.	4
Bouchers.	6
Garde-chasse.	1
Agent de l'état.	1
Cordonnier.	1
Employé d'un magasin de peaux d'origine étrangère.	1
	444

Legge répartit les 261 cas de charbon observés en Angleterre pendant la période de 1899-1904, en quatre catégories :

Industrie de la laine.	88
Industrie des crins et soies.	70
Industrie des cuirs et peaux.	86
Autres industries.	15

Mais dans la catégorie des autres industries on trouve encore les ouvriers en corne, ceux travaillant dans les fabriques d'engrais chimiques.

1. T. M. Legge. Le charbon professionnel. *Ann. d'hyg. publ. et de méd. lég.* Août 1905.

L'auteur signale aussi que les peaux d'origine étrangère, surtout celles provenant de Perse, d'Asie mineure, de Chine sont celles qui occasionnent le plus souvent les cas de charbon humain.

Voici maintenant le rapport d'expertise dont il a été parlé plus haut. Nous n'avons pu savoir quel jugement a été rendu dans cette affaire.

Obs. VIII (personnelle). — *Ouvrier mégissier mort du charbon. S'agit-il d'un accident du travail?*

Voici d'abord les termes de la mission dont nous avons été chargé par un jugement du Tribunal de la Seine :

« Entendre tous témoins utiles, s'entourer de tous renseignements, prendre connaissance de tous certificats, rechercher et dire *s'il existe des présomptions graves, tendant à faire admettre que l'affection charbonneuse dont H... est décédé, a été contractée par suite d'un événement subit survenu dans le lieu et dans le temps de son travail.* »

Les divers renseignements que nous avons consignés dans notre rapport peuvent se résumer ainsi :

Le sieur H..., ayant exercé toute sa vie le métier d'ouvrier mégissier, a présenté le 13 juin un aspect violacé des paupières de l'œil gauche ; dès le lendemain un œdème très abondant avait envahi ces paupières et gagnait ensuite les régions voisines. Il est entré à l'hôpital le 19 juin, et le médecin du service écrit le 22 juin :

« Soigné pour œdème charbonneux de la face, du cou et de la partie supérieure du thorax. — Le point d'inoculation est visible à la partie externe de la paupière supérieure gauche. » — H... est mort le 23 juin.

Déclaration du directeur de la mégisserie : « On travaille dans la maison des peaux de chevreaux importées d'un grand nombre de pays, notamment de Russie, des Balkans, d'Italie, du Chili. Ces peaux arrivent par ballots de 100 à 500 pièces.

H... n'était pas chargé de dépaqueter ces ballots, mais il accomplissait toutes les autres besognes de la mégisserie, c'est-à-dire qu'il transportait sur son dos ou dans ses bras des piles de peaux qui venaient d'être déballées, qu'il les plongeait dans l'eau ou dans un lait de chaux, les écharnait, les épilait. »

Les ouvriers de l'usine prétendent qu'une partie de ces peaux étaient pourries, ce que conteste le patron.

Les défendeurs ne contestent pas que H... soit mort du charbon ; ils se bornent à dire qu'il n'est pas établi qu'il ait contracté cette affection dans leurs ateliers plutôt qu'en dehors de ceux-ci.

Après avoir exposé l'étiologie du charbon, et les conditions dans lesquelles se fait l'inoculation des spores, nous continuions notre rapport dans les termes suivants :

On doit donc dire que H... a été atteint du charbon parce qu'il a reçu des spores de la bactéridie charbonneuse.

Or, ces spores ne sont pas répandues partout, elle restent dans la peau ou les autres dépouilles des animaux charbonneux, et ne s'en éloignent guère.

En effet, parmi les cas presque innombrables de charbons observés chez l'homme, l'immense majorité se rapportent à des individus qui ont été en contact direct avec un animal charbonneux ou avec les dépouilles. C'est là un fait bien connu, admis par tout le monde.

Il est même à noter que ce sont les ouvriers mégissiers qui fournissent de beaucoup le contingent le plus élevé à la maladie charbonneuse, fait qui paraît dû à ce que les moutons et les chèvres sont plus souvent atteints du charbon que les autres animaux, surtout les moutons et les chèvres des pays exotiques où le charbon est beaucoup plus répandu que chez nous.

On lit par exemple dans l'article « Peaux » du Dictionnaire encyclopédique des sciences médicales, écrit par M. le Dr Layet en 1886 : « Sur 35 cas de charbon observés par Bourgeois d'Étampes, 20 fois il s'agissait d'ouvriers mégissiers. Sur 16 cas de charbon constatés à Millau (Aveyron) dans une période de 9 ans, 15 fois les ouvriers étaient mégissiers. Circonstance d'autant plus remarquable qu'à Millau le nombre des mégissiers n'atteint pas le tiers des ouvriers employés par l'industrie peaussière, lesquels n'ont pas présenté un seul cas de charbon. »

Le Conseil d'hygiène et de salubrité du département de la Seine s'est livré en 1887 à une étude sur le charbon et les moyens qui pourraient être employés pour la désinfection des peaux, crins et cornes. M. le Dr le Roy des Barres, médecin à Saint-Denis (Seine) et membre du Conseil, lui a présenté un rapport sur l'ensemble des cas de charbon observés par lui à Saint-Denis.

De ce document nous extrayons les renseignements suivants.

Depuis l'année 1875 jusqu'à l'année 1890, M. le Dr Le Roy des Barres a observé 49 cas de charbon. Sur ces 49 cas, 48 concernent des ouvriers mégissiers en travaillant les peaux ou les crins ; le quarante-neuvième cas est celui d'une petite fille de 3 ans 1/2, fille et sœur de mégissiers.

Il serait superflu d'insister sur la signification de cette statistique. Elle permet de dire que le charbon est une maladie exclusivement professionnelle, qu'en tout cas s'il y a des exceptions à cette règle, elles sont bien rares.

La même statistique montre aussi que les ouvriers mégissiers sont les plus exposés au danger de contagion. En effet les 48 cas de charbon se décomposent ainsi : ouvriers en crins : 10 ; ouvriers en petites peaux (chèvre et chevreau) : 37 ; ouvriers en peaux de mouton : 1.

L'auteur indique aussi que les peaux d'origine étrangère sont presque toujours celles qui renferment le germe contagieux.

« Autrefois, dit-il, à Saint-Denis une usine de crins utilisait seule les produits étrangers, et c'est dans cette fabrique uniquement que de temps à autre se déclarait un cas de charbon. — En 1880, une mégisserie où se fait exclusivement le travail de la petite peau de provenance étrangère (chevreau et chevrette) s'est fixée dans la localité. Dans ce deuxième établissement, le charbon externe devient fréquent ; le nombre des cas y augmente du reste avec le mouvement des affaires et il oscille suivant la quantité et l'origine des approvisionnements.

« Dans une autre mégisserie importante où les peaux françaises seules et les peaux de mouton sont habituellement traitées, nous n'avons eu à constater qu'un seul cas de charbon ; l'ouvrier atteint a succombé précisément pendant une période où un lot de peaux étrangères était exceptionnellement utilisé.

« Ces trois établissements sont les seuls à Saint-Denis où le charbon, à notre connaissance, se soit montré. Il existe dans la localité deux autres mégisseries, où sont utilisées les peaux françaises, et trois tanneries importantes : dans ces établissements aucun cas de charbon n'a été constaté. »

M. le Dr Le Roy des Barres a encore présenté sur ce sujet une note à l'Académie de médecine en 1897. A cette époque, le nombre total des cas de charbon chez l'homme observés par lui s'élevait à 72, dont 57 chez des ouvriers mégissiers et 15 chez des ouvriers ou ouvrières en crins. M. le Dr Le Roy des Barres dit dans cette note que chaque cas a donné lieu à une enquête sur l'origine des produits d'où provenait l'infection ; il a été reconnu que jamais les peaux d'origine française n'ont été contagieuses, ce qui tient sans doute à la presque disparition du charbon dans les troupeaux français depuis l'emploi de la vaccination pastorienne ; les peaux ou crins dangereux venaient de Turquie, Russie et République argentine.

Ainsi, pour résumer tout ce qui précède, le charbon externe est une maladie qui frappe à peu près exclusivement les individus qui ont été en contact avec un animal charbonneux ou avec ses dépouilles. Les ouvriers mégissiers y sont tout particulièrement exposés, et surtout ceux de ces ouvriers qui travaillent les peaux de chèvre et de chevreau provenant de pays étrangers.

Comme le sieur H... était ouvrier mégissier, qu'il travaillait des peaux de chèvre ou de chevreau provenant de pays étrangers, on peut dire « qu'il y a des présomptions graves, précises et concordantes tendant à faire admettre que l'affection charbonneuse dont il est mort a été contractée par suite d'un événement subit survenu dans le lieu et dans le temps du travail. »

L' « événement subit » c'est la pénétration dans l'organisme du sieur H... des spores ou germes du charbon. Or d'après ce qui a été dit précédemment il y a une probabilité telle qu'elle équivaut presque à une certitude, que les spores du charbon se trouvaient dans l'une des peaux mises en travail.

La pénétration des spores s'est faite à travers une érosion qui se trouvait sur la paupière. C'était là une blessure absolument insignifiante dont le sieur H... n'a pas eu conscience, que les personnes de sa famille n'ont pas remarquée, mais que M. le Dr C... a signalée parce qu'il l'a cherchée, pensant qu'elle devait exister.

Je n'ai pas de moyens pour reconnaître si cette érosion s'est produite dans le temps et dans le lieu de son travail. Je ferai remarquer cependant que les probabilités sont pour l'affirmative, que c'est par exemple en transportant un paquet de peaux que le sieur H... aura été à la fois écorché et inoculé par une partie desséchée de l'une de ces peaux.

D'ailleurs quand bien même on admettrait que l'érosion dont il s'agit a été produite en dehors de l'usine, il n'en resterait pas moins que c'est par le fait du maniement des peaux que les spores ont pénétré dans l'érosion et ont créé la maladie. Le point d'inoculation ne joue ici qu'un rôle très accessoire car il est souvent tellement minime qu'il reste parfois tout à fait inaperçu.

En terminant, je ferai remarquer que le fait qu'un grand nombre de peaux travaillées par le sieur H... auraient été pourries ne me paraît pas avoir une grande importance les spores du charbon se conservant aussi bien et aussi longtemps (sinon plus) dans les peaux non putréfiées.

Conclusion. — Il est extrêmement probable, à mon avis, que le sieur H... a contracté la maladie charbonneuse dont il est mort par suite d'un événement subit survenu dans le temps et dans le lieu de son travail.

Syphilis.

Tous les médecins connaissent les cas où la syphilis est transmise d'un ouvrier à l'autre, dans l'industrie de la verrerie, par l'intermédiaire de la canne à souffler le verre. Un ouvrier atteint de plaques muqueuses buccales laisse à l'extrémité de la canne de la salive virulente, et le camarade qui embouche peu de temps après le même instrument s'inocule le virus syphilitique.

La syphilis ainsi contractée est considérée comme un accident du travail.

C'est ce qu'établit formellement un jugement du Tribunal de Montbrison (21 février 1903).

Attendu que le législateur n'a pas défini ce qu'il faut entendre par « accident », que si bien il a paru vouloir exclure du risque professionnel « les maladies » qui, en raison des conditions dans lesquelles s'exécute le travail sont la conséquence lente, certaine et presque fatale de la pratique normale de la profession, il a laissé au juge le soin d'apprécier si telle autre maladie qui se manifeste au cours du travail « est ou n'est pas un accident du travail » ;

Que le juge doit y voir ou n'y pas voir un accident du travail, s'il y a eu, s'il n'y a pas eu une relation directe de cause à effet entre le travail et la manifestation de l'affection dont l'ouvrier est atteint ; qu'en l'espèce la syphilis, bien que les ouvriers verriers soient particulièrement exposés à la contagion de ce mal, ne peut cependant être considérée comme la conséquence en quelque sorte fatale de l'exercice de la profession de verrier ; qu'on ne doit donc pas la considérer comme exclue par la volonté du législateur du risque professionnel ;

Qu'elle est plutôt le résultat d'une atteinte non pas violente, mais insidieuse et néanmoins soudaine au corps humain provenant de l'action extérieure du virus syphilitique ;

Que s'il est établi que c'est l'instrument du travail qui a été pour l'ouvrier l'agent de la propagation de ce virus, il faudra nécessairement voir entre le travail et la manifestation de la maladie une relation directe et immédiate de cause à effet, donnant lieu à l'application de la loi du 9 avril 1898.

Ce jugement a été confirmé par arrêt de la Cour d'appel de Lyon (3 août 1903).

Attendu qu'il est facile d'assigner à la syphilis dont serait atteint G... une origine et une date déterminées;

Que, consécutive à l'exercice de la profession de G..., elle serait bien encore le résultat d'un véritable accident survenu au cours du travail et à l'occasion du travail;

Qu'on ne peut donc, dans les conditions où elle serait survenue, considérer cette syphilis comme une des maladies professionnelles exclues du bénéfice de la loi du 9 avril 1898.

Il semble qu'en dehors du cas spécial des ouvriers verriers, la transmission de la syphilis par une blessure reçue au cours du travail doit être très rare, car tout porte à croire que le germe de la syphilis est fort peu répandu en dehors de l'organisme humain et qu'il ne vit pas longtemps quand il a quitté celui-ci.

Cependant un cas de ce genre a été soumis à M. le juge de paix du 8ᵉ arrondissement de Lyon (4 juillet 1902) qui l'a considérée comme un accident du travail.

Voici les principaux passages du jugement :

Attendu qu'un témoin..., contradictoirement entendu au cours du procès en présence des deux parties, affirma la sincérité de l'accident du 9 décembre, blessure de N... au pouce de la main droite avec légère excoriation à la suite d'un choc avec un coussinet de cuivre, au cours d'un travail de nuit;

Qu'une expertise fut ordonnée, à la suite de laquelle M. le Dr Gailleton a formellement déclaré que c'est bien l'excoriation de la main qui a été l'origine du mal, que la maladie a commencé par le pouce droit, qu'il est infiniment probable que le traumatisme par objet infecté a été le point de départ de la maladie, que la marche et l'évolution du chancre eussent été autres si la plaie eût été infectée postérieurement à l'accident du 9 décembre, que tout enfin porte à penser que l'excoriation et la contamination ont eu lieu en même temps.

Remarquons en passant les difficultés de régler l'indemnité à allouer à l'ouvrier atteint de syphilis puisque pendant toute sa vie cet ouvrier restera exposé à des manifestations syphilitiques plus ou moins graves.

La seule solution possible est celle qu'a prise M. le juge de paix de Lyon dans le jugement susrelaté, lequel après avoir réglé l'indemnité pour une première période terminée de la maladie, ajoute : « Mentionnons expressément les réserves faites par N..., pour réclamer toutes autres indemnités auxquelles il pourrait avoir droit, en cas de nouvelles rechutes de la maladie contractée. »

§ II. — Tuberculoses.

Les tuberculoses (pulmonaire et autres) se développent souvent à la suite d'un accident du travail. Les médecins sont appelés fréquemment à donner leur opinion sur ces cas dont la solution, au point de vue de la loi de 1898, paraît parfois assez délicate.

La difficulté est de concilier le texte et l'esprit de la loi avec la notion médicale suivante, qui paraît aujourd'hui bien établie.

Le traumatisme ne crée pas les tuberculoses ; il ne peut que les aggraver ou les développer ; celles qu'il développe ainsi existaient toujours auparavant, ne fût-ce qu'à l'état de germe.

Il y a bien quelques réserves à faire à cette proposition, et voici les principales, sinon les seules.

Une plaie, si petite qu'elle soit, peut-être inoculée par le virus tuberculeux, soit immédiatement par l'instrument vulnérant, soit plus tard quand la plaie non fermée n'est pas défendue par un pansement, ou l'est mal. La tuberculose est alors réellement créée par la blessure. Mais ces cas sont assez rares et en général les tuberculoses ainsi inoculées sont relativement peu graves.

Il est probable aussi qu'une contusion pulmonaire est capable de créer la tuberculose chez un individu qui était antérieurement tout à fait sain. On ne comprendrait pas en effet comment un foyer de contusion du poumon, c'est-à-dire une plaie communiquant avec les ramifications bronchiques ne pourrait être ensemencé par les bacilles tuberculeux que les hygiénistes nous disent être si abondants dans l'air que nous respirons.

Enfin, un accidenté peut être, du fait de sa blessure, conduit à un état de dépression et d'affaiblissement tel qu'il devient, comme beaucoup d'autres cachectiques, très exposé à contracter la tuberculose, c'est-à-dire à ne plus opposer de résistance efficace aux chances de contagion plus ou moins nombreuses qui nous entourent tous. Ce cas rentre dans celui des affections intercurrentes dont il a été parlé au § V du chapitre précédent (pages 43 et suivantes).

Mais, réserve faite pour ces exceptions, en somme peu nombreuses, il semble bien démontré que le traumatisme ne fait que donner l'impulsion d'une évolution aiguë ou subaiguë à un foyer tuberculeux ancien, lequel pouvait être d'ailleurs resté entièrement latent.

Prenons comme exemples les tuberculoses osseuse, articulaire ou testiculaire, c'est-à-dire les plus fréquentes des tuberculoses dites locales. — Leur histoire, telle que la font comprendre les données scientifiques actuelles, peut être résumée dans la formule suivante donnée par M. le Dr Mosny[1]. Après avoir rappelé que les tuberculoses locales résultent presque constamment d'embolies bacillaires venues par les vaisseaux sanguins d'un foyer tuberculeux pulmonaire, cet auteur s'exprime ainsi : « Là où l'embolie bacillaire s'est fixée, se constitue une lésion dont l'avenir est variable ; souvent elle progresse et se révèle cliniquement par les troubles fonctionnels inhérents à son siège ; parfois, au contraire, la lésion, à peine éclose, s'arrête, rétrocède et guérit sans avoir jamais laissé soupçonner son existence ; ou bien encore, lorsqu'elle ne guérit pas complètement, elle demeure latente et méconnue jusqu'au jour où une cause imprévue, une lésion inflammatoire quelconque, un traumatisme, viennent en réveiller l'activité et en révéler l'existence. »

La doctrine ainsi formulée se base sur des arguments de divers ordres.

Les uns sont tirés de l'observation clinique.

Si le traumatisme créait une tuberculose locale, en offrant aux bacilles tuberculeux qui circulent dans le sang, un excellent terrain de culture au niveau du

1. E. Mosny. Le traumatisme et la tuberculose. *Ann. d'hyg. pub. et de méd. lég.* 1902.

point blessé, ce devrait être chez les tuberculeux avérés, chez les phtisiques qu'on observerait le plus souvent les tuberculoses locales. Or, il n'en est pas ainsi; sur la totalité des tuberculoses locales, il y en a bien peu qui se développent chez des individus déjà phtisiques.

L'observation montre en outre que ce ne sont pas en général les très graves lésions traumatiques, les fractures par exemple, qui sont suivies d'une tuberculose locale, mais bien plus souvent les traumatismes d'intensité moindre : contusions, entorses. Il n'en serait pas ainsi si le traumatisme n'agissait qu'en créant un lieu de moindre résistance.

Enfin l'observation montre encore que les tuberculoses locales traumatiques ont des sièges à peu près constants : extrémités osseuses épiphysaires, articulations, testicule. Or ces points de prédilection de la tuberculose traumatique sont également ceux de la tuberculose spontanée.

Il est donc extrêmement probable que la tuberculose dite traumatique n'est qu'une tuberculose antérieure, spontanée, réveillée ou révélée par le traumatisme.

D'un autre côté l'expérimentation conduit à des conclusions analogues.

Il n'en a pas toujours été ainsi, il est vrai, et tout d'abord il semblait, d'après les expériences de Max Schuller, que le traumatisme agissait en créant un *locus minoris resistanciæ*. Cet auteur contusionnait l'articulation du genou, puis injectait dans la trachée de l'animal une émulsion de produits tuberculeux (crachats, fragments de poumons, pus d'abcès froids);

presque constamment il voyait se développer des lésions tuberculeuses localisées dans l'articulation traumatisée.

Mais ces expériences, faites avec des produits impurs, n'avaient pas la portée qui leur fut attribuée pendant un certain temps. « Chez les tuberculeux, disent MM. Lannelongue et Achard, le sang n'est presque jamais virulent; le bacille ne pénètre dans la circulation qu'en quantité minime, à l'état isolé pour ainsi dire, si bien que lorsque survient le traumatisme, le foyer a toutes chances d'échapper à l'infection bacillaire. » Ces auteurs ont injecté aux animaux, par diverses voies, des bacilles de la tuberculose ou des produits tuberculeux humains, puis ils ont produit sur ces mêmes animaux, avant, après l'injection, ou en même temps que celle-ci, divers traumatismes. Dans presque tous les cas, ces traumatismes n'ont pas été suivis de tuberculose locale ; les exceptions concernent des animaux qui avaient reçu, *par la voie sanguine,* des produits tuberculeux humains, en même temps qu'ils avaient été traumatisés.

Nous parlerons avec plus de détails des tuberculoses pulmonaire, pleurale, méningée, testiculaire dans les chapitres consacrés aux lésions des organes intéressés. Mais comme les mêmes données s'appliquent à toutes les tuberculoses traumatiques, quel qu'en soit le siège, nous pouvons aborder dès maintenant le côté juridique de la question.

Dans la pratique, les cas de ce genre peuvent être distingués en deux catégories très tranchées.

Dans la première, une tuberculose notoirement existante, nettement établie par des manifestations cliniques, a été certainement aggravée par un traumatisme. Par un exemple, un ouvrier atteint de tuberculose pulmonaire diagnostiquée, mais le laissant cependant encore capable de travailler, fait une chute qui occasionne une fracture de côte ; à la suite de cette blessure, il est pris de pleurésie ; la tuberculose pulmonaire prend une marche aiguë et entraîne la mort cinq mois après l'accident.

L'équité, le bon sens indiquent aisément la solution. L'auteur de l'accident ne saurait être rendu entièrement responsable d'une blessure qui n'a eu des conséquences aussi graves que parce que l'ouvrier était atteint antérieurement d'une maladie qui, en dehors de l'intervention de tout traumatisme, aurait, suivant toute vraisemblance, continué à évoluer, et aurait abouti plus ou moins rapidement à l'incapacité complète de travail. Mais d'autre part, cette évolution aurait peut-être été très lente, aurait peut-être eu des moments d'arrêt, tandis que la blessure lui a certainement imprimé une marche beaucoup plus rapide. — Il y a donc lieu d'accorder une indemnité, mais une indemnité moins élevée que si l'ouvrier avait été sain avant l'accident.

Le cas auquel nous venons de faire allusion avait été solutionné différemment par le Tribunal de Saint-Nazaire, qui n'avait pas tenu compte de la maladie antérieure. Mais la Cour de Rennes, tout en accordant une indemnité, en a réduit le montant en se basant sur les considérations que nous indiquions plus haut, sur l'esprit de la loi, tel qu'il se dégage des débats qui ont précédé le vote (voir page 34).

On ne peut que souhaiter que la jurisprudence se fixe définitivement dans ce sens, et ce vœu paraît en voie de réalisation.

Dans une seconde catégorie de faits, la tuberculose antérieure était latente, ou tout au moins son existence en tant qu'affection appréciable ne peut être démontrée. C'est seulement en se basant sur les données scientifiques rappelées plus haut que le médecin peut dire que le traumatisme n'a fait que révéler une tuberculose préexistante.

Les magistrats ont quelquefois tenu compte de cette tuberculose latente. Ainsi la Cour de Paris (22 mars 1902) n'a attribué *que pour partie,* à la blessure une tuberculose pulmonaire développée chez un ouvrier qui, avant l'accident, jouissait, en apparence au moins, d'une excellente santé et d'une vigoureuse constitution. La Cour a donc admis ici la théorie médicale indiquée plus haut, et en a fait état.

Mais dans la plupart des cas, les magistrats se refusent à entrer dans de telles considérations et ne tiennent pas compte des antécédents de la victime, quand ces antécédents ne sont pas démontrés par des faits.

Ainsi, à propos d'un ouvrier atteint d'ostéite tuberculeuse du métatarse, suite de traumatisme, le Tribunal de la Seine s'exprime ainsi :

Attendu que D... est atteint d'impotence presque complète du pied droit, qu'il n'y a pas lieu de faire état des prétendus antécédents tuberculeux du demandeur qui, avant l'accident, suffisait à son ouvrage; qu'il importe peu que son tempérament ait rendu plus grave la blessure dont il a été victime.

—

A notre avis, cette solution est à la fois la plus pratique et la plus équitable.

Elle est la plus pratique car ni les magistrats ni les experts ne pourraient jamais savoir quelle aurait été l'évolution de la tuberculose latente ; celle-ci est parfaitement susceptible de guérir spontanément. Dès lors, comment évaluer la proportion suivant laquelle la responsabilité de l'auteur de l'accident est diminuée, et comment chiffrer le montant de la rente?

La solution nous paraît en même temps équitable. Une tuberculose entièrement latente n'est pas une maladie (guère plus que le microbisme latent) ; elle ne diminue en rien la force et la capacité de travail de l'ouvrier ; elle constitue une simple menace qui ne se réalisera peut-être jamais. Le traumatisme qui vient ainsi transformer en une réalité ce qui n'était qu'une possibilité, et même une possibilité qui n'aurait peut-être duré qu'un certain temps, mérite nous semble-t-il, d'être considéré comme la véritable cause.

Envisagée de cette façon générale et en quelque sorte schématique, la question de la tuberculose pourrait donc être réglée assez simplement. Suivant que l'ouvrier était ou non déjà *notoirement* tuberculeux avant l'accident, il y aurait à tenir compte ou non de l'affection antérieure.

Mais l'application de ce principe n'est pas toujours facile dans la pratique. Déterminer à laquelle des deux catégories sus-indiquées appartient l'ouvrier est la tâche de l'expert, et aussi celle de tous les médecins qui ont à examiner ou à soigner le blessé.

Quelque soin qu'ils mettent à cette tâche, ils ne

sauraient se flatter de ne jamais se tromper, et leurs erreurs seront toujours en faveur de l'ouvrier.

En effet, dans beaucoup de cas il sera impossible de démontrer et même de savoir qu'avant l'accident l'ouvrier avait des lésions tuberculeuses non pas seulement latentes, mais parfaitement caractérisées. Il en sera même le plus souvent ainsi quand le médecin chargé des premières constatations n'aura pas pris le soin de rechercher et de mentionner si ces lésions existent aussitôt après l'accident. Faute de ces renseignements, et en dehors de certains cas particuliers, les experts ne pourront s'en rapporter qu'aux déclarations du plaignant lui-même et de son entourage, et au fait que l'ouvrier avait interrompu ou non son travail pour cause de maladie.

En l'absence de toute autre preuve sérieuse, les magistrats considèrent ordinairement qu'un ouvrier qui n'a jamais cessé de travailler régulièrement n'était pas un malade. On ne saurait évidemment le leur reprocher; mais il n'en est pas moins vrai que bon nombre d'ouvriers porteurs de cavernes pulmonaires, d'épididymites et même d'arthrites tuberculeuses, continuent à travailler très régulièrement.

§ III. — Glycosurie. Diabète sucré. Diabète insipide.

Les traumatismes, quels qu'ils soient, peuvent entraîner une glycosurie plus ou moins abondante et durable. Elle apparaît parfois dès les premières heures qui suivent l'accident, dure quelques jours seulement ou plusieurs semaines. La quantité de sucre en 24 heures varie de quelques décigrammes à

30 ou 40 grammes. Mais cette glycosurie post-traumatique, qui serait fréquente si l'on s'en rapporte à certaines recherches, ne s'accompagne d'aucun des signes du diabète, et guérit en général sans laisser de traces.— Il en est de même pour la glycosurie purement alimentaire qui s'observe chez certains blessés.

Le diabète véritable, c'est-à-dire la glycosurie accompagnée de polydipsie, de polyurie et de quelques-uns des troubles de la santé générale appartenant au diabète ordinaire, est beaucoup plus rare. Son existence est même considérée comme assez douteuse par certains auteurs. Ce scepticisme ne nous paraît pas justifié, car l'histoire du diabète traumatique s'appuie sur des observations dont quelques-unes ont une valeur incontestable.

Cette histoire se trouve en grande partie dans un mémoire de MM. Brouardel et Richardière[1], et elle peut se résumer de la façon suivante :

Le diabète traumatique n'est pas très fréquent; dans les diverses statistiques il figure suivant des proportions variant de 1 à 5 ou 6 pour 100 cas de diabètes de causes diverses.— Relativement au nombre total des blessés, il paraît aussi assez rare. Nous n'en avons observé que trois cas dans toute notre carrière; encore l'origine de l'un d'eux est-elle douteuse. Il est possible cependant qu'un certain nombre de cas restent méconnus parce qu'on ne cherche pas à faire le diagnostic.

Le diabète traumatique s'observe le plus souvent à

1. P. Brouardel et H. Richardière. — Du diabète traumatique. *Ann. d'hyg. pub. et de méd. lég.* 1888.

la suite de blessures ayant intéressé le crâne ou le rachis : 22 fois sur 30 dans la statistique de MM. Brouardel et Richardière. Dans les autres cas, le traumatisme a porté sur les membres et sur le tronc, mais presque toujours alors il s'agit de chutes de voiture ou de cheval, d'accidents de chemin de fer, de sorte que le traumatisme a vraisemblablement occasionné un ébranlement de tout le corps et notamment des centres nerveux.

On peut donc dire que le diabète traumatique est surtout un diabète nerveux ; soit que l'accident ait occasionné une commotion ou une autre lésion matérielle de l'encéphale ou de la moelle, soit qu'il ait produit une vive émotion.

Il est à remarquer toutefois que les troubles nerveux ne sont pas toujours intenses au moment où se produit l'accident. S'il arrive parfois, comme dans notre observation IX, que le blessé ait eu une commotion cérébrale des plus violentes, dans d'autres cas, l'atteinte du système nerveux ne se manifeste pas d'une façon évidente.

Le diabète apparaît souvent très peu de temps après l'accident, c'est-à-dire au cours de la première semaine et quelquefois même dès le second ou le premier jour.

Il débute quelquefois plus tardivement, et ce début peut être très brusque. Voici à ce sujet une observation fort démonstrative citée par MM. Brouardel et Richardière : Un dragon tombe de la hauteur d'un troisième étage et est atteint ainsi de luxation en avant de la deuxième vertèbre dorsale (luxation qui fut d'ailleurs réduite facilement). — Pendant les quatorze premiers jours, l'urine ne renferme ni sucre, ni albumine. Le quinzième jour, le blessé accuse une soif vive, il n'avait pas dormi; son urine était pâle et abondante; elle contenait du sucre. A partir de ce moment la glycosurie et la polyurie augmentent très vite; la quantité des urines fut de 4500 gr. le seizième jour, 8800 le dix-huitième jour, 13000 le vingtième jour.

Dans d'autres cas, le diabète se manifeste beaucoup plus tardivement; mais ici plusieurs interprétations sont possibles.

Il est sans doute arrivé dans quelques-uns de ces cas que seule la découverte du diabète a été tardive, son début réel pouvant être beaucoup plus précoce. Il y aurait ainsi une première élimination à faire dans le groupe des diabètes traumatiques tardifs.

Il faut reconnaître cependant que cette objection paraît devoir être écartée pour certaines observations où le sujet a été soigneusement observé, par exemple dans la suivante de MM. Brouardel et Richardière,

Un homme de 45 ans est victime d'un accident de chemin de fer le 18 juillet 1884 et conserve longtemps de vives douleurs lombaires. Ses urines, examinées de temps en temps, étaient augmentées de quantité dès le 30 juillet, mais le sucre n'y a été constaté qu'à la fin de novembre. Le 13 février 1885, elles en renfermaient 47 grammes par litre.

Dans ce cas, il semble bien que le diabète mérite réellement la qualification de traumatique, puisque la polyurie a débuté très peu de temps après l'accident, si la glycosurie n'est apparue qu'au bout de quatre mois.

Mais quand on parle de diabètes ayant débuté une ou plusieurs années après l'accident, et après un intervalle plus ou moins long de bonne santé, il nous semble bien difficile de considérer l'influence étiologique du traumatisme comme hors de doute, et pour notre part nous ne l'affirmerions pas dans une expertise.

Jusqu'à plus ample informé, le diabète qu'on peut considérer comme véritablement traumatique est celui qui débute quelques jours seulement après l'accident, ou qui, ayant débuté plus tard, a du moins été précédé de certains troubles nerveux et urinaires n'ayant pas laissé une période de santé complète depuis l'accident.

Ce diabète traumatique semble comporter un pronostic favorable. Bien qu'il soit susceptible de présenter tous les symptômes et toutes les complications du diabète ordinaire, on voit cependant dans la plupart des observations qu'il se termine par la guérison dans un délai qui ne dépasse ordinairement pas six mois ou un an. Mais il laisse parfois une polyurie plus ou moins durable.

Une autre question qui se pose quelquefois est celle de l'aggravation du diabète par un traumatisme. Cette aggravation est possible ; mais on n'en trouve pas de nombreux exemples dans la littérature. Un de ceux-ci est d'intérêt médico-légal. Il a été ainsi rapporté par Litten[1] : « Un homme, au cours d'une chute

1. *Société de médecine interne de Berlin*, 6 mai 1901, compte rendu in *Semaine médicale*.

accidentelle, se fit une contusion du testicule gauche avec gonflement considérable de l'organe. Au bout de quelques jours l'état s'aggrava. Il y eut de fréquentes gastralgies, accompagnées de vomissements, et le patient tomba dans le coma. On constata à ce moment que l'urine renfermait 30 grammes de sucre par litre, et un peu d'albumine. Les deux sommets étaient le siège de lésions tuberculeuses. Dix jours après l'accident, la mort survint dans le coma. — On me demanda, 1° si la mort avait été causée par l'accident, celui-ci ayant déterminé le diabète ; 2° si l'on pouvait admettre que l'accident avait aggravé un diabète préexistant et avait ainsi entraîné une mort prématurée. Je répondis affirmativement à la seconde question, et négativement à la première, me basant sur ce qu'il n'existe pas dans la science d'exemple qu'un diabète ait, quelques heures après son début, provoqué le coma. »

La principale difficulté dans les expertises relatives au diabète traumatique consiste à reconnaître si le diabète a été réellement occasionné par l'accident, car il est évidemment tout à fait exceptionnel que l'urine ait été analysée avant le dit accident.

On peut se baser pour résoudre cette question sur quelques-uns des caractères qui viennent d'être indiqués comme appartenant plus spécialement au diabète traumatique : nature de la blessure — début souvent précoce — non intégrité de la santé dans l'intervalle compris entre l'accident et la première constatation de la glycosurie ; évolution de l'affection qui se termine assez souvent par le diabète insipide.

En réalité, le problème n'est pas toujours soluble. Voici trois observations qui montrent assez bien les diverses conditions dans lesquelles il se pose.

Obs. IX (personnelle). — *Violente commotion cérébrale. Diabète sucré, puis diabète insipide.*

H..., 21 ans, a été blessé le 22 février 1900. Un mât dressé dans la rue pour une fête, lui est tombé sur la tête. Il a immédiatement perdu connaissance, et a été transporté à l'hôpital dans un état comateux. Il n'a repris quelque conscience de lui-même qu'au bout de neuf jours, mais pendant une quinzaine encore il a conservé un certain égarement intellectuel, ne reconnaissant que très imparfaitement les gens qui venaient le voir.

Dès qu'il fût sorti du coma, H... éprouva une soif intense; pendant cinq mois il a bu dans l'espace des 24 heures d'abord 8 litres, puis 5 litres de lait (qui constituaient son unique nourriture) plus 3 litres de coco. Il éprouvait pendant cette même période, outre les maux de tête et vertiges consécutifs au traumatisme crânien, une « énorme fatigue » bien qu'il fût toujours couché et assis. — Le sucre a été constaté dans l'urine, mais non dosé.

Tous ces troubles de la santé ont commencé à diminuer au bout de quelques mois et H... a recommencé à travailler un peu à la fin du mois de juillet 1900.

Examen en janvier 1901. — Cicatrice de plaie contuse à la partie postérieure du cuir chevelu. Encore quelques maux de tête, vertiges et insomnie. H... déclare que, bien que capable de travailler maintenant, il se fatigue beaucoup plus qu'avant l'accident. Il prétend que la soif qui le tourmentait autrefois n'a pas complètement disparu; chaque jour il boirait environ deux litres d'eau entre les repas. — L'urine que nous avons analysée à deux reprises et à 15 jours d'intervalle ne contenait ni sucre ni albumine. — Pas de polyphagie, pas d'amaigrissement marqué.

Cette observation représente le type ordinaire du diabète traumatique, de sorte que, même si les déclarations du blessé n'avaient pu être vérifiées, elles auraient pu être considérées comme très probablement exactes. Il n'aurait pu inventer de toutes pièces une affection dont l'étiologie, les symptômes et l'évolution correspondent aussi exactement au diabète traumatique.

En effet, le diabète est apparu presque aussitôt après une violente commotion cérébrale ; il s'est manifesté d'emblée par ses symptômes cardinaux : soif, polyurie, glycosurie, fatigue extrême ; puis, après une durée de quelques mois les symptômes se sont atténués assez rapidement, et au bout de onze mois, il n'existait plus qu'un certain degré de polyurie (diabète insipide).

Obs. X (personnelle). — *Accident de voiture. Diabète constaté seulement quatre mois après, mais occasionné vraisemblablement par l'accident.*

M. B..., 50 ans, ecclésiastique, a été victime d'un accident de voiture le 24 janvier. Le cheval s'étant emballé la voiture a heurté un obstacle, et M. B... a été précipité sur le sol. Il a reçu une violente contusion à l'épaule et a eu trois côtes fracturées.

A la suite de cet accident, M. B... a éprouvé divers troubles de la santé générale, notamment une fatigue continuelle, une soif un peu exagérée, et des transpirations abondantes. Son médecin a été amené ainsi à faire pratiquer dans les premiers jours de juin une analyse d'urine. — L'urine contenait 50 grammes de sucre par litre ; sa quantité dans les 24 heures était de 2 litres et demi.

Sous l'influence d'un régime sévère et d'un traitement par

la liqueur de Fowler, les carbonates de lithine et de soude, la glycosurie a diminué peu à peu, et au commencement d'octobre elle avait disparu.

Mais quelques jours après, M. B... a éprouvé une très vive émotion occasionnée par la mort de sa mère, et presque aussitôt il a été repris de soif et de fatigue. — La glycosurie a reparu et a atteint jusqu'à 30 grammes par litre.

Examen le 7 décembre (10 mois 1/2 après l'accident). — M. B... a repris maintenant ses occupations habituelles. Il n'accuse plus de troubles de la santé imputables au diabète. Toutefois ses urines, que nous avons analysées, contiennent encore $5^{gr},2$ de sucre par litre.

Dans ce cas, il est très probable que le diabète a été occasionné par l'accident. Celui-ci, qui a consisté en une projection sur le sol, était de nature à produire une commotion violente de tout le corps et notamment des centres nerveux. — En outre, M. B... a commencé à éprouver peu de temps après l'accident la fatigue continuelle qu'il n'aurait jamais eue auparavant, et dont il s'est ensuite toujours plaint à son médecin. — Enfin l'évolution rapide du diabète, sa presque guérison au bout de dix mois et demi, malgré une rechute occasionnée par une émotion, plaident aussi en faveur de l'origine traumatique de la maladie.

Obs. XI (personnelle). — *Accident de voiture. Diabète. Relation douteuse avec l'accident.*

M..., 68 ans, marchand de tonneaux, a été blessé le 14 juin dans les circonstances suivantes. Il traînait un haquet qui a été heurté à l'arrière par un tramway électrique. Par suite du choc, B... a été lancé hors de ses brancards, et est venu tomber sous une autre voiture dont le charretier a pu arrêter à temps les chevaux.

Il a été atteint de fracture de côtes avec déchirures du poumon (emphysème sous-cutané très étendu, crachements de sang) et de violentes contusions en divers points du corps.

Trois mois et demi après l'accident, B..., pour des raisons sur lesquelles il ne fournit aucune explication, aurait eu l'idée de *goûter son urine,* et lui a trouvé une saveur sucrée. Il l'a portée à un pharmacien, et celui-ci atteste qu'elle contenait 14gr,87 par litre ; soit environ 52 grammes par 24 heures, la quantité des urines étant de 3 litres et demi. B... ne dit pas spontanément avoir éprouvé quelques-uns des symptômes du diabète ; en réponse aux questions, il déclare qu'il avait assez soif, mais peu d'appétit, et qu'il était toujours fatigué, sans qu'on puisse nettement savoir s'il s'agissait de douleurs consécutives aux multiples contusions ou d'une fatigue réelle.

Examen le 21 décembre (six mois après l'accident). — B... n'a pas repris son métier qui est assez fatigant pour un homme de son âge. On ne peut savoir exactement si l'incapacité de travail tient plus aux diverses douleurs consécutives aux blessures qu'à la faiblesse générale et à la fatigue alléguées par le blessé. Celui-ci n'a pas maigri d'une façon bien notable.

L'urine que nous avons analysée nous-même, en présence du médecin de la compagnie d'assurance, contient du sucre. Le dosage n'a pas été fait ; mais d'après l'intensité de la réaction le chiffre ne doit pas être très différent de celui trouvé au mois d'août dernier.

Dans ce cas, l'origine du diabète nous a paru incertaine. La blessure est bien de celles qui peuvent se compliquer de diabète, mais on n'a pas pu savoir à quel moment les symptômes étaient apparus ; l'évolution de l'affection n'a pu être bien connue. Nous avons été obligé de déclarer que nous n'étions pas en mesure de reconnaître si le diabète était antérieur ou postérieur à l'accident.

Diabète insipide.

Le diabète insipide traumatique est moins rare que le diabète sucré. Son étiologie est la même; l'influence des traumatismes crâniens et médullaires se retrouve ici, et est même plus marquée encore.

Le début se fait parfois dès les premières heures, et le plus souvent dans les deux ou trois premiers jours. Il est tout à fait exceptionnel qu'il soit retardé au delà de quelques semaines (onze semaines a été le plus long délai).

L'affection se caractérise uniquement par deux symptômes: la polyurie et la polydipsie. Bien que la polyurie atteigne souvent 10 à 20 litres, et dépasse même quelquefois 25 litres par jour, l'état général reste presque toujours bon. Il est extrêmement rare de voir apparaître des troubles graves de la nutrition, et ceux-ci mêmes sont ordinairement curables.

La durée de l'affection est extrêmement variable; elle est comprise entre quelques jours, et une dizaine d'années ou plus.

Rappelons ici que le diabète insipide, avec les caractères que nous venons d'indiquer, succède assez souvent au diabète sucré traumatique.

§ IV. — Décrépitude sénile.

Il n'est pas très rare de voir un traumatisme accélérer considérablement les progrès de la decrépitude sénile.

Tel ouvrier qui, bien qu'ayant dépassé la cinquantaine, s'acquittait encore de sa besogne aussi bien que ses camarades plus jeunes, est atteint d'un traumatisme qui n'occasionne parfois qu'une blessure assez peu grave. Cette blessure guérie, l'ouvrier est devenu parfois un véritable vieillard, incapable de reprendre son ancien métier et quelquefois même de se livrer à aucun travail.

Nous ne faisons pas allusion ici uniquement aux cas dans lesquels le traumatisme a révélé une tare organique, et l'a fait passer de la phase latente à la phase des troubles fonctionnels susceptibles de retentir d'une façon plus ou moins grave sur l'ensemble de l'organisme. Nous envisageons des cas pour lesquels un diagnostic plus précis que celui de « sénilité » n'est guère possible. Il s'agit par exemple d'un affaiblissement général avec amaigrissement et atrophie de tout le système musculaire (observat. XII) ou bien de troubles nerveux mal caractérisés, d'une sorte de demi-démence (observat. XIII). En pareils cas, la sénilité se traduit parfois aussi par le blanchiment rapide des poils, par la sécheresse et l'aspect terreux de la peau, par un certain degré d'ectropion de la paupière inférieure, etc.

Le traumatisme proprement dit a sans doute la plus large part dans cette accélération brusque de la décrépitude sénile. Mais les conditions nouvelles créées par le traumatisme : confinement au lit ou à la chambre, oisiveté complète, changement d'alimentation, inquiétude et préoccupations, y contribuent sans doute aussi dans une bonne mesure.

Quelle que soit l'explication pathogéniqne de ces faits, l'expert a la tâche de les interpréter au point de vue de la loi du 9 avril 1898.

On se trouve en présence d'un homme qui, de l'aveu de tous, était avant son accident, un ouvrier valide, suffisant parfaitement à sa besogne quotidienne. A la suite de sa blessure et abstraction faite de l'incapacité permanente parfois très minime ou même nulle laissée par celle-ci, il est devenu un vieillard décrépit, et de ce chef son aptitude au travail est considérablement diminuée, sinon abolie.

Il nous paraît incontestable qu'en pareil cas l'affaiblissement sénile doit être considéré comme la conséquence de l'accident qui l'a hâté de plusieurs années.

Il est difficile assurément de préciser la mesure dans laquelle la sénilité a été avancée. Mais cette difficulté, c'est aux magistrats, croyons-nous, de la trancher. La tâche de l'expert consiste à leur fournir des éléments d'appréciation aussi exacts que possible, en leur indiquant d'une part les conséquences directes de la blessure, et d'autre part la nature et le degré de l'affaiblissement de l'état général.

Obs. XII (personnelle). — *Fractures de côtes ; incapacité permanente par décrépitude sénile.*

L... a travaillé régulièrement jusqu'à 67 ans à son métier d'ouvrier mécanicien. Les certificats de ses patrons attestent qu'il a toujours accompli convenablement sa besogne pourtant assez pénible.

Le 13 février 1901, il est tombé, s'est fracturé trois côtes du côté gauche, a craché un peu de sang pendant une quinzaine de jours. Il a été soigné à l'hôpital, puis dans diverses cliniques et dispensaires.

Examen le 11 *décembre* 1902, *près de deux ans après l'ac-*

cident. — L... est resté incapable de travailler. C'est, dit-il, parce qu'il est essoufflé dès qu'il fait un effort, qu'il a des douleurs dans le côté gauche de la poitrine, et surtout parce qu'il a les jambes très faibles, au point de ne pouvoir marcher ou rester debout plus d'un quart d'heure.

Les fractures de côtes n'ont laissé ni déformation, ni cal. Il n'y a pas de lésions appréciables des poumons ni des plèvres. — Pas de bruits anormaux au cœur ; pouls petit, mais régulier, à 72.

La faiblesse des membres inférieurs alléguée par le plaignant n'est pas sous la dépendance de lésions nerveuses. La sensibilité cutanée est en effet intacte ; les divers mouvements s'exécutent facilement et avec précision ; les reflexes des genoux sont normaux.

Mais les muscles des membres inférieurs sont considérablement réduits de volume. Il en est de même d'ailleurs de toute la musculature du corps et notamment de celle des membres supérieurs. — Une telle atrophie musculaire n'existait pas avant l'accident, car le sieur L... n'aurait pas pu accomplir les travaux de son métier. D'ailleurs les personnes qui le connaissent ont remarqué le changement qui s'est produit dans son aspect.

L... a peu d'appétit, mais digère assez facilement. Il n'est pas glycosurique.

Sa peau est sèche, terreuse, couverte de rides et de plis ; il a perdu la plupart de ses dents depuis l'accident. Il a un ectropion des deux paupières inférieures qui n'aurait commencé à apparaître qu'un an environ après l'accident.

Obs. XIII (personnelle). — *Plaie contuse de la jambe. Cicatrisation très lente, après laquelle le blessé reste définitivement incapable de tout travail en raison de troubles de l'état général, attribuables surtout à la sénilité.*

D..., 56 ans, employé depuis vingt et un ans dans la même maison en qualité de manœuvre. C'est un homme de grande taille et d'apparence robuste.

Le 7 décembre 1903, il est tombé dans un trou, il s'est fait une plaie contuse à la jambe droite. Cette plaie s'est cicatrisée très lentement, de sorte que six mois après le médecin du patron écrit : « La plaie, bien que superficielle, ne s'est cicatrisée que lentement en raison de l'existence de varices. Aujourd'hui la plaie est cicatrisée ; la jambe droite présente un léger gonflement œdémateux ; mais j'estime que D..., en portant un bas élastique, pourrait reprendre son travail. »

D... se sentait cependant dans l'impossibilité de reprendre sa besogne ; il a consulté divers médecins qui ont attesté son incapacité de travail.

Examen le 31 *mars* 1905, *quinze mois après l'accident.*

On voit sur la jambe droite quatre cicatrices fortement pigmentées, de 2 à 4 centimètres de diamètre, non adhérentes aux parties sous-jacentes. La jambe et le pied présentent des plaques d'eczéma sec. Dilatation des veinules cutanées, un peu d'œdème dur autour des malléoles.

La jambe gauche, qui n'a pas été blessée, présente exactement le même aspect, sauf les cicatrices.

Les mouvements communiqués aux diverses articulations des deux membres inférieurs ont leur amplitude normale ; D... peut mouvoir lui-même ces membres assez convenablement quand il est assis ; cependant les mouvements de la jambe droite paraissent un peu gênés et limités. Mais la marche s'effectue très mal. D... traîne les pieds et les lance un peu de côté. Son allure, déjà embarrassée quand il marche droit devant lui, le devient beaucoup plus quand il doit accomplir un demi-tour. On le voit alors hésiter, s'y reprendre à plusieurs fois, et finalement il ne réussit qu'en trébuchant ou en prenant un appui sur un objet voisin. Il peut rester quelques instants debout sur la jambe gauche seule, mais non pas sur la jambe droite.

Les muscles des membres inférieurs sont assez volumineux, et ont le même développement des deux côtés. — La sensibilité cutanée est intacte. — Le réflexe du genou est aboli des deux côtés. Le réflexe du tendon d'Achille est conservé ainsi que le réflexe plantaire. Pas de troubles de la miction.

L'urine ne contient pas de sucre ni d'albumine.

D... ne se plaint pas de troubles de la santé générale. Il n'a pas grand appétit, dit-il, mais digère sans difficulté. Il n'a pas de maux de tête ni de cauchemars, et son sommeil est bon les nuits où les douleurs de la jambe droite ne se font pas sentir.

Le plaignant dit seulement qu'il n'a plus de mémoire, et qu'il oublie d'un moment à l'autre tout ce qui s'est passé. Son intelligence paraît en effet fort amoindrie. Il s'exprime difficilement, non pas tant parce qu'il a de la peine à trouver ses mots que parce que ses idées sont peu nettes, lentes et paresseuses. Il a manqué le premier rendez-vous d'expertise, bien qu'ayant été averti et ayant conservé la lettre de convocation parce que, dit-il « il ne pouvait se décider à venir ». Il n'est venu au second rendez-vous, que parce que son avoué a envoyé un clerc le chercher à son domicile, encore celui-ci a-t-il eu quelque peine à vaincre ses hésitations. Notre expertise terminée, le sieur D..., au lieu de sortir du local qui se trouve au rez-de-chaussée, par la porte par laquelle il était entré, est descendu dans un sous-sol où il s'est égaré et où nous l'avons retrouvé quelque temps après.

En outre, le sieur D... présente des signes de décrépitude sénile beaucoup plus avancée que ne le comporte son âge. Les mouvements des membres supérieurs, bien qu'ayant conservé assez de force, sont maladroits et l'accompagnent de tremblement. La peau de tout le corps est sèche, terreuse, recouverte en quelques points des membres inférieurs et du tronc de minimes traces d'éruption eczémateuse.

Les troubles fonctionnels des membres inférieurs ne sont pas en rapport avec une affection nettement déterminée du système nerveux. On ne constate pas notamment de signes d'ataxie locomotrice ou d'une autre affection médullaire. D'autre part, on ne constate pas non plus d'altérations matériellement appréciables du cœur.

Le sieur D... est cependant incapable de reprendre son travail, non seulement en raison de la difficulté qu'il éprouve à marcher et à se tenir debout, mais aussi en raison de son affaiblissement physique et intellectuel.

Cet état peut être considéré comme définitif.

Les blessures occasionnées par l'accident du 7 décembre 1903 étaient relativement peu graves par elles-mêmes, et elles sont aujourd'hui guéries. Mais ils nous paraît impossible de nier toute relation de cause à effet entre le dit accident et l'incapacité de travail qui existe aujourd'hui.

En effet, le sieur D..., depuis 21 ans qu'il est employé dans la même maison, avait toujours accompli convenablement la besogne assez pénible dont il était chargé, sans jamais interrompre son travail pour cause de maladie — fait qui n'est pas contesté. A la suite de blessures qu'il a reçues à la jambe droite, son état général a décliné peu à peu, en même temps que la lenteur de cicatrisation des blessures décelait des troubles assez profonds de la nutrition, comme plus tard les désordres fonctionnels des membres inférieurs ont dénoté une perturbation du système nerveux.

Comme on ne constate chez le blessé aucune tare organique bien notable antérieure à l'accident, il faut admettre que celui-ci a hâté dans une certaine mesure la décrépitude sénile que l'on constate actuellement.

Il convient d'ajouter que le sieur D... a eu des chagrins et des émotions morales qui étaient de nature à déprimer aussi son organisme. Il a perdu sa femme au mois de janvier 1904 ; il n'a plus eu personne pour le soigner ; il est resté dans la solitude complète, sans aucune occupation, et préoccupé de la misère imminente.

Il est difficile de préciser exactement la part qui revient à l'accident du 7 décembre 1903 au milieu de ces divers facteurs. Toutefois, si l'on considère que le sieur D... fournissait encore, jusqu'au 7 décembre 1903, la même somme de travail que tout ouvrier valide ; que d'autre part les complications survenues à la suite des blessures n'ont pu se produire que parce que la constitution du blessé était usée et sans doute peu capable de résister longtemps encore, il nous paraît que l'on peut dire que l'accident a contribué à l'incapacité actuelle dans la proportion de trente à quarante pour cent.

CHAPITRE III

AFFECTIONS TRAUMATIQUES DE L'APPAREIL CIRCULATOIRE

ARTICLE I. — LÉSIONS ET TROUBLES FONCTIONNELS DU CŒUR.

Un accident du travail peut créer une lésion cardiaque par l'un des mécanismes suivants :

1° Action directe du trauma sur le cœur, c'est-à-dire coup sur la région précordiale, compression du thorax.

2° Action d'un effort violent ou d'une série de grands efforts, comme l'observation XIV en fournit un exemple typique.

3° Action indirecte du trauma ; une blessure siégeant en un point quelconque du corps est le point de départ d'une infection qui se localise dans le cœur.

Toutes ces éventualités, dont nous allons bientôt donner des exemples, se réalisent en somme assez rarement.

Ce qui est beaucoup moins rare c'est l'aggravation, par le fait de l'accident des lésions cardiaques antérieures qui étaient restées jusque-là assez bien supportées ou même tout à fait latentes.

L'aggravation peut porter soit sur les lésions elles-mêmes, soit, ce qui est plus fréquent, sur les troubles fonctionnels qui en résultent. A cette classe fort importante de faits se rattache l'histoire de la mort subite survenant à l'occasion ou au cours du travail chez des ouvriers atteints d'une affection cardiaque, laquelle était parfois tout à fait latente.

§ I. — Ruptures valvulaires.

Il est certain qu'un coup violent, une compression énergique portant sur la région précordiale, de même qu'un effort énorme ou une série de grands efforts, peuvent occasionner la rupture des valvules du cœur, même lorsque celles-ci ne présentaient, non plus que le cœur, aucune lésion. A plus forte raison, cette rupture peut-elle se produire sur des valvules atteintes déjà de quelque altération.

Mais le fait est sans doute très rare.

En effet, la question a été étudiée par divers auteurs[1] qui ont rassemblé soigneusement toutes les observations publiées dans les divers pays, en remontant aussi loin que possible dans le passé. Or le total de toutes ces observations, recueillies dans le travail d'ensemble le plus récent, c'est-à-dire dans la thèse du Dr J. Dreyfus (1896) s'élève au chiffre de 92. Mais il s'en faut de beaucoup que toutes ces obser-

1. Les principaux de ces travaux sont :

Barié. Recherches cliniques et expérimentales sur les ruptures valvulaires du cœur. *Revue de médecine*, 1881.

Nélaton Charles. Rapports du traumatisme avec les affections cardiaques. *Thèse d'agrégation*, 1886.

Dreyfus Jules. Ruptures valvulaires consécutives au traumatisme et à l'effort. *Thèse de Paris*, 1896.

Dufour. Des insuffisances aortiques d'origine traumatique. *Thèse de Paris*, 1897.

vations soient probantes. Si l'on élimine celles qui ne résistent pas à une critique un peu exigeante, le total est considérablement réduit.

On peut tirer en outre de cette statistique un enseignement intéressant, à savoir que les ruptures ainsi produites portent surtout sur les valvules aortiques; vient ensuite la valvule mitrale (moitié à peine du chiffre précédent). Quant aux valvules du cœur droit, leur rupture est excessivement rare (quatre cas en tout).

Les observations dans lesquelles l'effort ou une série d'efforts ont été la cause de la rupture sont les plus probantes et relativement les plus nombreuses. En voici un exemple :

Obs. XIV (Hendersen[1]). — *Déchirure de deux valvules aortiques à la suite d'une série d'efforts.*

L..., 44 ans, alcoolique, a fait un jour, il y a quatre mois, des efforts très violents et soutenus pour pousser une charrette en montant une côte rude. Brusquement il a été pris, pendant cette opération, d'une forte oppression, et il a dû être ramené chez lui sans connaissance. Il y est resté pendant près de six semaines avec une dyspnée persistante.

H... le vit le 6 septembre en pleine asystolie. La percussion montre une matité cardiaque étendue jusque vers la 6e côte gauche, à deux pouces environ en dehors de la ligne mamelonnaire. — Impulsion du cœur faible. Bruit de souffle systolique et souffle diastolique plus faible. Jusqu'au moment de la mort, les signes physiques se modifièrent peu.

Autopsie. — Épanchement abondant dans la plèvre droite. Dans le péricarde, six onces de liquide séro-sanguinolent. Cœur presque doublé de volume ; cavités toutes dilatées.

1. *Edimburgh Médic. J.* 1835. Résumé emprunté à M. Thoinot.

Aorte saine ; membrane interne lisse et polie. Mais les valvules sigmoïdes sont très fortement lésées. Deux d'entre elles, près de leur point d'union, paraissent avoir été arrachées ; l'une est séparée de son point d'insertion sur le tiers environ de son étendue ; l'autre est brisée sur une longueur de quatre lignes environ à très petite distance de son union avec le vaisseau. Ces valvules sont couvertes de végétations fibrineuses.

Voici maintenant un exemple de rupture valvulaire par suite de violence sur le thorax.

Obs. XV (Leroy). — *Rupture de valvules aortiques par compression du thorax (résumée)* [1].

Q..., 33 ans, a été victime d'un accident de chemin de fer le 2 mars 1879. On l'a retiré d'un wagon brisé, où il avait été serré entre deux banquettes. Lorsqu'on l'a déshabillé, il avait le pantalon rempli de matières fécales. On l'a couché dans un lit, et il est resté quatre jours sans reconnaître ses parents, en proie à un délire calme. Il avait la respiration fréquente et, par moments, des accès de suffocation.

8 *mars*. — Q... ne peut faire aucun mouvement, il se plaint de violentes douleurs de tête et de sensations douloureuses dans toute l'étendue de la poitrine.

Le malade respire lentement, difficilement ; il lui est impossible de respirer fortement. Le pouls est tendu et bat à 88. Il y a constamment de la fièvre.

Je pratique l'auscultation du cœur, mais je ne puis rien entendre, le malade ne pouvant supporter la pression de la tête sur la région sternale. Impossible de faire asseoir le malade sans qu'il soit pris immédiatement d'un accès de suffocation.

14 *mars*. — Fièvre continue, mais moins d'agitation. La pression sur le thorax est toujours très douloureuse.

1. Leroy. *Bulletin médical du Nord*, 1879.

A l'auscultation, les battements du cœur sont tumultueux : c'est tout ce qu'on peut dire, car il est impossible de se rendre compte de ce qui se passe dans la poitrine. Avec l'aide de deux personnes, on fait asseoir le blessé sur son lit, et en l'auscultant rapidement, on constate une faiblesse de la respiration qui s'entend à peine.

On couche le malade, et ce changement de position de quelques instants l'a fatigué énormément ; il sue, il a des accès de suffocation avec sensation d'étranglement.

15 *mars*. — Amélioration sensible de l'état général. Le pouls est tendu à 80, sans irrégularité.

Quand on l'assied sur son lit, il supporte un peu mieux le changement de position, mais cela provoque encore des accès de suffocation. Par moments, angoisses précordiales avec palpitations.

On entend : 1° vers la pointe du sternum et un peu à gauche de sa ligne médiane les deux bruits du cœur, puis un murmure musical surajouté. Ce bruit persiste quand on fait suspendre la respiration ; 2° en remontant vers le foyer des bruits aortiques, on entend assez nettement les deux bruits de la base, auxquels est surajouté le bruit de piaulement qui coïncide avec les deux temps du cœur.

28 *mars*. — État de plus en plus rassurant. La fièvre a disparu, le blessé s'est levé mais il ne peut rester longtemps debout sans avoir du vertige.

A la percussion du cœur, pas de modification de la matité. La pointe bat normalement.

L'auscultation de la partie inférieure du sternum nous fait entendre un murmure musical tel que nous l'avons entendu le 15 mars. Au niveau de la 3e articulation chondro-sternale gauche, on trouve le maximum de ce murmure musical qui est le vrai bruit de piaulement. Là, on entend au 1er temps un bruit normal, le petit silence est intact. Au 2e temps, on entend le 2e bruit auquel est ajouté le bruit de piaulement qui s'entend dans la direction de l'aorte jusqu'à quelques centimètres à droite du sternum.

L'artère crurale présente un double souffle. Le pouls se rapproche de celui que l'on observe dans l'insuffisance aortique (élévation brusque et dicrotisme).

Q... est d'une constitution robuste ; il a toujours eu une santé excellente. Sa profession n'était pas compatible avec une altération du cœur.

D'ordinaire les ruptures ainsi produites se manifestent immédiatement par des troubles fonctionnels du cœur : douleur, parfois sensation nette de déchirure intérieure ; oppression, angoisse, palpitations, lypothymies et quelquefois syncope. Elles se manifestent aussi par un bruit de souffle qui peut être d'emblée assez intense pour être perçu par le blessé et parfois même par les personnes voisines de lui. Les caractères d'intensité exceptionnelle et de tonalités particulières (piaulement, rouet, ronron) sont notés dans plusieurs observations, et sont attribuables sans doute au fait que des lambeaux d'une assez grande étendue flottent dans le courant sanguin.

Dans d'autres cas, les choses se passent d'une façon moins dramatique. L'accident n'occasionne d'abord qu'un malaise léger ou à peu près nul ; ce n'est que peu à peu que les troubles fonctionnels apparaissent. Mais, cependant le bruit de souffle peut se manifester d'emblée, dans un cas par exemple le blessé l'a perçu aussitôt, et c'est uniquement à cause de cela qu'il a consulté le médecin.

Le pronostic des ruptures traumatiques des valvules est en général fort grave. Ces lésions survenues brusquement ne permettent guère l'accommodation graduelle du cœur comme dans les cas d'insuffisance ou de rétrécissement consécutifs à l'endocardite chronique. Dans bon nombre des observations publiées, on voit en effet la mort survenir après un délai plus ou moins long, quelquefois subitement.

Il y a cependant des exceptions à cette règle, et le sujet de l'observation XV en fournit un exemple remarquable.

Cet homme, blessé le 2 mars 1879, et atteint d'une insuffisance aortique des plus graves ainsi qu'on l'a vu, fut soumis sept mois après l'accident à un examen médico-légal. Les experts attribuèrent, à bon droit, l'insuffisance aortique à la blessure, et le tribunal alloua au blessé un capital de 26 000 francs plus une rente viagère annuelle de 4 000 francs reversible par moitié sur la tête de sa femme. Deux ans plus tard, le diagnostic fut confirmé par plusieurs professeurs de la Faculté de Lille.

Mais un an après, le Dr Leroy, examinant à nouveau son malade, et trouvant que le souffle diastolique avait diminué, crut pouvoir conclure à un travail de guérison.

Ce pronostic s'est confirmé.

Le 22 février 1899, c'est-à-dire *vingt ans* après l'accident, Q... a été examiné par les Drs Castiaux et Carrière, professeurs à la Faculté de Lille, qui décrivent ainsi son état : « L'état de Q... est assez satisfaisant, sauf quelques crises d'œdème pulmonaire. Cet homme ne se plaint ni de palpitations, ni d'étouffements, ni de dyspnée à la suite d'efforts ; il soulève parfois de lourds fardeaux. A l'auscultation, déboublement du premier bruit à la pointe, et deuxième bruit normal à la base. Au foyer aortique, premier bruit sourd et deuxième bruit augmenté d'intensité et éclatant, mais non clangoreux. Le double souffle crural n'existe plus et le tracé sphygmographique du pouls radial ne présente aucun caractère d'insuffisance[1]. »

Il faut admettre que la déchirure valvulaire s'est cicatrisée, bien que le fait soit assez difficile à comprendre. Il y a d'ailleurs quelques rares autres exemples de guérison (au moins apparente) de déchirures traumatiques d'une valvule sigmoïdienne.

Ainsi que nous l'avons dit, les exemples bien authentiques de rupture traumatique d'une valvule sont fort rares.

Il convient donc de ne porter un tel diagnostic qu'à très bon escient, et seulement quand il s'impose en quelque sorte.

Pour cela il faut d'abord connaître aussi exactement que possible l'état antérieur du cœur. En réalité, on ne peut savoir jamais si cet organe était absolument intact au point de vue anatomique, à moins qu'une auscultation attentive ait été pratiquée par un médecin compétent. Mais du moins on peut connaître assez approximativement l'état fonctionnel du cœur d'après les commémoratifs, et dans une expertise c'est le point important. Un ouvrier qui se livre régulièrement depuis plusieurs années à un travail pénible, sans aucune gêne apparente, peut être et doit être, à moins de preuve contraire, considéré comme ayant un cœur sain.

1. Castiaux et Laugier. Communication au XIIIe congrès international de médecine. Paris, 1900.

Il faut en second lieu que l'état actuel du plaignant ne laisse aucun doute sur la réalité d'une lésion valvulaire, c'est-à-dire qu'il faut avoir constaté l'existence d'un souffle très nettement caractérisé, persistant après plusieurs examens suffisamment espacés.

Il faut encore que le blessé présente des troubles fonctionnels bien apparents, sinon rien n'établirait que la lésion n'est pas antérieure à l'accident.

Enfin il restera à examiner si l'accident lui-même : traumatisme ou effort a pu être de nature à occasionner la rupture valvulaire, et si les témoignages produits indiquent qu'en effet elle s'est produite en ce moment.

§ II. — Ruptures du cœur.

Sauf dans les cas où il s'agit d'une violence énorme, la rupture du cœur ne se produit qu'en raison d'altérations antérieures du myocarde, et le traumatisme ne peut être ici qu'une cause occasionnelle, et relativement peu importante.

Souvent même, le traumatisme ne joue aucun rôle, la rupture du cœur s'effectue sans cause occasionnelle, et cependant les intéressés peuvent croire de bonne foi, ou tout au moins supposer à bon droit, que la mort résulte d'un accident du travail. Il arrive en effet qu'au moment où la syncope occasionnée par la rupture du cœur se produit, l'ouvrier tombe et se fait ainsi des blessures plus ou moins graves. Seule l'autopsie permet de reconnaître que malgré les présomptions suggérées par les circonstances de l'accident, la mort résulte d'une cause spontanée et non pas d'un traumatisme.

Voici quelques exemples :

Le premier concerne un cocher de fiacre qui était tombé de son siège et qui était mort presque aussitôt après.

Obs. XVI (personnelle). — *Rupture du cœur par lésions anciennes du myocarde et rétrécissement des coronaires. Mort attribuée à tort à un accident du travail.*

R..., âgé d'une soixantaine d'années, bien constitué, assez corpulent. Putréfaction commencée.

Blessures : plaie contuse de 1 centimètre au sourcil gauche, ecchymoses des paupières de ce côté, sang dans les narines. Sous le cuir chevelu ecchymose de 12 centimètres au niveau des pariétaux. Pas de fracture du crâne. Autre ecchymose au niveau des 5 premières vertèbres cervicales.

Cœur. Le péricarde contient 400 centimètres cubes de sang dont la presque totalité forme un caillot entourant le cœur. Cette hémorragie provient d'une déchirure de l'oreillette gauche, située à la base de cette oreillette, près de la cloison interventriculaire. La déchirure mesure 5 millimètres de diamètre ; elle est à bords déchiquetés, irréguliers, et infiltrés de sang. — Les parois musculaires du cœur, aussi bien celles des ventricules que celles des oreillettes, sont amincies, molles et flasques.

L'artère coronaire droite présente au niveau de son orifice une plaque d'athérome calcaire qui diminue son calibre de près de moitié à ce niveau. Sur le reste de son étendue, il y a plusieurs plaques athéromateuses, moins saillantes que la précédente. L'artère coronaire gauche, à un ou deux centimètres de son orifice, commence à présenter un athérome calcaire intéressant toute la circonférence du vaisseau, et sur toute son étendue ; il en résulte un rétrécissement tel qu'au bout de trois ou quatre centimètres, la sonde cannelée la plus fine ne peut plus pénétrer.

Les valvules du cœur sont exemptes de lésions.

L'aorte présente de nombreuses plaques d'athérome ; elle n'est pas notablement dilatée.

(Rien d'intéressant sur les autres organes.)

Conclusions. — 1° Le sieur R... est mort d'une rupture spontanée du cœur, préparée par des lésions anciennes du cœur et de ses artères nourricières (artères coronaires);

2° Il existe à la tête et à la partie supérieure du dos quelques blessures sans gravité, occasionnées par la chute ;

3° La chute résulte, suivant toute vraisemblance, de la syncope occasionnée par la rupture du cœur ;

4° La mort a donc été produite par une cause naturelle, et non pas par un accident.

Dans le cas suivant il s'agit encore d'un cocher tombé de son siège. La chute avait occasionné une fracture du crâne. Mais on pouvait dire en toute certitude que la chute avait été provoquée par une syncope, d'autant plus que cette fois il y avait eu des témoins de l'accident, et qu'ils avaient remarqué que le cocher s'était affaissé sur son siège, et avait ballotté quelques instants avant de tomber, que la voiture marchait à une allure très modérée, et n'avait rencontré aucun obstacle.

Obs. XVII (personnelle). — *Rupture du cœur par lésions anciennes. Chute. Fracture du crâne. Mort attribuée à tort à un accident du travail.*

G..., 65 ans, cocher de fiacre, en conduisant sa voiture pendant la nuit, est tombé de son siège sans que cette chute ait été provoquée par un heurt ou un choc. Quand on s'est approché pour le ramasser, il était mort.

Autopsie. — Le péricarde est rempli par un épanchement de sang entièrement coagulé. Cet épanchement provient d'une déchirure du cœur, laquelle est située à peu près au milieu de la hauteur du ventricule gauche, à 4 centimètres de la cloison interventriculaire à laquelle elle est parallèle. Elle forme une fente longitudinale, longue de 3 centimètres et intéresse toute l'épaisseur de la paroi. Ses bords sont réguliers, très légèrement déchiquetés et imbibés de sang. — Le cœur a d'ailleurs ses dimensions à peu près normales. Son tissu musculaire n'offre pas d'altérations appréciables à l'œil nu, sauf au niveau de la déchirure et sur une zone de 2 à 3 centimètres autour de celle-ci. En cette région, le myocarde offre une teinte légèrement jaunâtre et une consistance plus friable que sur le reste de son étendue.

L'endocarde ne présente pas de lésions, sauf au niveau de la valvule centrale qui est épaissie en plusieurs points.

Les artères coronaires présentent de nombreuses plaques d'athéromes qui rétrécissent çà et là leur calibre.

Les valvules aortiques sont intactes. Immédiatement au-dessus d'elles l'aorte est parsemée de plaques d'athérome, nombreuses, saillantes qui se continuent jusqu'au sommet de la crosse, point à partir duquel elles commencent à devenir plus rares. La portion initiale de l'aorte a subi aussi un peu de dilatation.

Poumons libres d'adhérences; sains, ni congestionnés, ni œdématiés.

Crâne fracturé suivant une ligne qui parcourt tout le pariétal et l'écaille du temporal du côté droit. Ecchymose sous la moitié droite du cuir chevelu.

Pas d'épanchement sanguin ni d'autres lésions intracrâniennes.

Voici maintenant un cas plus complexe. La cardiopathie ancienne consistait en rétrécissement des coronaires avec sclérose du myocarde. Un infarctus récent du myocarde a été sans doute la cause de la mort survenue subitement. Il existait aussi de l'aortite aiguë.

Cet homme avait été atteint plusieurs annéés auparavant d'hémiplégie et d'aphasie qui avaient disparu au bout de deux ans. Les lésions cérébrales étaient sous la dépendance soit de l'athérome des vaisseaux encéphaliques, soit d'une embolie artérielle ayant eu son origine dans une plaque d'athérome de l'aorte.

Obs. XVIII (Personnelle). — *Infarctus du cœur sous la dépendance de lésions anciennes. Chute. Mort attribuée à tort à un accident du travail.*

P..., 58 ans, cocher de fiacre, a été atteint, il y a six ans, de paralysie du côté droit du corps avec troubles de la parole, qui a duré deux ans et a ensuite complètement disparu. En octobre dernier, il a été pris d'une affection qualifiée de congestion pulmonaire, accompagnée de fièvre et de délire, qui l'a tenu alité pendant un mois, et l'a obligé à interrompre son travail jusqu'au 5 mars.

Le 31 mars, il est rentré chez lui à 5 heures du soir pour prendre un repas composé d'œufs et de lait; il est reparti aussitôt. Vers 7 heures du soir, il a été trouvé étendu sur la voie publique, près de sa voiture, et incapable de se relever. On l'a conduit à l'hôpital, où il est mort dix minutes après son arrivée.

Autopsie vingt-deux jours après la mort; exhumation.

Putréfaction relativement peu avancée.

Aucune trace de blessures.

Les poumons, libres d'adhérences pleurales, ne contiennent pas de tubercules. Ils ne présentent pas de lésions, notamment pas de pneumonie, toutes leurs parties contiennent de l'air et surnagent quand on les plonge dans l'eau. — Les bronches sont vides et le tissu pulmonaire est peu congestionné.

Les cavités pleurales contiennent un peu de liquide sanguinolent (environ 50 centimètres cubes pour chacune).

Le cœur est notablement augmenté de volume par dilatation de ses cavités et non par hypertrophie des parois. Il renferme une petite quantité de sang liquide et de caillots.

La valvule mitrale présente à sa partie moyenne quelques dépôts calcaires formant une légère saillie. Les valvules aortiques sont saines.

Les deux artères coronaires sont infiltrées sur toute leur étendue de très nombreux dépôts athéromateux qui les rendent entièrement rigides et qui en plusieurs points rétrécissent leur calibre et le réduisent brusquement à 1 ou 2 millimètres, alors qu'au delà et en deçà le diamètre du vaisseau est deux fois plus grand. Sur chacune des artères coronaires les lésions sont à peu près aussi accentuées.

Sur la paroi du ventricule gauche, près de la cloison interventriculaire, on voit un infarctus du myocarde qui se manifeste à première vue par une suffusion sanguine au-dessous de l'endocarte formant une tache d'environ 1 centimètre et demi de diamètre. En incisant la paroi à ce niveau, on constate que sur une profondeur d'environ 1 centimètre, le myocarde est ramolli, presque diffluent, de coloration jaune rougeâtre. — En pratiquant des incisions sur le reste du myocarde, on aperçoit çà et là de minces travées fibreuses qui sillonnent celui-ci en divers sens.

L'aorte est parsemée sur toute son étendue de plaques athéromateuses parvenues à divers degrés d'évolution. On y voit aussi quelques plaques d'aortite aiguë, c'est-à-dire des plaques arrondies ou ovalaires, formant une légère saillie à l'intérieur du vaisseau, et montrant, à l'incision, une substance homogène, grisâtre, de consistance ferme et élastique.

Les diverses parties de l'encéphale ne sont que relativement peu altérées par la putréfaction, et ont presque leur consistance normale. C'est seulement au niveau du lobe frontal gauche que la substance corticale des circonvolutions est ramollie, légèrement rougeâtre, la substance blanche sous-jacente conservant son aspect normal.

Toutes les artères encéphaliques sont athéromateuses ; le tronc basilaire est entièrement rigide, et toutes les autres artères accessibles à la vue sont parsemées de très nombreux points d'athérome.

§ III. — Endocardite et péricardite traumatiques.

Endocardite.

Une contusion de la région précordiale peut entraîner une endocardite évoluant d'une manière subaiguë ou chronique, et susceptible d'aboutir après un temps variable au rétrécissement ou à l'insuffisance des valvules.

Les observations de ce genre sont fort peu nombreuses. Mais quelques-unes paraissent probantes, notamment la suivante.

Obs. XIX (Ritter). — *Contusion à la poitrine, fracture du sternum. Intégrité du cœur après la blessure; quelque temps après rétrécissement mitral* [1].

Ouvrier tourneur de 34 ans, d'une bonne santé apparente. Le 21 février, il est violemment heurté à la poitrine par une pièce de bois. Il perd aussitôt connaissance, et après cet évanouissement assez court, il se plaint de douleurs thoraciques qu'augmente chaque mouvement respiratoire. Il crache un peu de sang rouge. On constate à l'hôpital une fracture du sternum. Les crachements de sang durèrent cinq jours, mais la dyspnée ne céda que vers la fin de la quatrième semaine. Il n'y eut jamais d'élévation de température ni d'accélération du pouls. Le blessé quitta l'hôpital à la fin de la cinquième semaine. Le médecin traitant après un examen très attentif ne constate aucune lésion du cœur.

Examen le 1er juillet. — Déformation du sternum au niveau de la fracture.

Mouvement ondulatoire à la région précordiale ; frémisse-

1. Nous avons pris cette observation dans le livre de Stern : *Traumatische Eutsthehung innerer Krankheitenr.*

ment à la palpation. Augmentation de la matité cardiaque. Souffle présystolique à la pointe. Pouls petit, arythmique.

Le blessé déclare que depuis l'accident il éprouve de temps en temps une violente anxiété précordiale, des douleurs déchirantes dans la région du cœur, et de gros battements cardiaques. Il est devenu émotionnable, craintif. Mais pas d'autres signes d'une affection nerveuse, notamment pas de rétrécissement du champ visuel.

L'intérêt de cette observation réside surtout dans le fait qu'il semble bien établi que le cœur était intact avant l'accident, et que c'est le traumatisme seul qui a occasionné l'endocardite Celle-ci a d'ailleurs évolué d'une façon assez spéciale, sans élévation de température, sans accélération du pouls.

Rappelons ici que l'endocardite infectieuse peut se développer à la suite d'une blessure quelconque, sans que la région précordiale ait été intéressée.

Péricardite.

La péricardite traumatique a été étudiée surtout par les chirurgiens qui ont eu principalement en vue la péricardite suppurée, consécutive à des plaies pénétrantes, ou à des contusions très violentes de la région précordiale, avec fractures ou lésions plus ou moins graves de cette région.

Mais une contusion simple de la région précordiale, n'ayant pas occasionné de lésions notables de la paroi thoracique, peut entraîner une péricardite sans épanchement, amenant une adhérence de deux feuillets de la séreuse, susceptible sous cette forme d'occasionner les troubles fonctionnels les plus graves et d'aboutir en assez peu de temps à la mort après une évolution ininterrompue.

Le cas suivant nous paraît en être un exemple.

Obs. XX (personnelle). — *Contusion sur le côté gauche de la poitrine. Troubles cardiaques graves. Mort trois mois après. Péricardite adhésive.*

S..., 40 ans, journalier, était habituellement d'une bonne santé, sauf des accès de fièvre intermittente qu'il avait contractée aux colonies, où il avait séjourné 17 ans.

Le 1er avril, S... chargeait des planches sur un wagonnet, quand une de ces planches, lancée par un autre ouvrier, l'a heurté au côté gauche de la poitrine et à la main droite.

S... s'est plaint aussitôt d'une vive douleur au côté gauche de la poitrine. Il aurait craché le sang le jour même de l'accident, et depuis lors en aurait souvent craché de petites quantités. Bientôt après il a eu de l'oppression se manifestant à l'occasion de la marche et des divers mouvements.

Le 20 avril, S... a demandé à reprendre son travail ; mais il n'était nullement guéri ; il s'essoufflait si facilement qu'il avait dû renoncer aux besognes fatigantes ; ses camarades faisaient une grande partie de son travail et le contremaître était indulgent pour lui. S... se plaignait toujours aussi de douleurs à la région précordiale.

L'oppression a été ensuite en augmentant graduellement, et le 22 mai elle était telle que S... a dû renoncer à venir à l'atelier. Il ne pouvait même pas se baisser pour lacer ses souliers sans être pris d'étouffements violents, dit sa femme.

A partir de cette époque, l'oppression, les douleurs dans la région précordiale ont été toujours en s'aggravant. Le 2 juillet, S... a eu un tel accès de suffocation qu'on est allé chercher un médecin qui a envoyé aussitôt le malade à l'hôpital avec le diagnostic « Asystolie ». S... a été admis d'urgence à l'hôpital où il est mort le 11 juillet.

Autopsie pratiquée le 20 juillet.

Bien que le cadavre ait été conservé dans l'appareil frigorifique de la Morgue, la putréfaction est très avancée (teinte verte de la peau, épiderme à demi détaché, gaz dans le tissu cellulaire).

Pas de fractures de côtes ni de lésions appréciables à la région précordiale.

Le cœur est de dimensions à peu près normales. Le péricarde est adhérent au cœur dans toute sa moitié inférieure : en avant, en arrière et sur les deux côtés. Les adhérences sont assez solides pour qu'il soit impossible de les rompre sans entraîner des fragments du myocarde. Sur le reste de son étendue, le péricarde ne présente pas de lésions appréciables ; il ne contient pas d'épanchement.

Toutes les valvules sont saines. Les artères coronaires, ouvertes sur toute leur étendue, sont parfaitement souples et exemptes de toute lésion.

L'aorte est entièrement saine.

— Congestion des deux poumons, spécialement du lobe inférieur du poumon gauche.

Rate, de consistance un peu indurée, pèse 320 grammes. Elle adhère en grande partie au diaphragme.

Rien d'intéressant pour les autres organes.

Il nous paraît que dans ce cas la relation entre 'accident et la péricardite ne saurait être mise sérieusement en doute.

Aussitôt après avoir reçu une contusion à la région précordiale, le blessé accuse une très vive douleur qui reste localisée en ce point. A partir de ce moment, il ne tarde pas à présenter les symptômes d'une affection du cœur. Oppression, crachements de sang, douleurs à la région précordiale, c'est là tout ce dont il se plaint. L'affection évolue graduellement et, malgré quelques rémissions insignifiantes, s'aggrave continuellement pour aboutir à la mort un peu plus de trois mois après l'accident. A l'autopsie on trouve une adhérence complète de toute la moitié inférieure du péricarde, sans aucune lésion des valvules du cœur, des artères coronaires ni de l'aorte.

Il se peut que dans ce cas le myocarde ait subi aussi l'influence du traumatisme ; le fait n'a pu être constaté à l'autopsie, mais il est rendu assez vraisemblable par la nature des symptômes.

Les cas de ce genre sont fort rares. Cependant la péricardite adhésive traumatique est connue et a été signalée notamment par Stern.

Cet auteur fait remarquer que la péricardite sèche peut succéder à un traumatisme peu violent, évoluer lentement, d'une façon à peu près latente, pour aboutir à une symphise cardiaque plus ou moins complète. Même à ce moment, elle peut ne se manifester que par des douleurs locales, et les signes physiques peuvent faire complètement défaut ; c'est alors à l'autopsie seulement que le diagnostic est fait.

§ IV. — **Myocardites.**

Il n'est pas très rare de voir des individus qui, à la suite d'une contusion de la région précordiale, présentent des troubles cardiaques persistants, parfois fort graves, bien que l'on ne constate chez eux aucun indice d'une lésion valvulaire, ni aucun signe d'endocardite ou de péricardite.

Les troubles fonctionnels consistent en affaiblissement, irrégularité, intermittences des battements du cœur, parfois avec palpitations ; en dyspnée, accès d'oppression, parfois avec de la cyanose plus ou moins étendue et de l'œdème des membres inférieurs.

Quand tout se borne à des palpitations, à de la fréquence et à de l'irrégularité du pouls occasionnant seulement un peu de dyspnée et d'angoisse, il semble qu'il s'agit seulement de troubles dits « nerveux », c'est-à-dire susceptibles de disparaître complètement. Et en effet quelques-uns de ces sujets guérissent tout à fait après quelques semaines ou quelques mois.

Mais quand aux symptômes précédents s'ajoutent une oppression considérable, de la cyanose des extrémités, quand l'état du malade non seulement ne s'améliore pas avec le temps, mais s'aggrave graduellement, se complique de véritables accès d'asystolie, on est forcé d'admettre qu'il s'agit d'une altération de la musculature du cœur, d'une myocardite.

Cette conception de la *myocardite traumatique* n'a rien que de très vraisemblable. Il est certain en effet qu'une contusion de la région précordiale peut occasionner des lésions parfois graves et étendues du myocarde : hémorragies, ecchymoses, déchirures et attritions du tissu musculaire. C'est un fait que sont à même de constater tous les médecins qui ont l'occasion d'autopsier des accidentés. Il est même à remarquer que ces lésions peuvent se produire non seulement sans que les côtes soient fracturées, mais même sans qu'il y ait de traces de blessures sur la paroi thoracique[1].

1. Voir l'observation XLIX.

On comprend très bien que de telles lésions du myocarde s'accompagnent de thromboses, de phlébites, d'artérites se compliquent d'infection, et finalement aboutissent à une myocardite plus ou moins étendue.

Cependant jusqu'à présent, on ne trouve pas dans la littérature médicale d'observations démontrant d'une façon irrécusable la réalité anatomique d'une telle myocardite. Quand les autopsies ont été pratiquées, les lésions étaient trop complexes pour qu'on puisse les attribuer en toute certitude au seul traumatisme.

Mais dans d'autres observations où le contrôle nécroscopique a fait défaut, l'histoire clinique du malade paraît bien indiquer une altération grave du myocarde imputable au traumatisme.

Parmi les quelques observations de ce genre qui ont été publiées, une des plus démonstratives est la suivante :

Obs. XXI (Stern). — *Traumatisme de la région précordiale. Troubles cardiaques graves et persistants sans lésions valvulaires*[1].

Le 14 janvier 1891, S..., 19 ans, sans antécédents pathologiques, se tenait sur les marches inférieures d'un escalier de cave, lorsqu'il fut renversé par un lourd tonneau qui lui a roulé sur la poitrine.

Il perdit connaissance pendant quelque temps, puis fut conduit à l'hôpital.

Il avait un peu de sang à la bouche et au nez. Respiration courte et très accélérée ; Pouls à 120, cinq à huit pulsations

1. Stern. *Traumat. Entstehung inneren Krankheiten.*

consécutives, puis une interruption. Ces intermittences augmentent beaucoup dès qu'on essaye de remuer le patient si peu que ce soit. Cyanose. De temps en temps accès de toux avec expectoration d'écume sanglante. — La pointe du cœur n'est pas déplacée. Matité cardiaque non augmentée.

Le patient garde le décubitus latéral droit parce qu'il respire mieux que sur le dos.

15 janvier. Amélioration passagère dans la nuit du 14 au 15. L'après-midi du 15, accès de dyspnée avec cyanose et expectoration d'écume (œdème pulmonaire).

18 janvier. L'état s'est amélioré peu à peu les jours précédents ; le pouls est resté entre 88 et 104. — Actuellement, il n'y a plus de fièvre ; le pouls est à 100 ; expectoration peu abondante, moins sanguinolente.

Le blessé quitte l'hôpital le 28 février, cinq semaines après l'accident, avec ce diagnostic : « Tachycardie, cyanose, pas d'augmentation de volume du cœur, ni de bruits de souffle. »

A sa sortie de l'hôpital S... reprit son travail, mais il fut obligé de le cesser après quelques semaines parce qu'il ne pouvait monter les escaliers, ni faire des efforts sans être pris de palpitations et d'oppression.

En décembre 1891, il entre à l'hôpital où l'on constate : forte cyanose, dyspnée considérable, matité cardiaque augmentée, bruits du cœur affaiblis.

Ensuite, il essaya encore de travailler à diverses reprises, mais dut toujours cesser après quelques semaines. — En 1894, son état s'était encore aggravé, au point qu'il dut renoncer à tout travail.

Il a été examiné de nouveau en juillet 1895 : Cyanose, particulièrement aux mains et aux lèvres. Pas d'œdème. Pouls 108, 120, très petit, très irrégulier et inégal. Pas d'œdème.

Dans la position horizontale (que le patient ne peut garder longtemps parce qu'elle occasionne de la dyspnée) on voit un pouls veineux des jugulaires. Augmentation de la matité cardiaque. Bruits du cœur faibles ; léger souffle systolique à la pointe.

Quelques bacilles tuberculeux dans l'expectoration.

Aucun trouble du système nerveux.

Dans ce cas, la longue durée de l'observation a permis de suivre presque pas à pas l'évolution du processus morbide. Au début, troubles attribuables aux lésions traumatiques immédiates : accélération et faiblesse du pouls, cyanose durant plusieurs mois, mais sans augmentation de volume du cœur et sans bruits anormaux. C'est seulement onze mois après l'accident, que l'on constate une augmentation d'étendue de la matité cardiaque ; et ce n'est que bien plus tard que l'on entend un léger souffle d'insuffisance de la valvule tricuspide, imputable à la dilatation du ventricule droit. En même temps les troubles fonctionnels ont toujours été en s'aggravant graduellement. — Ici, tout paraît bien concorder à indiquer une altération du myocarde, débutant aussitôt après le traumatisme, et gagnant peu à peu en étendue.

Dans les cas moins graves, il est parfois fort difficile de reconnaître s'il s'agit d'une altération matérielle du cœur, ou de troubles purement fonctionnels qui seraient sous la dépendance du système nerveux central.

Des blessés qui n'ont subi aucun traumatisme de la région précordiale, mais qui sont atteints de névrose traumatique, présentent souvent des troubles cardiaques, et notamment une accélération permanente du pouls, qui est ordinairement compris entre 100 et 120, va même parfois jusqu'à 140. Cette tachycardie est même l'un des signes les plus fréquents de l'affection en question. Elle est habituellement très bien supportée, au point que la plupart des sujets n'en ont aucunement conscience. Mais elle s'accompagne parfois de dyspnée, d'angoisse, et même de troubles circulatoires qui dans un cas auraient occasionné pendant quelque temps de l'œdème des membres inférieurs (observat. CXLVIII).

Mais quand on peut suivre assez longtemps ces malades, on voit que les troubles cardiaques s'atténuent à mesure que l'état nerveux général s'améliore et que finalement ils disparaissent tout à fait.

Que l'on suppose maintenant que la blessure qui a entraîné la névrose traumatique ait consisté précisément en une contusion de la région précordiale, et il deviendra parfois très difficile sinon impossible de se prononcer sur la nature des troubles cardiaques.

Voici un cas de ce genre :

Obs. XXII (personnelle). — *Coup de canne à la région précordiale; troubles cardiaques immédiats et durant encore un an après la blessure.*

S..., 32 ans, gardien de la paix, est bien constitué et paraît vigoureux. Il assure avoir toujours eu une bonne santé. Le 2 avril, il a reçu un coup de canne à la région précordiale. Il dit que quelques instants après il a perdu connaissance, et que cet évanouissement s'est renouvelé au bout d'une heure environ ; ces deux évanouissements ont été d'ailleurs très courts. Il éprouvait une vive douleur au niveau du point frappé. Le jour même ou le lendemain, il a commencé à sentir des battements de cœur et à éprouver une oppression qui se manifestait à l'occasion du moindre mouvement.

En raison surtout de cette oppression, il a dû garder le lit ou la chambre pendant cinquante jours, et c'est seulement au 24 août, au bout de près de cinq mois, qu'il a repris son service de gardien de la paix. Il assure qu'il a beaucoup de peine à accomplir ce service, et qu'il n'y parvient que grâce à l'indulgence de ses chefs et à la complaisance de ses camarades.

Examen un an après la blessure. — Le plaignant accuse de vives douleurs à la région précordiale. Celle-ci n'est pas déformée ; mais à la palpation on constate que les 7ᵉ et 8ᵉ côtes sont légèrement tuméfiées au niveau de la ligne du mamelon. Cette palpation paraît fort douloureuse, tandis que la sensibilité cutanée est normale. Les battements du cœur sont un peu fréquents (80 à 90) et très irréguliers. Cette arythmie a un caractère spécial : Après trois ou quatre pulsations régulières et d'amplitude normale survient un court arrêt, un violent battement. — Pas d'hypertrophie ni de dilatation notable du cœur. Ni frottements péricardiques ni bruits de souffle.

B... se plaint toujours d'une oppression continuelle qui augmente à l'occasion du moindre effort. Pas de toux, pas de lésions pulmonaires. Il n'y a jamais eu d'œdème des membres inférieurs.

B... présente quelques symptômes d'hystéro-neurasthénie : anesthésie incomplète du membre supérieur gauche, léger rétrécissement du champ visuel des deux yeux ; insomnies avec cauchemars ; quelques troubles digestifs.

Dans ce cas, les symptômes de névrose traumatique sont assez légers ; les troubles cardiaques sont très accentués et durables ; ils ont succédé à un traumatisme de la région précordiale qui a été assez violent pour occasionner une ostéo-périostite chronique des côtes de cette région ; enfin les troubles cardiaques auraient été beaucoup plus accentués pendant les cinquante jours qui ont suivi la blessure. Ce sont là autant de raisons qui porteraient à croire que le myocarde a subi une lésion d'origine traumatique. Mais comme les signes physiques sont constitués uniquement par de l'arythmie et un peu de tachycardie, un diagnostic ferme nous paraît impossible.

Voici un autre cas qui se rapproche beaucoup du

précédent. Le blessé ne présentait pas, il est vrai, de symptômes de névrose traumatique; mais comme nous avons cessé de le voir dix-neuf jours après la blessure, les troubles nerveux généraux se sont peut-être manifestés ultérieurement.

Obs. XXIII (personnelle). — *Violente contusion à la région précordiale. Tachycardie, arythmie, oppression.*

B..., 36 ans, agent de police, très vigoureux, sans antécédents pathologiques, est allé arrêter un malfaiteur. Celui-ci lui a lancé une lourde lampe à colonne qui l'a atteint au côté gauche de la poitrine.

B... n'a pas perdu connaissance, et a même riposté par un coup de revolver; mais il a senti que « la respiration lui manquait » pendant quelques instants. Peu de temps après il a vomi quelques mucosités. Ces vomissements se sont renouvelés les cinq jours suivants; ils consistaient uniquement en mucosités et n'ont jamais été mélangés de sang.

J'ai examiné B... sept jours et dix-neuf jours après la blessure. Il n'y avait pas d'ecchymoses; mais au niveau de la région précordiale trois côtes étaient tuméfiées et paraissaient douloureuses au toucher. Pas de signes certains de fractures.

Le cœur n'est pas notablement dilaté; à l'auscultation, on n'entend ni bruits de souffle ni frottements péricardiques. Mais les battements sont extrêmement fréquents; comptés à plusieurs reprises à chacun de mes examens, ils ont toujours été entre 120 et 142. Ils sont affaiblis et en général assez réguliers; mais de temps en temps il y a une série de petites intermittences, mélangées de quelques gros battements. B... a conscience de ceux-ci. Il est gêné pour respirer, surtout la nuit. Il ne peut dormir que couché sur le dos. S'il se tourne à gauche, il est pris presque aussitôt d'oppression et d'angoisse qui persiste assez longtemps après qu'il s'est remis sur le dos; couché sur le côté droit, il éprouve les mêmes phénomènes, mais à un moindre degré.

En somme, l'observation montre qu'une contusion de la paroi thoracique peut entraîner des troubles cardiaques persistant très longtemps, parfois indéfiniment, et qui ne sont attribuables ni à une lésion valvulaire, ni à une endo-péricardite.

Il est souvent très difficile et parfois même impossible de reconnaître si ces troubles sont purement fonctionnels ou s'ils sont sous la dépendance d'une altération matérielle de la musculature du cœur.

Mais la notion d'une myocardite traumatique susceptible d'aboutir à une infirmité grave et incurable doit être retenue. Elle s'impose en quelque sorte dans les cas qui se rapprochent plus ou moins du type fourni par l'observation XXI. Mais un tel diagnostic, avec le pronostic fâcheux qu'il comporte, ne peut être porté qu'à bon escient, c'est-à-dire après un examen très attentif de toutes les circonstances du cas, et après avoir suivi pendant un temps suffisant l'évolution de la maladie.

§ V. — Coronarites.

Nous avons parlé jusqu'ici des lésions produites directement sur le cœur par un traumatisme.

Nous allons maintenant aborder les cas où un traumatisme agit d'une façon indirecte, en donnant accès à une infection qui va se localiser sur le cœur.

Il nous suffira de mentionner ici l'endocardite infectieuse d'origine traumatique.

On sait que cette affection se développe assez souvent à la suite d'une blessure qui a produit une plaie ou une suppuration quelconque. Les agents infectieux, partis du foyer de suppuration, vont se localiser sur tel ou tel point de l'endocarde où ils restent parfois exclusivement et définitivement cantonnés. — Rappelons qu'en dehors de toute suppuration, et même de tout traumatisme, l'endocardite infectieuse peut se développer chez des individus profondément déprimés pour une cause quelconque. On admet que ces individus, ayant perdu leur force de résistance, ne sont plus aptes à lutter contre les microbes qui se sont introduits par leurs voies respiratoires ou digestives, et qui ne seraient pas devenus pathogènes chez un individu sain en pleine possession de ses moyens de résistance.

Il n'y a pas de raisons pour que cette localisation ne se fasse pas aussi bien soit sur l'aorte, soit sur les artères coronaires, car ces vaisseaux présentent souvent des plaques d'athérome qui peuvent être considérées comme des points d'appel pour les agents infectieux.

Nous verrons plus loin qu'il y a en effet des aortites infectieuses occasionnées par un traumatisme.

Quant aux coronarites développées dans les mêmes conditions nous croyons en avoir observé deux exemples que nous donnons ci-dessous.

Le premier de ces cas serait tout à fait démonstratif s'il n'y manquait le contrôle de l'autopsie; mais le lecteur trouvera sans doute comme nous que, malgré cette lacune, l'observation reste très suggestive.

Obs. XXIV (personnelle). — *Blessures de la main entraînant une suppuration prolongée ; 82 jours après, premier accès d'angine de poitrine ; les accès se renouvellent ensuite tous les jours jusqu'à la mort.*

L..., 59 ans, a toujours eu une bonne santé ; sa femme, ses camarades d'atelier, son patron l'ont toujours considéré comme un homme bien portant.

Il a eu un jour la main gauche prise dans un engrenage, et les trois doigts médians de la main ont été broyés. L... a été transporté à l'hôpital et six semaines après on lui a amputé deux de ces doigts. Le troisième doigt blessé, l'index, « présentait sur toutes ses faces des plaies suppurantes ». C'est seulement près de trois mois après l'accident (82 jours exactement) que ce doigt a été amputé, opération qui a été pratiquée, comme la précédente, sous l'anesthésie chloroformique.

Le soir même de cette opération, L... a été pris, pour la première fois de sa vie, d'un accès d'oppression et d'angoisse lequel s'est renouvelé ensuite régulièrement une fois par jour, jusqu'à la mort du malade, qui a succombé le 17e jour au cours de l'un de ces accès.

L... avait quitté l'hôpital deux jours après la dernière opération. Il est donc resté ensuite quinze jours chez lui, et sa femme décrit ainsi son état.

Dans la journée, il allait et venait, faisait quelques promenades, mangeait de bon appétit et ne se plaignait d'aucun malaise et n'éprouvait notamment ni toux, ni oppression, ni palpitations, ni douleurs dans la poitrine. Tous les soirs, presque exactement au même moment, c'est-à-dire vers 6 heures, il était pris d'un accès d'oppression et d'angoisse avec de violentes douleurs dans les deux bras, accès qui durait une heure ou deux. La nuit il s'endormait plus ou moins vite ; mais le sommeil une fois obtenu était paisible et se continuait quelle que fût la position du malade dans le lit. Le médecin traitant a observé L... pendant ces accès et les décrit comme il a été dit plus haut. — Le 17e jour L... a eu vers 6 heures du soir, son accès habituel, qui a été un peu plus violent que les précédents et qui a duré deux heures. Il a semblé se remettre, et il s'est couché vers 10 heures du soir, paraissant en bon état. Il s'est endormi presque aussitôt, mais à 11 heures il a été réveillé par un nouvel accès extrêmement violent dont il a compris toute la gravité, car il a déclaré qu'il se sentait mourir. Il est mort en effet un peu après minuit.

L'autopsie du cadavre n'a pas été pratiquée, l'expertise n'ayant été ordonnée que très longtemps après la mort.

Néanmoins, on ne saurait attribuer la mort de cet homme à une autre cause qu'à une angine de poitrine qui était très vraisemblablement sous la dépendance de lésions des artères coronaires et peut-être aussi de l'aorte.

Ces lésions étaient très probablement récentes. En effet, il semble bien établi par les dépositions des témoins très divers que L... n'avait jamais présenté de signes quelconques d'une affection cardiaque jusqu'au jour où il a eu un premier accès d'angine de poitrine. A partir de ce moment, les accès se sont reproduits quotidiennement pendant dix-sept jours jusqu'au dernier accès qui a emporté le malade. Ce complexus symptomatique est en rapport avec des lésions évoluant, ou du moins ayant pris une grande extension depuis peu de temps.

Faut-il considérer ces lésions cardiaques comme absolument indépendantes des blessures reçues à la main gauche un peu plus de trois mois avant la mort, ou ne voir là qu'une coïncidence purement fortuite?

La question ne saurait être tranchée par une affirmation absolue; mais la dernière hypothèse me paraît la moins acceptable.

L... a eu trois doigts écrasés et couverts de plaies suppurantes ; le dernier de ces trois doigts n'a été amputé que 82 jours après l'accident. Il a donc gardé pendant tout ce temps des foyers de suppuration ouvrant un large accès aux divers agents d'infection. Comme il arrive souvent en pareil cas (notamment dans les endocardites infectieuses) l'infection a pu se localiser en un point très limité, par exemple sur une ou deux artères coronaires, si ces vaisseaux présentaient déjà quelques minimes lésions. Cette infection a commencé peut-être tardivement ou bien a évolué lentement, de sorte que le sujet n'a présenté aucun trouble cardiaque pendant les 82 premiers jours qui ont suivi la blessure. Le premier accès a éclaté à la suite d'une chloroformisation qui, par la perturbation momentanée qu'elle a apportée dans l'organisme, a agi sans doute en tant que cause occasionnelle pour hâter quelque peu l'apparition de troubles fonctionnels qui était imminente.

Cette façon de se représenter l'enchaînement des faits nous paraît la plus vraisemblable. Mais en tant qu'expert nous nous sommes trouvé dans l'obligation de déclarer que faute du contrôle de l'autopsie, elle ne pouvait être présentée comme l'expression certaine de la vérité.

Voici maintenant le second cas de ce genre.

Obs. XXV (personnelle). — *Accident du travail, chute sur les ischions ; quatre mois après mort subite par lésion des artères coronaires.*

B..., 49 ans, cocher de fiacre, a été victime d'un accident

le 8 avril. Sa voiture ayant été heurtée par un tramway, il a été précipité de son siège, et est tombé sur les fesses. Il est resté en traitement de cette blessure pendant deux mois, et ensuite ne s'est jamais bien porté, et a été dans l'impossibilité de reprendre son métier de cocher. Il se plaignait constamment, dit sa femme, d'élancements dans la colonne vertébrale, et de picotements dans la poitrine. Il est mort subitement le 2 août suivant, dans les circonstances suivantes, d'après le récit de son frère : « Ce matin à 8 heures et quart, je suis allé chercher à son domicile mon frère qui devait se rendre chez un homme d'affaires. Nous sommes revenus ensemble. En route, mon frère se plaignait de picotements sur l'estomac ; il m'a dit qu'il voudrait bien être rentré chez lui pour pouvoir se coucher. Nous suivions la rue, quand tout à coup il m'a attrapé par le bras et s'est affaissé sur le trottoir sans prononcer une parole ni exprimer une plainte. Avec l'aide de passants je l'ai transporté dans une pharmacie voisine, où il est décédé quelques instants après. »

Autopsie (2 jours après la mort). Putréfaction déjà assez avancée.

Le cœur est vide ; son volume est normal. Les valvules sont saines. Le myocarde n'offre pas de lésions appréciables à l'œil nu. L'artère coronaire gauche, examinée sur toute son étendue, est partout souple, d'un calibre régulier, exempte de toute altération. L'artère coronaire droite, d'abord saine, présente à 2 centimètres environ de son origine un rétrécissement de plus de la moitié de son calibre. Ce rétrécissement est occasionné par quatre plaques indurées, friables, d'une coloration noirâtre, et qui occupent presque toute l'étendue de la partie rétrécie, dont la longueur est de 2 centimètres 1/2. Au delà de ce point, l'artère est de nouveau entièrement saine et d'un calibre normal.

L'aorte est saine dans toute son étendue. On y voit seulement deux points d'athérome très superficiels, ne dépassant pas un demi-centimètre de diamètre.

L'un d'eux se trouve sur la crosse de l'aorte ; l'autre à la terminaison de ce vaisseau, près de la naissance des iliaques.

Poumons libres d'adhérences, non congestionnés, et entièrement sains.

(Pas de lésions des autres organes.)

Aucune trace des blessures qui auraient été occasionnées par l'accident du 8 avril.

Conclusions. — 1° Le sieur B... était atteint d'une affection ancienne du cœur (rétrécissement de l'artère coronaire) qui est une cause de mort subite. Il semble bien, d'après les conditions dans lesquelles s'est produite la mort que c'est à cette affection que le sieur B... a succombé ;

2° Une relation de cause à effet entre cette affection cardiaque et l'accident de voiture survenu le 8 avril dernier ne peut être établie avec certitude ;

3° On ne trouve aucune trace d'un traumatisme ancien, notamment à la partie inférieure de la colonne vertébrale, sur le sacrum et les régions voisines.

On remarquera que dans la seconde conclusion de ce rapport, il est dit qu'une relation entre l'accident du travail et la lésion de l'artère coronaire ne peut être établie avec certitude.

Elle ne pouvait l'être en effet sur les bases certaines et indiscutables comme doit l'être une affirmation formelle dans une expertise judiciaire.

Le blessé n'avait pas eu de plaie ni de suppuration, c'est-à-dire de foyer infectieux primitif ; en outre, des renseignements précis sur son état de santé depuis l'accident jusqu'au moment de la mort faisaient défaut. Dans ces conditions, l'expert ne pouvait trancher formellement la question d'étiologie.

Mais il n'en reste pas moins possible, et même assez vraisemblable à notre avis, qu'il se soit agi dans ce cas d'une coronarite infectieuse.

Les constatations anatomiques, bien que faites sur un cadavre déjà assez putréfié, ne contredisent nullement cette hypothèse. On trouve sur l'artère coronaire droite quatre plaques indurées, friables, d'une coloration noirâtre, presque contiguës, réparties sur une longueur de 2 cent. 1/2, tout le reste du vaisseau étant sain. L'autre artère coronaire est parfaitement saine, et le myocarde ne présente pas de lésions appréciables à l'œil nu. — Tout cela plaide en faveur d'une artérite de date relativement récente, ou aggravée assez récemment, car il est possible que quelques lésions d'athérome aient existé en cette région avant l'accident, et aient servi de point d'appel à l'infection. Il n'est pas très rare de voir l'athérome limité à une seule artère, et d'ailleurs dans le cas actuel l'aorte présentait deux plaques athéromateuses.

D'un autre côté, à défaut de renseignements précis sur l'état de santé de B... pendant les quatre mois qui se sont écoulés entre l'accident et la mort, il est du moins établi que cet homme n'a jamais pu reprendre son travail en raison de malaises mal définis, lesquels étaient peut-être sous la dépendance de l'infection et de la coronarite.

Enfin, le fait que l'accident n'a pas occasionné de plaie ne constitue pas une objection irréfutable, car de même que l'endocardite infectieuse par exemple apparaît quelquefois en dehors de tout traumatisme et de toute suppuration, mais sous l'influence d'une dépression plus ou moins évidente de l'organisme, il est très possible qu'une coronarite infectieuse se produise sous l'influence de la même dépression organique, laquelle dans le cas actuel semble avoir été réalisée par le traumatisme que l'accident a produit.

§ VI. — Troubles fonctionnels du cœur occasionnés par le traumatisme.

Il arrive très souvent qu'une blessure, portant ou non sur la région précordiale, occasionne des troubles fonctionnels du cœur ou les aggrave beaucoup chez des sujets atteints antérieurement de lésions cardio-aortiques. C'est une question sur laquelle nous allons revenir dans le paragraphe suivant.

Les contusions de la région précordiale peuvent occasionner aussi des troubles fonctionnels plus ou moins graves, mais il est souvent bien difficile de reconnaître si ces troubles sont liés ou non à des lésions imputables au traumatisme ; nous avons déjà signalé cette difficulté à propos de la myocardite.

En dehors de ces cas, les troubles fonctionnels du cœur qui se manifestent à la suite d'un accident chez un individu dont le cœur est ou paraît sain, relèvent presque entièrement de l'histoire de la névrose traumatique, et c'est à ce propos que nous en parlerons.

§ VII. — Aggravation des affections cardiaques par le traumatisme.

Il y a un grand nombre de cardiaques qui supportent assez bien leur lésion pour pouvoir accomplir sans trop de peine un travail quotidien assez fatigant. Il y en a même quelques-uns, en proportion notable, qui la supportent très bien et qui l'ignorent tout à fait.

Mais tous ces individus sont plus ou moins fragiles, et leur tare se révèle souvent à l'occasion d'un accident.

Le mécanisme suivant lequel se produit cette aggravation est variable. On peut en distinguer quelques modes principaux.

Il y a d'abord les cas dans lesquels le traumatisme agit directement sur le cœur malade pour en aggraver les lésions anciennes.

Ce sont par exemple les ruptures de valvules atteintes d'altérations antérieures, les poussées d'endocardite aiguë ou subaiguë qui viennent se greffer sur une endocardite ancienne, etc.

Dans un autre groupe de cas qui est le plus nombreux, l'accident entraîne non plus une augmentation des lésions elles-mêmes, mais l'apparition ou l'aggravation des troubles fonctionnels, en faisant cesser la compensation plus ou moins parfaite qui existait jusque-là, en empêchant le cœur de continuer à s'adapter à ses lésions.

Ce résultat ne s'observe pas uniquement à la suite de blessures ayant pu intéresser directement le cœur, mais parfois aussi à la suite de blessures quelconques. Plusieurs facteurs, outre le traumatisme en lui-même, entrent sans doute en jeu en pareil cas : l'émotion, la dépression morale, une certaine perturbation générale de l'organisme résultant du confinement à la chambre, du changement d'alimentation et d'habitudes, le tout retentissant à échéance plus ou moins éloignée sur le fonctionnement du cœur.

En pareils cas, en effet, l'insuffisance cardiaque, surtout quand il s'agit de lésions valvulaires, ne se manifeste pas toujours aussitôt après l'accident. Parfois ce n'est que pendant l'évolution des blessures, au cours d'une convalescence traînante, quinze jours, un mois et plus après l'accident, que le cœur commence à donner des signes de faiblesse qui s'accentue de plus en plus et qui aboutit à l'asystolie.

Il peut même arriver que cette asystolie se réalise chez un individu dont la lésion, valvulaire ou autre, était restée jusque-là tout à fait latente, et au moment où les blessures occasionnées par l'accident sont à peu près guéries, de sorte que l'influence du dit accident paraît parfois fort contestable à celui qui en est responsable.

Parmi les cas de ce genre que nous avons observés, nous choisirons le suivant comme un des plus remarquables.

Il s'agit d'un homme de 63 ans qui, malgré son âge, continuait à exercer assidûment et très convenablement, au dire de tout le monde, le métier assez fatigant de chaudronnier en cuivre. Le fait a été d'autant mieux établi que cet ouvrier travaillait depuis *trente-trois ans* dans la même maison. Il tombe et se fracture la jambe droite. Tout d'abord son état général reste bon, mais au bout d'un mois, alors qu'il est encore en traitement de sa fracture à l'hopital, il est pris d'une attaque d'asystolie des plus graves et qui durait encore seize mois après l'accident.

Obs. XXVI (Personnelle). — *Fracture de jambe; un mois après asystolie cardiaque grave.*

C..., 63 ans, ouvrier chaudronnier, a toujours eu une bonne santé. Il n'a d'autres antécédents pathologiques qu'un accident antérieur survenu quand il avait 25 ans, et qui a occasionné la fracture de deux côtes à gauche. Il a guéri en un mois, et depuis lors il n'a jamais interrompu son travail pour cause de maladie. C'est un ouvrier laborieux, depuis trente-trois ans dans la même maison, où malgré son âge il accomplissait la même besogne que les ouvriers plus jeunes.

Le 30 mars 1904, il s'est fracturé la jambe droite à la partie inférieure. Il a été transporté le jour même à l'hôpital où on lui a appliqué un appareil plâtré, et où il est resté jusqu'au 23 mai. Pendant les premières semaines de son séjour à l'hôpital, il paraissait en bon état général, et n'avait notamment ni oppression, ni œdème.

Un mois environ après l'accident, le sieur C... a été pris de battements de cœur, d'oppression, d'enflure des deux membres inférieurs. Il était dans le même état quand il a quitté l'hôpital le 23 mai, et l'ordonnance médicale qui lui a été remise à cette date comporte des pilules de digitaline, le régime lacté et des tisanes diurétiques, c'est-à-dire le traitement d'une affection cardiaque à la période d'asystolie.

Depuis sa sortie de l'hôpital, le sieur C... a été soigné à son domicile par le médecin de la compagnie d'assurances, lequel a continué le même traitement et a signalé, dans diverses notes qui m'ont été présentées, la persistance de l'affection cardiaque, de l'œdème des membres inférieurs qui, à un certain moment, était accompagné d'ascite.

État actuel (21 juillet 1904). — La fracture de la jambe droite siégeait vers le tiers inférieur du membre. Elle est maintenant consolidée, et ne paraît pas avoir laissé de déformation notable, autant qu'on peut en juger avec l'œdème considérable qui occupe toute la jambe. — Les mouvements de l'articulation tibio-tarsienne sont réduits presque à zéro. — On voit au niveau de la malléole interne la cicatrice d'une plaie contuse mesurant environ 1 centimètre et demi de diamètre, et qui paraît intéresser toute l'épaisseur de la peau.

Les deux membres inférieurs sont œdématiés jusqu'au-dessus du genou. L'œdème est beaucoup plus abondant sur le membre inférieur droit. On ne constate pas actuellement l'ascite, signalée précédemment dans une note du médecin traitant.

Le pouls est très faible et extrêmement irrégulier. En auscultant le cœur on n'entend pas de bruits de souffles, mais on constate que les bruits normaux sont très affaiblis, à peine perceptibles, que les battements du cœur sont très inégaux en force, la plupart considérablement amoindris, et très irréguliers comme fréquence.

L'auscultation et la percussion de la poitrine montrent qu'il n'y a pas d'épanchement dans les cavités pleurales, mais on entend à la base des deux poumons quelques râles humides et fins dénotant un certain degré de congestion et d'œdème pulmonaires.

La peau présente, principalement au niveau du visage, une légère teinte ictérique ; toutefois on ne constate pas de tuméfaction notable du foie, et cet organe n'est pas douloureux à la palpation.

Le sieur C... explique que, suivant le conseil de son médecin, il remarque chaque jour l'aspect et la quantité de ses urines. En ces derniers temps, l'urine était très colorée, et son volume atteignait à peine un tiers de litre en 24 heures ; depuis deux jours elle est devenue plus abondante et moins colorée.

En somme, le sieur C... est atteint depuis deux mois d'asystolie cardiaque qui persiste encore actuellement, et qui le rend absolument incapable de tout travail.

Bien que l'on ne constate actuellement aucun bruit de souffle dénotant une lésion valvulaire ancienne, il est très probable que l'asystolie cardiaque qui est apparue depuis l'accident est sous la dépendance d'une lésion antérieure du cœur. Cette lésion échappe sans doute à l'examen actuel en raison même de l'état asystolique. Mais l'accident du 30 mars dernier n'aurait pu, à lui seul, faire apparaître au bout d'un mois une asystolie aussi grave et aussi prolongée si le cœur avait été sain antérieurement.

Toutefois, il paraît certain que la lésion ancienne du cœur à laquelle il vient d'être fait allusion était restée latente et était très bien supportée, puisque le sieur C... avait pu continuer, malgré son âge avancé, à exercer jusqu'au 30 mars dernier un travail qui nécessite continuellement un assez grand déploiement de forces.

Il me paraît impossible de considérer comme une coïnci-

dence purement fortuite l'apparition de l'asystolie cardiaque un mois après l'accident. A mon avis, le traumatisme subi le 30 mars dernier a été la cause occasionnelle de cette asystolie, à laquelle le sieur C... était d'ailleurs exposé du fait de l'état antérieur du cœur, mais qui, sans ledit traumatisme, ne se serait sans doute produite que plus tardivement et peut-être même jamais.

On ne saurait prévoir actuellement si l'asystolie qui existe aujourd'hui se terminera par une guérison plus ou moins complète. Mais en supposant les chances les plus favorables, on ne peut espérer que l'incapacité de travail prenne fin avant un délai de six mois à dater d'aujourd'hui, du moins en ce qui concerne l'incapacité résultant de l'affection cardiaque.

Quant à l'infirmité résultant de la fracture de la jambe droite, il est difficile d'en apprécier exactement l'importance en raison de l'œdème qui ne permet pas l'exploration complète du membre. Cette appréciation pourra être faite avec plus de précision dans le délai de six à huit mois, mais dès maintenant il semble probable que l'infirmité résultant de cette blessure ne sera pas très grave.

Deuxième examen le 17 *mai* 1905 *(avec MM. G. Brouardel et Thoinot).*

La fracture de la jambe est consolidée, mais a laissé une certaine déformation. Les mouvements du cou-de-pied sont intacts.

L'état du cœur n'a pas subi de modifications notables, bien que C... ait continué à suivre jusqu'à présent le régime lacté et à prendre de temps en temps de la digitale.

C... éprouve une oppression continuelle qui augmente à l'occasion de tous les mouvements. La nuit il ne peut dormir que dans un fauteuil, et le tronc incliné du côté droit.

Le cœur n'est pas notablement augmenté de volume. Les battements sont tumultueux, extrêmement irréguliers, très souvent violents. On n'entend pas de bruits de souffles valvulaires. Le pouls est dicrote et tellement irrégulier qu'il est à peu près impossible de le compter; mais sa fréquence est beaucoup plus grande qu'à l'état normal.

Les deux membres inférieurs sont œdématiés jusqu'au

genou. Il y a aussi un peu d'œdème de la paroi abdominale jusqu'aux dernières côtes.

Il n'y a pas d'épanchements dans les plèvres, ni d'œdème des poumons.

Dans ce cas, bien qu'il se soit écoulé un mois entre le traumatisme et l'apparition de l'asystolie, il nous paraît impossible de ne pas regarder celle-ci comme une conséquence de l'accident.

Sans doute le sieur C... était atteint de quelques lésions cardiaques avant ledit accident ; mais il est certain que celles-ci étaient bien supportées. Le fait que cette affection latente s'est transformée, un mois après l'accident, en une affection extrêmement grave (probablement une myocardite) entraînant un état d'asystotie perpétuel, ne saurait être considéré comme le résultat d'une coïncidence purement fortuite.

Mort subite occasionnée par certaines cardiopathies.

En dehors des cas qui viennent d'être indiqués, il y en a d'autres dont nous croyons utile de parler plus longuement parce que, bien qu'ils aient été signalés par divers auteurs[1], ils ne sont peut-être pas suffisamment connus.

Il s'agit de cardiopathies anciennes, complexes,

1. Nous avons déjà étudié cette question, en donnant bon nombre d'observations à l'appui, dans un mémoire intitulé : De la mort subite dans les affections chroniques du cœur et de l'aorte. *Ann. d'hyg. pub. et de méd. lég.*, 1895, t. XXXIII, p. 193 et 294.

assez bien supportées pour que le sujet continue à vaquer à ses occupations et qui, brusquement sans que rien de nouveau se soit produit au point de vue anatomique, occasionnent la mort subite ou très rapide. Celle-ci se produit parfois sans aucune cause extérieure appréciable, mais le plus souvent sous l'influence de causes occasionnelles qui vont être indiquées dans un instant.

Expliquons-nous d'abord sur les lésions susceptibles d'une telle terminaison. Celles qui se rencontrent le plus souvent sont la sclérose ou les autres dégénérescences du myocarde, le rétrécissement ou l'oblitération des coronaires, la symphise cardiaque. Les lésions valvulaires manquent dans la plupart des cas. Mais on trouve souvent l'aorte dilatée et athéromateuse, parfois aussi des reins plus ou moins scléreux. Comme ces diverses lésions sont habituellement associées, il est difficile de discerner celle qui joue le rôle principal dans le mécanisme de la mort. Toutefois, il en est deux que l'on rencontre parfois isolées ou tout au moins extrêmement prépondérantes ; ce sont l'oblitération ou le rétrécissement des coronaires et la symphise cardiaque.

Les cardiopathies en question ne se rencontrent pas exclusivement chez des individus âgés. Elles sont compatibles avec les apparences extérieures de la santé et de la vigueur, et permettent parfois l'exercice régulier de professions fatigantes, telles que celles d'agent de police, de charretier, de déménageur, de placier, etc.

Quand on peut avoir quelques renseignements un peu plus précis sur les troubles fonctionnels qu'occasionnaient ces lésions, on apprend parfois que ces troubles fonctionnels étaient ou paraissaient nuls, que dans d'autres cas ils consistaient en dyspnée d'effort, en accès de douleurs retro-sternales ou précordiales rappelant plus ou moins bien ceux de l'angine de poitrine, en vertiges, bouffées de congestion à la tête, etc.

La mort subite de ces individus survient le plus souvent à la suite d'une cause occasionnelle bien nette. Voici celles de ces causes qui s'observent le plus fréquemment :

Effort physique inusité et plus ou moins violent. Exemples : un agent de police court en toute hâte vers un endroit où venait de se produire une explosion ; il tombe mort en y arrivant. — Un autre agent de police emmène au poste un délinquant qui se débat, et avec lequel il lutte en route ; arrivé au poste il déclare qu'il est très malade, s'évanouit et meurt en quelques instants. — Plusieurs cas de jeunes filles ou de jeunes femmes mortes au bal, pendant des danses qui duraient depuis plus ou moins longtemps, etc.

Vive émotion de frayeur ou de colère. Exemples : Une femme tombe morte au moment où elle cherche à séparer son mari et son fils qui commençaient une lutte à coups de couteau. — Une autre femme meurt au cours d'une querelle avec son mari. — Un individu arrêté dans la rue par des voleurs auxquels il a été obligé de remettre tout ce qu'il avait sur lui, se rend dès qu'il est libre à la gendarmerie, accomplissant ainsi un trajet assez long ; il raconte son histoire aux gendarmes et tombe mort devant eux.

Le coït est aussi une cause de mort subite pour ces individus ; plusieurs exemples en ont été publiés.

Enfin les traumatismes peuvent être invoqués aussi ; mais comme ils sont presque toujours associés à l'émotion, il est difficile de discerner quelle part revient à chacun de ces facteurs. Ainsi plusieurs de ces morts subites se sont produites au cours d'une rixe, et la victime porte des traces de coups, blessures tout à fait insuffisantes pour entraîner la mort d'un individu sain, mais qui ont peut-être retenti, en tant que commotions physiques, sur le cœur malade. — Nous avons vu un de ces cardiopathes qui était mort peu de temps après une chute dans un escalier. Il n'avait que des contusions aux fesses, avait pu se relever seul et marcher quelques instants. L'influence de l'émotion paraissait ici assez douteuse ; la commotion physique semblait la véritable cause occasionnelle. — Nous citerons plus loin (obs. XXIX) un autre cas où l'influence de l'émotion a sans doute été nulle et où le traumatisme paraît avoir été la seule cause de l'arrêt du cœur.

Pour mieux dépeindre les faits de ce genre, voici deux observations inédites qui nous paraissent de nature à retenir l'attention.

Obs. XXVII (personnelle). — *Rétrécissement des artères coronaires. Mort pendant le coït.*

M. X..., âgé de 53 ans, exerçant une profession libérale, est mort dans une maison de tolérance ; les renseignements sur les circonstances dans lesquelles s'est produite la mort sont les suivants :

La patronne de la maison dit : « M. X... est venu dans ma maison une première fois il y a neuf mois, et six autres fois depuis ; chaque fois il est monté dans une chambre avec une de mes pensionnaires. M. X... avait l'habitude de voir les deux albums de photographie que je possède. Hier il est venu vers 8 h. 45 du soir, et je l'ai reçu moi-même. Nous avons causé un moment ensemble, et il m'a semblé qu'il venait de faire un bon repas. Il m'a demandé une de mes pensionnaires, et je lui ai présenté la fille H... qui a eu le don de lui plaire. Tous deux sont montés dans une chambre. Une demi-heure après environ, la fille H... m'appelait me disant que M. X... était souffrant. Je l'ai fait soigner de mon mieux, mais tous ces soins ont été inutiles. »

La fille H... déclare : « Je suis montée vers 9 heures du soir avec M. X... Il a fait venir une bouteille de champagne et une bouteille de bière ; les deux bouteilles ont été débouchées ; j'ai bu une coupe mais mon compagnon n'a rien bu. Il ne s'est pas déshabillé, et s'asseyant à mes côtés sur le bord du lit, m'a demandé à voir un album de photographies obscènes. Pendant qu'il feuilletait cet album, je l'excitais de la main sur les parties sexuelles. Il était très énervé, mais n'a pas voulu avoir de rapport avec moi immédiatement. Il m'a demandé de nouvelles photographies ; j'ai descendu le premier album et j'en ai monté un autre. Pendant mon absence il s'est déshabillé. A nouveau, nous avons sur le bord du lit visité le deuxième album, et comme la première fois, je l'ai excité de la main. Il n'a pas voulu accomplir totalement le coït, et pour faire cesser son excitation s'est rafraîchi avec de l'eau fraîche. Aussitôt il s'est plaint d'un malaise général et le voyant souffrir, j'ai ouvert la fenêtre pour lui donner de l'air, l'ai revêtu de son pardessus, et fait asseoir dans un fauteuil. Son malaise persistant, j'ai appelé ma patronne. Un pharmacien et un médecin ont été successivement mandés, mais tous les soins sont restés inutiles. M. X..., avant de rendre le dernier soupir, se plaignait à tout instant d'avoir mal à la tête. Il a souffert pendant vingt minutes environ et s'est renversé sur le dossier du fauteuil où il a expiré. »

Autopsie (5 jours après la mort). — Le cœur est un peu augmenté de volume, ce qui est dû en partie à une légère hypertrophie des parois ventriculaires et en partie à la dilatation des cavités. Celles-ci contiennent un peu de sang liquide, quelques caillots noirs et mous, mais pas de caillots cruoriques. La valvule mitrale présente sur son bord inférieur un léger épaississement de 4 à 5 millimètres de diamètre. Plusieurs petites plaques d'athérome, de 2 à 7 ou 8 millimètres de diamètre, se trouvent à l'origine de l'aorte. L'une de ces plaques est située au niveau de l'artère coronaire droite ; elle déborde en partie sur l'origine de ce vaisseau qui se trouve ainsi diminuée très notablement. Les valvules aortiques sont intactes.

L'artère coronaire gauche, saine dans ses quatre premiers centimètres, présente ensuite sur une longueur de 2 centimètres un rétrécissement très marqué, réduisant son calibre de moitié environ. Ce rétrécissement est dû surtout à des plaques d'athérome, mais entre ces plaques la paroi artérielle est rétrécie et sclérosée. Au delà de cette zone de rétrécissement, l'artère reprend son aspect anormal.

L'artère coronaire droite présente aussi, en deux points de sa longueur, de petites plaques athéromateuses qui rétrécissent son calibre, mais à un degré moindre que pour la coronaire gauche, et sur quelques millimètres seulement.

Sur les parois musculaires du ventricule gauche, on aperçoit çà et là quelques minces travées de tissu fibreux. Le myocarde offre dans son ensemble une légère teinte grisâtre.

— Poumons : quelques adhérences anciennes ; pas de tubercules. Il est difficile, en raison de la putréfaction assez avancée, de juger de leur état de congestion. Les bronches renferment un peu d'écume, teintée par la matière colorante du sang.

— Rien pour les autres organes.

Obs. XXVIII (personnelle). — *Rixe légère ; mort quelques instants après. Symphyse cardiaque. Myocardite fibreuse.*

A..., 38 ans, placier, homme bien musclé et d'apparence vigoureuse, se trouvant chez un de ses clients, a une querelle avec un autre placier. La querelle continue ensuite dans la rue et dégénère en rixe au cours de laquelle A... reçoit des coups de poing sur la figure et un coup de pied dans le ventre. Les adversaires se séparent ; A... se rend, à quelque distance de là, dans une boutique où il était connu. Il raconte la scène ; on lui offre de quoi réparer le désordre de sa toilette ; il commence à se laver. Mais il est pris d'étouffements, et meurt avant l'arrivée du médecin qu'on était allé chercher.

Autopsie. — Aucune trace des coups portés, bien que ces traces aient été cherchées aussi minutieusement que possible.

Le péricarde est solidement soudé au cœur sur toute son étendue. Le myocarde est en dégénérescense fibreuse très avancée. Sur des coupes transversales, on voit de larges bandes fibreuses, tendineuses qui occupent presque toute l'épaisseur du ventricule gauche ; quelques-unes se trouvent aussi sur le ventricule droit. Toutes les valvules sont saines.

Les deux artères coronaires présentent çà et là un épaississement de leurs parois, mais sans rétrécissement bien notable ; leur tunique interne est partout lisse et unie.

L'aorte est saine sauf une dizaine de plaques athéromateuses, très peu saillantes, ne dépassant pas 5 à 6 millimetres de diamètre.

Poumons sains, non congestionnés. Le gauche adhère au thorax sur toute son étendue ; le droit est libre d'adhérences.

L'estomac renferme environ trois cuillerées de matières alimentaires.

Tous les autres organes sont exempts de lésions.

On comprend l'embarras qu'éprouve parfois l'expert quand il se trouve en présence de cas analogues à ceux qui viennent d'être indiqués. Les sujets dont il s'agit sont des *fragiles* ; avec les apparences plus ou moins complètes de la santé et de la vigueur, ils sont à la merci de la moindre cause occasionnelle qui peut les faire mourir subitement[1].

Les conclusions de l'autopsie ne peuvent guère être formulées que de la façon suivante : « X... était

1. Et cependant parmi ces « fragiles », plusieurs supportent quotidiennement de grandes fatigues ; on peut même dire de quelques-uns (ne serait-ce que de ceux qui succombent à l'occasion du coït) qu'ils ont déjà toléré impunément les mêmes circonstances qui seront ensuite la cause occasionnelle de leur mort.

Il faut donc, outre la lésion cardiaque et outre la cause occasionnelle extérieure, un certain état de moindre résistance, état qui n'est pas constant, et qui varie sans doute d'un jour ou d'un moment à l'autre.

De ces variabilités de la résistance organique, la médecine légale fournit des exemples qui me semblent très probants. En voici un des plus frappants parmi ceux que j'ai observés.

Trois personnes : une jeune fille de 20 ans, sa mère, et un sieur Gu... prennent ensemble chacun un petit verre d'un vin qui renfermait, par erreur, de la teinture d'aconit, et aussitôt après elles prennent ensemble le même déjeuner. A la fin de ce déjeuner, en avalant son café, la mère est prise des premiers symptômes de l'empoisonnement ; une demi-heure après elle était morte. — La fille n'a eu que des symptômes très légers qui ne l'ont pas empêchée d'aller chercher le médecin, et quand elle est revenue, son malaise était complètement dissipé. — Le sieur Gu... n'a éprouvé que des fourmillements dans la tête et dans les mains.

Le soir du même jour, la jeune fille, son père et le même sieur Gu... dînent tous trois ensemble et prennent encore en même temps un verre à liqueur du même vin. Cette fois Gu... est trouvé mort deux heures après ce repas ; la jeune fille n'a eu encore qu'un court malaise ; elle a bien dormi toute la nuit, et s'est réveillée le matin en bonne santé. Quant au père, il est mort trois heures après le repas. — Le cas de Gu... est particulièrement intéressant : au repas de midi, il supporte bien l'aconit ; au repas du soir la même dose, prise dans les mêmes conditions, le tue (*Sextuple empoisonnement par l'aconitine*, Lhote et Vibert. *Paris, J.-B. Baillière*, 1893).

L'histoire de l'inhibition fournit des exemples analogues. Les mêmes manœuvres abortives pratiquées sur une même femme par la même opératrice provoquent ou ne provoquent pas, suivant les jours, des phénomènes d'inhibition plus ou moins graves (Vibert, *relation médico-légale de l'affaire Thomas. Ann. d'hyg. pub. et de méd. lég.*, *janvier* 1893).

atteint de lésions anciennes du cœur qui l'exposaient à la mort subite. Les autres organes ne présentent pas d'altérations susceptibles d'expliquer la mort[1]. »

Si les circonstances dans lesquelles s'est produit le décès sont connues, et qu'on y trouve une cause analogue à celles qui ont été indiquées plus haut, l'expert doit montrer l'importance du fait comme corroborant le diagnostic de mort pour lésions cardiaques. Il doit aussi nettement faire comprendre que la cause occasionnelle n'est ici presque rien en comparaison de la cause réelle.

Il est facile de concevoir qu'en matière d'accidents du travail, ce chapitre de la pathologie cardiaque peut soulever diverses questions assez délicates. Par exemple un ouvrier succombe après avoir reçu des blessures assez graves ; est-il mort des dites blessures ou de lésions cardiaques anciennes ? Un autre tombe et se fracture le crâne, la chute est-elle purement accidentelle, ou bien est-elle le résultat d'une syncope occasionnée par la cardiopathie constatée à l'autopsie ?

Voici par exemple un cas où les blessures, bien qu'assez graves, n'étaient pas de nature à entraîner

1. Cette formule est nécessaire, parce que rien ne prouve d'une façon irréfutable que c'est bien la lésion cardiaque qui a entraîné la mort. Il n'est pas impossible que de tels cardiopathes, alors même qu'ils n'ont aucune autre altération organique, succombent par un processus tout différent. J'ai fait par exemple l'autopsie d'un homme dont le cadavre était putréfié, et j'avais pu constater un rétrécissement des deux coronaires et une myocardite scléreuse. Après l'autopsie, et le rapport étant déjà déposé, il a été établi que cet homme avait pris par erreur une forte dose de teinture d'aconit. L'empoisonnement avait été peut-être la véritable cause de la mort, bien qu'il n'ait pu être établi d'une façon certaine, faute de renseignements précis.

la mort, au moins immédiatement. L'ouvrier qui était atteint de graves lésions cardio-aortiques a succombé sur le coup.

Obs. XXIX (personnelle). — *Coup de pied de cheval sur la face, sans aucune lésion intracrânienne. Mort immédiate. Affection cardio-aortique ancienne.*

P..., 60 ans, palefrenier, ne paraissait pas malade, dit-on, et en tous cas accomplissait régulièrement son travail.

Un jour, dix minutes après qu'il était entré dans une écurie, on l'y trouve mort, étendu sur le sol avec des blessures à la face.

Ces blessures, produites suivant toute vraisemblance par un coup de pied de cheval, consistaient en une plaie contuse du menton, en plaies contuses des lèvres, et en fracture du bord alvéolaire du maxillaire supérieur à la partie médiane.

Aucune lésion du crâne, des méninges, ni du cerveau.

Cœur un peu hypertrophié et dilaté. Valvule mitrale portant des dépôts calcaires sur ses bords. — Les deux artères coronaires sont parsemées de nombreuses plaques d'athérome, dont beaucoup forment une saillie très marquée, et rétrécissent ainsi le calibre de ces vaisseaux.

L'aorte, un peu dilatée, est absolument couverte, dès l'insertion des valvules sigmoïdes, de plaques d'athérome contiguës les unes aux autres, et parvenues à diverses périodes d'évolution ; la plupart sont incrustées de sels calcaires. — Ces lésions s'étendent sur toute la longueur de l'aorte ; elles ne sont un peu moins nombreuses que dans la portion abdominale du vaisseau.

Poumons congestionnés et œdématiés.

Dans ce cas, les blessures n'auraient sans doute pas entraîné la mort d'un individu sain, à moins de complications ultérieures. Mais le blessé était atteint de graves lésions cardio-aortiques, et par suite, il n'a pu supporter les troubles circulatoires momentanés résultant de l'accident. Il a succombé très rapidement à une paralysie cardiaque ; la congestion et l'œdème pulmonaires se sont produits pendant la courte agonie.

Voici maintenant d'autres cas dans lesquels la mort a été occasionnée par des lésions cardiaques antérieures, en dehors de toute influence attribuable à l'accident du travail qui était allégué.

Obs. XXX (personnelle). — *Mort subite attribuée à un accident du travail, et occasionnée en réalité par un rétrécissement des artères coronaires.*

D..., 39 ans, employé dans une usine de produits chimiques, quitte son travail à onze heures du matin pour aller déjeuner chez lui. En sortant de l'usine, il cause avec deux de ses camarades, leur dit qu'il s'est trop attardé et part seul en courant. Quelques temps après on le trouve mort, étendu sur le chemin, à peu près à la moitié de la distance qu'il avait à parcourir pour regagner son domicile.

Comme on supposait qu'il s'agissait peut-être d'un accident du travail ou d'une intoxication par les produits chimiques que maniait cet ouvrier, l'autopsie a été ordonnée. Elle a donné les résultats suivants :

Homme bien constitué. Putréfaction assez avancée. Pas de traces de violences sur les diverses parties du corps.

Les poumons, libres d'adhérences, ne présentent pas de tubercules ni d'autres lésions.

Le péricarde est sain, il ne présente pas d'ecchymoses ponctuées. Le cœur est complètement vide. Ses dimensions sont à peu près normales.

Les diverses valvules cardiaques sont saines.

Le myocarde ne présente pas de tractus fibreux, ni d'autres altérations, lesquelles seraient d'ailleurs difficilement appréciables dans l'état de décomposition où se trouve le cadavre

Les deux artères coronaires sont lésées à peu près au même degré. Ces lésions consistent en plaques d'athérome nombreuses, et qui occasionnent des rétrécissements multiples du calibre des vaisseaux; une sonde cannelée de 1 millimètre et demi de diamètre franchit tous ceux de ces rétrécissements qui se trouvent dans les premiers centimètres des vaisseaux, mais elle ne les franchit qu'en frottant fortement, tandis que dans les intervalles, elle flotte largement.

L'aorte présente sur toute l'étendue de sa face interne une couleur rouge sombre intense que ne modifie pas le lavage. Cette face interne est criblée de plaques d'athérome de dimensions diverses et parvenues à des époques différentes d'évolution. Elle présente en outre de nombreuses plaques arrondies ou ovalaires légèrement saillantes, et, qui sur des coupes, se montrent constituées par une substance homogène, de consistance ferme et élastique, analogue à celle du cartilage et de coloration grisâtre.

Ces lésions se continuent depuis les valves aortiques jusqu'à la naissance des artères iliaques. Elles ont à peu près la même intensité partout. Le calibre de l'aorte n'a pas subi de modifications notables.

Il était intéressant de connaître les antécédents pathologiques du sieur D... et les circonstances qui avaient précédé sa mort. J'ai obtenu des renseignements assez complets en interrogeant sa veuve et l'ingénieur sous la direction duquel il travaillait.

Ces renseignements peuvent se résumer ainsi :

D... travaillait depuis cinq ans dans l'usine en question. Avant d'y entrer il jouissait d'une excellente santé. Depuis lors, il avait présenté, à deux reprises, des troubles graves de la santé.

Une première fois, un an avant sa mort, D... avait été pris brusquement, au cours de son travail, d'une paralysie si complète qu'il avait fallu quatre hommes pour le ramener à son domicile. Au bout de dix jours, il était complètement rétabli et reprenait sans difficulté son ancien travail. Il est impossible de savoir, faute de renseignements précis quelles ont été la nature et la cause de cette maladie. L'ingénieur de l'usine est porté à croire qu'il s'agissait d'une intoxication par l'aniline, substance que D... manipulait à cette époque.

Quatre mois après (par conséquent huit mois avant la mort) D... a présenté d'autres troubles morbides dont la nature peut être mieux appréciée, car ils sont décrits en ces termes dans un certificat du médecin traitant : « Crise subite d'anémie aiguë avec accidents cardiaques consistant en tachycardie, pouls filiforme, œdème malléolaire, dyspnée. »

Cette fois D... a été plus longtemps malade ; il n'a repris son travail qu'au bout de cinq semaines. Mais il était alors complètement rétabli. Cela résulte non seulement des affirmations de sa femme, mais encore de celles de M. l'ingénieur de l'usine qui avait pris D... dans son laboratoire particulier, l'avait toujours auprès de lui, et n'a jamais remarqué qu'il parut malade.

On voit que dans ce cas encore les lésions des artères coronaires étaient habituellement bien supportées. Une seule fois, huit mois avant sa mort, D... a eu des troubles cardiaques bien nets qui ont duré quatre ou cinq semaines ; il était redevenu ensuite un homme très bien portant, au moins en apparence. — La cause occasionnelle de sa mort a été très vraisemblablement l'effort qu'il a fait pour regagner en courant son domicile. Nous trouvons ici un nouvel exemple de ces cardiaques, extrêmement fragiles malgré les apparences, qui succombent en pleine santé à la suite d'un effort inusité.

Il est évident qu'il ne s'agissait pas dans ce cas d'un accident du travail, mais que la mort subite représentait la terminaison brusque et inopinée d'une affection antérieure, qui existait depuis longtemps.

OBS. XXXI (personnelle). — *Accident du travail, blessures de la jambe droite ayant nécessité l'amputation. Mort subite pendant la convalescence. Symphyse cardiaque.*

M..., 38 ans, charretier, a eu la jambe droite écrasée par sa voiture le 4 juillet. Il a été transporté à l'hôpital où il a subi l'amputation du membre blessé (date inconnue). Il paraissait en bon état général quand le 17 août, au moment où il commençait son repas du matin, il est mort subitement.

Autopsie, pratiquée le 23 août, putréfaction assez avancée. La jambe droite a été amputée un peu au-dessous du genou. La plaie opératoire paraît récente ; elle est en bon état ; ni l'os ni les parties molles ne présentent de traces d'inflammation ou d'hémorragie.

Les veines du membre, examinées sur toute leur étendue, n'offrent aucune lésion ; elles ne contiennent pas de caillots.

Les poumons sont libres d'adhérences, sauf une, peu étendue, au sommet gauche. Ils sont très pâles, presque exangues dans leurs parties antérieures, et très congestionnés dans leurs parties déclives. Mais même dans ces régions le tissu pulmonaire contient partout de l'air (surnatation de tous les fragments). — Les artères pulmonaires sont vides.

Le cœur est volumineux. Complètement vidé du peu de sang liquide qu'il contient, il pèse 725 grammes. Le péricarde est adhérent sur toute son étendue. Cette adhérence est tellement solide qu'on ne peut enlever un fragment du péricarde sans arracher en même temps le myocarde sous-jacent. — L'épaisseur des parois du myocarde est notablement augmentée, en même temps que les ventricules sont très dilatés. Le myocarde a une teinte uniformément jaunâtre ; on n'y distingue pas à l'œil nu de tissu fibreux. — Les diverses valvules sont intactes. Il n'y a pas non plus de lésions des artères coronaires, sauf quelques petits points d'athérome qui ne rétrécissent pas le calibre. — Il y a aussi quelques rares plaques d'athérome.

Pas de lésions appréciables des autres organes. Les reins

ont leur volume normal, une surface lisse et régulière ; leur capsule s'enlève facilement.

Conclusions. — 1° Le sieur M... a subi récemment l'amputation de la jambe droite. La plaie d'amputation, non cicatrisée, était en bon état ;

2° Cet homme était atteint de lésions anciennes du cœur l'exposant à la mort subite ;

3° Pour reconnaître dans quelle mesure la mort peut être considérée comme la conséquence de la blessure reçue le 4 juillet dernier, il faudrait avoir des renseignements précis et détaillés sur les circonstances qui ont suivi la blessure et qui ont précédé la mort.

Dans ce cas, on supposait avant l'autopsie que le sieur M... avait succombé à une embolie. S'il en avait été ainsi, la mort aurait été considérée sans doute comme la conséquence de l'accident du travail. Mais la symphyse-cardiaque et la myocardite ne pouvaient pas être attribuées à la blessure, de sorte que la relation entre l'accident du travail et la mort étaient extrêmement douteuse. On remarquera sans doute que cette opinion n'est pas exprimée dans les conclusions du rapport. C'est que l'expert n'avait pas entendu les explications et observations des parties, qu'il n'avait que les renseignements sommaires fournis par le commissaire de police et qu'il manquait ainsi d'un élément d'information, lequel dans l'espèce paraissait, il est vrai, assez inutile, mais qu'on aurait pu cependant lui reprocher d'avoir négligé.

ARTICLE II. — AFFECTIONS TRAUMATIQUES DE L'AORTE.

§ I. — Aortite aiguë.

La mort par aortite aiguë est moins rare qu'on

pourrait le supposer d'après la lecture des livres classiques. Nous avons eu l'occasion d'en observer dix-huit cas dans nos sept dernières années de pratique, et si nous en trouvons beaucoup moins dans la statistique de la période antérieure, nous soupçonnons que c'est peut-être parce que nous ne nous astreignions pas alors à examiner toujours l'aorte dans toute son étendue.

Faute de cette précaution, on est exposé à se borner au diagnostic de congestion ou œdème pulmonaires, par exemple, complication terminale fréquente de l'aortite aiguë, ce qui est un diagnostic incomplet et absolument insuffisant en ce qui concerne la solution des questions posées par la loi du 9 avril 1898. — Si l'on s'en contente, comme on le fait souvent, d'examiner la portion de l'aorte attenant au cœur, les lésions de l'aortite aiguë peuvent rester inaperçues, car elles n'occupent pas toujours toute l'étendue du vaisseau. S'il est vrai qu'elles siègent de préférence à sa partie initiale, elles y font quelquefois totalement défaut, alors qu'elles sont très accentuées dans l'aorte abdominale (observation XXXII).

Ces lésions sont très apparentes et très caractéristiques. Elles sont constituées par des plaques arrondies ou ovalaires qui font saillie à la face interne du vaisseau. Leur diamètre varie de 1 à 2 millimètres à 1 centimètre ou 1 centimètre et demi. Leur surface forme une voussure qui se confond graduellement avec les parties avoisinantes ; elle est ordinairement lisse : parfois, comme dans l'observation XXXIII elle est ulcérée ou couverte de petites végétations. —

Quand on incise ces plaques, on voit qu'elles sont formées au-dessous de la tunique interne du vaisseau, par une substance homogène, ferme, résistante, élastique (plaques dites cartilagineuses en raison de cette consistance), de coloration blanc grisâtre ou blanc jaunâtre.

Au niveau de ces plaques, comme aussi entre elles, la tunique interne de l'aorte présente ordinairement une rougeur intense, résistant aux lavages. Cette rougeur est généralement plus foncée encore au niveau des plaques et tourne alors au noirâtre.

Presque toujours l'aorte présente en même temps des lésions plus ou moins nombreuses d'athérome ancien. Quelquefois on voit une ou plusieurs plaques d'aortite aiguë empiéter quelque peu sur une plaque d'athérome ; mais le plus souvent les deux sortes de lésions, même quand elles siègent à la même région, sont séparées les unes des autres.

Nous ne chercherons pas à décrire la symptomatologie de l'aortite aiguë qui est d'ailleurs très variable suivant les cas. Mais il est un fait qui doit être bien connu des médecins-légistes : l'aortite aiguë peut entraîner la mort subite, c'est-à-dire, ainsi qu'on le verra dans les observations qui suivent, une mort très rapide, et quelquefois même sans que le sujet ait paru sérieusement malade auparavant.

A ce dernier point de vue, l'exemple le plus remarquable que nous ayons observé est le suivant :

Obs. XXXII (personnelle). — *Mort subite. Aortite aiguë, léger rétrécissement d'une artère coronaire.*

M. X..., âgé de 43 ans, sans profession, ne paraissait pas

malade ; sa femme ne lui a connu que quelques malaises mal caractérisés et semblant sans gravité. M. X... passait ses vacances au bord de la mer. Il fit un jour une promenade à motocyclette dont il revint le soir « énormément fatigué » dit-il. Néanmoins il dîna assez bien et passa une bonne nuit. Le lendemain matin, il était bien disposé et déjeuna de bon appétit à midi. Il fit ensuite à pied, entre 1 heure et 3 heures des courses pressées. Vers 4 heures, il prit un bain de mer ; au bout de 4 à 5 minutes, il se sentit indisposé, dut s'appuyer au bord du canot du baigneur. On le ramena à la plage : en y arrivant il tomba sans connaissance. Il fut transporté dans sa cabine où des soins lui furent prodigués ; il reprit quelque peu connaissance, s'évanouit de nouveau, et mourut une demi-heure ou trois quarts d'heure après le début du bain.

Autopsie pratiquée huit jours après la mort, la putréfaction étant déjà avancée.

Un peu de bouillie alimentaire a pénétré dans la bronche gauche et dans les ramifications bronchiques droites. Aucune lésion des poumons, pas d'ecchymoses sous-pleurales.

Cœur vide, pas de lésions des valvules ni des parois. Artère coronaire droite saine ; la gauche présente à 2 centimètres de son origine une plaque de 5 à 6 millimètres de longueur qui rétrécit légèrement le calibre, mais permet cependant le passage d'une sonde cannelée.

Aorte saine dans sa portion initiale ; à partir de la portion descendante de la crosse une trentaine de foyers athéromateux anciens, plus nombreux vers la terminaison du vaisseau, quelques-uns très épais. — Sur les mêmes parties de l'aorte, et principalement aussi dans sa région terminale, nombreuses plaques arrondies ou ovalaires, saillantes, formées d'une substance homogène, ferme, élastique, blanc grisâtre. Rougeur intense de toute la membrane interne.

Nous croyons que la bouillie alimentaire trouvée dans les bronches y est arrivée *post mortem*. C'est ce que l'on voit souvent sur les cadavres putréfiés. La façon dont la mort s'est produite, l'absence d'ecchymoses sous-pleurales, de congestion pulmonaire semblent bien indiquer qu'il n'y a pas eu de suffocation. M. X... a succombé à une paralysie cardiaque dont la cause initiale paraît bien résider dans les lésions de l'aorte.

Bien que cette observation n'appartienne pas à l'histoire des accidents du travail, elle méritait d'être reproduite ici pour bien mettre en lumière ce fait que l'aortite aiguë, qui a ordinairement une symptomatologie bruyante et dramatique, peut quelquefois évoluer d'une façon à peu près latente. M. X... a continué jusqu'au bout à vaquer à ses occupations et à ses plaisirs ; il n'a pas eu l'idée de consulter son médecin qui venait cependant souvent chez lui pour les autres membres de sa famille. Il est certain que si M. X... avait été un ouvrier, il n'aurait pas interrompu l'exercice de son métier, et sa mort subite aurait été facilement attribuée à toute circonstance pouvant passer pour un accident du travail.

C'est justement ce qui s'est produit dans les cas suivants.

Obs. XXXIII (personnelle). — *Aortite aiguë, œdème. Mort attribuée à tort à un accident du travail.*

V..., 30 ans, charretier, était occupé vers 6 heures et demie du matin à atteler son cheval, quand celui-ci l'aurait serré contre le mur ; mais il n'y a pas eu de témoins de cette scène. Il continue d'atteler, mais s'évanouit ensuite. On le remonte dans la chambre qu'il habitait au-dessus de l'écurie ; on le couche habillé sur son lit. Il reprend connaissance et descend dételer son cheval. Il remonte chez lui, est pris alors de vomissements et meurt à 9 heures du matin.

Autopsie. Aucune lésion de la paroi thoracique.

Poumons très congestionnés et surtout extrêmement œdématiés ; écume remplissant toutes les bronches, la brachée et le larynx, inondation des alvéoles. Adhérence pleurale du poumon droit.

Cœur dilaté, mais non hypertrophié; il renferme 120 centimètres cubes de sang épais, sans caillots. Valvules intactes. Artère coronaire droite entièrement saine ; la gauche est indurée en quelques points par l'athérome, son orifice est oblitéré en partie par une plaque d'athérome de l'aorte.

Sur l'aorte plaques anciennes d'athérome, et une dizaine de plaques d'aortite récente, la plus grande mesurant 12 millimètres de diamètre. Au milieu d'une de ces plaques, située à 4 centimètres du cœur, on voit une ulcération de la grandeur d'une lentille. Une ulcération semblable, mais recouverte de petites végétations, se voit sur une autre plaque située tout près d'une valvule aortique.

Examen des autres organes entièrement négatif.

Dans ce cas, il est bien évident que l'aortite était antérieure à l'accident allégué. En admettant que cet accident ait eu lieu réellement (ce dont ni les constatations de l'autopsie, ni aucun témoignage ne fournissaient la preuve) il aurait pu tout au plus agir comme cause occasionnelle en provoquant l'œdème pulmonaire aigu, lequel constitue un des modes de la mort par aortite aiguë.

Voici un autre cas qui peut être rapproché du précédent.

Obs. XXXIV (personnelle). — *Aortite aiguë. Congestion et œdème pulmonaire. Mort attribuée à tort à un accident du travail.*

L..., 41 ans, charretier, a été blessé le 27 septembre. Au moment où il essayait de dégager son cheval qui était tombé, celui-ci en se débattant lui aurait porté un coup qui l'aurait atteint un peu au-dessous du genou gauche. La blessure n'a pas occasionné de plaie ; elle était sans doute légère car L... a pu continuer son travail qui l'obligeait à ne rentrer à son domicile, en banlieue, que le lendemain.

En arrivant chez lui, il a raconté l'accident à sa femme, mais ne lui a pas montré sa jambe et a refusé de se faire panser. Il a continué à accomplir son travail, et à conduire tous les deux ou trois jours sa voiture à Paris. Il se plaignait cependant d'une grande fatigue, au point qu'il a passé dans son lit l'après-midi du 1er octobre et la journée entière du lendemain qui était un dimanche. — Puis il a recommencé son métier et le 7 octobre, pendant qu'il livrait sa marchandise à Paris, il a été pris d'étouffements violents ; on l'a conduit dans une pharmacie, puis il a été transporté à l'hôpital, mais il est mort avant d'y arriver.

Il est impossible de savoir quels symptômes il avait présenté auparavant, car il s'est toujours refusé à consulter un médecin, et sa femme se borne à répéter qu'il était très fatigué sans pouvoir donner aucune autre explication.

Autopsie quatre jours après la mort.

Aucune trace d'un traumatisme quelconque à la jambe ou au genou, pas plus d'ailleurs que sur le reste du corps.

Poumons libres d'adhérences, sans tubercules. Ils sont très congestionnés et surtout extrêmement œdématiés.

Les bronches, jusque dans leurs plus fines ramifications sont remplies d'écume ; les alvéoles pulmonaires en sont également remplies, de sorte que les poumons sont tuméfiés, et comme distendus. — Toutes les parties des poumons contiennent cependant de l'air, et lorsqu'on en détache de petits fragments dans les régions qui paraissent le plus congestionnées, on constate que tous ces fragments surnagent lorsqu'on les plonge dans l'eau.

Chaque cavité pleurale contient un abondant épanchement de sérosité sanguinolente, dont la quantité totale (pour les deux plèvres réunies) est de 460 centimètres cubes.

Le cœur est hypertrophié. Exactement vidé du sang liquide qu'il contenait, il pèse 430 grammes. Cette hypertrophie résulte en partie de l'augmentation des parois, et en partie de la dilatation des cavités.

Le péricarde est entièrement sain.

Le myocarde, à part son hypertrophie, n'offre aucune lésion appréciable à l'œil nu. — Il n'y a pas non plus de lésions des diverses valvules, notamment des valvules sigmoïdes.

Les deux artères coronaires sont couvertes de plaques athéromateuses sur toute leur étendue, néanmoins leur calibre n'est pas diminué d'une façon bien notable ; il est légèrement rétréci en quelques points, au niveau desquels la sonde cannelée passe cependant tout en subissant un frottement qui n'existe pas au deçà ni au delà. On ne voit pas de lésions récentes des coronaires.

L'aorte présente, immédiatement au-dessus des valvules sigmoïdes, des lésions qui se continuent jusque vers la fin de sa portion dorsale. Ces lésions, extrêmement accentuées à l'origine du vaisseau, vont en s'atténuant graduellement à partir de la portion descendante de la crosse.

Les dites lésions consistent d'une part en plaques d'athérome ancien, peu étendues mais assez nombreuses, et d'autre part en plaques récentes, de formes arrondies ou ovalaires, formant saillie sous la tunique interne du vaisseau, laquelle présente à ce niveau une coloration d'un rouge noir intense que ne modifient pas les lavages prolongés. — En pratiquant des incisions au niveau de ces plaques, on voit qu'elles sont constituées par une substance homogène résistante, élastique à la façon du cartilage, d'une couleur gris légèrement rougeâtre. Dans la portion initiale de l'aorte, ces plaques sont tellement nombreuses qu'elles se confondent souvent les unes avec les autres et forment une sorte de nappe presque continue.

La partie inférieure de l'aorte et les iliaques primitives ne présentent ni lésions récentes ni plaques d'athérome ancien.

Les autres organes ne présentaient aucune particularité intéressante.

On ne saurait voir aucune relation entre l'accident et l'aortite aiguë qui a entraîné la mort onze jours après. L'accident n'aurait occasionné qu'une contusion très légère de la jambe. L'aortite aiguë existait sans doute déjà au moment de l'accident, ou bien si elle s'est développée après c'est en raison d'une coïncidence purement fortuite.

Enfin dans l'observation suivante, il s'agit d'une aortite aiguë terminée par une hémoptysie foudroyante. Le sujet de cette observation est un gardien de chantier qui fut trouvé un matin mort, et tout ensanglanté dans le chantier qu'il était chargé de surveiller la nuit. On avait cru tout d'abord qu'il avait été victime d'une chute ou d'un autre accident du travail. Mais l'autopsie a montré qu'il n'y avait aucune trace d'un traumatisme quelconque, et d'ailleurs les parents de cet homme ont déclaré qu'il était gravement malade depuis quelque temps, et qu'il souffrait notamment d'une grande oppression.

Obs. XXXV (personnelle). — *Aortite aiguë. Mort par hémoptysie.*

Autopsie. Putréfaction commencée, mais peu avancée.

Aucune trace extérieure de violences sur le corps.

Le larynx et la trachée renferment du sang liquide. Les deux poumons présentent sur toute leur surface, aussi bien que sur des coupes, un aspect marbré dû à la réplétion des alvéoles pulmonaires par le sang en diverses régions. — Les bronches contiennent du sang liquide jusque dans leurs plus fines ramifications.

On ne trouve pas de tubercules, ni dans les poumons, ni dans les ganglions bronchiques.

Le tissu pulmonaire contient partout de l'air ; tous les fragments qu'on en détache surnagent quand on les plonge dans l'eau.

Le péricarde est rempli de sérosité limpide dont la quantité totale est de 180 centimètres cubes. Il n'y a aucun dépôt sur la face interne du péricarde qui est parfaitement lisse.

Le cœur ne contient qu'un peu de sang liquide. Ses valvules et ses parois sont saines.

L'aorte présente de nombreuses lésions réparties à peu près également sur toute son étendue depuis les valvules sigmoïdes jusqu'à l'origine des artères iliaques. — Ces lésions consistent en plaques jaunâtres, de dimensions variables, à contours irréguliers, formant une légère saillie plus ou moins mamelonnée à la face interne du vaisseau. Quand on incise ces plaques, on voit qu'elles sont formées par une substance blanc jaunâtre, homogène, de consistance ferme et élastique. Un petit nombre de ces plaques sont assez régulièrement arrondies et ont une coloration un peu grisâtre. — Deux ou trois plaques seulement sont infiltrées par un dépôt calcaire.

L'estomac renferme une grande quantité de sang noirâtre (environ un demi-litre) qui parait mélangé à quelques matières alimentaires. — La muqueuse gastriqne ne présente pas de lésions appréciables.

(Pas de lésions des autres organes.)

A côté de ces cas, nous avons eu l'occasion d'en observer d'autres dans lesquels l'aortite aiguë semblait bien s'être développée sous l'influence d'un traumatisme.

Cette influence peut s'exercer de deux façons : par une lésion traumatique directe de l'aorte, ou bien par une infection prenant son origine dans une blessure située en un point quelconque du corps.

Voici un exemple de chacune de ces éventualités :

Obs. XXXVI (personnelle). — *Contusion de la région précordiale. Peu de temps après accès d'oppression et de douleurs qui vont en s'aggravant jusqu'à la mort. Aortite aiguë.*

M..., charretier, a reçu un coup de pied de cheval sur le

côté gauche de la poitrine le 2 septembre. Le médecin de la compagnie d'assurance, qui l'a vu le lendemain, a inscrit sur le bulletin de déclaration : « Contusion des côtes gauches ; dix jours de repos. »

Ce qui s'est passé ensuite ne m'est connu que par les déclarations de la femme du blessé, déclarations qui n'ont d'ailleurs pas été contestées.

M... a paru d'abord peu malade ; il se plaignait uniquement d'une douleur dans le côté gauche de la poitrine. Ce n'est qu'au bout de quelque temps, une dizaine de jours, qu'il a commencé à éprouver de l'oppression, laquelle a fini par devenir presque continuelle, mais avec des aggravations survenant par accès qui s'accompagnaient de douleurs très violentes dans toute la poitrine, principalement du côté gauche. Il était souvent réveillé la nuit par ces accès d'oppression et de douleur. — Il a essayé une quinzaine de jours après l'accident de reprendre son travail, mais le jour même il est rentré chez lui disant qu'il avait tellement souffert qu'il avait cru mourir en route.

Il a craché du sang à plusieurs reprises, et en quantité assez abondante, mais sa femme croit que ces hémoptysies ne se sont produites pour la première fois que plusieurs jours après l'accident.

Le 5 octobre, M... a été pris d'accès de suffocation plus violents encore que les précédents, et qui ont duré environ deux heures. Il éprouvait une angoisse telle qu'il a dit qu'il allait certainement mourir ; presque aussitôt il a perdu connaissance et a rendu le dernier soupir quelques instants après.

Autopsie (pratiquée le 12 novembre, cinq semaines après la mort). Putréfaction relativement peu avancée. Aucune lésion du squelette thoracique. Pas de traces de contusions sur la parois.

Poumons libres d'adhérences, sans tubercules, toutes leurs parties contiennent de l'air ; congestion de leurs parties déclives.

Péricarde intact. Cœur vide, de volume normal. Toutes les valvules sont saines, ainsi que les artères coronaires.

Aorte. Elle présente des lésions qui commencent immédiatement à l'insertion des valvules sigmoïdes, et s'étendent sans aucune interruption sur toute la circonférence du vaisseau et sur une hauteur de 4 à 5 centimètres. Ces lésions sont celles de l'aortite aiguë. Elles sont constituées par une série de plaques arrondies, saillantes de un ou plusieurs millimètres, et formées, ainsi qu'on le voit en les incisant, par une substance homogène, grisâtre, élastique et résistante. La surface de la plupart de ces plaques est lisse et unie ; mais sur plusieurs elle est très inégale, recouverte de dépôts d'apparence crayeuse, parsemée de dépressions dont plusieurs, à bords très vifs, paraissent avoir été de véritables ulcérations.

Les lésions qui viennent d'être décrites se continuent sur la portion ascendante de la crosse ; mais à mesure que l'on s'éloigne du cœur, elles n'occupent que des points de plus en plus espacés, et à partir du commencement de l'aorte descendante, elles font complètement défaut. Snr tout le reste de son étendue, l'aorte est entièrement saine sauf trois petits points d'athérome dont le plus grand mesure à peine un demi-centimètre de diamètre, et qui sont situés dans la portion descendante de l'aorte thoracique.

Aucune particularité notable sur les autres organes.

Dans ce cas, tout, à notre avis, plaide en faveur de l'origine traumatique de l'aortite aiguë. Cette aortite était limitée à la portion ascendante de la crosse c'est-à-dire à la région qui avait subi une contusion violente, mais sur une surface peu étendue (coup de pied de cheval). En outre les symptômes de l'aortite, qui ont été ici des plus apparents (accès d'oppression et de douleur, hémoptysies) ont débuté seulement une dizaine de jours après la blessure, et ils ont été en s'aggravant continuellement jusqu'au moment de la mort, c'est-à-dire pendant un mois environ.

Le mécanisme suivant lequel s'est produit l'aortite aiguë, paraît bien être celui d'une contusion de la paroi interne du vaisseau.

Obs. XXXVII (personnelle). — *Plaie à la tête. Mort subite un mois après par aortite aiguë.*

S..., 37 ans, travaillait le 7 mars au fond d'un puits, profond de 29 mètres, quand une pierre se détachant des parois lui tomba sur la tête.

A la suite de cette blessure S... était resté en état d'incapacité temporaire et touchait son demi-salaire. Au dire de sa femme il avait de violents maux de tête, des étourdissements et des hémorragies (par quelle voie ?) — Le 4 avril, S..., après son repas du soir, se trouvait mal à l'aise ; son neveu lui proposa une promenade pour dissiper ce malaise. « Nous partîmes, dit-il, rue D..., et là il se trouva encore plus fatigué. Nous entrâmes dans un débit où nous bûmes un verre de vin. Nous étions là depuis 10 minutes à peine, lorsque mon oncle, sans prononcer une parole s'affaissa sur la table ; on le conduisit à l'hôpital où l'on constata qu'il était mort. »

Autopsie. Plaie du cuir chevelu, complètement cicatrisée ; aucune lésion du crâne, des méninges, ni de l'encéphale.

L'aorte présente immédiatement au-dessus des valvules sigmoïdes des lésions extrêmement accentuées qui se continuent jusqu'à 6 ou 7 centimètres de la naissance des iliaques. Ces lésions consistent d'une part en plaques anciennes d'athérome nombreuses mais peu étendues, et d'autre part en plaques arrondies ou ovalaires, saillantes, à surface lisse et régulière, constituées, ainsi qu'on le voit sur des coupes, par une substance homogène, d'un blanc grisâtre, de consistance cartilagineuse. Elles sont presque confluentes dans la portion initiale de l'aorte, et s'espacent ensuite graduellement. Toute la paroi interne de l'aorte est d'un rouge noirâtre uniforme.

Les artères coronaires ne présentent d'autres lésions que quelques petites plaques anciennes d'athérome qui ne rétrécissent pas notablement leur calibre. Cœur un peu dilaté, sans lésions valvulaires et sans altération notable des parois.

Il est probable que dans ce cas l'aortite aiguë été occasionnée par une infection ayant eu son poir de départ dans la plaie de tête.

Le mauvais état antérieur de l'aorte contribue rendre cette hypothèse plus vraisemblable encore.

Nous aurions voulu élucider plus complètemen la question, et pour cela il nous aurait fallu connaîtr l'histoire du malade mieux que par les renseignements sommaires reproduits plus haut. C'est ce qu nous avions indiqué dans les conclusions de notr rapport ; mais l'expertise n'a pas eu de suites, d sorte qu'il est à supposer que les parties se sont arrangées à l'amiable.

En résumé, l'aortite aiguë n'est pas très rare ; elle peut entraîner la mort subite. Il faut s'astreindre à examiner l'aorte dans toutes les autopsies, notamment dans celles qui sont relatives aux accidents du travail.

On trouvera souvent aussi une explication naturelle de la mort permettant de mettre hors de cause l'accident du travail allégué. Par contre on pourra démontrer quelquefois que l'aortite aiguë a été la conséquence du traumatisme occasionné par l'accident du travail.

§ II. — Anévrismes de l'aorte.

Une contusion ou une commotion violentes de la poitrine peuvent occasionner une déchirure plus ou moins complète de l'aorte thoracique, alors même que les parois osseuses n'ont pas été fracturées.

C'est un fait dont les autopsies d'accidentés fournissent d'assez nombreux exemples.

Quand les blessures ne sont pas mortelles, il se peut que la lésion traumatique de l'aorte, même si elle est minime et reste d'abord à peu près insoupçonnée, aboutisse ultérieurement à la formation d'un anévrisme.

Le cas suivant en fournit un exemple.

Il s'agit d'un homme qui reçoit un violent traumatisme sur la poitrine, qui paraît se remettre rapidement et ne conserve que des douleurs locales. Mais quatorze jours après, au moment où il faisait des efforts vigoureux, il est pris tout à coup d'une violente douleur thoracique et de troubles cardiaques auxquels il succombe deux jours après. Il semble certain que le traumatisme avait occasionné une déchirure de la tunique interne de l'aorte et que sous l'influence des efforts exercés quatorze jours après la déchirure s'est brusquement agrandie et a abouti à la formation d'un anévrisme disséquant.

Obs. XXXVIII (Schnabel)[1]. — *Déchirure de la tunique interne de l'aorte occasionnée par une contusion du thorax ; deux semaines après, à l'occasion d'efforts, formation d'un anévrisme disséquant.*

Un ouvrier, âgé de 43 ans, reçoit le 7 novembre un coup de tampon de wagon sur la poitrine, qui le précipite à terre. Il paraît peu gravement atteint et ne se plaint que de douleurs. — Le 21 novembre suivant, cet individu portait une lourde

1. Résumée et empruntée à Stern : Traumatische Entstehung innerer Krankheiten.

charge dans un escalier quand tout à coup il fut pris de douleurs violentes à l'épigastre et dans le dos. Le pouls était resté régulier, de fréquence normale ; mais il devint de plus en plus petit jusqu'au moment de la mort survenue le surlendemain au soir, le patient étant cyanosé et dans le collapsus.

Autopsie. — L'aorte présente à deux pouces de son origine une déchirure portant sur les tuniques interne et moyenne et longue de 1 pouce trois quarts. Un caillot adhérait aux lèvres de la déchirure. A ce niveau, le sang avait décollé la tunique externe de l'aorte, formant ainsi un anévrisme disséquant. Pas de lésions anciennes de l'aorte au niveau de la déchirure.

Il existait en outre diverses lésions traumatiques du cœur : nombreuses extravasations sanguines au niveau du ventricule gauche aussi bien dans l'épaisseur du myocarde que sous le péricarde et sous l'endocarde ; il y en avait aussi au niveau de l'oreillette droite ; la veine et l'artère coronaires étaient comprimées par des épanchements sanguins.

Cette observation, fort instructive à divers titres, montre notamment que le traumatisme peut produire une déchirure de la tunique interne de l'aorte, en un point où il n'y a aucune lésion antérieure (au moins appréciable à l'œil nu). Elle montre aussi qu'une telle déchirure peut être très bien supportée et n'occasionne qu'une douleur locale, puisque dans ce cas le blessé avait recommencé à se livrer à un travail fatigant.

Dans un cas comme celui-ci, la relation entre le traumatisme et l'anévrisme est en quelque sorte évidente.

Il n'en est pas de même quand l'anévrisme ne commence à se manifester nettement que des mois ou même des années après l'accident.

Dans ces cas l'influence du traumatisme n'est nullement inadmissible à priori. On conçoit très bien qu'en un point où l'aorte a subi une contusion, la paroi ne cède que très graduellement ; d'ailleurs l'anévrisme, même lorsqu'il a atteint un certain volume, peut rester très longtemps latent (voyez par exemple l'observation XL).

Mais l'application à la pratique de ces données étiologiques nous paraissent fort difficiles. Comment démontrer en pareil cas que l'anévrisme a été occasionné par un traumatisme subi il y a si longtemps? Il faudrait pour cela des circonstances toutes spéciales, un enchaînement ininterrompu de symptômes depuis le jour de l'accident jusqu'à celui où l'anévrisme peut être sûrement constaté. Encore une affirmation absolue nous paraîtrait-elle un peu hasardée en pareils cas.

Voici par exemple une observation de M. Georges Brouardel où l'influence du traumatisme, bien que très probable, ne semble cependant pas démontrée d'une façon tout à fait convaincante.

Obs. XXXIX (Georges Brouardel)[1]. — *Contusion de la poitrine. Développement d'un anévrisme de l'aorte entraînant la mort un peu moins de deux ans après.*

En septembre 1901, je vois comme expert, pour la première fois, K..., employé comme manœuvre dans de grands travaux. Il avait eu le 15 février précédent, le thorax serré entre deux wagonnets et très fortement contusionné.

Il se plaint d'éprouver, au niveau de la partie gauche et postérieure du thorax, une douleur extrêmement vive qui augmente peu à peu d'intensité. Cette douleur siégerait en un point que K... indique d'une façon précise, en arrière de la partie inférieure de l'omoplate, à la hauteur de 7e et 8e espaces intercostaux. La pression ne paraît douloureuse qu'en ce point.

1. *Ann. d'hyg. pub. et de méd. lég.*, avril 1905.

Partout ailleurs, elle semble, de l'aveu même de K... ne réveiller qu'une sensation fort peu accusée. La douleur spontanée consisterait en une sensation sourde très pénible, présentant à intervalles inégaux, des exacerbations, aussi bien nocturnes que diurnes, que K... compare à des coups de couteau, à des brûlures.

L'examen physique ne révèle aucune lésion des appareils pulmonaire ou circulatoire. Il n'existe aucun signe de dilatation aortique. Les médecins de la compagnie d'assurance considérèrent K... comme un simulateur.

L'examen radioscopique et radiographique fait sur ma demande quelques jours plus tard, montre nettement qu'il existe un anévrisme de l'aorte.

Le malade nie toute maladie antérieure à l'accident ; les antécédents héréditaires n'offrent rien de particulier à signaler. K... ne porte aucune trace de lésion syphilitique ; marié, il a des enfants bien portants. Il n'a jamais présenté de symptômes de paludisme. Le violent traumatisme subi par K... semble donc bien avoir été l'origine de cet anévrisme.

Son anévrisme reconnu, K..., bien que ne présentant aucun stigmate de syphilis, fut soumis au traitement spécifique qui resta sans effet.

La douleur resta telle qu'elle était lors de mon premier examen jusqu'en décembre 1902. A ce moment, l'anévrisme devint nettement perceptible avec ses signes habituels et s'accrut rapidement.

Le malade mourut en juillet 1903 par rupture de son anévrisme dans les voies respiratoires ; en faisant un effort de défécation, il fut pris d'une hémoptysie considérable et succomba en quelques minutes.

Il est à peine besoin de rappeler que la rupture d'un anévrisme de l'aorte peut être occasionnée par un effort. — L'effort ici, même très violent, n'intervient que comme cause occasionnelle tout à fait secondaire, et l'expert a le devoir de bien indiquer que cette cause occasionnelle n'a pu que hâter, dans une certaine mesure, un événement qui était sans doute imminent.

La rupture peut ne pas succéder immédiatement à l'effet, mais ne survenir que quelques jours après. Nous croyons du moins qu'il en a été ainsi dans le cas suivant, où un ouvrier qui avait été pris brusquement, à la suite d'un effort, d'un lumbago des plus violents, est mort quatre jours après de la rupture d'un anévrisme aortique. Il est à supposer que l'effort avait produit une déchirure partielle qui s'est agrandie peu à peu les jours suivants, jusqu'à ce que la paroi cède.

Cette observation est intéressante à un autre titre. Elle montre un anévrisme de la crosse de l'aorte resté tout à fait latent, En effet, l'ouvrier exerçait depuis onze ans dans la même maison un métier des plus fatigants, celui de livreur de charbon et n'avait jamais paru aucunement gêné dans l'exercice de son travail.

Obs. XL (personnelle). — *Anévrisme de l'aorte resté absolument latent. Rupture de cet anévrisme quatre jours après un effort qui avait occasionné un violent lumbago.*

L..., 47 ans, exerçait le métier de charretier depuis vingt-cinq ans, et depuis les onze dernières années il travaillait dans la même maison comme livreur de charbon. Il avait une très bonne santé, n'avait jamais interrompu son travail pour cause de maladie, et accomplissait sans peine sa besogne qui était cependant très fatigante, car elle consistait à charger et à décharger des sacs de charbon et ses journées étaient souvent de quatorze heures.

Le 12 juin, vers 8 heures et demie du matin, au moment où il soulevait un sac de charbon, il a été pris d'un éternuement, et aussitôt il a éprouvé dans les reins une douleur tellement vive qu'il a été obligé de quitter son travail. Il a pu cependant regagner seul son domicile, le trajet à accomplir n'étant que de cinq minutes environ. — Il s'est alité et ne pouvait faire un mouvement dans son lit sans éprouver de violentes douleurs dans les reins, principalement du côté gauche. — Il est resté dans le même état jusqu'au 16 juin.

Dans la matinée de ce jour, 16 juin, il s'est levé en l'absence de sa femme, pour aller aux cabinets d'aisances situés sur le même palier que le logement. Il est tombé en sortant de ces cabinets et il n'a pu se relever à cause de la douleur qu'il éprouvait encore dans les reins. C'est la concierge de la maison qui l'a aidé à se remettre debout, et qui l'a reconduit dans sa chambre. Un peu après midi, sa femme étant rentrée, il a voulu essayer de sortir de son lit, a pu faire quelques pas dans la chambre, et s'est recouché aussitôt. La même expérience a été recommencée vers 6 heures du soir, et cette fois le sieur L... a remarqué que la douleur de reins commençait à diminuer, que la marche et les mouvements étaient moins difficiles.

C'est seulement dans la soirée de ce même jour, 16 juin, que le sieur L... a commencé à se plaindre de « quelque chose qui l'agaçait au cœur ». Il est devenu très agité, se levait de son lit et se recouchait à tous moments ; il avait aussi un peu de peine à respirer. A 11 heures et demie du soir, il a dit à sa femme et à ses enfants d'aller se coucher, qu'il voulait être seul pour tâcher de se calmer et de s'endormir. Dix minutes après, il a rappelé sa femme, s'est relevé encore une fois et a commencé à cracher du sang. Sa femme lui a fait boire un peu de lait, mais bientôt le sang lui est sorti à flots par la bouche ; il y avait des caillots mélangés au sang liquide. Le sieur L... a gardé encore sa connaissance quelques instants, a dit à sa femme : « Je crois que c'est fini » et il est mort à 11 h. 50, c'est-à-dire dix minutes environ après le début des crachements de sang.

Autopsie, quatre jours après la mort. — Homme bien musclé, d'apparence vigoureuse.

Putréfaction assez avancée : teinte verte de la peau ; épiderme peu adhérent ; gaz dans le tissu cellulaire sous-cutané.

Aucune lésion appréciable des muscles de la région dorso-lombaire, psoas et iliaques, non plus que des vertèbres lombaires, de leurs ligaments et de leur revêtement aponévrotique.

La plèvre gauche contient un épanchement de sang, en partie liquide et en partie coagulé, dont la quantité totale est d'un peu plus d'un litre.

Il y a en outre, du sang épanché dans le médiastin et dans le lobe supérieur du poumon gauche, lequel poumon ne présente d'ailleurs pas de tubercules ni d'autres lésions.

La source de ces hémorragies se trouve dans la rupture de l'aorte, qui s'est effectuée sur la portion descendante de la crosse de ce vaisseau, au point où il est en contact avec la bronche gauche. La rupture mesure 2 à 3 centimètres de longueur. A ce niveau, l'aorte est dilatée et a causé une dépression sur la partie gauche et antérieure des deux corps vertébraux correspondants. Les parois aortiques sont indurées, couvertes sur leur face interne de plaques calcaires et athéromateuses; mais le calibre du vaisseau n'est pas considérablement augmenté ; son diamètre est d'environ un tiers plus grand que sur les parties voisines. — Les lésions artérielles ne commencent qu'à quelques centimètres au-dessus des valvules sigmoïdes, et cessent au-dessous de la bronche gauche. — Sur le reste de son étendue, l'aorte ne présente que quelques rares plaques athéromateuses.

Le cœur est légèrement augmenté de volume par dilatation de ses cavités et par hypertrophie des parois du ventricule gauche. Les valvules aortiques, mitrale et tricuspide sont saines. Il en est de même des artères coronaires.

Tous les autres organes sont intacts.

Dans ce cas, nous n'avons pas cru pouvoir affirmer en tant qu'expert, que la rupture de l'anévrisme résultait de l'effort. Le fait n'est pas incontestable, et d'ailleurs quand bien même il aurait été admis, il aurait encore fallu prouver qu'un effort, en tout semblable à celui que l'ouvrier accomplissait un grand nombre de fois chaque jour depuis onze ans, et qui fait partie intégrante de son métier, constituait un accident du travail.

Toutefois il ne paraît nullement impossible que l'effort qui a occasionné le lumbago traumatique ait produit en même temps une dilatation de la poche anévrismale, une rupture incomplète de la paroi, et que cette rupture se soit ensuite complétée spontanément quelques jours après, en s'effectuant d'ailleurs avec une certaine lenteur, car la mort et la grande hémorragie externe ont été précédées de malaises d'une durée notable. Cette interprétation nous paraît au moins aussi vraisemblable que l'hypothèse d'une coïncidence purement fortuite entre la rupture de l'anévrisme et l'hémorragie survenue quatre jours auparavant.

En terminant cet article, nous rappellerons que la rupture de l'aorte n'entraîne pas toujours la mort d'une façon immédiate ou seulement très rapide.

Les troubles fonctionnels qui se manifestent pendant la survie peuvent être tout autres que ceux qu'on serait en droit d'attendre, et égarer complètement le diagnostic.

Ainsi dans le cas suivant, la rupture de l'aorte annoncée par une perte brusque de connaissance en pleine santé, ne s'est guère manifestée que par des troubles du système digestif : vive douleur dans le ventre, vomissements et diarrhée.

Obs. XLI (personnelle). — *Rupture spontanée de l'aorte attribuée à tort à un accident du travail. Symptômes anormaux.*

P..., 31 ans, très bien musclé, et exceptionnellement vigoureux, avait une très bonne santé. Il était employé à la compagnie du gaz où il était entré à deux reprises et chaque fois après avoir subi un examen médical ; le dernier examen remonte à une année.

Le travail de P... consistait à retirer des cornues le coke incandescent, à le transporter à quelque distance, et à jeter de l'eau dessus pour le refroidir.

Un dimanche, vers 5 heures et demie de l'après-midi, alors qu'il était occupé à cette besogne depuis une heure, il tombe tout à coup à terre et reste étendu sans connaissance. On le transporte dans un bureau, on le frictionne ; P..., toujours sans connaissance, gémit et se *frotte le ventre,* puis il *vomit.* Un médecin appelé diagnostique un accès d'hystéro-épilepsie, pratique une piqûre d'éther, à la suite de laquelle P... reprend connaissance, se *plaint du ventre,* demande à aller aux cabinets et fait une selle très dure. P..., toujours très abattu, mais pouvant parler, avait le corps froid, le pouls très irrégulier et presque insensible, du strabisme. A 7 h. 1/2 il est reconduit à son domicile sur un brancard.

P... dit à sa femme qu'il a eu un étourdissement, qu'il est tombé, qu'il souffre beaucoup du ventre, surtout du côté gauche, et des reins. Il reste ensuite à peu près sans connaissance, ne comprenant pas ce qu'on lui dit. La nuit, il vomit à plusieurs reprises.

Le lendemain matin, lundi, un médecin diagnostique une indigestion et prescrit une purgation au sulfate de magnésie. A partir de ce moment, P... a des vomissements fréquents et une diarrhée abondante qui continuent jusqu'au moment de la mort, survenue le mardi à 11 heures du soir, c'est-à-dire cinquante-trois heures après le début des troubles morbides.

Autopsie. — Péricarde complètement rempli par un caillot de sang. Rupture de l'aorte à 2 centimètres au-dessus des valvules. Sur la tunique interne du vaisseau, cette rupture est à peu près rectiligne et occupe environ le tiers de la circonférence du vaisseau ; sur la tunique externe, il y a une fente de 6 à 7 millimètres de longueur. Le trajet à travers les parois est un peu oblique.

Au niveau et autour de cette rupture, la paroi moyenne de

l'aorte forme une légère saillie, constituée par une substance ferme, élastique, gris légèrement jaunâtre, infiltrée çà et là de quelques dépôts calcaires. Une dizaine de plaques semblables, dont les dimensions varient de 2 ou 3 millimètres à 2 ou 2 centimètres et demi, se trouvent sur la crosse de l'aorte, mais tout le reste du vaisseau est sain.

Les valvules du cœur sont intactes, ainsi que l'endocarde. L'artère coronaire gauche présente quelques petites plaques semblables à celles de l'aorte. La droite est intacte.

Rien sur les autres organes.

ARTICLE III. — VARICES ET PHLÉBITES.

Tous les médecins savent combien les plaies ou contusions portant sur une jambe variqueuse sont longues à guérir. Tous sans doute ont vu de ces ulcères variqueux succédant à un traumatisme, ne se fermant qu'après des mois, et souvent se rouvrant bientôt après, surtout chez les ouvriers obligés de reprendre aussitôt que possible un travail fatigant, et d'ailleurs peu soigneux de leur personne.

Il nous paraît donc superflu de citer des faits de ce genre.

Mais il ne sera peut-être pas inutile d'appeler l'attention du lecteur sur un point qui n'est pas aussi universellement connu.

Nous faisons allusion aux cas où le traumatisme révèle en quelque sorte l'existence des varices.

Il s'agit de sujets qui n'avaient que des varices profondes se manifestant tout au plus par quelques dilatations des veines cutanées du pied et de la partie inférieure de la jambe, ou bien qui avaient quelques varices sous-cutanées bien visibles, mais n'ayant jamais entraîné ni œdème, ni troubles fonctionnels bien notables.

De tels sujets peuvent de bonne foi se croire intacts.

Un traumatisme plus ou moins grave, parfois une contusion relativement minime, atteint la jambe, et quelques mois après l'ouvrier est devenu un demi-infirme ou même un infirme complet (observ. XLII).

Ces conséquences fâcheuses résultent parfois d'une phlébite aiguë, parfaitement caractérisée et dont le diagnostic s'impose, comme par exemple dans les observations XLIV et XLV. Cette phlébite n'est d'ailleurs pas toujours immédiatement consécutive à l'accident. Les lésions traumatiques des veines sont plus ou moins incomplètement réparées lorsque deux mois, cinq mois après l'accident, sous l'influence d'une première fatigue (observ. XLIV) ou d'une infection grippale (observ. XLV) apparaît brusquement la phlébite aiguë.

Dans d'autres cas, l'aggravation se produit lentement, graduellement sans être précédée d'épisodes bruyants. Quand les blessures paraissent à peu près guéries, l'ouvrier essaie de reprendre sa vie ordinaire ; mais la jambe enfle, devient le siège d'engourdissements, de crampes, ne peut supporter la fatigue. Parfois les varices sont devenues plus apparentes et plus volumineuses qu'avant l'accident. Parfois, il n'y a toujours pas de varices sous-cutanées, mais un œdème profond donnant au membre une tuméfaction à peu près uniforme, qui ne le déforme pas beaucoup, et ne gardant pas l'empreinte du doigt (observ. XLIII et XLIV).

Suivant toute vraisemblance il s'agit dans ces cas de phlébite subaiguë prenant son point de départ au point traumatisé, s'étendant lentement sur une plus ou moins grande longueur, amenant des rétrécissements ou même des oblitérations d'un certain nombre de vaisseaux profonds.

Voici deux exemples de ces faits.

Obs. XLII (Personnelle). — *Varices légères. Phlébite subaiguë à la suite d'une morsure au mollet. — Œdème et troubles persistants de la jambe blessée.*

M..., 47 ans, exerce le métier de facteur des postes depuis 17 ans, et n'a jamais interrompu son travail qui nécessite la marche ou la station debout pendant 10 à 12 heures par jour.

Le 9 octobre, il est mordu à la jambe droite par un chien. Les blessures consistent en deux trous, intéressant la peau et le tissu cellulaire sous-cutané, siégeant à la partie moyenne, postéro-externe du mollet droit.

Les plaies étant cicatrisées, M... reprend son service le 5 décembre, par conséquent près d'un mois après l'accident. Il le continue jusqu'au 23 janvier, est obligé alors de se reposer, reprend et interrompt de nouveau son service, de sorte que le 21 février suivant, le médecin des postes écrit : « M... ayant repris à titre d'essai plusieurs fois son service, est incapable de le continuer régulièrement par suite d'un œdème de la jambe droite qui se produit malgré l'usage d'un bas élastique. Il existe maintenant un point douloureux au niveau d'une des cicatrices.

Examen les 31 *mars et* 28 *avril.* — Il existe à la jambe droite des varices peu volumineuses, mais nettement appréciables à la palpation. Les veines ont des parois épaisses, indurées, mais elles ne sont pas très dilatées. C'est principalement à la partie postérieure du mollet que se trouvent ces veines indurées ; il y en a aussi une, très petite, au niveau de la cicatrice, qui serait le siège de douleurs.

La jambe droite, bien qu'elle soit renfermée dans un bas à varices, présente un œdème assez abondant sur toute son étendue. Lors du premier examen, cet œdème ne gardait pas l'empreinte du doigt, mais la circonférence de la jambe mesurait un centimètre de plus que du côté gauche ; au moment du second examen, le doigt appuyé en un point quelconque de la jambe (à partir de quelques centimètres au-dessous du genou) laissait une empreinte persistante.

M... assure qu'il n'avait pas de varices avant d'avoir été blessé le 9 octobre dernier. En réalité, les varices constatées actuellement existaient avant cette époque, et lui sont bien antérieures. Mais il est très possible que le plaignant ne les ait pas remarquées auparavant, et qu'elles n'aient occasionné aucune gêne notable. Étant donné qu'elles entraînent maintenant un œdème abondant, malgré la contention exercée par le bas à varices, il est extrêmement probable qu'avant le 9 octobre dernier, M... n'aurait pu exercer son métier de facteur sans être arrêté de temps en temps par un œdème très abondant, car il est établi qu'il ne portait pas de bas élastique avant l'accident.

Il faut donc admettre qu'à la suite de la blessure du 9 octobre dernier, les varices de la jambe droite, restées jusque-là sans inconvénients notables, ont cessé d'être bien supportées. Cette modification ne peut être attribuée qu'à une inflammation subaiguë des veines variqueuses provoquées par les blessures du membre, c'est-à-dire à une phlébite de certains rameaux veineux, évoluant sans réaction vive, ainsi qu'il arrive souvent en pareil cas.

En l'état actuel, M... est incapable d'exercer longtemps d'une manière régulière et suivie son métier de facteur, et en raison de son âge relativement avancé, il ne guérira sans doute jamais complètement. L'administration des postes l'a d'ailleurs invité à demander sa mise à la retraite.

Mais tout porte à croire que lorsque M... n'aura plus à supporter chaque jour de grandes fatigues, l'état de la jambe droite s'améliorera peu à peu et permettra l'accomplissement d'un travail ne nécessitant pas l'usage continuel des membres inférieurs.

Dans le cas suivant, il s'agit d'une phlébite subaiguë, à évolution traînante, ayant laissé des troubles circulatoires définitifs. La phlébite a été consécutive à la rupture d'une veine profonde, laquelle était sans doute variqueuse, ainsi que semblait l'indiquer la présence de veinules dilatées dans l'épaisseur du derme.

Obs. XLIII (Pr Reclus, Laugier et Vibert). — *Rupture d'une veine profonde de la jambe, phlébite subaiguë; troubles définitifs de la circulation.*

R..., 47 ans, menuisier, a été blessé le 22 octobre 1902. Des pavés de bitume qu'il déchargeait lui sont tombés sur les jambes.

Les blessures ont consisté en contusions, qui ont guéri rapidement à la jambe droite; mais à la jambe gauche, elles ont été suivies, *au bout de quelques jours,* d'une ecchymose très étendue et d'un gonflement considérable du membre. Depuis lors cette jambe a toujours conservé des troubles de la circulation se manifestant par un œdème continuel et, à une certaine époque, par de l'hydarthrose du genou.

Examen dix-sept mois après l'accident.

La jambe gauche est le siège d'un œdème gardant l'empreinte du doigt, qui occupe toute l'étendue du membre, sans prédominance marquée pour la partie inférieure, et qui remonte même un peu au-dessus de la partie interne du genou. En mesurant comparativement la circonférence des deux jambes au même niveau, on trouve 15 millimètres de plus pour le côté gauche; pour les cuisses, la différence est de 1 centimètre.

On voit quelques veinules cutanées légèrement dilatées sur les deux jambes, mais on ne constate ni à la vue ni à la palpation de varices de veines d'un certain calibre. La jambe gauche est parsemée, surtout dans sa moitié inférieure, de taches de pigmentation jaune-brunâtre. Il n'y a pas de troubles trophiques de la peau ni des ongles. — La sensibilité est intacte. — Le tibia a conservé ses dimensions normales. Il ne présente aucune lésion appréciable.

Il n'y a pas la moindre trace d'œdème à la jambe droite.

Le sieur R... marche sans boiter ; il peut même se tenir quelques instants debout sur la jambe gauche seule, plier et redresser le genou en se tenant uniquement sur cette jambe. Mais il prétend que lorsqu'il a marché quelque temps, il est obligé de s'arrêter en raison de la fatigue qu'il éprouve dans la jambe gauche, et aussi de douleurs qui se font sentir principalement au niveau de la partie moyenne du tibia.

Nous croyons que le traumatisme subi le 22 octobre 1902 a occasionné la rupture d'une veine profonde, sans doute variqueuse (hémorragie interne se manifestant par la tuméfaction du membre et la teinte ecchymotique tardive de la peau), suivie d'une phlébite évoluant d'une manière subaiguë en intéressant uniquement le réseau profond.

Étant donné que R... est âgé de 47 ans, que l'état actuel dure depuis près de dix-huit mois, malgré des soins ininterrompus et un repos presque complet, il est bien peu probable qu'une guérison entière et définitive soit jamais obtenue.

Il nous paraît que R... restera incapable de reprendre son métier de menuisier qui l'oblige à rester debout toute la journée et à monter souvent des échelles. Il devra trouver une occupation ne nécessitant pas autant de fatigue des membres inférieurs. Mais en prenant la précaution de maintenir la jambe gauche avec une bande roulée, il est encore capable de marcher ou de rester debout quelques heures par jour.

Passons maintenant à deux cas de phlébite aiguë. Le premier a de l'intérêt en ce sens surtout que les troubles circulatoires graves consécutifs à la phlébite existent encore près de six ans après l'accident.

Obs. XLIV (Personnelle). — *Contusions sur les jambes. Phlébite deux mois après. — Troubles graves de la circulation persistant encore au bout de six mois.*

La demoiselle C... a été victime d'un accident de voiture

le 19 avril 1892. Elle a reçu des contusions sur diverses parties du corps, notamment à la jambe gauche, et a dû garder le lit ou la chambre pendant deux mois, du fait de ces diverses blessures.

Dès qu'elle a commencé à marcher un peu, elle a été prise de phlébite de la jambe gauche, affection que le médecin de la compagnie a lui-même constatée.

Cette phlébite n'a pas paru avoir une grande gravité, et n'a pas duré très longtemps, car la demoiselle C... pouvait marcher sans le secours d'une canne, quatre mois après l'accident. Mais elle assure que dès qu'elle essayait de faire une course un peu longue, ou de rester assez longtemps debout, elle souffrait de la jambe gauche qui enflait alors beaucoup.

Les choses sont restées ainsi jusqu'en septembre 1894. A cette époque est apparu un ulcère variqueux sur la jambe gauche.

Il ne s'est fermé, malgré divers séjours dans les hôpitaux, qu'en mai 1895. Mais il s'est rouvert bientôt après, et n'a été définitivement cicatrisé qu'en août 1896.

Examen cinq ans et neuf mois après l'accident. — La cicatrice de l'ulcère, de 2 à 3 centimètres de diamètre, paraît assez solide. Elle est encore recouverte de squames et bordée d'une zone fortement pigmentée. Tout le membre est tuméfié ; la cuisse, un peu au-dessus du genou, mesure 4 centimètres de plus de diamètre que du côté droit ; même différence à la jambe. Cette tuméfaction n'est pas constituée par un œdème mou gardant l'empreinte du doigt ; elle n'est pas plus prononcée à la partie inférieure de la jambe, de sorte que le membre, bien que très augmenté de volume, n'est pas très déformé.

Sur toute l'étendue du membre inférieur gauche, il y a un grand nombre de veinules cutanées flexueuses et dilatées ; elles sont plus abondantes sur la jambe et surtout sur le pied que sur la cuisse. Il n'y a de varices véritables qu'au niveau du creux poplité, où se trouve un paquet de sinuosités veineuses ayant à peu près le diamètre d'une plume d'oie. — Pas d'éruptions, ni de troubles de la sensibilité cutanée.

Sur le membre inférieur droit, il y a dans l'épaisseur de la peau des veinules dilatées presque aussi nombreuses que sur le membre gauche. Il n'y a pas de varices des veines d'un certain calibre, et pas la moindre trace d'œdème.

Il convient d'ajouter que l'on voit aussi quelques dilatations des veines de la peau sur le membre supérieur droit.

On peut dire maintenant que la demoiselle C... ne guérira jamais complètement. Elle devra s'interdire toute fatigue, et notamment la marche et la station debout prolongées.

Chez cette blessée le système veineux était défectueux avant l'accident, ainsi que l'indiquent les nombreuses varicosités cutanées sur les deux membres inférieurs. Il existait très probablement des varices profondes.

Le traumatisme a provoqué une phlébite non pas immédiatement, mais deux mois après, alors que la blessée, convalescente de ses autres blessures, commençait à marcher. Cette phlébite doit être attribuée à la fatigue agissant sur des veines variqueuses ayant subi des lésions traumatiques sans doute assez légères.

Les conséquences de cette phlébite ont été assez graves pour constituer une véritable infirmité permanente. En effet, le membre est toujours resté œdémateux; il est devenu le siège d'un ulcère qui ne s'est cicatrisé qu'au bout de onze mois, bien qu'il ait été traité régulièrement dans les hôpitaux.

Près de six années après l'accident le membre inférieur gauche tout entier est resté considérablement tuméfié, par suite d'un œdème profond qui explique les troubles fonctionnels allégués par la plaignante. Le membre inférieur droit qui porte les mêmes varicosités de la peau, mais qui n'a pas été atteint de phlébite, ne présente pas la moindre trace d'œdème et ses fonctions s'accomplissent très convenablement.

L'observation suivante fournit un exemple de l'extraordinaire étendue que peuvent prendre les phlébites à la suite d'un traumatisme. Elle nous paraît d'ailleurs intéressante à plus d'un titre, et ne saurait être résumée en quelques lignes.

Obs. XLV (Personnelle). — *Violentes contusions des membres inférieurs; déchirures multiples des veines; cinq mois après, alors que ces lésions ne sont pas encore séparées, grippe, phlébites multiples. Conséquences exceptionnellement graves.*

N..., âgé de 62 ans, surveillant mineur, accomplissait depuis de longues années un travail exceptionnellement fatigant, et il s'en était toujours acquitté sans la moindre difficulté apparente ; le fait n'est pas contesté.

Le 19 octobre 1899, N... surveillait un travail de déboisage quand un bloc de charbon se détachant de la paroi est venu se briser sur ses jambes et l'a projeté violemment, dans la position assise, sur le bord d'une benne. — Il a été atteint ainsi de contusions aux jambes, avec épanchements sanguins profonds, notamment au niveau du mollet et du creux poplité gauches.

A la suite de cet accident, le blessé est resté alité pendant plusieurs semaines en raison des douleurs et du gonflement des jambes. Quand il s'est levé, il ne pouvait marcher que très difficilement et pendant fort peu de temps. Il était encore dans le même état, et toujours incapable de travailler, quand dans le courant du mois de mars 1900, il a été pris d'une pneumonie grippale. Celle-ci a été accompagnée ou immédiatement suivie d'une phlébite du membre inférieur gauche, puis quelque temps après du membre inférieur droit.

Ces phlébites, accompagnées d'œdème très abondant, et à

certains moments d'épanchements séreux intra-articulaires, ont eu, après une période aiguë, une évolution très lente, avec de nombreuses poussées subaiguës, dont l'une a atteint les veines du cordon testiculaire gauche. Les noyaux phlébitiques de ces veines ont été constatées un an après l'accident par un médecin expert, ainsi que l'œdème dur des deux membres inférieurs.

Examen cinq ans après l'accident. — Depuis l'accident, N... est resté complètement incapable de tout travail, non seulement en raison de l'impotence des membres inférieurs, mais encore en raison d'autres troubles de la santé qui paraissent imputables surtout au mauvais état du système veineux. Aujourd'hui, en effet, ce ne sont plus seulement les veines des membres inférieurs, mais aussi celles du tronc qui présentent des lésions.

Les deux membres inférieurs présentent sur toute leur étendue (cuisses et jambes) des varices extrêmement abondantes et volumineuses, à peu près également développées des deux côtés. Les deux jambes, à partir de leur tiers inférieur, sont le siège d'un œdème dur, d'autant plus abondant que l'on se rapproche davantage des pieds. La peau est légèrement cyanosée, couverte de veinules dilatées dans l'épaisseur du derme.

Les varices se continuent sur la paroi intérieure du tronc jusqu'au tiers inférieur du thorax. Elles forment sur toute la paroi abdominale de grosses veines dilatées, sinueuses, bosselées avec de nombreux noyaux d'induration.

Il existe du côté gauche un varicocèle d'ailleurs peu volumineux, et sur lequel on ne constate plus actuellement de noyaux d'induration.

N... ne peut marcher ou se tenir debout que très peu de temps, parce qu'il éprouve bientôt des crampes et des engourdissements douloureux des membres inférieurs. Il a essayé quelquefois de surmonter ces sensations douloureuses et de marcher ou rester debout deux ou trois heures dans le courant d'une journée. Toujours ces tentatives ont été suivies d'une recrudescence considérable de l'œdème, qui persistait des jours ou même des semaines.

N... se plaint aussi de souffrir presque continuellement du ventre sous forme soit de coliques, soit de douleurs sourdes ; il a des alternatives de constipation et de diarrhée. Il a peu d'appétit, digère lentement et difficilement. Il a beaucoup maigri. Tous ces faits sont attestés par les certificats et les nombreuses ordonnances des divers médecins qui l'ont soigné depuis l'accident.

Dans ce cas la compagnie d'assurances ne contestait pas la nature ni la gravité de la maladie du plaignant. Mais elle prétendait que cette maladie était indépendante du traumatisme, lequel, d'après elle, n'avait pu produire que des effets purement locaux, qui auraient été peu graves si le blessé n'avait pas eu auparavant une « mauvaise constitution » et n'avait pas été atteint ultérieurement de pneumonie grippale.

Il est vraisemblable que N... avait des varices aux membres inférieurs avant l'accident. Mais ces varices étaient certainement peu développées et peu apparentes, car il n'en est fait aucune mention dans le certificat du médecin de la compagnie qui a examiné le blessé peu de temps après l'accident. D'ailleurs elles n'occasionneraient pas de troubles fonctionnels, car il a été établi d'une façon certaine que N... marchait ou restait debout 12 à 14 heures tous les jours.

Quand N... a été atteint de la pneumonie grippale (cinq mois après l'accident) il était encore en pleine incapacité de travail du fait des lésions des membres inférieurs. Les jambes étaient encore tuméfiées, œdématiées, douloureuses et faibles. Les lésions multiples des veines occasionnées par le traumatisme n'étaient donc pas réparées, et elles ont permis à l'agent infectieux de la grippe de se développer en des points multiples des veines des membres inférieurs. La phlébite a ensuite gagné aussi par contiguïté, a produit des oblitérations nombreuses pour arriver à l'état que l'on constate actuellement.

Au point de vue de la responsabilité de l'auteur de l'accident, il y a donc lieu, à notre avis, de distinguer deux périodes dans l'histoire du blessé. Dans la première qui a duré cinq mois, le traumatisme est la seule et unique cause de l'impotence de N. Ensuite sont survenues les phlébites avec leurs conséquences définitives. La grippe a pu être leur cause occasionnelle ; mais elles ne se sont développées et n'ont acquis une aussi grande étendue qu'en raison des lésions antérieurement produites par le traumatisme.

Il est à peine besoin de rappeler que la phlébite, quelle que soit son origine, peut occasionner une embolie qui est souvent mortelle.

Ces cas sont bien connus. Il nous suffira d'en citer un exemple.

Obs. XLVI (Personnelle). — *Plaie de la jambe. Première embolie peu grave, quinze jours après l'accident. Deuxième embolie, mortelle, un mois après.*

C..., 62 ans, a été blessé au cours de son travail le 13 janvier. Un arbre de transmission l'a heurté à la jambe gauche, et a produit une plaie contuse. Il entre à l'hôpital immédiatement. La plaie marche normalement vers la cicatrisation. L'état général est resté très bon. Toutefois quinze jours après l'accident, il a été pris brusquement d'un accès d'étouffement qui s'est dissipé assez vite. — Le 13 février, il quitte son lit pour aller à la garde-robe. En se recouchant (à 4 heures), il est pris d'étouffement et dit bientôt qu'il sent la mort venir Il meurt en effet à 4 h. 15.

Autopsie. — Putréfaction non commencée. Homme bien constitué, paraissant vigoureux.

A l'extrémité inférieure et à la région antéro-interne de la jambe gauche, plaie transversale de 6 centimètres sur 2, intéressant toute l'épaisseur de la peau. Elle est en bonne voie de cicatrisation. Ses bords ne sont pas décollés. — Très léger œdème autour des malléoles.

La veine saphène contient dans la portion adjacente à la plaie un caillot qui la remplit complètement et qui est long de 5 centimètres. Ce caillot est formé en grande partie de fibrine grisâtre et résistante. A son extrémité antérieure, il adhère assez fortement à la paroi veineuse. Au-dessus de lui la veine est remplie par un caillot noir et mou, long de 4 à 5 centimètres. Au delà, la veine est vide ou renferme un peu de sang liquide. — Pas de caillots dans la veine poplitée, ni dans la veine fémorale.

Les cavités droites du cœur ne renferment que du sang liquide et quelques caillots fibrineux en forme de membranes étalées sur ses parois.

L'artère pulmonaire ne renferme d'abord que du sang liquide ; mais à 1 centimètre environ de son origine, elle est complètement remplie par un caillot en partie cruorique, en partie fibrineux ; parmi les caillots de fibrine, on en remarque quelques-uns qui portent d'une façon très nette l'empreinte des parois du cœur.

Le caillot se continue dans les bifurcations de l'artère pulmonaire. Dans le poumon gauche, il s'étend sur une longueur de près de 6 centimètres. Dans le poumon droit, il est un peu moins long.

Les deux poumons présentent des zones de congestion intense, mais sans hémorragies.

CHAPITRE IV

AFFECTIONS TRAUMATIQUES DE L'APPAREIL RESPIRATOIRE

ARTICLE I. — CONTUSIONS PULMONAIRES.

§ I. — Lésions anatomiques.

Les blessures pulmonaires par contusion sont plus fréquentes que ne le croient beaucoup de médecins.

Tout le monde sait que le poumon peut être contusionné, déchiré plus ou moins profondément par une côte fracturée dont les fragments se sont déplacés de façon à venir le heurter ou le déchirer.

Mais de telles blessures sont relativement rares.

C'est par un autre mécanisme que se produisent la plupart des lésions pulmonaires par contusion. Elles se réalisent souvent en effet alors que le traumatisme a laissé la cage thoracique intacte, et même quand celle-ci a été fracturée, les fractures de côtes ne sont souvent pour rien dans leur production.

Pour mieux comprendre cette question, il convient d'examiner d'abord les très graves blessures pulmonaires occasionnées par un grand traumatisme qui entraîne la mort immédiate ou très rapide.

Prenons par exemple les chutes d'une assez grande hauteur.

Qu'il y ait ou non des fractures du thorax, voici ce que l'on constate souvent sur les poumons.

Leur surface est marbrée par des épanchements sanguins qui dessinent des taches irrégulières d'un rouge noir. Au milieu de ces taches, on voit souvent la plèvre soulevée par des bulles d'air, ordinairement assez petites, mais susceptibles d'atteindre deux, trois centimètres de diamètre et plus. Des plaques d'emphysème sous-pleural se remarquent aussi sur des zones non hémorragiques et même presque exsangues. — Si l'on pratique des coupes, on voit celles-ci parsemées de noyaux hémorragiques lesquels présentent parfois plusieurs bulles gazeuses plus ou moins grosses. Quelquefois aussi, on trouve de véritables cavernes traumatiques, c'est-à-dire des cavités creusées dans l'épaisseur d'un lobe, remplies d'air, de sang liquide et de caillots, de fragments du parenchyme pulmonaire, entièrement détachés ou encore attachés par leurs extrémités aux parois tomenteuses de la cavité.

Dans quelques cas, on voit à la surface même du poumon des déchirures profondes de plusieurs centimètres ; ou bien c'est le hile même du poumon qui a été arraché en partie.

De telles lésions s'expliquent par une commotion énorme du poumon. Celui-ci lancé contre les parois thoraciques avec une violence telle que le hile se déchire parfois, se contusionne sans doute contre les dites parois, mais il est surtout lésé par le déplacement instantané du sang et de l'air chassés par le choc avec tant d'intensité qu'ils déchirent l'un les parois vasculaires, l'autre les alvéoles bronchiques ou même les bronches d'un certain calibre, et que tous deux peuvent en agissant sur un même point dilacérer assez le parenchyme pulmonaire pour y creuser une cavité volumineuse.

Nous avons déjà en parlant, au chapitre deuxième, de la commotion en général, donné un exemple des lésions pulmonaires produites par ce mécanisme (observation II).

Nous signalerons ici une autre particularité de ces lésions. Bien que très graves, elles peuvent être limitées à une région plus ou moins restreinte du poumon, le reste de l'organe étant intact, ainsi que l'autre poumon tout entier. En voici deux exemples.

Le premier concerne un enfant nouveau-né, jeté dans la rue de la fenêtre d'un premier étage. Il survécut vingt et un jours. Il avait au sommet du poumon droit une caverne traumatique, le reste de ce poumon était intact, ainsi que le poumon gauche tout entier.

Obs. XLVII (personnelle). — *Enfant nouveau-né jeté d'un premier étage dans la rue. Survie de 21 jours. Déchirure et attrition au centre d'un lobe du poumon.*

La fille C... est accouchée, le 16 mai, un peu avant terme, d'un enfant du sexe féminin. Elle a presque aussitôt jeté cette enfant par la fenêtre de sa chambre, sise au premier étage de la maison.

L'enfant a été transportée à l'hôpital où je l'ai examinée à deux reprises les 19 mai et 2 juin. Ecchymose de 3 à 4 centimètres de diamètre en arrière de l'épaule droite et sur la partie adjacente du dos. Sur le cuir chevelu, plusieurs petites ecchymoses et, au milieu de la bosse pariétale droite, bosse sanguine très dure. L'enfant présenta les signes de l'athrepsie, et mourut dans le marasme le 7 juin. Pendant son séjour à l'hôpital, rien n'avait indiqué l'existence d'une lésion pulmonaire.

Autopsie. — Les deux cavités pleurales sont vides. A la partie supérieure de la plèvre costale droite, on remarque une quinzaine de fines ecchymoses sous-pleurales. A l'intérieur du lobe supérieur du poumon droit, on trouve une cavité du volume d'une noisette, à parois tomenteuses, remplie de sang liquide et de caillots diffluents ; pas d'aspect ni d'odeur de gangrène. Le reste du poumon droit et le poumon gauche ne présentent aucune lésion.

(Il existait aussi une fracture au pariétal droit, en voie de consolidation et une hémorragie méningée.)

L'autre exemple concerne un jeune homme tombé d'une hauteur d'une douzaine ou d'une quinzaine de mètres. La chute avait occasionné des fractures de la colonne vertébrale, mais pas de lésions des organes internes, à l'exception des poumons. Sur le poumon droit, il existait seulement quelques petits noyaux hémorragiques; mais le poumon gauche présentait, outre des noyaux hémorragiques plus nombreux et plus volumineux, une caverne traumatique du volume d'une noix, remplie de sang et de fragments du tissu pulmonaire *entièrement détachés.*

Il est assez difficile de s'expliquer pourquoi les effets du traumatisme se manifestent ainsi en un point très limité. Cependant dans le cas actuel, les poumons étaient adhérents au thorax, circonstance qui atténue peut-être les effets de la commotion pulmonaire. Il est à remarquer que la caverne traumatique se trouvait dans le lobe inférieur du poumon gauche, seule région des deux poumons où il n'y avait pas d'adhérences pleurales.

Obs. XLVIII (personnelle). — *Chute d'une grande hauteur. Déchirures au centre d'un poumon relié au thorax par des adhérences anciennes.*

Jeune homme, d'environ 25 ans, trouvé mort dans le fossé des fortifications de Paris.

Ecchymoses extérieures sur le membre supérieur droit et le côté droit de la face. Sur presque toute l'étendue du dos, principalement à droite, il y a, entre les couches musculaires, une lamelle de sang coagulé dont l'épaisseur dépasse en certains points un demi-centimètre.

Trois fractures du rachis : une à la 10e dorsale et deux à la région lombaire. Pas de fracture de côtes.

Les poumons sont reliés au thorax par des adhérences anciennes. A droite cette adhérence est complète. A gauche, on trouve dans ce qui reste de la cavité pleurale (en bas) environ 100 grammes de sang coagulé. Le poumon *gauche* présente à la partie centrale de son lobe inférieur une déchirure formant une cavité anfractueuse du volume d'une noix remplie de sang coagulé et de *débris du parenchyme pulmonaire.* Il existe en outre sur toute l'étendue de ce poumon de nombreux noyaux hémorragiques variant du volume d'un pois à celui d'une noisette. Le poumon droit présente quelques petits noyaux hémorragiques, mais pas de déchirures.

Cœur et organes abdominaux intacts.

Si nous considérons maintenant les blessures par écrasement, nous verrons que les lésions pulmonaires se produisent par un autre mécanisme. Le poumon est comprimé par les parois thoraciques qui, au moment où elles subissent l'écrasement, se déforment, se rapprochent l'une de l'autre en diminuant pour un instant la capacité de la poitrine.

L'élasticité du thorax, surtout chez les individus jeunes, dont les cartilages costaux sont restés bien élastiques, est bien plus grande qu'on ne le croit généralement. Elle est telle que l'écrasement de la poitrine peut être porté au point de diviser le cœur en deux morceaux, de déchirer profondément un poumon, sans que les côtes se fracturent.

C'est ce qui s'est passé dans le cas suivant, que nous avons eu l'occasion de montrer aux étudiants, il y a une douzaine d'années.

Obs. XLIX (personnelle). — *Écrasement par une voiture; déchirure du poumon et du cœur sans fracture du thorax.*

P..., 31 ans, cocher, conduisait un fiacre qui a été heurté par un camion chargé. Par suite du choc P... a été précipité à terre; la roue du camion lui a passé sur la tête et le côté gauche de la poitrine. Il est mort sur le coup.

Autopsie. — Les os de la face sont broyés. Crâne intact. Sur le reste du corps, pas de marques extérieures de blessures, sauf quelques érosions très superficielles, formant des stries à peu près parallèles sur le côté gauche de la poitrine (frottements du fer de la roue).

Les apophyses épineuses des 7 et 8e vertèbres dorsales sont fracturées; mais tout le reste de la cage thoracique est intact.

Le poumon gauche, libre d'adhérences, présente à la partie inférieure de son lobe supérieur, et sur la face externe, une déchirure transversale longue de 5 centimètres et ayant à peu près la même profondeur (Épanchement de près d'un demi-litre de sang liquide dans la cavité pleurale).

Le poumon droit, relié au thorax par des adhérences anciennes, est intact.

La pointe du cœur est totalement séparée du reste de l'organe, et forme un fragment de trois centimètres de hauteur qui flotte dans le péricarde avec un peu de sang liquide. Aucune lésion du reste du cœur, du péricarde, ni de l'aorte.

On comprend que lorsque l'écrasement a produit en même temps la fracture d'une ou plusieurs côtes, la dépression *momentanée* du thorax peut être plus considérable, et les lésions du poumon aussi profondes et plus étendues encore.

En effet, en pareils cas, on observe souvent des déchirures multiples des poumons, des hémorragies sous-pleurales, des hémorragies profondes disséminées un peu partout, et parfois aussi des plaques d'emphysème plus ou moins nombreuses, et de grosses bulles de gaz sous-pleurales.

Quand ces diverses lésions sont très étendues, occupent les parties profondes aussi bien que la périphérie, le poumon des écrasés arrive à ressembler beaucoup à celui des individus qui sont tombés d'une grande hauteur.

C'est que vraisemblablement, dans le poumon des écrasés il s'est produit à un certain moment, sous l'influence de la compression brusque et violente de certaines régions, une chasse énorme du sang et de l'air qui ne peuvent s'échapper assez vite par leurs voies naturelles, et rompent leurs parois. Le mécanisme invoqué à propos de la commotion entrerait encore en jeu ici et ajouterait ses effets à ceux de la compression directe par la paroi thoracique.

Il reste maintenant à parler de l'action des contusions portant sur une portion limitée et peu étendue du thorax, c'est-à-dire des blessures que l'on rencontre le plus souvent dans la pratique des accidents du travail.

En pareil cas, la lésion du poumon se trouve ordinairement au niveau de la contusion extérieure. Mais elle n'est pas toujours à la surface du poumon, elle peut être plus ou moins profonde.

Voici par exemple un cas où la lésion pulmonaire se trouve exactement au même point que la lésion thoracique.

Obs. L (Sourdille. Société anatomique, 1895). — *Coup de pied de cheval sur le thorax. Pas de fracture de côte. Contusion et déchirure du poumon au même niveau.*

Un homme de 28 ans reçoit un violent coup de pied de cheval sous l'aiselle gauche un peu en arrière du mamelon. Il est pris aussitôt de dispnée et d'hémoptysie et meurt huit jours après.

Autopsie. — Lésions de contusion de la paroi thoracique au point atteint par le coup de pied de cheval.

Pas de fracture de côtes.

Épanchement de près de deux litres de liquide sanguinolent dans la plèvre gauche.

Le sommet du poumon gauche est relié à la paroi thoracique par des néo-membranes récentes, fibrineuses.

Le lobe supérieur de ce poumon présente, au même niveau que la contusion du thorax, une poche fluctuante qui renferme environ deux cents grammes de sang noirâtre, mêlé de caillots. Cette cavité a le volume d'un gros œuf de dinde. Elle est située en plein parenchyme pulmonaire et recouverte par la plèvre épaissie, mais non déchirée, et par une couche de tissu pulmonaire de 2 à 3 millimètres d'épaisseur. Les parois sont déchiquetées, irrégulières, anfractueuses ; on y voit la section de plusieurs bronchioles dont l'une a un calibre de quatre millimètres ; on n'y aperçoit pas de lumière des gros vaisseaux.

Cette observation est instructive parce qu'elle fournit l'occasion assez rare, de constater les effets de la contusion pulmonaire pure et simple (sans complication de pneumonie ou de gangrène) et localisée exactement au point d'application peu étendu d'un traumatisme de la paroi thoracique, et aussi parce qu'elle montre une fois de plus que les plus graves contusions du poumon peuvent se produire alors que les côtes sont restées intactes.

Chez les blessés de ce genre qui survivent, l'auscultation et la percussion de la poitrine montrent assez souvent les signes de la contusion pulmonaire au niveau même du traumatisme de la paroi thoracique. Ces signes, il est vrai, ne sont pas toujours des plus nets, ni localisés d'une façon très étroite. Ils consistent le plus souvent en des râles humides et fins qui sont dus peut-être moins à l'épanchement sanguin intra-pulmonaire qu'à la zone de congestion et d'œdème qui entoure la lésion traumatique. Mais la correspondance avec la contusion thoracique est toujours assez exacte.

Il est d'autres cas où l'auscultation et la percussion ne décèlent ni râles, ni matité, ni suppression du murmure respiratoire, bien que le blessé continue à cracher un peu de sang pendant plusieurs jours, parfois même pendant plusieurs semaines. Il est donc probable que le foyer de contusion siège alors dans une partie profonde du poumon. Ces contusions profondes se produiraient non seulement à la suite de la commotion du poumon par ébranlement de tout le corps, mais aussi à la suite d'un choc portant sur un point restreint du thorax.

§ II. — Symptômes, évolution et diagnostic de la contusion pulmonaire.

La contusion pulmonaire très grave avec déchirures étendues du poumon est en général facile à diagnostiquer. Outre les symptômes si frappants : hémoptysies, dyspnée, collapsus, on constate soit un pneumothorax si la plèvre a été déchirée, soit, dans le cas contraire, le souffle caverneux avec gargouillement indiquant l'existence d'une cavité creusée par le traumatisme, et souvent aussi l'emphysème sous-cutané débutant à la base du cou.

Dans la pratique des accidents du travail, on a plus souvent affaire à des contusions pulmonaires relativement peu graves, au moins au début, et le diagnostic est parfois assez délicat.

La plupart des ouvriers qui ont reçu au cours de leur travail un coup sur la poitrine, ayant occasionné ou non une fracture de côtes, prétendent (surtout quand on le leur demande sans attendre qu'ils l'aient déclaré spontanément) qu'ils ont craché du sang et qu'ils en crachent encore de temps en temps.

Cette déclaration est sans doute souvent inexacte, et elle doit être contrôlée de très près, car l'hémoptysie est le symptôme capital de la contusion pulmonaire, surtout en matière d'accidents du travail, où les autres symptômes allégués (douleurs, dyspnée) n'ont guère de valeur.

Ce contrôle est fourni souvent par l'auscultation et la percussion de la poitrine, mais il ne l'est pas toujours.

En effet, à côté des cas où l'on constate sur une zone plus ou moins étendue, correspondant, au moins à peu près, à la blessure extérieure, un peu de matité, des râles humides et fins, ou une abolition du murmure respiratoire, il en est d'autres où l'on ne trouve aucun signe physique d'une lésion pulmonaire et où cependant celle-ci existe. Son existence est démontrée soit par les complications qui se produisent ultérieurement: gangrène ou pneumonie, soit par des crachements de sang dûment constatés. Nous avons eu une fois l'occasion de voir un de ces blessés, que nous venions d'ausculter sans rien trouver, expectorer devant nous quelques crachats sanglants. Plusieurs autres fois la réalité de ces expectorations sanglantes, répétées, mais peu abondantes, nous a été attestée par des médecins traitants que nous connaissions comme parfaitement consciencieux.

Les contusions pulmonaires qui occasionnent des hémoptysies ne se révèlent donc pas forcément par des signes physiques appréciables. L'expert doit tenir compte de ces exceptions, et ne pas considérer que les résultats négatifs de l'auscultation fournissent à eux seuls la preuve certaine et irréfutable de la non-existence des hémoptysies alléguées.

En cas de doute, il suffit le plus souvent de revoir le blessé après un intervalle d'une quinzaine de jours pour être en mesure de juger exactement son état.

En effet, dans la plupart des cas, les conséquences de la contusion pulmonaire (quand il ne s'agit pas de lésions énormes) sont nettement établies après les deux ou trois semaines qui suivent la blessure. Les complications éventuelles: pneumonie, gangrène du poumon, pleurésie, poussée de congestion pulmonaire, se produisent presque toujours avant l'expiration de ce délai, et quand il n'y a pas de complications, la contusion pulmonaire simple guérit presque toujours assez vite.

Il y a cependant des exceptions. Certains blessés assurent qu'il leur arrive encore, un mois et plus après l'accident, de cracher de temps en temps un peu de sang. Nous sommes porté à croire que ces assertions ne sont pas toujours inexactes, quoique nous n'en ayons jamais eu la preuve bien nette. Mais il est possible qu'une caverne traumatique de petites dimensions, située très profondément dans le parenchyme pulmonaire, et non accessible à l'auscultation, ne se cicatrise que très lentement, et occasionne de temps en temps de petites hémorragies. Si l'on se reporte par exemple à l'observation XLVII, on voit qu'une petite caverne traumatique, qui n'avait donné lieu à aucune complication, était encore remplie de sang liquide et de caillots vingt et un jours après l'accident.

Mentionnons encore en terminant que l'hémoptysie ne se produit quelquefois qu'un ou plusieurs jours après la contusion pulmonaire, ce qui tient sans doute à la formation rapide de caillots, et qu'elle peut même manquer quelquefois complètement. Cela tient tantôt à ce qu'il y a une déchirure de la plèvre, et que le sang trouve ainsi une issue plus facile dans la cavité pleurale que dans les bronches ; tantôt à ce que l'épanchement sanguin est minime, s'infiltre dans le parenchyme sans arriver dans les bronches d'un certain calibre. De telles contusions sont susceptibles d'ailleurs de toutes les complications. Bon nombre de pneumonies traumatiques par exemple n'ont pas été précédées d'hémoptysies.

ARTICLE II. — PNEUMONIES TRAUMATIQUES.

La pneumonie traumatique est celle qui survient à l'occasion d'une contusion portant sur le thorax, que cette contusion ait ou non produit une ou plusieurs fractures de côtes.

Elle n'est pas très fréquente relativement au chiffre total des pneumonies, la proportion dans les diverses statistiques qui ont été dressées ne dépasse guère deux pour cent en moyenne. Elle n'est cependant pas rare relativement au nombre des contusions de la poitrine, surtout si l'on tient compte des pneumonies légères dont il sera parlé plus loin.

On peut qualifier aussi de pneumonies traumatiques celles qui surviennent à la suite de blessures ayant porté non pas sur le thorax, mais sur un point quelconque du corps. Ce sera si l'on veut les pneumonies de cause indirectement traumatique.

Le mécanisme est différent dans les deux cas.

Dans le premier cas, la partie contusionnée du poumon fournit un terrain favorable au développement des germes pathogènes qui se trouvent dans le sang ou les voies respiratoires et qui y seraient restés inactifs sans cette circonstance nouvelle. C'est donc bien le traumatisme qui est responsable de la maladie.

Dans le second cas, une infection qui a pris son point de départ au niveau d'une blessure quelconque se manifeste, suivant des conditions plus ou moins bien déterminées, sur tels ou tels organes. Si elle se localise sur le poumon ce n'est pas que cet organe ait été mis en état de réceptivité par un traumatisme quelconque.

Les cas du premier groupe méritent seuls le nom de pneumonie traumatique ; ceux du second groupe peuvent être rangés sous le nom de pneumonie par infection consécutive à un traumatisme.

§ I. — Pneumonie traumatique proprement dite.

Telle qu'on la constate sur la table d'autopsie, cette pneumonie est presque toujours la pneumonie fibrineuse, lobaire, avec tous ses caractères anatomiques classiques.

Quant aux pneumonies traumatiques qui se terminent par la guérison, s'il en est qui présentent aussi tous les caractères de la pneumonie fibrineuse, il en est d'autres dont la nature est plus douteuse. Les symptômes sont atténués, les signes physiques peu accentués, limités à une assez faible étendue d'un poumon, l'affection évolue sans retentissement bien marqué sur l'état général et se termine sans crise par la guérison complète.

Jusqu'il y a assez peu de temps on croyait que cette bénignité était un caractère assez général de la pneumonie traumatique. Nous avons partagé nous-même cette opinion jusqu'à l'époque où la loi sur les accidents du travail nous a fourni l'occasion de voir plus souvent les conséquences des traumatismes thoraciques.

Ces pneumonies traumatiques bénignes se présentent sous l'aspect suivant que nous avons observé plusieurs fois avec des variations peu importantes.

Un individu a reçu une contusion sur la poitrine. En l'examinant quatre ou cinq jours, on constate, au niveau du point contusionné, un souffle peu étendu et peu intense, entouré d'une zone où se font entendre quelques rales crépitants. Le blessé n'a pas eu de frisson ; il a peu de fièvre, quelquefois pas du tout; il a craché un peu de sang après l'accident, et il a continué à expectorer tous les jours quelques crachats sanglants, mais quand on peut voir ceux-ci ils n'ont pas la couleur rouillée. Le point de côté, s'il a existé, se confond avec la douleur de la contusion thoracique. — Le blessé ne s'alite pas, et quand on le revoit une dizaine de jours après l'accident, on ne trouve plus que quelques râles humides limités à la même région du poumon.

Il est probable que dans les cas de ce genre il ne s'agit pas de véritable pneumonie fibrineuse, mais d'une simple contusion pulmonaire, au niveau et autour de laquelle une forte congestion avec œdème s'est produite pour quelque temps. — Il est possible cependant qu'il se produise quelquefois aussi un foyer très limité de pneumonie véritable, mais réduite au minimum.

Que la pneumonie soit grave ou non, elle se produit presque constamment du côté où le traumatisme a porté, et même presque toujours sur le lobe pulmonaire correspondant au point d'application de la violence. Il est certain cependant que cette règle comporte quelques exceptions; on en trouve des exemples incontestables signalés par divers auteurs. Ces exceptions ne sont pas d'ailleurs très surprenantes car en parlant de la commotion du thorax nous avons vu que des foyers de contusion pulmonaire pouvaient se trouver disséminés dans des points très différents des deux poumons.

La même donnée nous paraît expliquer aussi les cas où la pneumonie succède à un traumatisme qui a produit un ébranlement de tout le corps, sans blessures du thorax. Il est extrêmement probable que dans ces cas il se produit une commotion des poumons avec quelques-unes des lésions que nous avons décrites page 252, et il n'y a aucune raison pour que ces lésions ne deviennent pas le point de départ d'une pneumonie.

Il est à remarquer aussi que lorsqu'il s'agit d'une contusion directe sur la poitrine, il arrive assez souvent que la blessure n'occasionne pas de fractures de côtes, et parfois même qu'elle ne laisse pas de traces extérieures. La contusion de la paroi peut avoir produit simplement une ecchymose profonde, non visible sur la peau.

La pneumonie traumatique a parfois une grande étendue ; non seulement elle gagne presque tout le poumon du côté contusionné, mais encore elle envahit l'autre poumon. Quelquefois, on constate à l'autopsie que les lésions sont à peu près au même stade sur les deux poumons, de sorte que la pneumonie paraît avoir débuté presque en même temps des deux côtés. Peut-être en effet que dans certains cas, comme par exemple le suivant, il y a sur les deux poumons des foyers de contusion, qui sont ensemencés en même temps par le pneumocoque.

Obs. LI (personnelle). — *Fractures de côtes, double pneumonie suppurée.*

L..., rentier, 75 ans, est bien constitué et paraît moins âgé qu'il ne l'est réellement.

Le 30 mars, il a été renversé par une voiture, et contusionné en divers points du corps. Il n'a pas perdu connaissance et il a pu donner des renseignements sur les circonstances de l'accident. Il a été transporté à l'hôpital où il est mort le 9 avril. Pas de renseignements sur les symptômes qu'il a présentés.

Autopsie. — Petite plaie contuse à l'extrémité externe du sourcil droit. Ecchymose des paupières de l'œil droit. Large ecchymose à la partie supérieure et externe de l'épaule droite. Quelques érosions et ecchymoses peu étendues sur les membres inférieurs.

Fracture des septième, huitième et neuvième côtes gauches, un peu en avant de la ligue axillaire. La plèvre costale n'est pas déchirée à ce niveau.

Le poumon gauche dans sa partie supérieure est relié au thorax par des adhérences anciennes.

Le lobe inférieur de ce poumon et une partie de son lobe supérieur présentent les lésions de la pneumonie lobaire suppurée, c'est-à-dire que le tissu pulmonaire est privé d'air, dur, compact, de coloration grisâtre, et infiltré de pus qui suinte sur toutes les parties de chaque coupe. Les bronches renferment aussi un peu de ce pus.

Le poumon droit, libre d'adhérences, présente exactement les mêmes lésions au niveau de ses lobes inférieur et médian.

Dans l'interstice de ces deux lobes, la plèvre est recouverte d'une couche de pus fibrineux. Il n'y a pas d'épanchement pleural.

Du côté gauche, il n'y a pas non plus d'épanchement, et la plèvre est intacte.

Les deux poumons sont exempts de tubercules.

— Le cœur contient des caillots cruoriques et fibrineux qui s'étendent assez loin dans l'aorte et dans les vaisseaux pulmonaires. Valvules saines, ainsi que les artères coronaires. L'aorte présente d'assez nombreuses plaques d'athérome.

— L'ecchymose remarquée sur les paupières de l'œil droit se continue jusque dans l'épaisseur du muscle temporal. Pas d'autres ecchymoses dans le cuir chevelu. Pas de fracture du crâne. Hémorragie méningée peu abondante formant de petits caillots déposés çà et là sur la face interne de la dure-mère.

Quelques ecchymoses superficielles du cerveau au niveau des lobes temporaux et frontaux.

Pas de lésions des autres organes.

Les symptômes, les complications, l'évolution de la pneumonie traumatique sont les mêmes que dans la pneumonie lobaire de toute autre cause.

On peut remarquer cependant que les crachats « rouillés » ne sont pas toujours bien caractérisés, surtout au début; les petites hémorragies provenant du traumatisme peuvent en effet modifier beaucoup leur aspect.

Il semble aussi que les formes bénignes, à symptômes atténués et à évolution écourtée, sont relativement plus fréquentes que dans la pneumonie spontanée.

Rappelons ici que la pneumonie occasionne quelquefois des troubles nerveux graves et notamment l'hémiplégie. Il peut en résulter une erreur de diagnostic susceptible d'entraîner des conséquences fâcheuses en matière d'accident du travail.

Nous pouvons citer à cet égard le cas suivant qui a d'ailleurs de l'intérêt à un autre point de vue (voir page 270).

Obs. LII (personnelle). — *Chute, contusions diverses; six semaines après, pneumonie avec symptômes cérébraux.*

S..., 48 ans, a fait une chute le 16 août. Les blessures ont été ainsi décrites le lendemain dans un certificat médical : « Ecchymoses sur la jambe droite et sur le genou gauche. »

Les renseignements sur les suites immédiates de l'accident sont confus et quelque peu contradictoires. S... aurait éprouvé un certain endolorissement général, des maux de tête; son intelligence aurait paru quelque peu diminuée, bien qu'il n'ait pas délire.

Le 6 octobre suivant un médecin a été appelé auprès du blessé et il déclare dans un certificat : « J'ai constaté, le 6 octobre, des symptômes graves de compression cérébrale : dilatation des pupilles, raideur de la nuque, hémiplégie gauche, etc. La mort survenue à la date du 10 octobre est due, à mon avis, à un épanchement intra-crânien, épanchement occasionné par un traumatisme assez violont sur la tête, sommet et base. »

Autopsie (douze jours après la mort, exhumation).

Putréfaction relativement peu avancée.

Aucune trace de blessures sur le thorax.

Pneumonie fibrineuse parfaitement caractérisée du lobe inférieur droit. Parenchyme compact, dur, friable, ne surnageant pas dans l'eau.

Pas de tubercules ni d'autres lésions dans le reste du poumon droit, ni dans le poumon gauche.

Pas d'ecchymoses sous le cuir chevelu. Os du crâne intacts. Pas d'hémorragies méningée. On peut encore constater que les méninges n'offrent pas de lésions. Ramollissement cadavérique de l'encéphale. Il est cependant possible d'y pratiquer un grand nombre de coupes qui montrent l'absence de tout foyer hémorragique.

La tâche principale de l'expert consiste le plus souvent à établir si la pneumonie, dûment constatée, est bien la conséquence d'un traumatisme thoracique qui est certain.

Ordinairement, ce rapport de cause à effet est presque évident et ne peut guère être contesté sérieusement.

Mais il y a des exceptions. Les objections formulées par la partie adverse, et que d'ailleurs l'expert doit envisager *motu proprio* sont de deux sortes.

En premier lieu, la pneumonie a pu se développer

après l'accident, mais non pas sous l'influence de celui-ci.

Cette objection est de mise quand il s'est écoulé un assez long délai entre l'accident et le début de la maladie. Nous avons vu en effet que dans les observations publiées jusqu'ici ce délai ne dépassait pas trois à quatre jours. On conçoit cependant qu'il puisse être plus long; en théorie l'ensemencement du microbe pathogène peut se faire tout le temps qu'un foyer de contusion pulmonaire n'est pas guéri.

Il nous semble que si chez un blessé qui a reçu un violent traumatisme thoracique et qui présente encore des signes évidents de contusion pulmonaire, une pneumonie fibrineuse apparaissait une dizaine ou une quinzaine de jours après l'accident, il serait bien difficile d'affirmer que le traumatisme n'est pour rien dans la production de cette pneumonie.

L'objection du trop long délai ne suffit donc pas à elle toute seule pour résoudre la question; il faut qu'elle soit corroborée par d'autres éléments d'appréciation: siège et gravité du traumatisme, guérison ou non-guérison de la contusion pulmonaire au moment où la pneumonie a éclaté.

Cette question de long délai peut être soulevée au contraire par le blessé, et ses ayants droit, comme dans le cas suivant.

Il s'agit du sujet de l'observation LII. — Cet homme avait été atteint le 16 août de contusions aux jambes et à la tête. Il mourut le 10 octobre de pneumonie aiguë. — Un médecin, qui n'était pas le médecin traitant, tout en ne prétendant pas qu'il y ait eu des blessures au thorax, soutenait que la pneumonie était la conséquence de l'accident. D'après lui, le blessé avait présenté pendant les premiers jours des signes de commotion cérébrale, laquelle est de nature à occasionner de la congestion passive des poumons et en avait en effet entraîné dans le cas actuel; en outre son état général avait été déprimé par l'accident, et cette dépression organique avait permis le développement de la pneumonie sur un poumon depuis longtemps en état de congestion passive.

Cette argumentation n'est pas inacceptable en théorie. Mais quand bien même tous les faits allégués eussent été exacts, on ne saurait évidemment baser des conclusions d'expertise sur des possibilités théoriques à l'appui desquelles il n'y a pas un seul fait concret. Dans le cas actuel, il n'y avait pas eu de blessures sur le thorax, pas le moindre signe d'une lésion pulmonaire quelconque; rien ne permettait de dire que la pneumonie survenue six semaines après l'accident était la conséquence de celui-ci.

La difficulté est quelquefois plus grande pour reconnaître si la pneumonie n'existait pas avant l'accident.

Il est certain que la pneumonie peut rester latente presque jusqu'au moment de la mort. Tous les médecins savent que chez certains sujets : les vieillards d'une part, les alcooliques de l'autre, une pneumonie parfaitement caractérisée au point de vue anatomique peut rester inaperçue presque jusqu'au dernier moment, tellement est peu marqué le retentissement sur l'état général. Le fait est assez fréquent pour les ivrognes. Il n'y a pas d'année où l'on n'ait occasion d'observer le fait suivant à la Morgue de Paris : Un ivrogne s'enivre toute une journée et quelquefois une partie du lendemain; un dernier marchand de vins ne veut pas le recevoir. L'ivrogne résiste, fait du scandale; on le conduit au Poste; dans la nuit ou le lendemain matin on le trouve mort au violon. L'autopsie montre une pneumonie.

Il y a donc très souvent lieu de se demander si la pneumonie n'était pas antérieure à l'accident, et il n'y a guère que deux éléments sur les quels on puisse s'appuyer pour résoudre cette question.

C'est d'abord la constatation d'un traumatisme sur la poitrine; c'est ensuite le temps écoulé entre la blessure et la mort.

Il est évident que lorsqu'on trouve une fracture de côte ou une autre lésion traumatique bien nette du côté où siège la pneumonie, la question est presque toujours résolue, à moins que le trop court délai entre la blessure et la mort ne montre qu'il n'y a eu là qu'une coïncidence purement fortuite. Mais on ne saurait exiger toujours une preuve aussi palpable. La blessure a pu consister uniquement en une contusion pulmonaire qui, au moment de l'autopsie, est entièrement masquée par la pneumonie. Il ne faut pas oublier que la pneumonie qui s'est produite sur le côté traumatisé a pu s'étendre à l'autre poumon, et être plus étendue sur ce dernier (observat. LI). Enfin il faut tenir compte des quelques exceptions qui montrent que la pneumonie peut occuper le poumon opposé au côté traumatisé du thorax.

Quel est le délai minimum acceptable entre le moment de la blessure et celui de la mort?

Nous avons vu que le début de la pneumonie (marqué par le frisson ou par d'autres signes) se fait parfois dans les 24 heures qui suivent l'accident. D'autre part, la mort quand elle est le fait de la pneumonie seule ne se produit guère avant le cinquième jour. On arrive ainsi à un délai total de six jours qui ne représente sans doute pas un minimum absolument irréductible, mais à partir duquel on peut admettre sans difficulté que la pneumonie résulte bien de la blessure.

L'étendue des lésions pneumoniques ne semble pas en rapport étroit et constant avec la durée de la maladie. Il y a des sujets qui succombent alors que l'affection n'a atteint qu'un seul lobe pulmonaire, tandis que d'autres ne meurent qu'au moment où la plus grande partie des deux poumons présente les plus graves lésions (observat. LI). Il n'est pas certain que la durée de la maladie soit toujours plus longue dans le second cas que dans le premier.

A l'aide de ces données, on arrive souvent à résoudre la question en toute sécurité de conscience. Ainsi dans l'observation LI, où il s'agissait d'un vieillard de 75 ans, susceptible comme tel d'avoir eu une pneumonie latente, les commémoratifs (qui étaient fort précis), l'existence de trois fractures de côté, et surtout le délai de dix jours pleins entre la blessure et la mort permettaient cependant d'attribuer la pneumonie double à l'accident.

Mais certains cas sont singulièrement embarrassants, tel par exemple le suivant qui nous avait paru si difficile que, une fois l'autopsie terminée, nous avons demandé et obtenu que M. le Pr Brouardel fût chargé avec nous de l'expertise.

Obs. LIII (Pr Brouardel et Vibert). — *Contusion du thorax. Mort de pneumonie quatre jours et demi après.*

R..., 51 ans, est heurté le 16 avril 1886 par une poutre en fer sur le côté droit de la poitrine. Il meurt le 21 avril.

Autopsie (résumée). — Homme bien constitué, paraissant vigoureux. Putréfaction assez avancée.

Pas d'autres marques extérieures de violences que deux plaques parcheminées irrégulières, de 8 à 10 centimètres de longueur sur 2 à 3 centimètres de largeur, situées au niveau du sein droit.

A ce même niveau, on trouve dans le tissu cellulaire sous-cutané une ecchymose de 4 centimètres de diamètre.

Les côtes ne sont pas fracturées.

Le poumon droit est relié à la paroi thoracique par quelques adhérences anciennes. Son lobe supérieur tout entier est transformé en une masse compacte, friable, non crépitante, ne contenant pas d'air (épreuve docimasique). Des coupes pratiquées sur ce lobe montrent que le tissu pulmonaire est infiltré de pus. Pas de lésions de l'autre lobe.

Le poumon gauche est libre d'adhérences. Il est sain et ne paraît pas congestionné.

Toutefois on trouve dans la cavité pleurale de ce côté environ 300 centimètres cubes de sérosité rougeâtre.

Discussion. — Il résulte des constatations qui viennent d'être exposées que le sieur R... a succombé à une pneumonie du poumon droit. Tous les autres organes étaient sains, à l'exception du cerveau qui présentait une petite tumeur ; mais celle-ci ne paraît avoir joué aucun rôle dans le mécanisme de la mort.

Il est établi par l'enquête que le 16 avril, à une heure de l'après-midi, le sieur R... a reçu sur la poitrine une poutre en fer. On a retrouvé d'ailleurs à l'autopsie la trace de cette contusion, sous forme d'une ecchymose sur le thorax. — Le sieur R... a pu cependant continuer son travail jusqu'à 6 heures du soir ; puis, il s'est alité pour ne plus se relever, et il a succombé au bout de 4 jours et demi, le 21 avril, à 9 heures du matin.

La mort doit-elle être considérée comme la conséquence de la blessure, ou faut-il admettre que la maladie existait antérieurement et s'était développée spontanément ? D'après les sieurs S..., auteur de l'accident, et M..., employé chez le patron de R..., cet homme était souffrant depuis quelques jours, et le 16 avril au matin, il aurait eu des frissons et de la fièvre. — Au contraire, d'après la femme de R..., le blessé était encore bien portant le 16 au matin.

Nous n'avons aucun moyen de reconnaître laquelle de ces deux assertions est véridique ; mais même en acceptant que R... ait été souffrant avant l'accident, il nous semble très difficile d'admettre qu'il ait eu déjà une pneumonie, même au début, car cette maladie ne lui aurait pas permis de se livrer à un travail exigeant un déploiement assez considérable de force. On peut supposer seulement que R... avait peut-être un rhume, ou la grippe, expliquant les frissons, le malaise et la fièvre.

Au contraire, la maladie apparaît bien comme conséquence de la blessure. Il faut d'abord remarquer que la partie enflammée du poumon correspond exactement à la contusion de la poitrine, et s'il n'y avait là qu'une simple coïncidence, elle serait bien étrange. D'un autre côté, l'évolution de la maladie correspond bien à celle que l'on doit attendre d'une pneumonie traumatique ; le sieur R... a pu continuer à travailler quelques heures après avoir été frappé, et c'est seulement alors qu'éclatent les symptômes généraux graves, et que s'allume la fièvre. Enfin la marche relativement rapide de l'affection peut être attribuée soit au traumatisme même, soit à un certain degré d'alcoolisme chronique que l'on peut soupçonner chez un ouvrier, soit à l'existence antérieure d'une grippe. Dans tous les cas. l'accident nous paraît être la cause réelle et efficiente de la maladie qui a entraîné la mort.

Conclusions. — 1° Le sieur R... a succombé à une inflammation du poumon droit (pneumonie) ;

2° Il porte les marques d'une contusion sur le côté droit de la poitrine ;

3° La cause de la maladie et de la mort doit être attribuée à cette contusion, reçue au moment de l'accident dont le sieur R... a été victime le 16 avril.

§ II. — Pneumonies par infection consécutives à un traumatisme.

Il s'agit ici de pneumonies résultant d'une infection prenant son point de départ en un point quelconque du corps.

Ce sont bien rarement, croyons-nous, des pneumonies lobaires, mais des broncho-pneumonies ou, plus souvent peut-être, des pneumonies caractérisées anatomiquement par une congestion intense, une infiltration de liquide louche, brunâtre, par la consistance charnue du parenchyme qui, ça et là, en des zones très mal limitées, ne contient plus d'air et ne surnage pas quand on le plonge dans l'eau.

Certaines de ces pneumonies n'ont pas grand intérêt médico-légal parce qu'elles sont seulement la complication terminale d'autres blessures qui auraient été mortelles par elles-mêmes, par exemple d'une péritonite suppurée, de brûlures très étendues, etc.

Mais il n'en est pas toujours ainsi.

Par exemple, les plaies suppurantes de la cavité buccale entraînent assez facilement une infection pulmonaire et une pneumonie mortelle, alors que les blessures primitives étaient relativement peu graves, comme dans le cas suivant.

Obs. LIV. — *Coup de pied de cheval sur la face. Double fracture du maxillaire inférieur avec contusions des parties molles. Trois jours après, pneumonie qui entraîne la mort.*

L..., 55 ans, palefrenier, a reçu un coup de pied de cheval le 24 juillet 1903, vers 6 heures et demie du soir.

Les blessures sont ainsi décrites par le médecin de la compagnie d'assurances :

« La face presque entière a été intéressée ; très forte ecchymose des paupières des deux yeux, petite plaie à la racine du nez ; plaie assez profonde de la région sous-mentale ayant nécessité un point de suture. Contusion très forte de la région maxillaire gauche ; plusieurs dents sont tombées et d'autres devront être arrachées ; hématome sous-lingual. — Déglutition pénible. »

Trois jours après l'accident, le médecin de la compagnie d'assurances a diagnostiqué une pneumonie du côté droit. Le blessé est mort le 5 août, douze jours après l'accident.

Autopsie. Double fracture du maxillaire inférieur à sa partie antérieure, circonscrivant un fragment médian sur lequel sont implantées deux incisives, et qui ne tient plus au reste de l'os que par la gencive. — Plusieurs dents sont fracturées ou fortement ébranlées.

Les deux poumons sont reliés en partie au thorax par des adhérences anciennes. — Ils ne présentent d'ailleurs pas de tubercules, ni d'emphysème.

Dans toute l'étendue de son lobe inférieur, le poumon droit offre les lésions suivantes. Le tissu est extrêmement congestionné, privé d'air (aucun de ses fragments ne peut surnager dans l'eau), de consistance charnue, nullement induré, ni friable. Il est œdématié, mais ne présente pas la moindre trace de pus, soit infiltré, soit collecté. — Les mêmes lésions occupent une grande partie du lobe moyen.

Le poumon gauche est congestionné dans ses régions déclives, mais d'ailleurs sain. Même dans les parties les plus déclives, le tissu pulmonaire est rempli d'air.

Les bronches des deux poumons ne présentent pas de lésions appréciables.

Pas de lésions du cœur, de l'aorte, ni des autres organes.

Mentionnons encore les pneumonies des sujets restés plus ou moins longtemps comateux par suite d'une lésion cérébrale traumatique ou autre. Elles auraient pour origine les désordres de la déglutition et l'affaiblissement du réflexe laryngien, qui permettraient la pénétration de la salive ou des aliments dans l'arbre bronchique. La congestion pulmonaire, qui accompagne presque constamment les graves lésions cérébrales, favoriserait aussi le développement de la pneumonie.

ARTICLE III. — PLEURÉSIES TRAUMATIQUES.

§ I. — Pleurésies séro-fibrineuses.

Rappelons d'abord que les recherches récentes semblent permettre de poser ce principe : « La pleurésie séro-fibrineuse traumatique est une pleurésie tuberculeuse. »

La nature tuberculeuse de la pleurésie séro-fibrineuse traumatique a été établie en effet dans des cas où rien dans les antécédents ni dans l'état actuel du blessé ne permettait de déceler cliniquement l'existence de la tuberculose, de sorte qu'il a pu paraître légitime de considérer le fait comme étant la règle générale.

Quoi qu'il en soit, la pleurésie séro-fibrineuse peut être occasionnée par des traumatismes thoraciques d'intensité très inégale. Tantôt il y a fracture d'une ou plusieurs côtes, tantôt il y a eu d'abord un épanchement sanguin dans la plèvre, ou des contusions pulmonaires, tantôt il n'y a eu (tout au moins en apparence) qu'une contusion de la paroi thoracique.

Dans tous ces cas, il est rare que la pleurésie apparaisse aussitôt après le traumatisme, ni même dans un très court délai. Excepté quand elle accompagne une pneumonie traumatique, elle ne se manifeste que plusieurs jours, plusieurs semaines, parfois même plus d'un mois après l'accident.

Évolution et pronostic.

Une fois constituée, et réserve faite des autres lésions qui peuvent l'accompagner, cette pleurésie ne diffère guère de la pleurésie banale, *a frigore,* si ce n'est que le début est assez souvent plus insidieux, sans frisson notable, sans grande fièvre.

La qualification de « tuberculeuse » qui paraît devoir lui être assignée, n'implique pas, croyons-nous, une aggravation très sérieuse du pronostic, ni pour l'évolution de la maladie elle-même, ni pour l'avenir éloigné du blessé.

Ces pleurésies évoluent souvent d'une façon très simple, et peuvent guérir en quelques semaines.

En ce qui concerne les manifestations ultérieures de la tuberculose, il y aurait lieu de prévoir un avenir assez sombre, si l'on voulait assimiler la pleurésie traumatique à la pleurésie séro-fibrineuse a frigore qui, on le sait, est aussi le plus souvent, sinon toujours, de nature tuberculeuse. — On a cherché à connaître le sort des individus atteints, antérieurement à toute autre manifestation tuberculeuse apparente, de pleurésie a frigore. Beaucoup deviendraient par la suite des tuberculeux pulmonaires à marche progressive ; la proportion varie, suivant les diverses statistiques, de 24 à 82 pour 100.

Le pronostic éloigné est-il aussi mauvais pour les pleurésies séro-fibrineuses traumatiques? Nous serions porté à répondre négativement, en nous rapportant à nos observations personnelles.

Nous avons eu l'occasion d'observer, dans un délai compris entre six mois et deux ans et demi après l'accident, une trentaine de blessés qui, à la suite d'un traumatisme sur le thorax, avaient eu, d'après les documents produits, une pleurésie séro-fibrineuse. Sur ce nombre, six seulement présentaient des lésions tuberculeuses pulmonaires plus ou moins avancées ; encore est-il probable que chez quelques-uns d'entre eux des lésions pulmonaires notables existaient déjà avant l'accident. — Quant aux autres, ils étaient cliniquement indemnes de lésions tuberculeuses des poumons.

Mais la pleurésie, guérie en tant que pleurésie et en tant que manifestation tuberculeuse, entraîne parfois des conséquences durables qui constituent une incapacité permanente de travail.

Ces conséquences consistent tantôt en douleurs locales avec gêne de la respiration, et tantôt en des phénomènes très différents qui sont peut-être liés moins à la pleurésie elle-même qu'à la contusion du thorax, à savoir la gêne des mouvements du membre supérieur du même côté, gêne qui peut aller jusqu'à la paralysie presque complète avec atrophie des muscles du membre supérieur et du thorax.

Il n'est pas très rare de voir des individus qui ont reçu des blessures multiples, parmi lesquelles la contusion du thorax ne paraissait pas la plus grave, conserver plus tard une certaine infirmité du fait seul d'une pleurésie traumatique qui avait passé presque inaperçue.

En voici un exemple :

Obs. LV (personnelle). — *Contusions du thorax. Pleurésie avec épanchement paraissant peu grave. Persistance de douleurs thoraciques et de gêne de la respiration.*

F..., 40 ans, chaudronnier, pas d'antécédents pathologiques, sauf une fièvre typhoïde peu grave à l'âge de 19 ans.

Le 6 juin 1900, il a été renversé par une voiture et a reçu ainsi des contusions multiples, notamment au thorax qui avait été atteint d'un coup de brancard. Il a expectoré quelques crachats sanglants pendant les trois premiers jours. — A l'hôpital, où il n'est pas resté, on lui a appliqué un bandage de corps, ce qui fait supposer qu'on avait trouvé une ou plusieurs côtes fracturées.

Il a été soigné surtout pour des troubles digestifs, notamment des vomissements non sanglants, qui ont duré plusieurs mois. — Quatre semaines après l'accident, le médecin traitant qui ne l'avait pas ausculté jusque-là, à cause de la présence du bandage, a constaté dans la plèvre gauche un épanchement assez peu abondant qui avait disparu au bout d'une quinzaine de jours.

Examen le 5 *mars* 1901 *(neuf mois après l'accident).* — F... est à peu près guéri de ses troubles digestifs. Mais il se plaint de douleurs dans le côté gauche et inférieur de la poitrine, douleurs qui augmentent à la suite des efforts, des fatigues, qui le gênent pour respirer, de sorte que depuis l'accident il est resté incapable de reprendre son ancien métier. Il a essayé à diverses reprises de se livrer à un travail moins fatigant, mais toujours il a été obligé de cesser au bout de quelque temps parce que les douleurs thoraciques augmentaient.

F... désigne comme le siège principal des douleurs les dernières fausses côtes gauches, à un travers de main du sternum environ. On ne constate pas de traces de cal à ce niveau, mais la région présente, par comparaison avec le côté opposé, une dépression assez marquée, sans bords brusques. Quand on regarde respirer le malade, on voit que le thorax reste presque immobile du côté gauche. A l'auscultation, on n'entend au niveau de la région douloureuse ni bruits anormaux, ni le murmure respiratoire. Mais en reportant l'oreille plus loin, on entend, à partir de la ligne axillaire, et quand le plaignant fait de grandes inspirations, des frottements pleuraux parfaitement nets, qui sont perçus sur une étendue à peu près égale à celle de la main.

Dans ce cas, la pleurésie a laissé des adhérences solides déprimant la paroi thoracique qui est douloureuse à ce niveau, tandis qu'un peu plus loin, les feuillets pleuraux ne se sont pas soudés et laissent entendre les bruits de frottement.

Il est difficile d'évaluer équitablement le préjudice subi par de tels blessés si l'observation n'est pas suffisamment prolongée. Presque toujours le blessé finit par s'accommoder assez bien avec ses lésions pour pouvoir reprendre un travail régulier; mais c'est précisément le délai pour que ce résultat soit obtenu qu'il est à peu près impossible de fixer exactement. C'est un point sur lequel nous reviendrons dans les paragraphes III et IV.

Voici un cas où la contusion thoracique n'a peut-être pas été suivie de pleurésie, mais a entraîné peu à peu une déformation considérable du thorax, une paralysie à peu près complète, avec atrophie, du membre supérieur du même côté, lequel n'avait reçu cependant aucune blessure. L'infirmité grave ainsi produite a été constatée dix-huit mois après l'accident, de sorte qu'il y a des probabilités pour qu'elle soit définitive.

Obs. LVI (personnelle). — *Contusion de la poitrine avec fractures de côtes. Paralysie et atrophie du membre supérieur ainsi que des muscles thoraciques du même côté avec déviation de la colonne vertébrale.*

La dame M..., 57 ans, marchande des quatre saisons, a été blessée le 15 juin 1904. Elle a eu le côté droit du thorax comprimé entre sa voiture et une autre voiture.

Elle a eu une fracture des sixième, septième et huitième côtes droites, et du cartilage des fausses côtes du même côté. Elle a craché du sang pendant une dizaine de jours, et peu de temps après l'accident a eu une affection thoracique fébrile qualifiée de pneumonie.

La toux, l'expectoration, l'oppression se sont dissipées graduellement, mais la dame M... s'est toujours plainte de douleurs dans le côté droit du thorax ; son bras droit est devenu également douloureux, s'est affaibli graduellement, au point qu'il a fini par ne plus rendre aucun service à la blessée.

Examen fin octobre 1905, *dix-huit mois après l'accident.* — Il n'y a actuellement aucun symptôme ni aucun signe d'une affection pulmonaire. — La respiration s'entend partout avec ses caractères normaux, sans aucun bruit de frottement pleural au niveau de la région traumatisée. On note seulement que le murmure respiratoire est un peu plus faible du côté droit.

Les fractures de côtes n'ont pas laissé de cal appréciable.

La blessée se présente avec une attitude toute spéciale. L'épaule droite est beaucoup moins haute que la gauche ; le membre supérieur droit pend inerte le long du corps ; la tête est inclinée sur l'épaule droite ; on peut la redresser assez facilement, mais dès qu'on l'abandonne elle reprend sa position première.

Les vêtements étant enlevés, on constate ce qui suit :

La colonne vertébrale décrit une double courbure, celle d'en haut convexe à droite, celle d'en bas concave du même côté. Le thorax est très déformé, non seulemeut en raison de cette déviation rachidienne, mais aussi par un aplatissement très marqué du côté droit. Les muscles thoraciques de ce côté sont très manifestement atrophiés.

Tout le membre supérieur droit présente de l'atrophie musculaire depuis le deltoïde jusqu'aux éminences thénar et hypothénar.

Les circonférences du bras et de l'avant-bras mesurent deux centimètres et demi de moins à droite qu'à gauche, différence relativement considérable, car les muscles du membre supérieur gauche sont très peu développés.

La paralysie du membre supérieur droit est presque complète à l'épaule ; la plaignante peut exécuter les divers mouvements du coude et de la main, mais l'énergie de ces mouvements est extrêmement faible ; la différence avec le côté gauche est énorme. — Au reste la plaignante ne se sert pas du tout du bras droit pour s'habiller, se déshabiller, mettre un objet dans sa poche, etc.

La sensibilité cutanée est presque complètement abolie sur toute l'étendue du membre supérieur droit et de la moitié droite du thorax. Une épingle qui perfore de part en part un pli de la peau ne provoque aucune douleur, et parfois même, semble-t-il, aucune sensation ; les piqûres ainsi produites ne saignent pas ou ne saignent que très tardivement et très peu. — La main droite est légèrement cyanosée et œdématiée.

La dame M... n'accuse pas de troubles de la santé générale. Elle n'a pas notamment de maux de tête, d'étourdissements, de cauchemars, de troubles digestifs, etc. On constate cependant de la tachycardie (100 à 120 pulsations à la minute).

§ II. — Pleurésie purulente.

La pleurésie qui succède à une contusion de la poitrine peut-être d'emblée purulente, et évoluer avec une très grande rapidité. En sept jours à peine, les plèvres peuvent être remplies de pus, et couverte de néo-membranes (observation LVII, p. 287).

Des deux facteurs qui contribuent à la genèse de

ces pleurésies purulentes : traumatisme et infection, le second joue le rôle de beaucoup le plus important.

Le traumatisme peut être relativement léger, au point même de n'avoir pas occasionné de lésions macroscopiques du poumon ni de la plèvre. C'est ce qui s'est produit par exemple chez la blessée de l'observation LVII. Cette femme avait reçu sur le côté gauche de la poitrine une contusion qui avait occasionné une ecchymose des muscles de la paroi thoracique, mais qui n'avait pas fracturé de côtes, ni produit de lésions visibles du poumon ni de la plèvre ; il n'y avait même pas trace d'ecchymoses dans celle-ci qui contenait, sept jours après l'accident, un abondant épanchement de pus.

Il faut bien admettre en présence de cas semblables que des lésions très minimes suffisent pour fournir à certains sujets l'occasion du développement rapide et intense de germes morbides, c'est-à-dire de microbes qu'ils portaient en eux. Ce sont de bons exemples de microbisme latent.

Ce microbisme n'est d'ailleurs pas toujours absolument latent comme dans l'observation LVII. Ce sont quelquefois des sujets qui étaient déjà en état d'infection plus ou moins nettement caractérisée qui sont pris, à la suite de traumatismes thoraciques, de pleurésies purulentes extrêmement graves. Ainsi la femme qui fait l'objet de l'observation LVIII était convalescente d'une entérite aiguë quand, ayant eu deux côtes fracturées, elle fut prise de pleurésie purulente double, de péricardite suppurée et de pneumonie.

Les pleurésies purulentes traumatiques sont en

effet assez souvent la première manifestation d'une infection qui s'étend rapidement bien au-delà de la région blessée.

Dans l'observation LVII, nous voyons à la suite d'une contusion sur le côté *gauche* de la poitrine, une pleurésie purulente double, et une bronchite très grave, les bronches étant tapissées d'une couche épaisse de fibrino-pus, lésions plus accentuées encore sur le poumon *droit* que sur le gauche.

Dans l'oservation LVIII le traumatisme a occasionné la fracture de deux côtes *à gauche*. Une pleurésie purulente apparaît de ce côté, puis une péricardite purulente, et enfin une pneumonie suppurée du côté *droit*, avec un début de pleurésie suppurée de ce côté.

Il est à remarquer toutefois que dans ces deux cas, les localisations de l'infection se sont faites exclusivement à l'intérieur de la cavité thoracique, c'est-à-dire sur les organes qui, du fait de l'accident, ont été exposés à un ébranlement plus ou moins violent. Il est à croire que les lésions, mêmes très minimes, résultant de cet ébranlement, ont fourni un terrain favorable pour le développement des germes pathogènes.

Il peut se faire d'ailleurs que l'infection ne se manifeste pas d'emblée dans la plèvre. Ainsi dans l'observation suivante (LVII), nous sommes porté à croire que le traumatisme avait occasionné une certaine attrition du tissu cellulaire du médiastin, que celui-ci a été le point de départ de l'infection qui s'est ensuite manifestée d'une façon bien plus grave sur les deux plèvres, et sur l'appareil bronchique des deux poumons.

OBS. LVII (personnelle). — *Accident de voiture. Contusion du thorax. Double pleurésie purulente entraînant la mort en sept jours.*

La dame L..., 45 ans, couturière, paraissait en parfait état de santé lorsque le 15 juin, à une heure de l'après-midi, elle est tombée en descendant d'un tramway électrique insuffisamment arrêté. Ses vêtements se sont accrochés à la voiture et elle a été traînée sur une longueur de trois ou quatre mètres. Quand on l'a relevée, elle se plaignait de violentes douleurs à l'épaule gauche et dans le côté gauche de la poitrine. Elle a été transportée aussitôt à l'hôpital et y est morte le 22 juin à 5 heures du matin.

Autopsie. — Pas de traces extérieures de blessures.

Côté gauche de la poitrine. La face supérieure du diaphragme est tapissée d'une couche de fibrino-pus, épaisse d'environ un millimètre, et assez adhérente. Une couche semblable recouvre les deux plèvres, pulmonaire et costale, jusqu'à 15 ou 20 centimètres du diaphragme, niveau auquel les deux plèvres sont accolées par des adhérences récentes. Dans la cavité ainsi circonscrite se trouve un liquide louche, jaunâtre, dont la quantité totale est de 350 centimètres cubes.

Côté droit. Les plèvres sont tapissées dans les deux tiers inférieurs de leur étendue par une fausse membrane de pus fibrineux, analogue à celle qui existe du côté gauche. On trouve dans la cavité pleurale droite du pus verdâtre, bien lié, dont la quantité totale est de 160 centimètres cubes.

Il y a aussi un peu de pus infiltré dans le médiastin antérieur, notamment dans le tissu cellulo-adipeux, qui paraît déchiré et comme dilacéré.

Le poumon gauche ne présente pas de tubercules, ni de lésions appréciables du parenchyme pulmonaire. Mais les grosses bronches sont tapissées d'une couche de pus. — Il en est de même pour le poumon droit ; mais de ce côté les bronches contiennent du pus sur une étendue plus considérable, c'est-à-dire jusqu'aux ramifications de 2 à 3 millimètres de diamètre. Les bronches plus fines encore renferment de l'écume.

La muqueuse de la trachée est rouge et recouverte de pus. Larynx, aucune lésion.

Le cœur ne présente pas d'ecchymoses sous-péricardiques. Il est rempli de caillots cruoriques et fibrineux. Ses valvules sont saines, ainsi que les artères coronaires. Ses parois le paraissent également.

Il n'y a pas de fracture de côtes, non plus que du sternum ni de la colonne vertébrale. Il n'y a pas non plus d'ecchymoses dans l'épaisseur des parois thoraciques. C'est seulement à la face externe de l'omoplate gauche et à la partie supérieure de celle-ci que l'on trouve un épanchement de sang coagulé mesurant 6 à 7 centimètres de diamètre sur 1 à 2 millimètres d'épaisseur.

— Pas de lésions des autres organes.

Obs. LVIII (personnelle). — *Contusion de la poitrine, fractures de deux côtes à gauche. Double pleurésie suppurée. Pneumonie droite. Péricardite suppurée. Mort. Entérite antérieure à l'accident.*

La dame B..., 48 ans, était sortie depuis trois jours d'un hôpital, où elle avait été soignée pour des troubles intestinaux qualifiés d'entérite, quand le 25 avril elle a été heurtée par un brancard de voiture sur le côté gauche de la poitrine.

Elle a été transportée à l'hôpital où on lui a pratiqué, quelques jours après l'accident, une ponction de la plèvre gauche qui a donné un peu de sang liquide, et quelque temps après l'opération de l'empyème du côté gauche. Elle est morte le 23 mai, un peu moins d'un mois après l'accident.

Autopsie. — Pas de traces extérieures de blessures.

Les sixième et septième côtes gauches sont fracturées un peu en avant de la ligne axillaire. Les fractures sont en voie de consolidation. Elles sont entourées d'un épanchement sanguin sous la plèvre qui paraît avoir été déchirée à ce niveau.

La plèvre pariétale est tapissée sur toute son étendue d'une néo-membrane assez résistante et épaisse d'un millimètre environ. Le poumon gauche est tapissé d'une néo-membrane semblable. Il est affaissé et atélectasié (l'empyème avait évacué un litre et demi de pus brunâtre) ; mais il ne présente pas d'autres lésions anciennes ou récentes.

La plèvre droite contient 600 grammes de sérosité louche. On voit sur quelques points de cette membrane des exsudats fibrino-purulents. — Tout le lobe moyen du poumon droit est le siège d'une pneumonie suppurée, et forme un bloc friable, mou, qui ne surnage pas dans l'eau.

Dans le péricarde, on trouve quelques cuillerées de liquide de même aspect que le liquide pleurétique droit. Les deux feuillets du péricarde sont tapissés de fausses membranes modérément épaisses et gaufrées. Le cœur est gros, mou, pâle, en surcharge graisseuse. — Les valvules et l'encocarde sont sains.

— L'estomac est vide. Les parois ne présentent pas de lésions appréciables, non plus que celles de l'intestin.

Le foie est gros, mou, de teinte jaunâtre. Il n'y a pas de calculs dans la vésicule.

La rate est grosse, molle; elle présente plusieurs grands infarctus caséeux.

— Pas de lésions des autres organes.

§ III. — Pleurésies sèches.

Sans parler ici des adhérences consécutives aux pleurésies avec épanchement, le traumatisme peut provoquer une pleurésie sèche d'emblée, circonscrite au point contusionné.

L'observation suivante, que M. Thoinot a empruntée à Israël, montre bien en quoi consiste la lésion pleurale.

Un mineur reçut, au cours de son travail, une contusion au côté droit de la poitrine. Vingt jours après le blessé mourut fortuitement dans un accès de délire. — A l'autopsie, on trouva une adhérence récente des deux feuillets de la plèvre droite à la partie antérieure du thorax. Cette adhérence formait une sorte de bande, large de 3 à 5 centimètres, et son siège correspondait exactement au point où avait porté le traumatisme. Partout ailleurs, la plèvre droite était saine, et le poumon était intact.

Dans ce cas, il aurait été sans doute impossible de diagnostiquer pendant la vie cette adhérence pleurale limitée.

On rencontre souvent dans les expertises relatives aux accidents du travail, des pleurésies sèches ou qui sont dites telles parce qu'il n'est pas établi qu'elles étaient précédées d'un épanchement pleural.

Très fréquemment, en effet, en auscultant un blessé qui a subi un traumatisme thoracique quelques semaines ou quelques mois auparavant, on entend un frottement pleural au niveau ou dans le voisinage proche du point contusionné.

De tels frottements pleuraux n'occasionnent parfois ni douleurs ni troubles fonctionnels. Nous les avons constatés plusieurs fois chez des blessés qui ne se plaignaient plus du tout de la poitrine, notamment chez un médecin qui se considérait comme entièrement guéri d'un coup qu'il avait reçu sur la région latérale et inférieure du thorax.

Il y a cependant bon nombre de ces lésions pleurales qui s'accompagnent de douleurs, parfois même de douleurs fort vives, et de gêne de la respiration.

Le fait ne peut guère être contesté quand les frottements pleuraux sont entendus au niveau même ou dans le voisinage immédiat de la région que le blessé indique comme étant le siège de douleurs, et quand cette partie du thorax reste à peu près immobile pendant les mouvements de la respiration.

Cette immobilisation du thorax, qu'il est facile de constater aussi bien à la vue que par l'auscultation, nous paraît une preuve sérieuse de la réalité des douleurs alléguées, même quand il n'existe pas en même temps de frottements pleuraux.

Il arrive en effet de temps en temps que les douleurs alléguées par le plaignant ne sont en relation avec aucune lésion appréciable.

Elles peuvent tenir à des adhérences pleurales, sans frottements dans le voisinage. Dans ce cas, on peut admettre que la douleur existe réellement, si le blessé en décrit spontanément certains caractères: son augmentation par les grandes inspirations, par les mouvements brusques et étendus du tronc ou du membre supérieur de ce côté et surtout si l'on constate une immobilisation du thorax de ce côté.

Les douleurs de la névralgie intercostale ont des caractères bien connus qu'il est inutile de rappeler. Il est certain qu'il y a des névralgies intercostales traumatiques, en dehors même des cas de compression du nerf par les fragments ou le cal d'une fracture de côte.

Il est important de rappeler ici que les sujets atteints de névrose traumatique et qui ont reçu une contusion sur le thorax se plaignent souvent de douleurs extrêmement vives et persistantes dans la région blessée, douleurs qui peuvent être accompagnées d'une gêne permanente de la respiration et de grands accès d'oppression. En pareil cas, il y a souvent de l'analgésie ou de l'hyperesthésie cutanée au niveau de là région douloureuse; mais surtout il existe en même temps d'autres signes de neurasthénie ou d'hystérie, très démonstratifs, mais qu'il faut prendre le soin de chercher, car le plaignant ne les signale pas toujours spontanément, toute son attention étant fixée et retenue sur les phénomènes thoraciques qui sont pour lui une obsession continuelle.

§ IV. — Expertises relatives aux pleurésies traumatiques.

La difficulté qui se présente le plus souvent dans ces expertises est de reconnaître si une pleurésie, terminée depuis plus ou moins longtemps, a réellement laissé les douleurs, la gêne de la respiration ou les autres troubles fonctionnels allégués par le plaignant.

Ces plaintes du blessé sont quelquefois expliquées et plus ou moins justifiées par des signes physiques qui ont d'autant plus de valeur qu'on les constate exactement dans la région que le blessé désigne comme étant le siège de ses douleurs ou de sa gêne.

Certains de ces signes comme l'aplatissement et la déformation graduelle du thorax, l'atrophie des muscles de sa paroi, ont une valeur incontestable.

On ne saurait mettre tout à fait sur la même ligne les frottements pleuraux et une certaine matité, car l'expérience montre qu'assez souvent ces signes existent chez des blessés qui ne se plaignent plus de rien et se déclarent complètement guéris. L'expert ne saurait cependant se dispenser de les signaler comme un indice de la probabilité des troubles fonctionnels quand ceux-ci sont allégués.

Mais par contre, nous sommes persuadé que des douleurs, de la gêne respiratoire peuvent persister longtemps après la terminaison d'une pleurésie qui n'a laissé que des signes physiques très légers ou même nuls. C'est un point sur lequel nous nous sommes déjà expliqué en parlant des pleurésies sèches.

Quelquefois la relation entre la blessure et la pleurésie est contestée, surtout par la raison qu'il s'est écoulé trop de temps entre l'accident et le début de la maladie.

Nous rappellerons ici que souvent la pleurésie séro-fibrineuse ne se développe ou du moins ne devient apparente que plusieurs semaines après la blessure, qu'elle débute et évolue souvent sans réaction notable, de sorte qu'elle peut demeurer longtemps inaperçue, si le malade n'est pas ausculté.

Voici un cas où les choses se sont très vraisemblablement passées de cette façon.

OBS. LIX (Personnelle). — *Chute ; pleurésie séro-fibrineuse constatée deux mois après l'accident et devenue ensuite purulente. Est-elle la conséquence de l'accident ?*

B..., 45 ans, cocher livreur, assure avoir toujours eu une bonne santé jusqu'au moment de l'accident dont il a été victime le 2 septembre 1901. Au moment où il chargeait une barrique de vin, son pied a glissé, il est tombé. « Il a éprouvé immédiatement, dit le médecin de la compagnie d'assurances, une douleur très aiguë dans la région supérieure de la masse des adducteurs de la cuisse droite, et le lendemain petite ecchymose de la dimension d'une pièce de 5 francs. Une douzaine de jours après, sont apparues dans les épaules d'abord, puis dans la fesse et la jambe droites, des douleurs, d'ordre rhumatismal très probablement. »

Le blessé gardait toujours le lit ou la chambre en raison de ces douleurs lorsque dans les premiers jours de novembre il a présenté les signes d'une pleurésie droite pour laquelle il a été admis à l'hôpital le 16 du même mois.

Ponction le 17 novembre ; on retire un demi-litre de liquide séro-fibrineux. Ponction le 29 novembre ; on retire cette fois un litre et demi d'un liquide semblable au premier. La pleurésie s'accompagne de congestion pulmonaire. L'analyse bactériologique a été négative au point de vue du bacille tuberculeux. En janvier 1902, troisième ponction qui donne 1 200 grammes du même liquide.

Trois autres ponctions sont encore pratiquées, mais le liquide devient de plus en plus louche. B... quitte l'hôpital en mai 1902. Le 1er juillet, il fallut lui faire une nouvelle ponction qui donna uniquement du pus. Le 4 juillet, il rentra à l'hôpital où on lui pratiqua l'opération de l'empyème qui aurait évacué plusieurs litres de pus. Au commencement d'août, B... aurait commencé à avoir des vomiques.

Le 3 septembre 1902, B... est encore entré à l'hôpital et a subi la résection de trois côtes.

Je l'ai examiné le 22 novembre 1902. B... était très amaigri, très affaibli, mais n'avait la fièvre qu'à de rares intervalles et à un degré peu élevé. On ne constatait pas de lésions tuberculeuses cliniquement appréciables des poumons.

La blessure de la cuisse droite avait laissé une atrophie très marquée de tout le membre inférieur droit, qui est encore le siège de fourmillements, d'engourdissement douloureux surtout au niveau du pied, et d'une analgésie cutanée incomplète.

La pleurésie purulente était-elle la conséquence de l'accident du 2 septembre 1901 ?

Voici l'opinion émise sur ce point par le médecin de la compagnie d'assurances :

« La question est difficile à résoudre d'une façon catégorique. Aurait-il eu d'abord une pleurésie rhumatismale qui aurait passé à la purulence sur un terrain préparé par des excès et mis en état de réceptivité morbide par un traumatisme même léger? La chose peut se soutenir; elle est admissible, mais peu probable. En ma conscience, je ne crois pas que l'affection actuelle doive être mise sur le compte de l'accident. Dans le cas contraire, étant donné la disproportion de la cause à l'effet, il faudrait admettre une telle réceptivité morbide, au service d'un traumatisme si minime, que l'accident n'apparaît que comme cause occasionnelle extrêmement lointaine, et on revient à l'idée de la spontanéité morbide. »

L'hypothèse d'une pleurésie rhumatismale ne repose sur aucun argument probant. Il a bien été constaté que, quelques jours après l'accident, le blessé s'est plaint de douleurs dans la fesse droite et dans les deux épaules. Mais les médecins de la compagnie d'assurance n'ont jamais constaté que ces douleurs, qui n'ont pas duré longtemps, se soient jamais accompagnées de gonflement articulaire ni de fièvre.

D'autre part, le blessé prétend qu'au moment où il est tombé, il a reçu une contusion sur le côté droit de la poitrine, cette partie du corps ayant porté sur la bordure du trottoir. Cette contusion n'a jamais été mentionnée dans les divers certificats produits; c'est, dit le plaignant, qu'il n'a pas pensé à la signaler parce que toute son attention était portée sur la blessure de la cuisse droite, beaucoup plus douloureuse. Quoi qu'il en soit, dans les conditions où s'est produite la chute, l'hypothèse d'une contusion plus ou moins forte du côté *droit* du thorax apparaît comme vraisemblable.

La pleurésie n'a été constatée que deux mois après l'accident. Mais jusque-là, le blessé, resté en état d'incapacité temporaire, n'avait pas été ausculté. L'épanchement qui était déjà abondant (on a retiré un demi-litre de liquide le 17 novembre) s'était fait insidieusement, sans point de côté ni fièvre apparente. Il s'était donc produit sans doute lentement et remontait peut-être déjà à plusieurs semaines. Nous savons d'ailleurs que la pleurésie traumatique n'apparaît assez souvent que quelques semaines après la blessure. Il y a là un ensemble de raisons qui rendent l'hypothèse d'une pleurésie traumatique occasionnée par l'accident du 2 septembre 1901, plus vraisemblable que l'hypothèse d'une pleurésie rhumatismale sans aucune relation avec ledit accident, et survenue peu de temps après celui-ci, en vertu seulement d'une coïncidence purement fortuite.

Sans doute, on peut dire que la pleurésie n'est devenue purulente et n'a acquis une gravité aussi sérieuse qu'en vertu d'une « receptivité morbide », c'est-à-dire parce que le blessé était porteur de germes pathogènes et aussi parce que son organisme n'était pas en état de lutter efficacement contre ceux-ci. Cette infériorité de la résistance organique peut d'ailleurs être attribuée pour une bonne part à l'accident lui-même. Mais on pourrait dire avec autant de vérité que sans l'accident du 2 septembre 1901 la « prédisposition morbide » n'aurait pas eu l'occasion de se manifester.

Ici, comme dans bon nombre d'expertises relatives

aux blessures, la question posée ne peut recevoir une réponse absolument formelle. Le médecin n'a qu'à indiquer, avec raisons à l'appui, de quel côté se trouve la vraisemblance, et à laisser aux magistrats le soin de décider si cette vraisemblance suffit pour motiver l'indemnité demandée.

Dans le cas présent, voici quelles ont été les conclusions du rapport :

1° Le sieur B... a été atteint, le 2 septembre 1901, de contusion avec rupture musculaire de la cuisse droite ;

2° Cette blessure a laissé une atrophie musculaire du membre inférieur droit qui occasionnerait sans doute une gêne de la marche, si le sieur B... n'était resté alité depuis l'accident pour une autre raison ;

3° Cet ouvrier a été atteint, en effet, peu de temps après l'accident, d'une pleurésie qui est devenue purulente, a nécessité une grave opération, et dont on ne peut encore prévoir les suites définitives, l'affection étant actuellement en pleine évolution ;

4° La relation entre l'accident du 2 septembre 1901 et la pleurésie purulente nous paraît très vraisemblable, bien qu'elle ne puisse être affirmée avec une entière certitude.

Enfin, c'est quelquefois le pronostic qu'il est presque impossible de porter, par exemple quand il y a de sérieuses raisons de croire qu'à une pleurésie traumatique traînante, des lésions de tuberculose pulmonaire sont en train de s'ajouter.

Le cas suivant est intéressant à cet égard et à d'autres. Une pleurésie consécutive à une contusion de la poitrine a évolué sans que les médecins l'aient constatée et a amené cependant une déformation graduelle et très marquée du thorax. Le blessé aurait eu des hémoptysies peu abondantes, mais se répétant souvent pendant des mois, était amaigri et paraissait dans un mauvais état général. Cependant, plus de quinze mois après l'accident, il n'y avait toujours aucun signe physique de tuberculose pulmonaire, et les craintes qu'il était légitime de concevoir à ce sujet ne s'étaient pas réalisées.

Obs. LX (Personnelle). — *Fractures de côtes? Pleurésie consécutive. — Guérison incomplète huit mois après l'accident. Difficultés du pronostic.*

P..., 26 ans, ouvrier cimentier, sans antécédents pathologiques notables, a été blessé le 4 juin 1904. Un seau vide, tombé d'une hauteur de 3m,50, l'a atteint sur le côté gauche de la poitrine.

Il a été transporté à l'hôpital où un bandage de corps lui a été appliqué. Il est rentré aussitôt après chez lui, où il est resté alité pendant deux mois. Il a expectoré des crachats sanglants tous les jours pendant la quinzaine qui a suivi l'accident : il éprouvait des douleurs continuelles dans le côté droit du thorax, et une grande gêne de la respiration.

Les médecins qui l'ont soigné ou examiné ne l'ont pas ausculté pendant les cinq premières semaines (à cause du bandage du corps). Ensuite on signale « une respiration très obscure » du côté droit, mais on ne parle pas d'épanchement pleural.

Examen le 24 février 1905. — Le blessé prétend que pendant les huit mois qui se sont écoulés depuis l'accident, il a craché à plusieurs reprises du sang rouge, en quantité assez abondante. Il n'a pas eu d'autre expectoration, et ne tousse jamais, dit-il. Mais il est resté incapable de travailler parce qu'il éprouve continuellement des douleurs dans le côté droit du thorax, qu'il est essoufflé au moindre effort, et que souvent même il est pris d'accès d'oppression sans cause appréciable. Ces accès surviendraient par exemple très souvent la nuit, et s'accompagneraient d'un redoublement des douleurs thoraciques.

Le thorax présente une déformation bien marquée ; toute sa moitié droite est diminuée de volume et comme aplatie. Cette déformation est surtout apparente dans les deux tiers inférieurs de la face postérieure. Elle s'accompagne d'une atrophie manifeste des muscles de cette région. — Le médecin de la compagnie d'assurance déclare que cette déformation s'est faite graduellement, et qu'elle n'existait certainement pas, du moins au même degré, il y a six mois.

Les fractures de côtes n'ont pas laissé de cal appréciable à la palpation. Le plaignant ne peut dire en quels points siégeaient ces fractures. Il indique seulement les régions qui sont actuellement les plus douloureuses, c'est-à-dire la partie inférieure et axillaire, et la région mammaire.

La percussion de la poitrine donne un son un peu moins sonore sur presque toute l'étendue du poumon droit. Mais il n'y a pas de matité au sommet de ce poumon pas plus d'ailleurs qu'au sommet du poumon gauche.

A l'auscultation, on n'entend ni râles, ni craquements, ni frottements pleuraux. On constate seulement que le murmure respiratoire est très affaibli dans la moitié ou les deux tiers inférieurs du poumon droit. — Au sommet des deux poumons, la respiration paraît tout à fait normale, sans aucune modification appréciable de l'inspiration ni de l'expiration.

Les vibrations thoraciques sont plus marquées du côté droit du thorax que du côté gauche.

Le plaignant était sans fièvre au moment de l'examen, et croyait ne pas en avoir eu depuis longtemps. Il se plaignait de manque d'appétit, disait vomir parfois ses aliments, en dehors de toute quinte de toux ; il prétend avoir perdu trois kilogrammes depuis l'accident. Il était encore assez bien musclé.

Il était évident qu'au moment de l'examen cet homme était encore incapable de travailler.

Plusieurs raisons portaient à croire qu'il était atteint de tuberculose en voie d'évolution subaiguë : les hémophtysies peu abondantes, mais souvent répétées, les accès d'oppression, le mauvais état des fonctions digestives. Mais ces renseignements ne pouvaient être contrôlés ; même en les tenant pour exacts, comme on ne constatait aucun signe physique de tuberculose pulmonaire, comme les adhérences pleurales du côté droit pouvaient suffire à la rigueur à expliquer les troubles fonctionnels, on pouvait admettre que la tuberculose pulmonaire, si elle existait réellement, évoluerait dans un sens favorable, et aboutirait à la guérison.

Aucune raison tout à fait décisive ne permettait d'accepter une hypothèse plutôt qu'une autre. Nous avons donc considéré le blessé comme en état d'incapacité temporaire pendant six mois encore, ajoutant qu'à l'expiration de ce délai (que le plaignant promettait de passer à la campagne), il serait possible d'apprécier le degré d'incapacité permanente laissé par les blessures.

Cette solution, qui avait été acceptée par la compagnie d'assurances, a été sanctionnée par le Tribunal.

Nous avons donc revu P... au bout de six mois. L'état de la poitrine n'avait subi aucun changement; la déformation du thorax n'avait pas augmenté. Il n'y avait toujours aucun signe appréciable de lésions des poumons ; la santé physique s'était améliorée. Dans ces conditions, la tuberculose pulmonaire, si tant est qu'elle ait jamais existé, pouvait être considérée comme enrayée. — Par contre P... était devenu hystéro-neurasthénique ; nous aurons occasion de reparler de lui à ce sujet.

ARTICLE IV. — TUBERCULOSE ET PHTISIE PULMONAIRES TRAUMATIQUES.

Le rôle du traumatisme dans l'étiologie de la tuberculose pulmonaire a été longtemps méconnu. — Il est cependant incontestable, et bien qu'actuellement encore les statistiques ne lui attribuent qu'une part très minime dans le total des cas de phtisie, en pratique on voit fréquemment invoquer, et souvent à bon droit, une contusion sur le thorax comme cause de la tuberculose qui se développe ultérieurement.

Nous nous sommes déjà expliqué, en parlant de la tuberculose en général (chapitre deuxième, p. 136) sur le rôle étiologique du traumatisme. Sauf des exceptions sans doute très rares signalées dans le paragraphe sus-indiqué, une contusion de la poitrine ne crée pas, au sens propre du mot, la tuberculose, c'est-à-dire qu'il ne peut susciter à lui seul les lésions qui sont l'œuvre du bacille spécifique. Mais il est susceptible d'aggraver ces lésions, et même de les édifier en quelque sorte lorsqu'elles n'étaient qu'à peine ébauchées, peut-être même pas encore commencées, par les bacilles présents dans la région traumatisée.

D'après cette conception, la tuberculose pulmonaire de cause traumatique doit siéger au point même qui a été le siège de la contusion.

C'est en effet presque toujours sur le poumon du côté traumatisé que se développent les lésions tuberculeuses; souvent même, elles siègent exactemen au point correspondant à la région blessée, et noi pas au sommet du poumon qui n'est atteint que plus tard, et dont les lésions ne deviennent pas plus graves que celles du milieu ou de la base du poumon (observation LXII).

Il peut arriver cependant que la tuberculose envahisse rapidement l'autre poumon et qu'au bout d'un certain temps les lésions soient égales des deux côtés, et même prépondérantes du côté non traumatisé.

Il ne faudrait même pas poser comme une règle absolument générale la concordance de siège entre les lésions tuberculeuses et la blessure extérieure. Nous avons vu que la commotion pulmonaire, la pneumonie traumatique se produisent quelquefois du côté opposé à celui qui a reçu le choc. A plus forte raison peut-il en être ainsi pour la tuberculose traumatique, car un choc, même à distance, une commotion sont susceptibles d'imprimer une activité nouvelle à un foyer tuberculeux situé en un point quelconque des deux poumons.

Le traumatisme provocateur n'est pas toujours très violent; quelquefois même il n'a pas occasionné de crachement de sang. Il en est de même, en somme, pour le poumon, que pour les tuberculoses locales traumatiques. Les chances de tuberculisation ne sont pas en rapport avec la gravité des lésions occasionnées par la blessure et l'on comprend qu'il en soit ainsi puisque tout est subordonné à la présence du bacille spécifique dans la région traumatisée du poumon.

Enfin il peut arriver que la tuberculose pulmonaire se développe ou subisse une aggravation considérable à la suite d'un traumatisme n'ayant pas porté sur la cavité thoracique et n'ayant pas intéressé le poumon. Mais la blessure a provoqué une tuberculose périphérique qui s'étend ultérieurement aux poumons. Les observations LXIII et LXIV fournissent des exemples de cette éventualité.

§ I. — Début et évolution de la tuberculose pulmonaire traumatique.

Les *hémoptysies répétées* sont souvent la manifestation initiale de la tuberculose pulmonaire traumatique.

Les crachements de sang occasionnés par une contusion pulmonaire pure et simple ne persistent pas en général plus d'une dizaine de jours. Sauf les exceptions d'ailleurs assez rares que nous avons signalées à la page 261, tout individu qui, après avoir reçu une contusion sur la poitrine, continue ou recommence à cracher du sang après ce délai, est très suspect de tuberculose.

Quand ces hémoptysies sont d'emblée très abondantes, presque toujours des lésions tuberculeuses déjà assez avancées (bien que peut-être sans grand retentissement sur l'organisme) existaient avant l'accident; l'examen de la poitrine, s'il est pratiqué à temps, montre en effet que ces lésions n'ont pu se développer dans le court délai qui s'est écoulé depuis la blessure.

Il en a été ainsi dans le cas suivant où un ouvrier

attribuait sa maladie non pas à une blessure proprement dite, mais à un effort[1]. Il avait été pris en effet d'une abondante hémoptysie au moment où il soulevait un pesant fardeau.

Obs. LXI (Personnelle). — *Hémoptysie pendant un effort. Poussée aiguë d'une tuberculose antérieure. — Pas d'influence de l'accident allégué.*

B..., 32 ans, poseur de rails, se plaint d'avoir été victime d'un accident du travail qui se serait produit le 22 avril dans les circonstances suivantes.

Il était occupé, avec sept autres ouvriers, à soulever un rail et se trouvait l'avant-dernier de la rangée. La manœuvre comprend deux temps : le rail est d'abord soulevé de terre jusqu'à hauteur du genou, puis posé sur l'épaule. C'est en accomplissant le second mouvement que le sieur B... aurait éprouvé une douleur dans le côté gauche de la poitrine ; mais il n'a pas été heurté par le rail et n'a pas reçu de blessure extérieure ; c'est l'effort seul qui a pu occasionner la douleur dont il se plaint.

B... dit qu'aussitôt après avoir éprouvé cette douleur dans la poitrine il a craché du sang. Il a continué à en cracher tous les jours de la semaine suivante, et pendant deux autres semaines, il en a craché un jour sur deux environ ; depuis lors il aurait eu encore des hémoptysies, mais moins souvent. — Il n'a jamais travaillé depuis l'accident. Il est entré à l'hôpital le 6 mai et en est sorti le 30 mai. Il ne peut pas reprendre du travail parce qu'il est sans forces, et qu'il tousse beaucoup.

État actuel. Examen le 28 juillet (trois mois après l'accident). — Il n'y a aucune trace de blessures sur la poitrine. Mais on voit dans le dos (au niveau des fosses sus et sous-épi

1. L'effort même très violent, n'est sans doute pas capable de produire une hémoptysie chez un individu sain, exempt notamment de tuberculose pulmonaire, de toute lésion du cœur ou des vaisseaux. Le fait est cependant admis par Golebiewski *(Atlas manuel des accidents du travail)* qui en cite plusieurs cas, mais sans preuves convaincantes à l'appui

neuse gauches) les traces de nombreuses pointes de feu récemment appliquées.

En auscultant la poitrine, on constate qu'il existe au sommet du poumon gauche, c'est-à-dire au niveau du quart supérieur de cet organe, tant en avant qu'en arrière, de très nombreux râles humides et des craquements. Au niveau du sommet du poumon droit, on entend aussi quelques râles sibilants et crépitants ; mais de ce côté les lésions sont beaucoup moins avancées qu'à gauche.

Les lésions pulmonaires sont plus avancées aujourd'hui qu'au moment où le sieur B... a été examiné par M. le Dr T... à l'hôpital. A cette date, en effet, les lésions appréciables à l'auscultation n'occupaient que la partie supérieure du poumon gauche en arrière, tandis qu'aujourd'hui elles sont beaucoup plus étendues sur ce poumon, et se manifestent aussi au sommet du poumon droit.

D'ailleurs le sieur B... paraît en pleine évolution d'une tuberculose pulmonaire aiguë. Au moment de notre examen, il avait beaucoup de fièvre (pouls à 120°). Son teint est pâle et terreux ; il paraît avoir maigri. Il tousse beaucoup, et toutes les nuits, dit-il, il est réveillé par des quintes ; il a des transpirations abondantes, surtout la nuit. — Il ne vomit pas, dit-il, et n'a pas de diarrhée.

Il est certain qu'en l'état actuel le sieur B... est incapable de travailler. Cet état est assez grave pour motiver les craintes les plus sérieuses pour l'avenir du plaignant.

Mais la tuberculose pulmonaire dont est atteint cet ouvrier ne peut être considérée comme la conséquence d'un accident du travail. Cette tuberculose, ainsi qu'il arrive souvent, a eu pour première manifestation une hémoptysie qui s'est produite brusquement. L'ouvrier qui a vu cette hémoptysie, début de sa maladie, coïncider avec un effort qu'il faisait pour soulever un fardeau, croit, de bonne foi sans doute, qu'il y a une relation de cause à effet entre ces deux choses. Il n'en est rien, un effort ne saurait produire une hémoptysie chez un individu dont les organes thoraciques sont sains, et surtout ne saurait produire de tubercules pulmonaires. L'hémoptysie du 22 avril a été occasionnée par la tuberculite pulmonaire ;

elle aurait pu se produire sans aucune cause extérieure ainsi que cela arrive souvent. L'effort que l'ouvrier dit avoir fait a pu, tout au plus, hâter de quelques instants l'hémoptysie, mais celle-ci se serait produite sans doute même si le sieur B... n'avait accompli aucun travail. — Il n'y a pas eu ici du traumatisme ayant porté sur la poitrine, puisque le plaignant reconnaît qu'il n'a pas reçu de coup, ni de heurt, mais qu'il invoque seulement un effort, fait de concert avec sept autres ouvriers, pour soulever un fardeau.

Conclusions. — 1° Le sieur B... est atteint de tuberculose aiguë qui le rend incapable de travailler;

2° Cette tuberculose paraît avoir eu pour première manifestation apparente une hémoptysie survenue le 22 avril dernier au moment où le sieur B... soulevait un fardeau au cours de son travail:

3° Il est impossible, à notre avis, d'attribuer la tuberculose pulmonaire à l'effort fait à ce moment par le sieur B...

Dans d'autres cas, où les lésions préexistantes étaient très minimes, peut-être même presque nulles, des hémoptysies peu abondantes se répètent pendant des semaines, sans que l'auscultation et la percussion révèlent rien de décisif. Quand on peut suivre ces blessés assez longtemps, on voit tantôt qu'ils guérissent, au moins en apparence, sans que l'on ait jamais constaté de lésions nettement appréciables (observation LX), tantôt qu'une tuberculose évolue avec des signes parfaitement nets. Cette évolution est, en fait, aussi variable qu'on peut l'imaginer; entre la phtisie galopante et la guérison à peu près complète se trouvent tous les intermédiaires.

Un autre mode de début est celui-ci. Aux symptômes de la contusion pulmonaire s'ajoutent peu à peu ceux d'une pneumonie subaiguë qui bientôt subsistent seuls. L'affection continue ensuite son évolution, avec quelques poussées aiguës de temps en temps, se complique parfois de pleurésie, et au bout de quelques mois, d'une année, le poumon du côté traumatisé est envahi dans toute son étendue, l'autre poumon commence à se prendre, et le blessé est devenu un véritable phtisique.

C'est ce qui s'est produit dans le cas suivant. Quatorze mois après l'accident le blessé présentait des lésions tuberculeuses de tout un poumon, beaucoup plus accentuées au niveau de la région traumatisée qu'au niveau du sommet.

Cette observation est aussi un exemple de tuberculose survenant à la suite du traumatisme chez un individu qui auparavant n'avait aucune tare tuberculeuse apparente. Il s'agit en effet d'un homme de 24 ans qui, huit mois avant l'accident, avait subi un examen médical pour être admis dans le corps des gardiens de la paix, et qui avait toujours accompli son service, en paraissant en pleine santé.

Obs. LXII (Personnelle). — *Contusion sur le côté droit du thorax. Hémoptysies répétées; tuberculose du poumon droit; phtisie à marche aiguë ou subaiguë.*

D..., 24 ans, gardien de la paix, a été renversé par une voiture le 16 mai 1899. Il a reçu ainsi des contusions multiples siégeant au genou, au coude, et au thorax, le tout du côté droit.

Les blessures des membres étaient peu graves et ont guéri sans laisser de traces.

Quant à la contusion thoracique, les divers médecins qui ont soigné ou examiné le blessé, y compris le médecin de la compagnie d'assurance, sont d'accord pour dire qu'elle avait produit une tuméfaction à la région latérale droite, qu'elle a occasionné de nombreuses hémoptysies. La première se serait produite une demi-heure environ après l'accident ; les autres se sont répétées pendant plusieurs mois, à intervalles irréguliers ; aucune n'a jamais été très abondante. Dans l'intervalle de ces hémoptysies véritables, le sujet expectorait souvent des crachats muqueux striés de sang ; plus tard ces crachats sanguinolents sont devenus purulents.

Le côté droit du thorax est toujours resté douloureux depuis l'accident. Le blessé a toujours conservé une gêne de la respiration, avec des accès d'oppression assez fréquents. — En même temps l'état général déclinait : perte d'appétit, amaigrissement, sueurs abondantes surtout la nuit, affaiblissement.

De temps en temps l'état du sieur D... subissait une aggravation passagère. C'est ainsi qu'en mai 1900, un certificat de médecin atteste qu'il y a eu au niveau du poumon droit une poussée de congestion aiguë, ayant nécessité le repos au lit pendant une quinzaine.

Depuis l'accident le sieur D... n'a jamais pu reprendre son service, sauf à de longs intervalles, et pendant quelques jours seulement, pour ne pas être rayé définitivement de l'administration à laquelle il appartient.

Examen le 26 *juillet* 1900 *(quatorze mois après l'accident).* — Le sieur D... est d'une grande maigreur et son état général est celui d'un phtisique.

Toute la musculature de la moitié droite du thorax présente une atrophie très marquée.

De ce même côté droit de la poitrine, l'auscultation révèle un bruit de souffle et des bruits de frottements pleuraux au niveau et au-dessous de l'omoplate. Des râles humides, de grosseur variable, s'entendent dans cette région, et aussi, mais en moindre abondance, dans le reste du poumon droit.

Du côté gauche, on entend aussi quelques râles secs et humides disséminés à peu près également dans toute l'étendue du poumon, mais les lésions paraissent beaucoup moins avancées que du côté droit.

Il résulte de ce qui précède que le sieur D... est atteint de tuberculose pulmonaire parvenue à une période avancée. L'espoir d'une guérison est extrêmement peu probable.

Il reste à rechercher si cette maladie est bien la conséquence de l'accident survenu le 16 mai 1899.

Le sieur D... assure qu'avant ledit accident, il était très bien portant, que notamment il ne toussait jamais. La seule maladie qu'il aurait eue est une attaque de rhumatisme articulaire, survenue dans l'été de 1898, et ayant nécessité le repos pendant une quinzaine de jours. En septembre 1898, il est entré à la Préfecture de police comme gardien de la paix, après avoir subi un examen médical qui l'a fait considérer comme indemne de tuberculose, et il n'a eu qu'une seule journée d'incapacité de travail occasionnée par un torticolis. Son chef atteste qu'il paraissait en bon état de santé.

Les antécédents de famille sont les suivants : père mort d'un « catarrhe » à un âge assez avancé ; mère encore vivante. Cinq frères ou sœurs, dont trois morts en bas âge ; les deux autres seraient bien portants.

D'un autre côté, il est certain que l'accident a occasionné une violente contusion du côté droit du thorax et du poumon droit. Il est également certain que c'est de ce même côté et à la région même où a porté le traumatisme, que les lésions pulmonaires sont le plus accentuées, et qu'en ce point seulement se manifestent des signes de pleurésie. Au contraire, les lésions pulmonaires sont relativement minimes du côté gauche. Aussi bien à droite qu'à gauche, elles n'ont aucune prédominance au sommet des poumons, contrairement à ce qui a lieu dans la tuberculose pulmonaire de cause non traumatique.

Pour ces raisons, on peut dire que c'est bien l'accident du 16 mai 1899 qui a occasionné la phtisie pulmonaire dont le sieur D... est atteint. Quand bien même on admettrait (ce que rien ne prouve) qu'il existait déjà des tubercules dans les poumons avant le 16 mai 1899, il serait encore certain que la tuberculose n'aurait pris une marche grave qu'à partir dudit accident, lequel a transformé une tuberculose latente, parfaitement curable, en une maladie très grave, rendant tout travail impossible, et ne laissant guère d'espoir de guérison.

Dans d'autres cas, c'est une pleurésie franche qui succède au traumatisme, et ce n'est qu'après un délai de plusieurs semaines ou de plusieurs mois que se manifestent les lésions tuberculeuses du poumon (observation LXVI).

Même sans pleurésie ou pneumonie préalables, le début apparent de la tuberculose traumatique peut être assez tardif. Ainsi le Pr Potain a publié le cas d'un homme qui reçut un coup de pied de cheval sur le côté gauche du thorax, eut aussitôt une hémoptysie, et dut garder le lit pendant quelque temps. Deux mois après il commença à tousser et à cracher et fut alors soigné par le Pr Potain qui vit évoluer une tuberculose à marche rapide, la mort étant survenue quelques mois après l'accident. A l'autopsie on trouva le poumon droit sain ; mais le poumon gauche était infiltré de tubercules dans toute son étendue, et renfermait une grosse caverne au sommet.

Enfin, ainsi que nous l'avons dit plus haut, la tuberculose pulmonaire peut succéder à une tuberculose périphérique traumatique.

Ainsi un coup reçu au niveau d'une articulation provoque une arthrite ou une ostéite tuberculeuse, au courant de laquelle la tuberculose pulmonaire subit une aggravation plus ou moins considérable, comme cela s'est passé sans doute pour le sujet de l'observation LXIV ou peut-être même est créée de toutes pièces par le foyer éloigné.

L'observation suivante montre un mécanisme analogue, mais un peu différent, en ce sens que le traumatisme ne paraît pas avoir agi en tant que cause locale tout en imprimant une impulsion vigoureuse à une tuberculose antérieure.

Il s'agit d'un homme, déjà tuberculeux, qui est renversé par une voiture, reçoit des contusions en divers points du corps, et neuf jours après a un abcès de la marge de l'anus, lequel laisse une large fistule. En même temps la tuberculose pulmonaire devient une phtisie galopante qui emporte le malade moins de six mois après l'accident. Dans ce cas, il est très probable qu'il n'y a pas eu de traumatisme à l'anus. L'abcès existait peut-être antérieurement malgré les affirmations du blessé, en tous cas il a pris une marche aiguë à la suite de l'accident, et bientôt après la tuberculose pulmonaire a pris elle-même une marche très rapide. Il est presque certain qu'avant d'être blessé cet homme était déjà un tuberculeux avéré ; mais cependant il avait conservé une assez bonne santé générale pour continuer à travailler régulièrement, et à être considéré comme bien portant par son entourage et par son patron. — Il n'y avait pas eu cependant de contusion bien marquée sur la poitrine, pas de crachements de sang. Il faut donc admettre que l'aggravation si marquée de la tuberculose a été occasionnée par la dépression générale de l'organisme résultant de l'accident.

Le dépérissement général qui est si accentué chez certains blessés est très probablement, comme toutes les autres causes de débilitation profonde, un facteur important de l'aggravation de la tuberculose pulmonaire, si même il n'est pas capable de l'engendrer.

Obs. LXIII (personnelle). — *Accident de voiture. Contusions diverses. Abcès et fistule de l'anus. Aggravation considérable d'une tuberculose antérieure. Mort moins de six mois après par phtisie galopante.*

P..., 56 ans, employé, a été renversé par une voiture le 11 février 1901.

Les blessures sont ainsi décrites par le médecin qui a commencé à le soigner le surlendemain de l'accident :

« 1° Contusion du pied droit avec tuméfaction et douleur très vive à la pression ; 2° une ecchymose de la cuisse gauche de la grandeur de la paume de la main environ ; 3° une érosion du coude gauche de la grandeur d'une pièce de 2 francs ; 4° une contusion du thorax sans symptômes apparents, mais gênant la respiration et la toux ; 5° une courbature générale et une forte dépression morale. — Par des examens ultérieurs, j'ai constaté qu'à la suite de cette violente commotion, il s'était formé un abcès de la marge de l'anus qui a longtemps suppuré, et dont la guérison sera très longue, étant donné l'état général du blessé. »

Le sieur P... ajoute que l'abcès de la marge de l'anus est apparu le 20 février, et qu'il s'est ouvert spontanément à la fin du même mois. Il a suppuré abondamment et a obligé le malade à garder le lit, chez lui, pendant six semaines. Puis, comme aucune amélioration ne se produisait, le sieur P... est entré à l'hôpital où il est resté quarante-deux jours. On ne lui a pas fait d'opération, mais seulement des pansements sur la fistule anale qui avait succédé à l'abcès. Il est sorti de l'hôpital non guéri.

Au moment de mon examen (20 juillet 1901) il n'existe plus de traces des blessures reçues en février dernier. Le sieur P... déclare d'ailleurs que toutes ces blessures sont guéries, et il ne se plaint que de la fistule anale à laquelle il attribue son état de faiblesse et de dépérissement qui l'oblige à rester alité.

La fistule anale existe en effet, et son orifice extérieur mesure près d'un centimètre de diamètre ; elle paraît en voie de cicatrisation.

Mais ce qui est beaucoup plus grave, c'est l'état général du malade qui est celui d'un phtisique à la dernière période. Le sieur P... est extrêmement amaigri ; il a le teint pâle et plombé ; sa respiration est fréquente. L'auscultation et la percussion de la poitrine révèlent l'existence d'une tuberculose pulmonaire se manifestant notamment par la présence de cavernes au sommet des deux poumons. — Au moment de notre examen, le malade avait une fièvre assez élevée (108 pulsations).

Un état aussi grave faisait présager une mort prochaine ; nous avons appris ultérieurement qu'en effet le sieur P... était décédé le 4 août 1901.

Il reste à examiner si la mort a été la conséquence directe ou indirecte de l'accident.

Il nous paraît impossible d'admettre que la tuberculose ait été créée par l'accident. Cet accident n'a pas occasionné de plaies extérieures, ni de contusions pulmonaires, car le blessé nous a déclaré n'avoir jamais craché de sang à aucune époque. — D'ailleurs, le médecin qui décrit les blessures deux jours après l'accident dit que la contusion de la poitrine gêne la respiration *et la toux,* ce qui semble bien indiquer que le sieur P... toussait avant l'accident.

Il n'en est pas moins vrai, si l'on s'en rapporte aux documents produits, que le sieur P... avant l'accident n'était pas un malade dans le sens ordinaire du mot. En effet, les divers patrons attestent qu'il n'a jamais été obligé d'interrompre son travail pour cause de maladie. Citons notamment l'attestation du dernier patron : « Le sieur P... est resté chez moi du 8 octobre 1900 au 1er juin 1901 ; il a toujours joui d'une bonne santé jusqu'au mois de février 1901, qu'il a eu un accident de voiture. » — Il faut donc admettre que la tuberculose dont était atteint le sieur P... était restée, sinon entièrement latente, du moins bien tolérée, ainsi d'ailleurs, qu'il arrive assez souvent.

Les choses ont changé rapidement après l'accident. Dès le 20 février, se manifeste un abcès de l'anus, certainement de nature tuberculeuse, lequel prend de suite un caractère de haute gravité. En même temps, la tuberculose pulmonaire prend une marche aiguë et très rapide. En comparant en eff l'état d'un homme qui était encore capable de travailler régu lièrement au mois de février, à l'état de cachexie tuberculeus extrême que nous avons constaté le 20 juillet suivant, on n peut attribuer cette différence qu'aux effets d'une phtisi galopante.

Il est impossible, à notre avis, de ne pas voir une relatio de cause à effet entre l'accident du 11 février dernier, et le phénomènes morbides qui lui ont succédé presque aussitôt La commotion produite par l'accident a imprimé à la tuber culose préexistante, mais restée jusque-là bien tolérée (et qu peut-être aurait guéri) une marche suraiguë qui a abouti à l mort.

Conclusions. — 1° Le sieur P... est mort de tuberculos ayant revêtu la forme de phtisie galopante ;

2° Il nous paraît extrêmement probable que cette tubercu- lose existait avant l'accident du 11 février dernier. Mais i résulte des documents produits qu'elle était bien supportée que le sieur P... n'était pas regardé comme un malade et qu'i travaillait d'une façon régulière et suivie;

3° C'est, à notre avis, sous l'influence de l'accident du 11 février dernier que cette tuberculose, assez bien supportée, s'est transformée en une phtisie galopante qui a emporté le malade en moins de six mois.

§ II. — Expertises relatives à la tuberculose pulmonaire traumatique.

Le point difficile de ces expertises est de recon- naître dans quelle mesure la blessure a pu provoquer ou aggraver la tuberculose pulmonaire que l'on constate.

D'une façon schématique, tous les cas qui se pré- sentent peuvent être répartis en trois catégories.

a) Le blessé était atteint, antérieurement à l'accident, d'une tuberculose en évolution. Ici l'influence du traumatisme est tantôt douteuse, tantôt très probable en tant que cause aggravante, mais en tout cas relativement minime. Une tuberculose pulmonaire en voie d'évolution, nous entendons d'évolution évidente, est toujours une menace grave pour le sujet, et quel qu'ait été le traumatisme, il ne représente ordinairement que le facteur le moins important dans les lésions tuberculeuses des poumons.

b) Le blessé présente des signes d'une tuberculose ancienne et arrêtée. Il s'agit par exemple d'un individu qui a des traces d'adénites cervicales, ou dont les antécédents comportent une ancienne pleurésie séro-fibrineuse, des bronchites à répétition, etc., mais sans que des lésions pulmonaires antérieures à l'accident puissent être mises en évidence.

Ici, le rôle du traumatisme nous paraît beaucoup plus considérable que dans le cas précédent.

Les sujets qui ont été touchés par la tuberculose ne sont pas tous voués à subir de nouveau, tôt ou tard, les atteintes de cette maladie. Le nombre des tuberculoses pulmonaires guéries est considérable, ainsi que l'ont établi les travaux des anatomo-pathologistes. On nous permettra de rappeler ici le résultat de nos propres recherches sur ce sujet. A la Morgue de Paris nous avons trouvé que sur cent sujets morts de cause violente (meurtre ou accident) il y en avait vingt dont les poumons contenaient des tubercules fibreux ou crétacés.

On ne saurait donc se représenter un sujet porteur d'une tuberculose arrêtée comme un individu dont l'avenir est très menacé de ce fait, et qui sera tou jours prêt à subir une nouvelle poussée de la maladi dès que l'occasion lui en sera offerte. Il avait a contraire des chances (plus ou moins nombreuse suivant chaque cas particulier) de guérir définitive ment si la blessure n'était venue interrompre ce tra vail de guérison très lentement poursuivi et ravive tout d'un coup un foyer qui était en train de s'é teindre.

c) Le blessé ne présentait avant l'accident aucun trace ni aucun indice de tuberculose. Si d'après le données de la pathogénie, il faut admettre qu'il étai déjà infecté, cliniquement il était sain.

En pareil cas, il nous paraît que le traumatism est presque entièrement responsable de la tubercu lose qui va se développer.

Quels sont en effet les individus qu'on peut dir ou seulement supposer exempts de tout germe tuber culeux ?

Nous avons indiqué déjà la grande proportion des tuberculoses pulmonaires guéries parmi les in dividus réputés indemnes. Mais ce n'est pas tout. Si l'on s'en rapporte aux études poursuivies ave tant d'activité en ces derniers temps, les germe de la tuberculose seraient presque toujours con tractés dès la première enfance, et quand cett maladie éclate chez un adulte, ce serait bien plu souvent en raison de l'entrée en activité de ce dits germes que par suite d'une contamination ré cente.

Ainsi à côté des nombreux tuberculeux dont le lésions pulmonaires ne peuvent être reconnues pen dant la vie, il y en aurait d'autres, sans doute plus nombreux encore, dont les lésions pulmonaires n'existent pas.

Quel que soit le nombre des phtisiques, leur proportion relativement à cette foule immense de porteurs de germes tuberculeux est en somme relativement peu considérable. C'est donc que le plus souvent l'organisme vient à bout, par ses propres forces, de cet ennemi intérieur. Si un traumatisme intervient pour donner à cet ennemi les chances de succès qui lui manquaient, il joue le rôle d'une véritable cause efficiente.

Si l'on pouvait toujours classer un individu donné dans l'une des catégories sus-indiquées, la tâche de l'expert serait assez aisée. Mais en pratique c'est cette classification qui est souvent fort difficile, surtout quand il s'agit d'expertises pratiquées assez longtemps après l'accident.

Quand il s'est écoulé plusieurs mois depuis la blessure, il est en effet souvent bien difficile, sinon impossible, d'apprécier l'âge des lésions pulmonaires. L'expert doit alors baser son jugement sur d'autres éléments dont les principaux sont les renseignements fournis sur l'évolution de la maladie, depuis la blessure, et les antécédents du sujet.

Les renseignements fournis sont trop souvent insuffisants ou sujets à caution. Ceux que l'on trouve dans les certificats médicaux laissent parfois beaucoup à désirer. Il serait à souhaiter que les médecins traitants aussi bien que les médecins des compagnies d'assurance s'astreignent à toujours ausculter soigneusement dès la première visite, tout individu atteint d'une contusion du thorax et notent la présence ou l'absence de signes ou d'indices de lésions tuberculeuses des poumons.

Quant aux déclarations du plaignant, on ne peut évidemment les accepter qu'avec beaucoup de réserves. Certains ouvriers exagèrent de la façon la plus grossière, parlant par exemple de cuvettes remplies de sang à chaque hémoptysie, de sorte qu'on ne sait plus quelle part de vérité il peut y avoir dans leurs dires.

L'étude des antécédents donne parfois des renseignements utiles, notamment en ce qui concerne les antécédents héréditaires. Un ouvrier ne craint généralement pas de faire savoir que sa mère a succombé à « un chaud et froid », que plusieurs de ses frères et sœurs ou de ses enfants sont morts de méningite. — Mais les antécédents personnels, beaucoup plus importants à notre avis, sont plus difficiles à connaître. Le seul criterium sur lequel on puisse à peu près compter dans la plupart des cas est l'interruption du travail pour cause de maladie.

Il est d'ailleurs très insuffisant.

Il y a des ouvriers qui continuent à travailler, bien qu'atteints d'une affection fébrile grave[1] et notamment de tuberculose pulmonaire en pleine évolution

1. Voici un de ces cas : Un ouvrier reçoit une contusion sur le bras. Quelques heures après, il est examiné par le médecin de la Compagnie d'assurance qui lui trouve une température de 39,6 sous l'aisselle et une angine phlegmoneuse. Cette angine était accompagnée d'albuminurie qui était encore très abondante deux mois après, lors de notre examen. L'ouvrier reconnaissait d'ailleurs qu'il avait mal à la gorge et de la fièvre, depuis les trois jours précédant la blessure.

aiguë. L'observation LXI en donne un exemple. Il y en a de plus frappants encore.

Nous avons autopsié un ouvrier qui, pendant son travail, était tombé (sans doute par suite d'une syncope), s'était fait ainsi une petite écorchure à la lèvre et était mort deux jours après. Les deux poumons étaient remplis de tubercules, et la plus grande partie du poumon gauche était le siège d'une pneumonie tuberculeuse. — Un autre ouvrier, mort sur le chantier où il travaillait régulièrement (il n'avait reçu aucune blessure, mais l'autopsie a été demandée par le patron en vue d'éviter les revendications futures) présentait, entre des cavernes à chaque sommet, une poussée énorme de tuberculose granuleuse.

Mais, si sujet à caution que soit ce criterium, c'est celui auquel s'en rapportent ordinairement les magistrats quand la preuve de la maladie antérieure n'est pas suffisamment faite, et il est évident qu'on ne saurait le leur reprocher.

Nous ne voudrions cependant pas exagérer les difficultés de l'expertise. En réalité on arrive assez souvent à une conclusion ferme, suffisamment motivée.

Les exemples suivants montreront mieux que des considérations générales comment les choses se passent dans la pratique, quels sont les motifs qui amènent à accepter ou à rejeter la demande de l'ouvrier.

L'observation LXIV concerne un individu atteint déjà de tuberculose pleuro-pulmonaire en voie d'évolution au moment où il subit un traumatisme peu grave du genou. — Il est pris d'ostéites tuberculeuses non seulement au genou mais encore au poignet (qui n'avait été nullement traumatisé), et sa tuberculose pulmonaire s'aggrave si rapidement qu'il meurt six mois après. Ici la tuberculose n'était pas arrêtée au moment de l'accident, mais au contraire en pleine évolution aiguë ; la blessure était peu grave par elle-même et la tuberculose locale qu'elle avait provoquée était presque guérie. L'influence de l'accident sur la terminaison fatale n'est donc pas absolument certaine et il n'est pas vraisemblable qu'elle ait contribué pour une bien grande part à l'aggravation de la maladie.

Obs. LXIV (personnelle). — *Tuberculose pleuro-pulmonaire. Contusion du genou ; ostéites tuberculeuses. Aggravation des lésions pulmonaires qui entraînent la mort six mois après l'accident.*

M..., cocher livreur, a été blessé le 5 mai 1902. Il a été atteint d'une contusion sans plaie, au niveau du genou droit.

La blessure était sans doute légère, car elle n'a pas empêché le sieur M... de continuer son travail jusqu'au 2 juin. Il l'a repris de nouveau pour le cesser définitivement le 26 juin. Quatre jours après (30 juin) le médecin de la compagnie d'assurance constate une « périostite suppurée » du genou droit.

A partir de ce moment, l'affection du genou a été en s'aggravant et a nécessité plusieurs séjours à l'hôpital. — Le 12 décembre 1902, M... a subi « l'ablation totale de la tubérosité antérieure du tibia ainsi que de la pointe de la rotule pour lésions tuberculeuses » (Certificat de l'interne).

Une vaste ulcération cutanée s'est produite ensuite à la jambe droite ; puis une autre au niveau du poignet droit. — En même temps M... souffrait de toux, d'oppression, avait la fièvre presque continuellement. Il est mort le 13 octobre 1903, six mois après l'accident.

Autopsie. — Amaigrissement extrême.

La partie antérieure du genou et de la jambe du côté droit est occupée par une vaste ulcération qui commence un peu au-dessous de la rotule et descend presque jusqu'au milieu du tibia. Les bords de cette ulcération ne sont pas décollés; il n'y a pas de pus dans le tissu cellulaire sous-cutané. Il n'y en a pas non plus dans l'articulation du genou, qui est intacte. La pointe de la rotule a été reséquée par un chirurgien, ainsi qu'une partie de la tubérosité antérieure du tibia. La moitié environ de ce qui reste de la rotule est nécrosée et forme un séquestre bien limité occupant la face antérieure de l'os. — A la partie antérieure de ce qui reste de la tubérosité du tibia, on voit aussi une portion nécrosée, bien limitée, mesurant environ 1 centimètre et demi de diamètre sur 2 à 3 millimètres de profondeur. — En pratiquant une coupe longitudinale du tibia, on voit que la substance compacte de l'os est considérablement épaissie, mais qu'il n'existe aucune trace de myélite. — En somme, les lésions du genou paraissaient en voie de guérison.

A la face dorsale du poignet droit, se trouve une ulcération de 3 centimètres de diamètre. Ses bords sont décollés par du pus qui occupe aussi les gaines de la plupart des tendons extenseurs, recouvre l'extrémité inférieure du radius dont la surface est érodée. L'articulation radio-carpienne est intacte.

Ouverture du corps. — Les deux poumons adhèrent à la paroi thoracique sur toute leur étendue.

Tous deux sont infiltrés de tubercules sur toute leur étendue, sauf à la base. Ces tubercules sont à divers degrés d'évolution; la plupart sont ramollis. Au sommet du poumon droit se trouvent trois cavernules dont la plus grande a les dimensions d'une noix environ.

Les septième et huitième côtes droites présentent, au niveau de la ligne axillaire et sur une longueur de 7 à 8 centimètres, des lésions de nécrose. Ces côtes sont dénudées, poreuses, sèches, et considérablement réduites de volume (moitié environ). Elles sont entourées de pus grumeleux. Elles ont été trouvées fracturées toutes deux au niveau de la ligne axillaire. Ces fractures, sans aucune trace d'épanchement sanguin, ont sans doute été produites après la mort, et occasionnées par les manipulations qu'a subies le cadavre.

— Pas d'épanchement dans la cavité péritonéale ; mais les anses intestinales sont reliées les unes aux autres et aux organes voisins, par des adhérences anciennes et assez résistantes.

Foie en dégénérescence graisseuse. Il est solidement relié à la paroi abdominale.

Rate doublée de volume.

Pas de lésions des autres organes.

— La question posée par le jugement était celle-ci : « Déterminer les causes de la mort, dire si celle-ci doit être considérée comme la conséquence de l'accident du 5 mai. »

La blessure occasionnée par cet accident consistait en une contusion sans plaie. Elle n'était donc pas de nature à créer la tuberculose ; elle a pu seulement fournir aux germes tuberculeux que le sieur M... portait en lui l'occasion propice pour se développer au point contusionné.

Ceci posé, il y a une grande différence à faire, au point de vue de la responsabilité de l'auteur de l'accident, suivant que le sieur M... était déjà, avant d'être blessé, atteint de lésions tuberculeuses notables, ou suivant que les germes de la tuberculose étaient restés jusque-là tout à fait latents. Dans ce dernier cas, la tuberculose ne se serait peut-être jamais développée sans l'accident du mois de mai 1902, tandis que dans le premier cas, l'accident n'aurait fait que hâter le développement de la maladie.

Or, il est établi par le relevé de comptes de salaires du patron de M... que celui-ci a interrompu son travail, pour cause de maladie, pendant une grande partie du mois de janvier 1902, et pendant plusieurs jours des mois de mars et avril 1902. La compagnie d'assurance dit avoir acquis la certitude par des renseignements puisés à diverses sources, et notamment auprès de la femme de M..., que cette maladie était une pleurésie tuberculeuse. Mais elle ne peut en fournir la preuve par des attestations écrites.

Nous nous bornerons donc à rapprocher ces deux faits certains : une maladie aiguë à rechutes pendant les mois de janvier, mars et avril 1902 ; et d'autre part en mai 1902 une contusion du genou, d'abord peu grave, mais suivie d'ostéite tuberculeuse de ce genou, puis d'autres manifestations tuberculeuses généralisées entraînant la mort. La conclusion qui se dégage de ce rapprochement, c'est que suivant toute vraisemblance M... était déjà atteint de lésions tuberculeuses avant le mois de mai 1902 ; mais que cet accident a sans doute hâté dans une certaine mesure la marche de cette tuberculose et en a peut-être augmenté quelque peu la gravité.

Voici un autre cas, où l'accident allégué ne paraissait avoir eu aucune influence sur la marche de la maladie.

Obs. LXV (personnelle). — *Contusion alléguée sur une jambe. Tubercule pulmonaire antérieure. Phlébite des deux jambes. Influence non démontrée de l'accident allégué.*

R..., 31 ans, ouvrier maçon, déclare qu'il a été blessé le 31 mars 1904. Des sacs de plâtre rangés dans une voiture s'en sont échappés et lui seraient tombé sur la jambe gauche.

Cet accident se serait produit vers onze heures du matin. R... a terminé sa journée de travail. Mais le lendemain matin, comme il souffrait beaucoup de la jambe gauche, dit-il, il n'est pas allé à son chantier.

Trois jours après l'accident, il a été vu par un médecin de la compagnie d'assurance, qui lui a prescrit l'application de compresses imbibées d'un certain liquide. A ce moment, dit le sieur R..., la jambe gauche était noire (ecchymosée ?) à sa partie antérieure. Ensuite elle a commencé à enfler peu à peu en même temps qu'elle devenait de plus en plus douloureuse. L'état de la jambe gauche allant toujours en s'aggravant, le sieur R... est entré le 14 avril à l'hôpital où il a été admis dans un service de chirurgie, pour être transféré dès le lendemain dans un service de médecine.

Le plaignant a été examiné le 20 avril 1904 par M. le Dr T... qui a remis à la compagnie d'assurance une note contenant ce qui suit : « La jambe est très tuméfiée, ainsi que le pied ;

elle est le siège d'une infiltration œdémateuse un peu dure, légèrement douloureuse, et présente l'aspect d'un membre atteint de phlébite. Il n'y a du reste en aucun point de traces d'ecchymoses ni de plaies. Cet homme présente en outre les symptômes de la tuberculose pulmonaire... Il s'agit donc d'une tuberculose pulmonaire assez avancée dans son évolution... elle a donné lieu dans ces derniers temps à une poussée fébrile. Elle a pu permettre au malade de continuer à travailler ; mais par le fait même qu'elle est arrivée au second degré, elle est bien antérieure à l'accident. Quant à la tuméfaction œdémateuse de la jambe, elle ne présente aucun des caractères d'une contusion des parties molles. Le membre tout entier est tuméfié, comme on l'observe dans la phlébite, et malgré les dires du malade, on ne peut reconnaître à cette phlébite une origine traumatique. C'est une phlébite spontanée comme celles qui se produisent chez les tuberculeux. »

Examen le 10 mai (quarante jours après l'accident). — La jambe gauche ne porte aucune trace de blessures extérieures. Cette jambe est le siège d'un œdème qui commence un peu au-dessous du genou, devient plus abondant à mesure que l'on se rapproche de l'extrémité inférieure, et s'étend sur toute la face dorsale du pied. Cet œdème est mou, dépressible et garde l'empreinte du doigt. La peau de la jambe est d'un blanc mat, sauf à sa partie inférieure où elle présente une légère teinte rouge diffuse. Les orteils sont d'un rouge bleuâtre intense.

La jambe droite est également œdématiée et au moins autant que la gauche. L'œdème présente exactement la même disposition et les mêmes caractères, la peau les mêmes colorations que sur la jambe gauche.

C'est une huitaine de jours après l'entrée à l'hôpital, par conséquent vers le 21 avril, que l'œdème de la jambe droite est apparu pour prendre peu à peu l'abondance qu'il a actuellement. Le sieur R... prétend qu'il a moins souffert de la jambe droite que de la jambe gauche ; mais il reconnaît que les douleurs de celle-ci sont aujourd'hui fort atténuées.

Le sieur R... est atteint de tuberculose pulmonaire qui se manifeste par les signes suivants : matité dans la moitié supérieure du poumon droit, en avant et en arrière, nombreux râles humides et respiration soufflante dans la moitié supérieure du poumon droit. On entend aussi des râles humides dans la moitié supérieure du poumon gauche, et quelques-uns encore, mais beaucoup moins abondants, dans la moitié inférieure des deux poumons. Le malade tousse, expectore des crachats purulents et paraît assez oppressé. La feuille de température placée sur son lit montre que depuis son entrée à l'hôpital il a eu presque constamment la fièvre, et que celle-ci a depassé à plusieurs reprises 39° et demi.

Le plaignant prétend qu'il se portait très bien avant l'accident du 31 mars dernier, et qu'il n'avait jamais été obligé d'interrompre son travail pour cause de maladie.

Le fait peut être exact ; mais il n'en est pas moins certain que la tuberculose pulmonaire existait avant le 31 mars dernier, on ne saurait admettre en effet qu'une tuberculose très étendue et parvenue au second degré de son évolution (dans la partie supérieure du poumon droit) remonte à cinq semaines seulement. En réalité la tuberculose existait, depuis un temps indéterminé, au moins dans le poumon droit, et elle a pris depuis quelques semaines une marche aiguë sous une influence qu'il est impossible de préciser. Le traumatisme qui a porté sur la jambe gauche, et qui paraît avoir été peu important puisqu'il n'a pas laissé de traces, ne semble pas avoir été capable d'imprimer une marche aiguë à la tuberculose pulmonaire.

Quant à l'œdème de la jambe gauche, il est sous la dépendance d'une phlébite. Cette phlébite elle-même pourrait être attribuée soit au traumatisme subi par la jambe, soit à la tuberculose pulmonaire qui se complique assez souvent de phlébite, surtout quand elle a une évolution aiguë et fébrile. Un argument décisif ne permet pas d'hésiter entre ces deux alternatives: la jambe droite, qui n'aurait pas subi de traumatisme, a été prise une vingtaine de jours après l'accident d'une phlébite exactement semblable à celle de la jambe gauche. Cette phlébite de la jambe droite est certainement sous l'influence de la tuberculose, et l'on doit admettre par suite qu'il en est très probablement de même pour la phlébite de la jambe gauche.

Conclusions. — 1° Le sieur R... ne porte actuellement aucune trace de la contusion qu'il aurait reçue à la jambe gauche le 31 mars dernier ;

2° Cet homme est atteint de tuberculose pulmonaire qui existait avant l'accident du 31 mars dernier, mais qui a pris depuis celui-ci une marche aiguë et fébrile. Rien ne permet de dire que cette aggravation soit la conséquence de la blessure de la jambe gauche ;

3° Le plaignant est atteint actuellement de phlébite des deux jambes. La phlébite de la jambe droite est certainement sous la dépendance de la tuberculose pulmonaire ; tout porte à croire qu'il en est de même de la phlébite de la jambe gauche.

Par contre, on peut souvent conclure que le traumatisme a été la cause occasionnelle de la tuberculose pulmonaire. L'observation LXII nous en a fourni un exemple.

Voici un autre cas où la demande de l'ouvrier a fini par être accueillie, malgré la résistance de la compagnie d'assurance, basée sur des arguments sérieux que le médecin de ladite compagnie développait avec habileté.

Cette affaire a donné lieu à plusieurs expertises, et bien que les rapports soient fort longs, nous en reproduisons deux presque in extenso, supposant que certains lecteurs pourront trouver quelque intérêt dans ces discussions telles qu'elles se produisent dans la pratique des expertises médicales.

Obs. LXVI (personnelle). — *Compression du thorax. Fractures de côtes méconnues pendant la vie. Mort sept mois après par tuberculose pulmonaire. Contestations relatives aux causes de cette tuberculose.*

Première expertise (personnelle). — T..., 30 ans, charretier, a été serré entre son tombereau et un tramway, le 11 février 1903. Depuis lors, il a toussé, est devenu de plus en plus malade et est mort le 23 septembre suivant.

Autopsie pratiquée le 17 novembre (près de deux mois après la mort) en présence des médecins des deux parties.

La putréfaction, bien que très avancée, n'est pas telle qu'on ne puisse faire la plupart des constatations utiles.

Le corps est extrêmement amaigri.

L'extrémité du doigt index de la main droite est entourée d'une bande de pansement. Celle-ci enlevée, on voit un peu en dedans du bord interne de l'ongle, une petite ulcération qui se continue par une fistule se dirigeant vers la racine du doigt, sur une profondeur d'environ un centimètre, et s'étendant latéralement jusqu'à la phalangette dont le périoste est décollé sur une faible étendue. Mais la phalangette elle-même ne présente aucune lésion ni à sa surface, ni dans sa profondeur, ainsi que nous nous en sommes assuré en fendant l'os.

Nous avons examiné aussi le testicule gauche qui était signalé par M. le Dr N..., à la date du 3 juin 1903, comme ayant l'épididyme augmenté de volume, un peu bosselé et induré à ses extrémités. Malgré l'état de putréfaction du cadavre, on peut encore reconnaître que l'épididyme ne présente pas actuellement de tuméfaction ni d'induration notable.

Ouverture du cadavre. — Les deux poumons sont reliés au thorax sur toute leur étendue.

Tous deux sont criblés de tubercules, à divers degrés d'évolution, qui s'étendent jusqu'à la base des deux organes où ils sont relativement peu abondants, tandis qu'ils sont d'autant plus nombreux qu'on s'approche du sommet. Le sommet de chaque poumon est converti en une caverne qui, du côté droit, occupe la moitié environ du lobe supérieur, et qui est un peu moins volumineuse à gauche.

Du côté gauche, les septième et huitième côtes sont fracturées, toutes deux au même niveau, c'est-à-dire un peu en arrière de la ligne axillaire. Sur la 7e côte, la fracture dessine un trait à peu près vertical mais sinueux ; les deux fragments forment une saillie assez marquée à l'intérieur de la cavité thoracique. La fracture n'est pas entièrement consolidée; les deux fragments ont une légère mobilité l'un sur l'autre. Il s'est formé cependant une hyperostose qui forme une lame osseuse s'étendant sur le bord inférieure de la côte, à 3 ou 4 centimètres de chaque côté de la fracture; sa hauteur est d'environ un demi-centimètre. — La fracture de la 8e côte présente exactement les mêmes dispositions, mais elle est tout à fait consolidée.

Il n'existe pas de lésions appréciables du larynx, notamment au niveau des cordes vocales dont la surface est régulière, et d'aspect uniforme. Mais on voit sur l'épiglotte plusieurs cicatrices sans forme de lignes blanchâtres et sinueuses.

Le cœur et ses valvules ne présentent pas de lésions.

L'estomac, les intestins, le foie, la rate, les reins et les autres viscères abdominaux n'offrent pas d'altérations pathologiques appréciables. L'appendice cœcal est relié aux parties voisines par quelques adhérences; mais il a conservé ses dimensions normales; sa surface est lisse et régulière; sa cavité est libre et vide.

— Il n'y a pas d'ecchymoses au-dessous du cuir chevelu. Les os du crâne ne sont pas fracturés. — Il n'y a pas de traces de méningite. — Le cerveau et le reste de l'encéphale sont convertis par la putréfaction en une masse pâteuse au milieu de laquelle il n'y a pas de traces d'épanchement sanguin.

Déclarations et observations des parties. — Mme veuve T... dit qu'elle a épousé le sieur T... le 5 décembre 1901, qu'à ce moment elle le connaissait depuis deux ans, et que pendant tout ce temps il n'a pas été malade et n'a jamais interrompu son travail une seule fois pour cause de maladie. Elle ajoute que dans le courant de l'année 1902, le sieur T... avait subi un examen médical, comme postulant un emploi à la Compagnie du gaz, et qu'il avait été admis à la suite de cet examen.

Le jour de l'accident (11 février 1903) il est arrivé seul chez lui, ayant pris le tramway pour rentrer et n'ayant accompli à pied qu'un trajet d'environ 200 mètres. Il se plaignait d'une vive douleur dans le côté gauche de la poitrine, principalement dans le dos, à peu près au niveau de l'omoplate gauche. Cette douleur a toujours persisté ; elle s'accompagnait d'oppression laquelle augmentait quand le sieur T... se couchait sur le côté gauche. Le blessé n'a pas craché de sang, sauf quelques filets, assez longtemps après l'accident.

Le sieur T... a été vu le jour même de l'accident par M. le Dr P... qui a continué à le soigner et à le visiter presque tous les jours jusqu'au mois de juillet. Pendant toute cette période, il était très oppressé et avait continuellement la fièvre, toutefois sa température n'a pas été mesurée au thermomètre. Il n'a pas pu travailler, sauf pendant deux jours et demi, dans la semaine de Pâques. — Pendant qu'il était encore soigné par M. le Dr P..., il aurait eu, pendant une quinzaine de jours, des troubles digestifs, avec douleur dans le côté droit du ventre, le tout attribué par le médecin à une appendicite.

Comme l'oppression et la toux allaient toujours en augmentant, le sieur T... a voulu essayer des soins d'un autre médecin, et s'est adressé à M. le Dr C... Mais la maladie a continué à s'aggraver chaque jour, et elle s'est terminée par la mort le 23 septembre dernier.

M. le Dr N..., médecin de la compagnie d'assurances, fait remarquer d'abord que le sieur T... a repris son travail du 28 mars au 28 avril, ainsi qu'il l'a déclaré lui-même dans une lettre écrite à la compagnie d'assurances. La dame T... reconnaît que le fait est exact.

M. le Dr N... déclare ensuite que le sieur T... était probablement tuberculeux avant l'accident du 11 février dernier. Il base cette opinion sur les deux faits suivants : le sieur T... présentait, à la date du 3 juin 1903, une plaie suppurante de mauvais aspect à l'index droit ; cette plaie, qui existait déjà avant l'accident du 11 février 1903, (ce que reconnaît la dame T...) paraît due à une tuberculose cutanée ou osseuse. D'autre part, à cette même date du 3 juin 1903, le sieur T... présentait au testicule gauche une augmentation de volume de l'épididyme qui était un peu bosselé et induré à ses extrémités, lésion qui pouvait être de nature tuberculeuse. M. le Dr N... ajoute qu'à son avis si la tuberculose avait été provoquée par le traumatisme du mois de février dernier elle n'aurait pas intéressé les deux poumons à un degré égal, et elle n'aurait pas évolué aussi rapidement.

Discussion des divers éléments d'appréciation. — L'autopsie a établi que le sieur T... est mort de tuberculose pulmonaire, et en outre qu'il avait été atteint de fracture de deux côtés.

Il semble parfaitement certain que ces fractures, qui n'ont pas été reconnues avant l'autopsie, ont bien été occasionnées par l'accident du mois de février dernier. En effet ces fractures siègent exactement au point sur lequel a porté le choc du timon de la voiture, et c'est en ce même point que le blessé a toujours accusé des douleurs depuis le jour de l'accident.

Ceci établi, l'autopsie a encore montré que la lésion de l'épididyme gauche, signalée par M. le Dr N..., n'existait plus et par conséquent ne saurait être invoquée comme une preuve de tuberculose antérieure à l'accident : — que la petite fistule de l'index droit ne présentait aucun caractère permettant d'affirmer qu'elle fût de nature tuberculeuse.

Mais les constatations de l'autopsie ne permettent pas de reconnaître si la tuberculose pulmonaire existait avant l'accident du mois de février dernier, ou si elle ne s'est développée qu'après ledit accident. — C'est dans les renseignements fournis par les parties qu'il faut chercher la réponse à cette question.

Je ferai remarquer tout d'abord que l'opinion exprimée par M. le Dr D... dans son rapport du 31 juin 1903 n'est basée sur aucun argument, et ne saurait donc être discutée, qu'en outre M. le Dr D... ignorait que l'accident eut occasionné deux fractures de côtes, fait qui est cependant d'une très grande importance.

Les arguments présentés par M. le Dr N..., et que j'ai relatés plus haut, constituent une remarque exacte d'une façon générale, mais qui n'a pas la valeur d'une loi absolue ne comportant pas d'exceptions.

En réalité, l'enchaînement des faits est tel que l'idée d'une tuberculose traumatique s'impose presque.

En effet, le sieur T... (si les renseignements fournis sont

exacts) avait toujours été bien portant jusqu'au moment de l'accident, et avait été reconnu sain à la suite d'un examen médical subi dans le courant de l'année 1902 pour être admis dans une administration.

Le 11 février 1903, il reçoit un coup de timon dans le dos qui lui fracture deux côtes. A partir de ce moment, il est atteint d'oppression; le médecin traitant, Dr P..., ne constate d'abord qu'une « pleurite aiguë avec épanchement dans le côté gauche ». L'affection pulmonaire paraît donc bien avoir débuté du côté gauche, puisque le médecin traitant ne fait aucune mention de l'état du poumon droit. En tous cas, il faut admettre d'après les termes du certificat de M. le Dr P... que les lésions étaient, tout au moins, bien plus marquées du côté gauche, c'est-à-dire du côté traumatisé.

D'autre part à la date du 3 juin 1903, M. le Dr N... constate chez le sieur T... des signes non équivoques de tuberculose siégeant aux deux sommets, et l'existence de la fièvre.

Cette tuberculose a continué ensuite son évolution aiguë, ainsi que l'établissent les certificats produits.

Qu'il y ait eu, ou non, des tubercules pulmonaires avant le 11 février 1903, il n'en paraît pas moins certain que la tuberculose pulmonaire n'a pris une marche aiguë et une forme grave qu'à la suite de l'accident qui s'est produit à cette date. Or la blessure occasionnée par cet accident était bien de nature à provoquer la tuberculose du poumon ou à en augmenter la gravité si elle existait auparavant. En effet les fragments des deux côtes fracturées faisaient une saillie angulaire à l'intérieur de la cavité thoracique, et ont dû contusionner le poumon au point correspondant, et peut-être même en déchirer la surface.

Le fait que le sieur T... a repris son travail du 28 mars au 28 avril ne contredit nullement ce qui précède, car il faut ordinairement un délai de plusieurs semaines ou de plusieurs mois pour que les lésions tuberculeuses provoquées par le traumatisme atteignent un degré tel qu'il en résulte des troubles fonctionnels graves.

Conclusions. — 1° La blessure que le sieur T... a reçue le 11 février dernier a occasionné la fracture de deux côtes.

2° A la suite de cette blessure, le sieur T... a été pris d'une affection pulmonaire qui ne n'est manifestée d'abord que du côté traumatisé, mais qui, dès le 3 juin, a été reconnue comme une tuberculose des deux poumons.

3° Cette tuberculose pulmonaire a pris ensuite une marche rapide et a entraîné la mort.

4° S'il est exact que le sieur T... avait toujours eu une bonne santé jusqu'au moment de l'accident, il semble extrêmement probable que c'est cet accident qui a occasionné la tuberculose pulmonaire mortelle. La blessure était en effet de nature à provoquer la tuberculose chez un individu prédisposé, ou tout au moins à transformer une tuberculose latente en une tuberculose aiguë et mortelle.

Deuxième expertise (Pr Brouardel, Drs Delineau et Vibert). — La compagnie d'assurance ayant fait appel du jugement rendu en faveur de l'ouvrier, une deuxième expertise a été ordonnée à l'effet de « prendre connaissance des certificats précédemment délivrés, s'entourer de tous renseignements, rechercher et dire si le traumatisme subi par T... le 11 février 1903 a causé la mort survenue le 23 septembre suivant, soit directement, soit indirectement, en hâtant d'une manière notable l'évolution d'une maladie préexistante ».

Voici la copie de ce rapport d'expertise :

Exposé des faits. — Nous résumons brièvement les parties essentielles des documents qui se trouvent au dossier.

Le sieur T... était âgé de 30 ans et exerçait le métier de charretier quand il a été blessé le 11 février 1903. Auparavant il était garçon de restaurant.

L'accident dont il a été victime a consisté en ce qu'il a été serré entre un tramway et le timon de son tombereau. Il s'est plaint aussitôt d'une vive douleur dans le côté gauche et postérieur de la poitrine, mais n'a pas craché de sang ; il a interrompu son travail jusqu'au 28 mars, il l'a interrompu de nouveau et définitivement le 23 avril.

Il a été soigné d'abord par M. le Dr P..., lequel, dans un certificat en date du 26 avril 1903, déclare l'avoir traité pour appendicite aiguë à crises répétées et pleurite aiguë avec épanchement dans la plèvre gauche.

M. le Dr C..., qui a ensuite soigné le sieur T..., déclare dans un certificat daté du 12 octobre 1903 que celui-ci a eu à la suite de l'accident du 11 février 1903 un épanchement dans la plèvre gauche ; qu'à peine cet épanchement était-il disparu, « on découvrait à l'auscultation du poumon gauche des signes non douteux annonçant l'éclosion d'une tuberculose pulmonaire », qu'ensuite le poumon droit était devenu malade à son tour, et que la tuberculose pulmonaire avait finalement entraîné la mort.

Le sieur T... a été examiné, le 30 juin 1903, par M. le Dr D..., commis à cet effet par M. le juge de paix. Voici les points principaux du rapport déposé à la suite de cet examen : « M. T... est atteint d'une bronchite chronique dont l'origine « est difficile à préciser, mais qui me paraît remonter à une « date antérieure à six mois. Il est atteint de tuberculose des « deux poumons qui compromet son existence ». Un certificat « du Dr P... établit qu'il est atteint en outre de « pleurite et « d'épanchement du poumon gauche. » — C'est incontestable. » La conclusion de ce rapport était que la nouvelle cessation de travail, au 23 avril 1903, n'était pas d'origine accidentelle, au sens propre du mot, mais qu'elle était due à une maladie, à une bronchite chronique.

M. le Dr N... a examiné le sieur T... le 3 juin 1903. Il a constaté des signes non équivoques de tuberculose pulmonaire siégeant aux deux sommets. Il n'y avait aucun signe, à gauche, d'épanchement pleural ou de pleurite ancienne. M. le Dr N... avait relevé aussi une plaie suppurante de l'index qui lui paraissait de nature très probablement tuberculeuse, et une lésion de l'épididyme du testicule gauche, peut-être de même nature.

Le sieur T... est mort le 23 septembre 1903. L'autopsie du cadavre a été pratiquée le 17 novembre suivant par M. le Dr Vibert, en vertu d'une ordonnance de M. le juge de paix, et en présence de M. le Dr N...

Cette autopsie a montré que le sieur T... était atteint de fracture des 7e et 8e côtes un peu en arrière de la ligne axillaire, que l'une de ces fractures n'était pas encore consolidée, bien qu'il y eut une hyperostose abondante au niveau des fragments, — que les deux poumons étaient remplis de tubercules et présentaient à leur sommet une volumineuse caverne, plus grande encore sur le poumon droit. — On pouvait constater qu'il n'existait pas de lésions de l'épididyme gauche ; qu'à la dernière phalange de l'index droit il y avait une petite fistule allant jusqu'au périoste, mais que la phalange ne présentait pas de lésions tuberculeuses ou autres.

Déclarations de Mme veuve T... — La dame veuve T... déclare que son mari n'a jamais été malade pendant tout le temps qu'elle l'a connu, c'est-à-dire pendant les quatre dernières années de sa vie. Elle ajoute qu'en 1902 le sieur T... avait subi un examen médical comme postulant à un emploi à la Compagnie du gaz, et qu'il avait été admis à la suite de cet examen.

La compagnie d'assurances, qui a cherché à vérifier ce fait, reconnaît que le sieur T... a été admis en effet à la Compagnie du gaz le 7 avril 1902, mais elle ne sait pas s'il avait subi pour cela un examen médical.

La dame veuve T..., tout en maintenant que son mari était bien portant et n'avait jamais été obligé d'interrompre son travail pour cause de maladie, reconnaît qu'avant le 11 février 1903 il avait un peu maigri. Elle ne s'en inquiétait pas, car elle attribuait cet amaigrissement au fait que son mari, qui avait travaillé jusque-là comme garçon de restaurant, s'était exposé, en devenant charretier, à des fatigues beaucoup plus grandes et à l'action continuelle du grand air et du froid.

La dame veuve T... reconnaît également que son mari avait eu un gros rhume pendant les fêtes de Noël 1902, et qu'au moment de l'accident, 11 février 1903, il toussait encore des suites de ce rhume. Mais elle ajoute que sa santé générale n'en avait pas souffert, qu'il avait conservé son appétit et ses forces.

En ce qui concerne la blessure du doigt index droit, la dame veuve T... déclare qu'elle provenait d'un heurt accidentel reçu deux mois environ avant l'accident du 11 février, que son mari n'attachait aucune importance à cette petite blessure, qui le gênait à peine.

Observations faites par M. le Dr N... — M. le Dr N... pense que ce n'est pas l'accident du 11 février 1903 qui a occasionné la tuberculose pulmonaire à laquelle le sieur T... a succombé et même que cette maladie n'a pas été notablement aggravée par ledit accident.

Il base cette opinion sur le fait que la tuberculose a atteint également les deux poumons, et même que le poumon droit était plutôt un peu plus atteint que le gauche puisqu'au moment de l'autopsie on a constaté que c'était dans le poumon droit que se trouvait la plus volumineuse caverne.

M. le Dr N... ne croit pas qu'il soit suffisamment établi que la tuberculose ait débuté par le poumon gauche, car lorsqu'il a examiné le sieur T... le 4 juin 1903, il a constaté que les lésions tuberculeuses intéressaient au même degré les deux poumons, bien que dans le certificat de M. le Dr P... daté du 26 mai 1903, il ne soit parlé que des lésions du poumon gauche.

Enfin M. le Dr N... fait remarquer qu'au moment où il a examiné le sieur T..., c'est-à-dire le 4 juin 1903, il n'a constaté aucun signe de pleurite, pas plus à gauche qu'à droite.

Or la tuberculose pulmonaire traumatique se développe toujours sur le poumon du côté qui a subi le traumatisme dit, M. le Dr N..., qui cite M. le Dr Thoinot comme ayant exprimé la même opinion dans un livre récemment paru et intitulé : *Les affections médicales d'origine traumatique.*

Après avoir recueilli tous les éléments d'appréciation qui viennent d'être indiqués, nous avons d'abord à discuter cette question :

Le sieur T... était-il tuberculeux avant le 11 février 1903 ?

La dame veuve T... a reconnu devant nous que son mari avait commencé à maigrir quelque temps avant l'accident du 11 février 1903, et aussi qu'il avait contracté, vers Noël 1902, un gros rhume dont il n'était pas guéri au moment de l'accident.

On peut voir là, non pas la preuve certaine, mais une présomption que le sieur T... était déjà tuberculeux avant le 11 février 1903. Cette présomption est corroborée dans une certaine mesure par le fait même que le sieur T... est mort de tuberculose pulmonaire sept mois après l'accident, car il est assez rare qu'un traumatisme de la poitrine crée de toutes pièces la tuberculose pulmonaire, tandis qu'il est bien plus fréquent de voir une tuberculose pulmonaire préexistante être considérablement aggravée par un traumatisme thoracique.

Nous admettrons donc que le sieur T... était probablement tuberculeux avant l'accident du 11 février 1903.

Mais cette tuberculose était sans doute relativement récente, et en tout cas peu grave. En effet, le sieur T... n'avait pas été reconnu tuberculeux au commencement de l'année 1902, époque à laquelle il a subi un examen médical pour entrer à la Compagnie du agz. En outre, il avait continué jusqu'au moment de l'accident à exercer régulièrement son métier de charretier qui l'exposait aux fatigues et aux intempéries, et qu'il n'aurait pas pu continuer s'il avait été atteint de tuberculose pulmonaire quelque peu avancée.

Quelle a été l'influence du traumatisme occasionné par l'accident du 11 février 1903 sur la marche de la tuberculose pulmonaire ?

L'accident du 11 février 1903 a occasionné la fracture de deux côtes à la partie postérieure et gauche du thorax.

Or, bien que ces fractures n'aient été reconnues qu'à l'autopsie et qu'elles aient été totalement ignorées par le blessé et par les divers médecins qui l'ont soigné ou examiné, c'est du côté gauche de la poitrine que le sieur T... s'est toujours plaint, et c'est uniquement du côté gauche que les deux médecins qui ont successivement soigné le sieur T... ont signalé des lésions pleuro-pulmonaires. M. le Dr P... parle dans son certificat de « pleurite avec épanchement dans le poumon gauche » et passe complètement sous silence le côté droit. M. le Dr C..., qui a ensuite pris le traitement du blessé, déclare formellement qu'il y a eu d'abord un épanchement dans la plèvre gauche, qu'on a constaté ensuite des signes de tuberculose sur le poumon gauche, et que *plus tard le poumon droit était devenu malade à son tour*.

Il nous est impossible de récuser des déclarations aussi nettes et aussi formelles, et de ne pas considérer comme établi que la tuberculose pulmonaire a bien débuté du côté traumatisé.

Si M. le Dr N... n'a pas constaté de traces de pleurite du côté gauche, il n'y a rien à en conclure relativement à la question que nous discutons, car la pleurite a pu exister d'abord, et n'être plus appréciable le 4 juin 1903 ; les adhérences pleurales constatées à l'autopsie existaient sans doute déjà à cette date.

De même, lorsque M. le Dr N... fait remarquer qu'il a trouvé les deux poumons également atteints le 4 juin 1903, tandis que M. le Dr P... dans son certificat daté du 26 mai ne signale de lésions que du côté gauche, on peut lui répondre que M. le Dr P..., qui a soigné le blessé dès le début, fait allusion à ce qu'il a constaté non pas le jour où il a rédigé son certificat, mais au cours de son traitement.

Quant au fait qu'au moment de l'autopsie on a trouvé les deux poumons également remplis de tubercules, il ne contredit nullement l'influence du traumatisme. La tuberculose, développée ou aggravée dans le poumon gauche sous l'influence du traumatisme, a pu gagner ensuite le poumon droit et y produire des lésions aussi avancées que dans le poumon gauche.

Conclusions. — 1° La blessure que le sieur T... a reçue le 11 février 1903 a occasionné la fracture de deux côtes du côté gauche.

2° Le sieur T... était probablement atteint de tuberculose pulmonaire avant ledit accident. Mais cette tuberculose était sans doute très peu avancée, et en tout cas elle n'entraînait pas de troubles graves de la santé générale.

3° Aussitôt après l'accident du 11 février 1903, le sieur T... a présenté des signes d'une affection pulmonaire qui ne s'est manifestée d'abord que du côté gauche (traumatisé), s'est étendue ensuite au poumon droit, et s'est aggravée continuellement pour entraîner la mort en septembre 1903.

4° La blessure reçue le 11 février 1903 était de nature à provoquer la tuberculose chez un individu prédisposé ou tout au moins à transformer une tuberculose latente en une tuberculose aiguë et mortelle.

5° Nous pensons donc que c'est le traumatisme du 11 février 1903 qui a causé indirectement la mort en hâtant, d'une manière très notable, l'évolution d'une maladie préexistante.

Voici un autre cas qui présente cette particularité curieuse que la veuve de l'ouvrier a fourni sur les circonstances de la mort de son mari, des renseignements très probablement inexacts qu'elle supposait sans doute, en vertu d'on ne sait quelle conception bizarre, de nature à corroborer sa demande d'indemnité, et qui tendaient au contraire à la faire rejeter.

Obs. LXVII (personnelle). — *Fractures de côtes. Pneumonie chronique consécutive. Mort sept mois après l'accident. Difficultés de l'expertise, en raison très probablement des renseignements inexacts fournis par les témoins.*

M...., 40 ans, ouvrier charbonnier, a été blessé le 5 novembre 1901. Il a été renversé par une voiture. La roue lui aurait passé sur les deux jambes et sur la poitrine.

Il a eu plusieurs côtes fracturées à droite. Il dit avoir craché du sang presque tous les jours pendant le mois qui a suivi l'accident.

Première expertise, examen des 20 février et 12 mai 1902. — Le thorax présente à sa partie droite et antérieure une déformation très accentuée : plusieurs côtes, spécialement les sixième et septième, forment un angle saillant à peu près au niveau de la ligne mamelonnaire.

M... se plaint d'oppression continuelle, de toux très fréquente, qui le prive de sommeil la nuit, et d'expectoration abondante. Il paraissait, lors de notre examen du 20 février, amaigri et affaibli. Cet état s'est beaucoup aggravé depuis lors. A la date du 12 mai, M... avait subi en effet un amaigrissement considérable et offrait l'aspect d'un véritable cachectique, Il avait de la fièvre (98 pulsations à la minute), se plaignait (ainsi qu'au moment du premier examen) de vives douleurs dans le côté droit de la poitrine. — Il déclare qu'il n'a plus d'appétit, et ne peut se nourrir qu'avec du lait exclusivement ; encore lui arrive-t-il souvent de le vomir pendant les quintes de toux.

L'auscultation de la poitrine fait constater l'existence de nombreux râles humides dans toute l'étendue du poumon droit, sans prédominance bien marquée au sommet de cet organe. — Le poumon gauche est aussi le siège de quelques râles humides, mais beaucoup moins abondants que du côté droit.

De ce qui précède il résulte que le sieur M... est atteint de pneumonie chronique du poumon droit. Les caractères de cette pneumonie, les troubles graves de l'état général qui l'accompagnent, indiquent qu'elle est de nature tuberculeuse.

La relation de cause à effet entre l'accident du 15 novembre 1901 et la maladie actuelle semble incontestable. En effet, l'accident a occasionné un traumatisme violent sur le côté droit de la poitrine avec fractures de côtes et contusions du poumon droit. Or, c'est précisément ce même poumon qui est atteint de la maladie actuelle, ou du moins qui l'est beaucoup plus que le poumon gauche.

Il est possible et même vraisemblable qu'antérieurement à l'accident du 15 novembre dernier le sieur M... ait eu déjà des lésions de tuberculose. Mais celle-ci était restée jusque-là, sinon entièrement latente, du moins peu grave puisqu'elle n'empêchait pas le sieur M... d'exercer un métier pénible qui consiste à livrer à domicile des sacs de charbon. C'est l'accident du 15 novembre dernier qui a transformé cette tuberculose à forme bénigne susceptible de guérir peut-être complètement, en la maladie actuelle qui rend le sieur M... absolument incapable de tout travail, et qui paraît laisser peu de chances de guérison.

Conclusions. — 1° Le sieur M... a subi sur le côté droit de la poitrine un traumatisme qui a fracturé plusieurs côtes et a occasionné une pneumonie chronique, de nature tuberculeuse. Cette affection a rendu le sieur M... incapable jusqu'ici de tout travail ; elle laisse peu d'espoir de guérison.

2° Le sieur M... a reçu aussi aux jambes des blessures relativement peu graves, qui sont aujourd'hui presque guéries.

M... est mort le 15 juin 1902, par conséquent un peu plus d'un mois après mon dernier examen.

Un nouveau jugement a été rendu en vue de rechercher les causes de la mort, mais l'exhumation n'a pas été ordonnée.

La question paraissait très simple à résoudre. On va voir combien elle s'est trouvée embrouillée par les divers témoignages produits.

Deuxième expertise. — M... n'avait jamais repris son travail, et il avait cessé de consulter le médecin qui l'avait soigné en premier lieu. Un autre médecin avait été appelé auprès de lui dans les derniers temps. Sur notre demande de renseignements, il nous a remis la note écrite suivante : « J'ai mis comme diagnostic sur la feuille de statistique : Cachexie d'origine indéterminée. Je n'ai été appelé auprès de cet homme qu'à la période tout à fait ultime de son affection et lui ai fait exactement trois visites, le 24 mai, le 31 mai et le 10 juin. Mon rôle de médecin traitant a donc été très limité. Je me souviens cependant qu'il avait une teinte jaune-paille, et que j'avais vaguement soupçonné une carcinose à marche rapide, sans qu'aucun symptôme précis ait pu me permettre de l'affirmer. »

Nous avons ensuite convoqué les diverses personnes susceptibles de fournir des renseignements sur les symptômes présentés par le sieur M... depuis le 12 mai jusqu'au moment de la mort ; c'est-à-dire Mme veuve M... et deux voisins désignés par elle, M. et Mme D...

Mme veuve M... nous a fait les déclarations suivantes : Elle n'a jamais entendu tousser son mari ; il crachait peu, cinq ou six fois dans une journée ; ces crachats ne contenaient pas de sang, sauf rarement quelques filets. Ordinairement il n'était pas très oppressé ; cette oppression ne s'est manifestée que dans les derniers jours. Il n'a jamais eu de diarrhée, jamais non plus de grandes transpirations. Mais il a eu la fièvre continuellement pendant les derniers mois. — Il avait perdu l'appétit ; il a commencé à vomir pendant le mois de mai et ces vomissements se répétaient presque tous les jours. — Tout à fait à ses derniers moments, il avait « une grosseur » du volume d'un œuf, près de l'aine droite ; après sa mort, il a rendu du sang par la verge, et la grosseur a disparu. — A aucun moment il n'a éprouvé de difficulté pour uriner.

Mme D... a vu aussi cette grosseur et le sang qui sortait de la verge après la mort. Elle ne peut donner beaucoup de renseignements sur l'état du sieur M... avant la mort, parce que les visites qu'elle lui faisait ne duraient guère plus de cinq minutes. — Elle ne l'a jamais entendu cracher, ni tousser.

M. D... dit à peu près la même chose dans une lettre qu'il nous a adressée.

Les déclarations de Mme veuve M... ne concordent guère avec les constatations que nous avons faites le 12 mai 1902, c'est-à-dire avec l'existence d'une pneumonie tuberculeuse du poumon droit. Si l'on s'en rapporte aux explications de Mme veuve M..., le sieur M... n'a pas présenté de symptômes de tuberculose pulmonaire, ou tout au moins, ces symptômes ont été réduits à si peu de chose qu'ils ne suffiraient pas à caractériser cette affection.

D'autre part, M. le Dr T..., dont les souvenirs sont restés, il est vrai, très confus, ne fait aucune allusion à une tuberculose pulmonaire ni à une pneumonie chronique ; il parle seulement d'un état cachectique qu'il croit avoir été porté à attribuer à un cancer dont le siège serait resté indéterminé.

Quant à la grosseur de l'aine, et à l'issue d'une certaine quantité de sang par la verge quelque temps après la mort, ce sont des faits qui, à supposer qu'ils étaient bien observés, ne paraissent pas susceptibles d'une explication plausible. Il suffira de remarquer que le sieur M... n'a jamais présenté pendant sa vie de symptômes quelconques indiquant une lésion de la vessie.

Les explications fournies par les témoins n'apportent donc aucun éclaircissement sur les causes de la mort.

Mais deux points restent nettement établis.

1° Le sieur M... était atteint, dès le 12 mai 1902, d'une pneumonie chronique du poumon droit et il se trouvait, de ce fait, dans un état cachectique très grave qui laissait peu d'espoir de guérison, ainsi que nous l'avons dit dans notre précédent rapport.

2° L'accident du 15 novembre 1901 a occasionné sur le côté droit de la poitrine une contusion accompagnée de fracture de côtes et de lésions traumatiques du poumon. Le fait résulte non seulement de nos propres constatations, non seulement des certificats médicaux antérieurement produits, mais encore d'un nouveau document versé à la présente expertise. Il s'agit d'un certificat de M. le Dr P... qui écrit à la date du 20 janvier 1902 : « Je constate des cals de deux fractures des 4e et 5e côtes droites (partie moyenne) et de la 7e côte du même côté (partie antérieure). Les cals sont énormes et douloureux au toucher ; le blessé est atteint actuellement d'une bronchite et d'une pleurésie traumatique légère. »

Les déclarations des témoins sont en contradiction avec ce certificat, comme elles le sont avec nos propres constatations. Leur exactitude paraît des plus suspectes, et elles ne sauraient prévaloir contre les faits sûrement acquis qui viennent d'être rappelés.

Conclusions. — 1° Il a été impossible d'obtenir des renseignements précis ou dignes de foi sur les symptômes présentés par le sieur M... depuis le 12 mai 1902, jusqu'au moment de la mort survenue dans le courant de juin suivant.

2° Mais d'après ce que nous avons constaté nous-même, il nous paraît extrêmement probable que le sieur M... a succombé à la pneumonie tuberculeuse qui, dès le 12 mai 1902, laissait peu d'espoir de guérison.

3° Cette pneumonie doit être regardée comme une conséquence de l'accident du 15 novembre 1901.

CHAPITRE V

AFFECTIONS TRAUMATIQUES DE L'APPAREIL DIGESTIF

ARTICLE I. — AFFECTIONS TRAUMATIQUES DE L'ESTOMAC.

§ I. — Contusion stomacale.

Les lésions contusives de l'estomac, quelle que soit leur cause, se produisent toujours beaucoup plus facilement quand cet organe est plus ou moins rempli d'aliments que lorsqu'il est vide.

Le traumatisme qui occasionne ces lésions agit directement ou indirectement.

Les contusions de cause directe sont celles qui résultent d'une violence agissant sur la paroi épigastrique : un coup (coup de brancard, coup de pied, coup de bâton, etc.), ou une compression (écrasement, tamponnement).

Les contusions de cause dite indirecte sont celles qui résultent d'une commotion de tout le corps, amenant un ébranlement violent de l'estomac qui est ainsi contusionné soit parce qu'il heurte les organes voisins, soit parce que les matières qu'il contient sont projetées contre les parois.

Ces contusions indirectes, bien que rares, sont cependant celles que l'on a le plus souvent l'occasion d'observer dans les autopsies médico-légales. Elles sont en effet relativement fréquentes chez les individus qui ont succombé à de grands traumatismes, tels que ceux produits par une chute de haut, par un accident de chemin de fer, par une explosion.

Lésions anatomiques. — La description desdites lésions peut se résumer en quelques mots. Elles consistent en effet en suffusions sanguines et en déchirures.

La déchirure peut porter sur les trois tuniques au même point et occasionner ainsi une plaie plus ou moins étendue qui ouvre complètement l'estomac. — Beaucoup plus souvent la déchirure est incomplète, c'est-à-dire qu'elle n'intéresse qu'une ou deux des trois tuniques de l'estomac. Sauf de rares exceptions c'est la tunique muqueuse qui est déchirée.

Ces déchirures ont l'aspect de plaies contuses, irrégulières, plus ou moins étendues, et ordinairement multiples. Il y en a parfois un très grand nombre.

Le fond et les bords de ces plaies contuses sont habituellement infiltrés de sang, de sorte qu'en ouvrant l'estomac, on aperçoit immédiatement les lésions qui forment des taches d'un rouge noirâtre contrastant vivement avec les parties voisines de la muqueuse gastrique restées souvent blanches ou rosées.

Les hémorragies se produisent presque exclusivement dans l'épaisseur de la muqueuse et dans le tissu cellulaire sous-jacent à celle-ci. Elles forment des ecchymoses ordinairement arrondies, parfois très petites, punctiformes, et parfois atteignant plusieurs centimètres de diamètre. L'épanchement peut être assez abondant pour former au-dessous de la muqueuse de véritables bosses sanguines qui peuvent acquérir des dimensions énormes.

Il va sans dire que de telles lésions occasionnent habituellement un épanchement de sang à l'intérieur de la cavité gastrique. Mais il n'en est pas toujours ainsi. Nous avons vu plusieurs fois l'estomac parsemé d'ecchymoses sous-muqueuses, alors qu'il n'existait pas la moindre quantité de sang mélangé aux matières alimentaires qu'il renfermait.

Quand le sujet ne succombe pas immédiatement (ce qui est rare, car presque toujours il y a en même temps des blessures très graves d'autres organes), les lésions de l'estomac : déchirures de la muqueuse ou hémorragies ont une évolution variable.

Souvent, à en juger d'après la seule observation clinique, elles guérissent assez vite et définitivement.

Mais elles peuvent donner lieu à des lésions secondaires dont les principales sont les suivantes.

Le *sphacèle de la partie contusionnée,* c'est-à-dire le plus souvent de la muqueuse. Un exemple particulièrement démonstratif en a été donné par Nobiling : Un homme fait une chute de haut et meurt six jours après de péritonite occasionnée par une rupture de l'intestin. On trouve de plus dans le cul-de-sac de l'estomac une escarre de la muqueuse, de la grandeur d'un œuf d'oie, colorée en brun noirâtre, séparée des parties saines de la muqueuse par un sillon de démarcation de 2 millimètres de largeur, vivement injecté. Il existait en outre, dans la même région de l'estomac, quatre autres escarres en voie d'élimination, ayant chacune à peu près les dimensions d'une pièce d'un franc.

L'*abcès et la fistule gastriques* sont des complications

extrêmement rares que nous ne ferons que mentionner.

Le *rétrécissement de l'estomac* consécutif à une contusion de cet organe a été observé quelquefois. Stern en a rassemblé quelques exemples concernant des individus qui après avoir subi une contusion à la paroi épigastrique ont présenté au bout d'un temps variable des signes de sténose pylorique ayant motivé une intervention chirurgicale. On a pu constater ainsi que la sténose résultait de la formation d'un tissu cicatriciel.

La rétraction cicatricielle des parois de l'estomac, quand elle siège assez loin du pylore et du cardia, peut ne pas entraîner de troubles fonctionnels notables. Potain a décrit un cas de ce genre. « L'estomac dit-il, était divisé en deux parties égales et toutes deux globuleuses, par un rétrécissement à sa partie moyenne qui réduisait, en ce point, la circonférence de l'organe à la moitié de ce qu'elle était dans sa partie la plus large. Ce rétrécissement ne se laissait pas distendre par les tractions. — A ce même niveau, se trouvait sur la face interne de l'estomac une ulcération mesurant 5 centimètres de longueur sur deux de largeur, assez fortement déprimée. »

La complication la plus intéressante pour la pratique des expertises parce qu'on a assez souvent l'occasion de l'observer, est l'*ulcère traumatique de l'estomac.* Nous parlerons plus loin des symptômes et de l'évolution de cette affection, mais au point de vue anatomique il y a peu de choses à en dire, car à notre connaissance, l'autopsie n'a été pratiquée que dans deux cas. L'un de ces cas est celui de Potain relaté ci-dessus ; il s'agissait d'une femme qui, huit ans auparavant, avait été cognée fortement par un meuble et qui, presque aussitôt après, avait présenté les symptômes de l'ulcère de Cruveilhier. — L'autre cas a été publié par Pauly. Il concerne un homme qui avait toujours été bien portant et qui reçut un coup de tampon de wagon dans la région épigastrique. Il ressentit depuis lors de vives douleurs au niveau des fausses côtes, perdit l'appétit, mais n'eut ni hématémèses, ni vomissements alimentaires . Six semaines après l'accident il fut pris tout à coup d'une douleur déchirante au niveau de l'estomac, et mourut 30 heures après. — On trouva à l'autopsie une péritonite consécutive à la perforation d'un ulcère stomacal de la dimension d'une pièce de 50 centimes et siégeant sur la petite courbure, à 12 centimètres du pylore. — Mais dans ce dernier cas, vu l'absence d'hématémèses, de vomissements et de douleurs caractéristiques, la lésion mériterait peut-être mieux le nom de gangrène traumatique que celle d'ulcère stomacal.

SYMPTOMES ET ÉVOLUTION DES CONTUSIONS DE L'ESTOMAC.

Les symptômes immédiats de la contusion de l'estomac sont la douleur, les vomissements alimentaires, l'hématémèse.

La douleur est le plus constant de ces symptômes. Elle n'a pas habituellement une très grande acuité, mais elle s'accompagne souvent de lipothymies, parfois même de véritables syncopes, d'un malaise général, quelquefois de vertiges ou de troubles nerveux très variés.

Le vomissement alimentaire dans les quelques minutes ou dans les quelques heures qui suivent, est assez fréquent. Il se reproduit quelquefois à plusieurs reprises après une nouvelle ingestion d'aliments.

L'hématémèse, soit immédiate, soit dans les 24 ou 48 heures suivantes, atteste d'une façon irrécusable l'existence de lésions traumatiques de l'estomac. Mais il est bien entendu que la réciproque n'est pas exacte; des lésions gastriques, même fort graves, peuvent ne pas produire d'hématémèses, soit que ces lésions consistent seulement en hématomes sous-muqueux, soit que le sang épanché dans l'estomac ne soit pas évacué par des vomissements.

L'évolution de ces lésions varie ensuite considérablement suivant les sujets, et sauf les cas où il s'agit de lésions énormes, elle est subordonnée beaucoup plus à la susceptibilité gastrique de chaque blessé qu'à la gravité de la contusion.

Il arrive assez souvent qu'une contusion stomacale qui a occasionné des hématémèses répétées pendant deux ou trois jours soit complètement et définitivement guérie en une vingtaine de jours. Nous avons vu bon nombre de blessés qui assuraient, et parfois même prouvaient, avoir vomi du sang à la suite de l'accident; quelques mois après, au moment de l'expertise motivée par d'autres blessures concomitantes, ils reconnaissaient ne plus éprouver depuis longtemps aucun trouble gastrique.

Par contre, chez d'autres individus, une contusion stomacale qui semble n'avoir pas produit de lésions matérielles, autant qu'on en peut juger d'après les symptômes immédiats et d'après l'absence de toute hématémèse, est suivie de troubles fonctionnels durables et parfois extrêmement prolongés. Les cas de ce genre sont fort nombreux; on en verra un exemple dans l'observation LXXII.

Ces troubles fonctionnels portent sur la motricité, sur la sensibilité de l'estomac, sur ses sécrétions et aussi sur le chimisme gastrique.

Un des cas les plus fréquents est celui où le patient se plaint de lenteurs de la digestion, doit écarter certains aliments qui rendent celle-ci encore plus difficile, provoquent de la pesanteur, des crampes, des aigreurs. Le vin et la viande sont presque toujours supprimés de l'alimentation par ces sujets, même en dehors de tout conseil médical. Il n'est pas rare de constater chez ces mêmes blessés une dilatation très marquée de l'estomac.

D'autres sont atteints de catarrhe gastrique qui se manifeste notamment par le rejet, plusieurs fois par jour, de gorgées de liquides muqueux, parfaitement incolores.

Ces divers troubles gastriques, en se prolongeant, peuvent amener un dépérissement très marqué, et l'on voit parfois ainsi une blessure relativement légère, entraîner des conséquences d'une réelle gravité.

Dans de telles circonstances, la tâche de l'expert est souvent assez difficile. Il doit d'abord s'efforcer de reconnaître si les troubles gastriques n'existaient pas, au moins en partie, avant l'accident. Même s'il en est bien ainsi, il fera ressortir que l'accident n'a eu des conséquences aussi graves qu'en raison d'une prédisposition toute particulière du blessé (observat. LXXII).

Enfin, il est des cas où à la suite d'une contusion de la région épigastrique apparaît une affection présentant, d'une façon plus ou moins complète, les caractères de l'ulcère de l'estomac.

§ II. — Ulcère traumatique de l'estomac.

Ainsi que nous l'avons dit dans le paragraphe précédent, l'anatomie pathologique de l'affection dite « ulcère traumatique de l'estomac », n'est pas connue.

Il est possible que dans bon nombre des cas désignés sous ce nom et qui guérissent très rapidement, c'est-à-dire en deux ou trois semaines, il s'agisse simplement de plaies contuses de la muqueuse gastrique, peut-être parfois très petites et nombreuses, qui se cicatrisent après un délai plus ou moins prolongé, mais sans donner lieu à de véritables ulcérations dans le sens propre du mot. Mais il est certain qu'il y a aussi des cas où les allures cliniques de l'affection, sa gravité, sa longue durée rappellent trait pour trait l'ulcère spontané de l'estomac, l'ulcère de Cruveilhier.

Les cas à guérison assez rapide seraient de beaucoup les plus fréquents si nous nous en rapportions à notre observation personnelle. Nous avons vu en effet, dans le cours de notre carrière, une douzaine ou une quinzaine de blessés atteints d'ulcère stomacal gastrique, et chez un seul de ces sujets l'affection a eu une très longue durée et une sérieuse gravité (observat. LXXI).

Dans la plupart des cas, voici comment les choses se passent:

Après une contusion de l'estomac qui, presque toujours, a occasionné des hématémèses immédiates plus ou moins abondantes, apparaissent dans un délai qui ne dépasse pas ordinairement quelques jours mais qui cependant, dans des cas très exceptionnels, peut être beaucoup plus long, les symptômes de l'ulcère spontané de l'estomac.

Ces symptômes sont, tout comme dans l'ulcère de Cruveilhier : la douleur au creux de l'estomac, ayant souvent des irradiations dans le dos (douleur embrochante), considérablement exaspérée par l'ingestion de la plupart des aliments, sauf le lait ; — les vomissements alimentaires ; — les hématémèses plus ou moins abondantes et fréquentes.

Ces symptômes ne sont pas toujours tous associés chez le même sujet; l'hématémèse elle-même peut manquer.

Les observations qui ont été publiées jusqu'ici d'ulcère traumatique de l'estomac ne sont pas très nombreuses. M. Thoinot n'a pu en trouver que 31 cas dont plusieurs, dit-il, seraient éliminés par une critique sévère. Il n'est donc pas inutile, peut-être, d'en donner brièvement quelques exemples inédits en dehors de ceux que nous avons publiés précédemment. Malheureusement, nous n'avons pu suivre jusqu'au bout l'évolution de deux de ces cas.

Obs. LXVIII (Personnelle). — *Traumatisme de l'abdomen. Hématémèses quotidiennes pendant trois semaines. Vomissements alimentaires. Guérison au bout de quatre mois.*

La dame C..., âgée de 41 ans, a été renversée par un fiacre

le 1er août. Elle a reçu des contusions sur tout le corps, et portait notamment des ecchymoses aux jambes et au bras gauche.

Le surlendemain de l'accident, 3 août, la dame C... a vomi pour la première fois du sang, et en quantité abondante. Ces vomissements se sont renouvelés ensuite tous les jours pendant trois semaines. Ils étaient ordinairement minimes, mais il y a eu en tout quatre grandes hémorragies par la bouche. Pendant cette même période, la dame C... aurait rendu du sang par les garde-robes qui étaient de la consistance et de la couleur de la poix. (Ces faits ont été constatés par le médecin traitant.)

Outre ces vomissements de sang, la dame C... avait des vomissements alimentaires. Elle rejetait presque tout ce qu'elle essayait de prendre, et ne pouvait garder que le lait. Toutefois le contact des aliments n'occasionnait pas de vives douleurs à l'estomac.

Au bout de trois semaines, il n'y a plus que des vomissements purement alimentaires sans aucun mélange de sang. Ces vomissements alimentaires ont eux-mêmes cessé à partir du 27 novembre, jour où la dame C... est accouchée (avant terme, mais l'enfant, bien que très chétif, a survécu). Depuis cette époque, la guérison est presque complète. Au moment de ma dernière visite, un peu plus d'un mois après l'accouchement, la dame C... non seulement n'avait plus vomi, mais encore avait pu digérer des aliments très variés, sauf la viande qui, suivant son expression, « lui pèse », mais que cependant elle ne vomit pas.

Obs. LXIX (Personnelle). — *Contusions au creux épigastrique. Douleurs stomacales violentes augmentées par l'ingestion des aliments. Vomissements de glaires sanguinolentes.*

La femme Ch..., 26 ans, marchande ambulante, a été frappée à la région épigastrique par un coup de brancard, le 2 octobre. Depuis lors (examen du 17 décembre suivant), elle éprouve des douleurs au creux épigastrique et dans le dos en un point situé à la même hauteur. L'ingestion des aliments exagère immédiatement ces douleurs, à l'exception du lait qui est seul supporté. La femme Ch... dit avoir tous les jours, même depuis qu'elle suit le régime lacté, des vomissements qui consistent surtout en matières glaireuses, mélangées d'une quantité plus ou moins abondante de sang; jamais toutefois elle n'aurait rendu de sang pur.

La femme Ch... était, paraît-il, d'une bonne santé avant l'accident. Elle est actuellement amaigrie et très pâle.

Depuis l'accident, elle a aussi des attaques convulsives d'hystérie. Elle ne présente pas cependant de stigmates physiques de cette affection, et notamment pas de troubles de la sensibilité cutanée. Toutefois, au niveau du creux épigastrique, la pression, même très légère, paraît fort douloureuse.

Obs. LXX (Personnelle). — *Écrasement par un omnibus; fracture de côtes; hématémèses et troubles stomacaux persistants.*

B..., journalier, a été renversé par un omnibus le 20 septembre. Il aurait eu deux côtes fracturées du côté gauche. Il a rendu aussitôt du sang par la bouche, et ces hémorragies se sont répétées à peu près quotidiennement pendant les quinze jours qu'il est resté à l'hôpital. Mais il m'a été impossible de savoir s'il s'agissait d'hémoptysies ou d'hématémèses.

Examen le 2 décembre, deux mois et demi après l'accident. — B... n'a pas de toux, d'expectoration, d'oppression, ni de gêne quelconque de la respiration. Il se plaint uniquement de troubles digestifs.

Il assure qu'il vomit fréquemment du sang noir, que ce sang est parfois coagulé et forme des fragments assez volumineux. Il montre son mouchoir imprégné de sang encore humide qu'il aurait rendu tout récemment. — Il accuse une vive douleur à la région épigastrique, douleur que la pression augmente, mais qui ne serait pas exaspérée par l'ingestion des aliments. Les digestions seraient pénibles et presque tous les jours B... vomirait une certaine quantité de son repas, avec ou sans mélange de sang.

Obs. LXXII (MM. Thoinot, Ledé et Vibert). — *Contusion à la région épigastrique. Ulcère de l'estomac ayant duré deux ans et demi et terminé par la guérison.*

S..., 31 ans, wattmann au chemin de fer métropolitain, a été blessé le 11 octobre 1900 dans les circonstances suivantes. Le train qu'il conduisait vint heurter le précédent. Par suite du choc, S... est frappé au creux épigastrique par un lourd instrument en métal.

Signes immédiats : douleur locale, dyspnée, angoisse, mais pas d'hématémèse. Il entre à l'hôpital, et les douleurs épigastriques persistent pendant son séjour (12 jours). Bientôt s'installent des douleurs dorsales des brûlures après l'ingestion du vin, puis des vomissements alimentaires une demi-heure après les repas, des éructations acides. Le régime lacté procure une légère amélioration, mais le 7 janvier 1901, S... a une hématémèse brusque et rend un verre de sang noir.

Deuxième hématémèse très abondante six jours après. S... entre à Necker le 15 janvier et l'on constate alors les symptômes complets d'ulcère stomacal. Il quitte l'hôpital le 28 février, nullement amélioré.

Nous l'examinons pour nos opérations d'expertise en juin 1902, c'est-à-dire près de deux ans après l'accident, et nous le trouvons encore en pleine évolution d'ulcère stomacal, et présentant des signes accentués d'anémie.

La guérison devait cependant être obtenue. A dater d'avril 1903, le sieur S... n'a plus eu de symptômes gastriques, et en juillet 1903 nous l'avons trouvé véritablement guéri, ayant engraissé et ayant retrouvé sa santé antérieure.

Ce cas, qui diffère beaucoup des précédents par la longue durée de l'affection, présente aussi quelques particularités spéciales.

Il n'y a pas eu d'hématémèse après la blessure. Les symptômes de l'ulcère sont apparus graduellement l'un après l'autre : les douleurs d'abord, puis la sensation de brûlure après l'ingestion de vin, puis les vomissements alimentaires, et enfin, trois mois après l'accident, la première hématémèse.

On a l'impression qu'il s'agit ici, non pas comme dans les cas précédents, d'une plaie contuse de l'estomac restant ouverte plus ou moins longtemps, mais d'un ulcère apparu un certain temps après le traumatisme et dont l'évolution s'est faite graduellement, sans doute en un point de la muqueuse stomacale où la contusion avait affaibli la résistance vitale. L'enchaînement des symptômes depuis le jour de l'accident ne laisse d'ailleurs pas de doutes sur l'influence étiologique du traumatisme.

Enfin, voici un dernier cas, très complexe, dans lequel des troubles gastriques consécutifs à un traumatisme indirect ont abouti à un processus ulcéreux de la muqueuse gastrique sept mois après l'accident. Nous donnons cette observation comme un exemple des difficultés d'appréciation qui se rencontrent parfois dans les expertises.

Obs. LXXII (personnelle). — *Affection gastrique grave et prolongée attribuée à un traumatisme.*

Le sieur B..., 32 ans, débitant de vins, déclare avoir toujours eu une bonne santé jusqu'au moment de l'accident dont il a été victime. Cet accident est survenu le 12 juillet 1899. Le sieur B... roulait un tonneau dans sa cave lorsqu'il est tombé dans une excavation profonde de deux mètres.

Un certificat médical, établi le jour même de l'accident, ne parle que d'une contusion au pied gauche. Cette blessure était guérie au bout d'une dizaine de jours.

Mais B... a commencé presque aussitôt à éprouver quelques troubles digestifs. Il serait resté une semaine entière sans aller à la garde-robe, et bientôt après aurait éprouvé presque continuellement des crampes dans l'estomac. En même temps, il éprouvait une grande fatigue et de l'insomnie. — Le médecin traitant, qui le connaît depuis plusieurs années, assure que ces troubles n'existaient nullement avant l'accident.

L'état de B... ne s'améliorant pas, il est allé, à partir d'août 1899, passer deux mois à la campagne. Pendant tout ce temps, bien que s'alimentant exclusivement avec du lait, des potages, de la viande crue, il a digéré très difficilement, avec de perpétuelles crampes d'estomac ; mais il n'a vomi ni aliments ni glaires.

En octobre 1899, il a été examiné en consultation par son médecin traitant et le Dr X... Dans le certificat qui a été rédigé à la suite de cette consultation, il est dit pour la première fois que lors de l'accident du 12 juillet B... aurait été contusionné à la région épigastrique par le tonneau qu'il roulait (?).

L'état du malade est resté stationnaire jusqu'en février 1900. A cette époque, *sept mois après l'accident,* il a été pris pour la première fois d'un vomissement de sang. Ces vomissements se sont renouvelés pendant quatre ou cinq mois, deux ou trois fois par semaine en moyenne. Le sang n'était pas mélangé d'aliments ; sa quantité aurait atteint parfois un verre. Les vomissements n'étaient pas précédés ni accompagnés de douleurs. Pendant toute cette période, le malade a continué à digérer difficilement et à éprouver des crampes d'estomac, mais non pas plus qu'auparavant. Il était toujours constipé, n'allant à la garde-robe qu'à l'aide de lavements. — De nombreux certificats médicaux établissent tous ces faits, et aussi que le sieur B..., considéré comme atteint d'ulcère de l'estomac, a été soumis pendant plus d'un an au régime lacté absolu.

État actuel (septembre et octobre 1901). — Plus de deux ans après l'accident le sieur D... déclare qu'il est maintenant à une période moins mauvaise de sa maladie. Des alternatives d'aggravation et d'amélioration relative se sont produites à diverses reprises ; c'est ainsi qu'en janvier 1901, il aurait été tellement affaibli qu'il aurait été obligé de s'aliter pour deux mois. C'est à la suite de cette période qu'il aurait été pris d'une éruption d'eczéma.

Actuellement, l'état serait le suivant. L'appétit ferait complètement défaut. Des crampes d'estomac se feraient sentir tous les jours, principalement vers 7 ou 8 heures du soir, sous forme de crises qui dureraient parfois plusieurs heures. L'ingestion des aliments n'a aucune influence sur ces douleurs qui ne sont ni provoquées, ni augmentées, ni diminuées par les repas. La période digestive n'est marquée que par un peu de pesanteur, sans ballonnement du ventre.

Le sieur D... se plaint aussi de dormir mal ; son sommeil serait souvent interrompu soit par des crampes d'estomac, soit par des cauchemars auxquels il est devenu très sujet.

Il se plaint également de ne pas recouvrer ses forces. Il est incapable, dit-il, de tout travail manuel. Il se borne à surveiller son établissement et à servir ses clients ; il assure que depuis qu'il est devenu malade, il s'est toujours abstenu de boire la moindre quantité de vin ou de liqueurs alcooliques.

Le sieur D... est maigre, d'un teint pâle, sans que cependant les muqueuses soient extrêmement décolorées. On n'entend pas de bruit de souffle anémique au cœur. — Le pouls est assez régulier, un peu faible, et extrêmement fréquent ; au cours de nos deux examens nous l'avons compté à diverses reprises, et nous l'avons toujours trouvé aux environs de 120.

La langue est nette, mais étalée et gardant l'empreinte des dents. Le ventre est plat, souple, non douloureux à la palpation, sauf au niveau de la région épigastrique ; c'est la palpation profonde qui est douloureuse, et non pas le contact ou le pincement de la peau. — Par les manœuvres convenables, on perçoit aussi un bruit de clapotement très net, lequel se produit jusqu'au niveau de l'ombilic, mais non pas au-dessous. Notre examen ayant été pratiqué vers 5 heures de l'après-midi, et le sieur D... assurant n'avoir rien pris depuis midi, on peut conclure à l'existence d'une dilatation stomacale, d'ailleurs relativement peut considérable.

Le foie n'est pas tuméfié ni atrophié.

Il existe un léger tremblement des mains. Nous n'avons pas

constaté de troubles notables de la sensibilité cutanée, non plus que des organes des sens.

L'éruption eczémateuse signalée dans un des certificats du médecin traitant a disparu ; mais il y a à la face dorsale de la main droite une pustule d'ecthyma en voie de guérison.

Dans ce cas, le rôle du traumatisme semble avoir été assez secondaire. On peut éliminer en effet la contusion directe de l'estomac, qui n'a été alléguée que bien tardivement par le blessé, et qui se serait manifestée par des signes immédiats, si elle avait eu quelque gravité.

Il est certain cependant que les troubles gastriques sont apparus presque aussitôt après l'accident, pour s'aggraver peu à peu et persister pendant des années. On ne saurait donc refuser audit accident, point de départ de l'affection gastrique, le rôle de cause occasionnelle, soit que la blessure ait produit un certain ébranlement du tube digestif, soit, ce qui est beaucoup plus probable, que l'accident ait entraîné une perturbation du système nerveux se manifestant tout spécialement sur l'estomac. — Mais il est évident que le traumatisme a été hors de proportions avec les effets produits. Il n'a fait que mettre en branle un processus morbide dont tous les éléments étaient prêts.

La forme de l'affection gastrique a été ici assez particulière. Aux troubles surtout moteurs du début ont succédé des troubles sécrétoires, et enfin, au bout de sept mois, un ulcère ou des ulcérations de l'estomac. — C'est un exemple propre à montrer combien dans la pratique les faits peuvent être complexes et s'éloigner des schémas didactiques.

DIAGNOSTIC.

Nous ne nous arrêterons pas sur le diagnostic de l'ulcère lui-même, qui est donné dans tous les livres de pathologie.

La tâche qui appartient plus spécialement aux médecins experts est de reconnaître si l'ulcère n'existait pas avant l'accident allégué, s'il est bien la conséquence dudit accident, ou enfin si celui-ci n'a pas occasionné l'une ou l'autre des graves complications de l'ulcère : la rupture ou l'hématémèse foudroyante.

La première et la seconde question peuvent généralement être résolues, non seulement à l'aide des renseignements sur les antécédents des blessés, mais aussi par l'étude attentive du traumatisme subi, de ses conséquences immédiates et ultérieures. Les hématémèses bien constatées, à la suite de la blessure, sont ici le signe capital. Rappelons que ce signe de l'ulcère peut dans certains cas exceptionnels n'apparaître que longtemps après la blessure : par exemple près de trois mois, comme dans l'observation LXXI.

L'ulcère simple de l'estomac expose à la mort subite par perforation ou par hématémèse extrêmement abondante. — Il se peut qu'une contusion de l'abdomen, et spécialement de la région hypogastrique, soit la cause occasionnelle de l'une ou l'autre de ces complications. En tout cas ici, comme toutes les fois qu'un ouvrier meurt subitement, l'entourage du défunt sera porté à alléguer que le décès est imputable à un accident du travail.

L'autopsie permettra presque toujours de reconnaître l'ulcère simple de l'estomac. Quant à l'influence d'un traumatisme sur la complication ultime, elle ne pourrait être admise qu'à très bon escient. — Il ne faut pas perdre de vue non plus que la perforation tout à fait spontanée occasionne une syncope ou une lipothymie, qui elle-même peut entraîner la chute du malade et produire des blessures fort graves.

Nous avons observé un cas de ce genre assez intéressant, en ce sens qu'au moment où l'autopsie a été pratiquée l'existence d'un ulcère de l'estomac était tout à fait insoupçonnée. Ce n'est qu'ensuite qu'il a été établi que le blessé n'était tombé que parce qu'il avait eu un évanouissement occasionné en réalité par la rupture spontanée de l'ulcère.

Obs. LXXIII (personnelle). — *Perforation d'un ulcère de l'estomac. Au même moment, chute du haut d'une voiture, occasionnant une déchirure du foie et d'autres blessures. Mort par péritonite suraiguë.*

M..., cocher de maître, est mort 24 ou 36 heures après être tombé de son siège, ses chevaux s'étant emportés.

Après que l'autopsie eût été terminée, l'enquête a établi que M... en conduisant sa voiture avait été pris brusquement d'une douleur si violente qu'il avait lâché les rênes. Le valet de pied, qui se trouvait sur le siège à côté de lui, avait cherché à lui venir en aide en le soutenant et en l'empêchant de tomber, car il s'était presque aussitôt évanoui ; mais les chevaux, se sentant abandonnés, était partis à fond de train et avaient bientôt heurté la voiture contre un obstacle de sorte que M... avait été projeté violemment à terre.

Autopsie. — Pas de marques extérieures de blessures.

Une ecchymose profonde, de 5 centimètres de diamètre, se trouve un peu au-dessus de l'épine iliaque antéro-supérieure gauche, entre les muscles grand et petit obliques. Ecchymose semblable intermusculaire, au niveau de l'hypochondre droit.

Il existe une péritonite généralisée, caractérisée par la rougeur du péritoine, la présence de quelques néo-membranes de pus épais sur les anses intestinales. Les lésions de la péritonite sont plus accentuées dans la moitié inférieure de l'abdomen.

Le foie présente une déchirure, qui suit la direction de la ligne axillaire, mesure 4 centimètres de longueur sur 1 centimètre et demi de profondeur ; ses bords sont irréguliers, tomenteux, imbibés de sang et de pus.

Sur le gros intestin, on trouve à la partie supérieure de l'S iliaque, au niveau de l'ecchymose des parois abdominales signalée précédemment, une contusion intéressant les trois tuniques de l'intestin sur une largeur de 2 centimètres, mais sans perforation.

Il n'y a pas d'autres lésions traumatiques des viscères abdominaux. L'intestin ne présente pas de déchirures ni de contusions. La vessie est intacte et contient un peu d'urine. Les reins, la rate n'offrent pas d'altérations pathologiques.

— L'estomac présente à sa face postérieure une ulcération régulièrement arrondie, un peu moins grande qu'une pièce de 1 franc. Ses bords sont légèrement tuméfiés, infiltrés de sang ; autour d'eux la séreuse adhère aux parties voisines sur une petite étendue. Cette ulcération est complètement perforée, de sorte que l'estomac communique librement avec la cavité péritonéale. L'estomac ne renferme du reste qu'une petite quantité de matières fécaloïdes.

Pas de blessures ni de lésions des autres organes.

Il résulte des constatations qui viennent d'être exposées, que le sieur M... était atteint de deux sortes de lésions : 1° une perforation d'un ulcère de l'estomac ; 2° une rupture du foie, des contusions de l'intestin et des parois abdominales.

La perforation de l'estomac ne peut être attribuée à la chute faite le 6 courant par le sieur M... L'ulcération de l'estomac existait depuis longtemps ; elle a abouti spontanément à la perforation, comme cela arrive souvent. On peut dire qu'elle a été la terminaison brusque d'une maladie ancienne, maladie que le sieur M... ignorait peut-être, car il arrive parfois que l'ulcération de l'estomac reste tout à fait latente, n'occasionne aucun trouble de la santé, jusqu'au moment où son existence se révèle brusquement par une hémorragie ou une perforation. Dans le cas actuel, la perforation s'est produite au moment où le sieur M... était sur le siège de la voiture, et c'est alors qu'il a perdu connaissance. Il convient d'ajouter que cette perforation, qui était large et qui communiquait librement avec la cavité péritonéale, devait entraîner fatalement une péritonite aiguë, et la mort du sieur M... alors même que celui n'aurait pas fait ensuite une chute du haut de son siège.

D'un autre côté, cette chute a occasionné des blessures graves : la déchirure du foie, la contusion de l'intestin et des parois abdominales. Ces blessures, surtout la déchirure du foie étaient également de nature à entraîner une péritonite, à laquelle le sieur M... aurait très probablement succombé, même s'il n'avait pas été atteint antérieurement de perforation de l'estomac.

Signalons en terminant l'erreur qui pourrait être commise à l'autopsie en prenant une perforation *post mortem* de l'estomac pour une rupture d'ulcère.

Ces perforations *post mortem* ne sont pas extrêmement rares. Leurs bords sont généralement peu nets, et surtout ils ne sont ni épaissis, ni indurés ; il n'y a aucune trace de péritonite adhésive autour d'eux ; il n'y a pas non plus de traces d'épanchement sanguin au niveau ou au voisinage de l'ulcération. Ce sont là autant de caractères qui empêchent la confusion avec l'ulcère rupturé. Ajoutons que les perforations *post mortem* siègent presque toujours au point le plus déclive de l'estomac (là où les matières alimentaires se sont accumulées), qu'elles peuvent avoir une grande étendue, et que quelquefois le diaphragme est lui-même perforé au point correspondant. Nous avons même vu cette action du suc gastrique se continuer jusque sur la rate dont la surface était entamée au-dessous de la perforation du diaphragme.

ARTICLE II. — AFFECTIONS DE L'INTESTIN.

§ I. — Contusion.

Nous ne ferons que mentionner ici les blessures par commotion, analogues à celles qui ont été décrites en parlant de l'estomac, et qui consistent en ecchymoses des parois, déchirures d'une ou plusieurs tuniques, et plus souvent en hémorragies et déchirures du mésentère.

Nous envisagerons principalement les blessures résultant d'un traumatisme portant directement sur l'abdomen : coups ou écrasements.

En règle très générale, ces blessures n'occasionnent pas de plaies ni d'ecchymoses de la paroi abdominale, et cela alors même qu'elles ont produit les plus graves lésions des organes sous-jacents.

Il est d'ailleurs à noter qu'il n'est pas toujours besoin d'une très grande violence pour contusionner l'intestin. Ainsi dans l'observation LXXVIII un coup de pied porté par un enfant de huit ans à un enfant du même âge a suffi pour produire un abondant épanchement sanguin dans l'appendice cæcal, et des ecchymoses sur la partie adjacente de l'intestin grêle.

Ces ecchymoses de l'intestin siègent à peu près aussi souvent sous la séreuse que sous la muqueuse ou dans l'épaisseur de celle-ci ; on ne les voit pas fréquemment intéresser toutes les tuniques à la fois.

Les déchirures complètes sont parfois étroites et anfractueuses, de sorte qu'elles ne sont pas toujours bien apparentes, même lorsqu'elles ne sont pas masquées par des lésions de péritonite. Pour s'assurer que l'intestin contusionné ne porte aucune déchirure, il est nécessaire de le détacher entièrement en suivant exactement le contour de l'insertion mésentérique, et d'y faire passer un courant d'eau sous une légère pression. On voit quelquefois alors s'échapper un jet de liquide de l'un ou plusieurs des foyers de contusion, les déchirures ayant échappé d'abord à la vue.

Même lorsque la déchirure est parfaitement visible, atteint une longueur de quelques millimètres, il peut arriver qu'elle ne laisse pas passer le contenu de l'intestin dans la cavité péritonéale. La muqueuse s'engage dans les lèvres de la plaie des deux autres tuniques et l'obture suffisamment, au moins pendant quelque temps.

Symptomes et évolution.

Les déchirures intestinales entraînent presque toujours une péritonite, affection dont nous parlerons dans le § II.

Quant aux contusions, sans parler de la péritonite qu'elles occasionnent quelquefois aussi, leurs conséquences varient beaucoup suivant les cas.

Ces contusions, même quand elles ont occasionné

des hémorragies de l'intestin, peuvent n'entraîner aucune suite sérieuse. Du moins, nous avons vu plusieurs blessés qui, d'après leurs affirmations confirmées parfois par celles de leur médecin, avaient eu du melæna pendant un ou plusieurs jours après la blessure, et qui ensuite se sont rétablis définitivement, complètement et assez vite.

Mais une contusion intestinale, d'abord peu grave en apparence, peut être suivie d'une gangrène du point lésé, entraînant une perforation et une péritonite aiguë. Les faits de ce genre sont sans doute fort rares car la littérature médicale n'en contient qu'un très petit nombre d'exemples. — Il est à noter que le délai entre la blessure et les manifestations de la gangrène peut être de plusieurs mois.

Une conséquence un peu moins rare des contusions de l'abdomen est la péritonite adhésive, localisée à la région traumatisée. Il en sera parlé au § II.

Beaucoup d'autres éventualités peuvent se réaliser.

Il y a d'abord les cas où la mort survient presque immédiatement, en vertu d'une inhibition qui a son point de départ dans le choc subi par les intestins. Ici la lésion matérielle peut être très minime, peut-être même nulle.

Nous avons publié autrefois un cas de ce genre. Un jeune homme de 20 ans se prend de querelle dans un bal public avec un autre individu, et reçoit un coup de pied dans le ventre. Les nombreux témoins, qui assistaient à la scène, déclarent tous qu'il n'y a eu que ce seul coup de porté, que le jeune homme s'est aussitôt affaissé, a perdu connaissance et est mort en quelques minutes, sans convulsions.

A l'autopsie, nous avons trouvé seulement deux petites ecchymoses sur la séreuse au niveau du cæcum ; tous les autres organes étaient sains.

Il se peut aussi que la mort arrive non pas immédiatement, mais après un certain délai, alors que le blessé a gardé sa connaissance, est capable de marcher ainsi qu'on le verra dans l'observation suivante. Comme les contusions intestinales, bien que nombreuses, n'avaient entraîné aucun commencement de péritonite (le délai était d'ailleurs trop court pour cela) il est vraisemblable qu'il s'agit ici encore de troubles nerveux réflexes, ayant leur point de départ dans les lésions intestinales, et ne devenant très graves qu'au bout d'un certain temps. On peut supposer que les hémorragies constatées dans les tuniques intestinales ont augmenté graduellement, provoquant de temps en temps, par le décollement desdites tuniques, de nouvelles actions réflexes.

Obs. LXXIV (Personnelle). — *Contusions multiples de l'intestin grêle ; mort au bout de quelques heures sans aucun signe de péritonite.*

La femme D..., âgée de 34 ans, a eu, un soir vers 11 heures, dans une rue, une querelle avec un individu qui l'a rouée de coups de pied et de poing. Cet homme a reconnu devant le juge d'instruction qu'il lui avait porté plusieurs coups de pied dans le ventre.

L'agresseur ayant fini par s'éloigner, la femme D... a reçu quelques soins des personnes qui étaient venues à son secours, puis elle est partie seule pour regagner son domicile situé à une demi-heure de marche environ. On l'a trouvée morte quelques heures après, étendue dans la rue, à peu près à mi-distance du chemin qu'elle avait à parcourir.

Autopsie. — Femme bien constituée, d'apparence assez vigoureuse.

Nombreuses contusions et écorchures à la tête et aux membres ; mais aucune trace extérieure de violences sur le tronc.

Pas d'ecchymoses dans l'épaisseur de la paroi abdominale. La cavité péritonéale ne contient pas d'épanchement sanguin ou autre. Le péritoine est partout parfaitement lisse, nullement congestionné.

L'estomac renferme 150 centimètres cubes de mucosités brunâtres, c'est-à-dire teintées par le sang, sans mélange de matières alimentaires. On ne voit aucune lésion traumatique de ses parois ; sa muqueuse n'est pas congestionnée.

En des points très différents de l'intestin grêle, il y a une vingtaine d'ecchymoses qui forment un relief plus ou moins marqué sur la séreuse et dont plusieurs atteignent deux ou trois centimètres de diamètre. Beaucoup de ces ecchymoses intéressent l'épaisseur des trois tuniques. En outre, on trouve çà et là, à l'intérieur de l'intestin grêle, du sang épanché formant des traînées de quelques centimètres en se mélangeant aux matières fécales liquides. Ces traînées de sang sont au voisinage des parties ecchymosées, mais il n'y a pas de plaie de la muqueuse visible à l'œil nu. Partout ailleurs la muqueuse de l'intestin grêle est intacte, et nullement congestionnée.

Aucune lésion traumatique ou autre, du gros intestin, non plus d'ailleurs que des autres viscères abdominaux. La vessie est remplie d'urine limpide.

La contusion intestinale peut entraîner assez rapidement la mort par d'autres mécanismes encore qu'il est assez difficile de préciser exactement, mais que l'on peut tout au moins entrevoir.

Dans le cas suivant, il s'est produit, à la suite d'un traumatisme, des troubles singuliers de la motricité gastro-intestinale, se manifestant à l'autopsie par une dilatation énorme de l'estomac et du duodénum, sans aucun obstacle mécanique, et par une contraction d tout l'intestin grêle, telle que celui-ci était complètement aplati et totalement vide de gaz. En mêm temps la muqueuse de tout cet intestin était d'ui rouge intense et uniforme, occasionnée sans dout par des troubles vaso-moteurs. — Il n'y avait d'ailleurs pas de lésions traumatiques sur les intestins n sur les autres organes abdominaux.

Obs. LXXV (Personnelle). — *Enfant de 8 ans renversé par une bicyclette. Douleurs de ventre, vomissements. Mort six jours après. Dilatation énorme de l'estomac et du duodénum ; contraction de l'intestin grêle.*

L'enfant M..., âgé de 8 ans, bien constitué, non amaigri, aurait toujours eu une bonne santé, d'après son père, qui dit notamment qu'il avait très bon appétit, allait régulièrement à la garde-robe et ne se plaignait jamais de troubles digestifs. Le maître d'école atteste qu'il venait régulièrement à la classe, qu'il travaillait et jouait bien et ne paraissait nullement malade.

Le 19 février, vers cinq heures du soir, l'enfant M... a été renversé par une bicyclette. Quand on l'a relevé, il paraissait hébété, et est resté vingt minutes sans pouvoir dire un mot. Il se serait plaint ensuite de la tête et du ventre. A dîner, il n'a rien voulu prendre qu'un demi-bol de bouillon. Toute la nuit il s'est plaint de la tête et de douleurs dans le ventre, principalement du côté droit. Le lendemain, un médecin a prescrit le régime lacté, et trois cachets de 0gr,10 de calomel qui ont été pris dans la matinée. — Le 21 février l'enfant a vomi à quatre reprises dans la journée et deux fois dans la nuit. Ensuite les vomissements ont continué les jours suivants sans diarrhée (il n'y avait eu que deux selles à la suite de l'ingestion du calomel), jusqu'au moment de la mort survenue dans la matinée du 25 février.

Autopsie. — Pas de marques extérieures de blessures, sauf une ecchymose sur le côté droit du front.

Pas d'ecchymoses ni de lésions traumatiques quelconques dans l'épaisseur des parois du ventre, ni sur les divers viscères abdominaux.

Pas d'épanchement dans le péritoine ni de signes de péritonite.

L'estomac est énormément dilaté. Il descend jusqu'à 4 centimètres au-dessus du pubis. Sa hauteur est de 23 centimètres, et sa largeur de 19 centimètres. — Il renferme plus d'un litre (1 100 centimètres cubes) d'un liquide à peu près incolore dans lequel nagent de nombreux morceaux d'une matière jaunâtre ayant la consistance et l'odeur du beurre (lait ?). On y trouve aussi un petit fragment (de la grosseur d'un haricot), paraissant formé de filasse ou d'étoupe. — La muqueuse de l'estomac est uniformément congestionnée, non pas à un très haut degré ; elle ne présente pas d'ecchymoses ni d'ulcérations.

Le duodénum participe à la dilatation de l'estomac ; sa capacité est presque doublée. A partir de la fin du duodénum, l'intestin se rétrécit peu à peu (sans qu'il soit d'ailleurs comprimé par un obstacle extérieur) et au bout de quelques centimètres, il prend un aspect qu'il garde jusqu'au cæcum. Tout l'intestin grêle paraît extérieurement vide ; ses anses, vides de gaz, sont aplaties ; elles sont d'un rouge intense et uniforme. Mais il n'y a aucune trace d'exsudat, de dépoli, ni aucune adhérence sur toute la séreuse intestinale. — Le gros intestin a son aspect normal ; il est rempli de gaz et sa couleur est blanche. — L'appendice est sain.

Nous avons détaché et ouvert sur toute son étendue l'intestin grêle. Il ne contenait qu'une petite quantité de matières jaunâtres et demi-liquides. La muqueuse est partout d'un rouge intense mais sans ecchymoses ni ulcérations. Les follicules sont très augmentés de volume, mais il n'y a pas de tuméfaction notable des plaques de Peyer.

Les ganglions mésentériques ne sont pas tuméfiés, non plus que la rate.

Les autres viscères abdominaux n'offrent pas de lésions appréciables. Vessie vide.

Aucune lésion des autres organes.

Il est possible, bien que le fait soit très douteux, que ce jeune garçon ait eu une dilatation d'estomac antérieurement à l'accident. En tous cas, c'est au traumatisme seul que l'on peut attribuer les troubles de la motilité et de la vascularisation intestinale qui ont entraîné la mort. Il n'y avait cependant aucune lésion traumatique de l'intestin ni des autres organes abdominaux, de sorte qu'il faut admettre qu'une contusion relativement légère, mais portant sans doute sur une grande étendue, a suffi pour amener par voie réflexe les troubles nerveux du tube gastro-intestinal. Il est à remarquer que l'enfant avait présenté aussi quelques signes de commotion cérébrale, et cette circonstance a peut-être contribué à augmenter la gravité des troubles réflexes.

L'entérite, et notamment l'entéro-colite muco-membraneuse, peut être aussi la conséquence d'une contusion de l'abdomen.

L'observation suivante nous paraît un exemple assez convaincant de l'étiologie traumatique de l'entéro-colite.

Il est à remarquer que dans ce cas la contusion de l'abdomen ne paraît pas avoir été bien violente, et n'avait pas laissé de douleurs persistantes. Après une période de quinze jours pendant lesquels il n'y avait eu qu'un peu de diarrhée et de coliques, a éclaté, à la suite d'une première fatigue, une crise aiguë de pseudo-appendicite, avec expulsion de glaires et de membranes sanguinolentes, et une température rectale de 40,5. Après cette première crise d'une très longue durée, l'affection a continué, ne se manifestant que par des poussées moins intenses ; elle n'était pas encore guérie dix-huit mois après l'accident.

Obs. LXXVI (Personnelle). — *Contusion sur l'abdomen. Entéro-colite muco-membraneuse avec localisation spéciale dans la région appendiculaire.*

M. X..., 35 ans, commis au service ambulant des postes, avait toujours eu une bonne santé, et notamment des fonctions digestives très régulières, quand le 30 janvier il fut victime de l'accident suivant. Le wagon ambulant dans lequel il se trouvait fut tamponné en gare. Le choc fut assez violent pour renverser tous les commis, au nombre d'une douzaine, qui étaient à ce moment dans le wagon. M. X... a été projeté d'abord contre une tablette d'angle qui l'a heurté au flanc gauche, puis il est tombé à terre.

Le médecin de la compagnie de chemin de fer, qui a examiné M. X... quelques instants après l'accident, décrit ainsi son état : « Légères douleurs dans la fosse iliaque gauche et douleur vague dans la région du sacrum. Aucun signe objectif n'apparaît. »

Un congé de quinze jours fut donné à M. X... pour lui permettre de se reposer. Pendant cette période, il n'eut à se plaindre que d'un peu de diarrhée accompagnée de quelques coliques, survenant un jour pour disparaître le lendemain, et de diminution de l'appétit. Les douleurs au point contusionné avaient disparu.

Le 15 février, M. X... a repris son service ; mais le wagon roulait depuis une demi-heure à peine, quand il éprouva de vives douleurs dans le côté *droit* de l'abdomen. Ces douleurs allèrent toujours en augmentant, si bien qu'à la première station, c'est-à-dire après un voyage d'environ deux heures, M. X... dut abandonner son service, et rentra par le premier train.

Il alla aussitôt chez un médecin, qui décrit ainsi son état : « Le 15 février à 5 heures de l'après-midi, M. X... s'est présenté à ma consultation, paraissant souffrir beaucoup, marchant avec beaucoup de difficulté, et se plaignant surtout d'une douleur à la fosse iliaque droite. Je l'ai engagé à rentrer de suite chez lui; il s'est alité, et en l'examinant le soir même, j'ai constaté : défense musculaire de la fosse iliaque droite avec empâtement très marqué. Température rectale 40°,5. Traitement de l'appendicite.

« Le 29 février l'empâtement de la fosse iliaque ainsi que la défense musculaire persistent; la douleur à la pression est très marquée. Pouls 96, température 38°,5. On a constaté dans les selles des fausses membranes et du sang.

« Le 11 mars, la région de la fosse iliaque est encore très douloureuse; l'empâtement a sensiblement diminué. Pouls 96 à 100, température 38°. »

L'état de M. X... avait été suivi par le médecin des Postes et par celui du chemin de fer. Le diagnostic porté par eux et par le médecin traitant fut: « Entéro-colite muco-membraneuse avec localisation dans la région appendiculaire et symptômes graves. »

Le sieur X... a été fort longtemps à se rétablir de la crise aiguë d'entéro-colite qui vient d'être décrite. Après avoir gardé la chambre pendant plus de deux mois, il est resté ensuite continuellement exposé à de petites rechutes de la maladie. A la suite d'une période de constipation, il était repris de douleurs dans le côté droit du ventre, de coliques, de perte d'appétit, le tout durant de trois à quatre jours à une ou deux semaines. Ses garde-robes étaient fréquemment mélangées de glaires ou de peaux, plus rarement d'un peu de sang.

Il avait essayé de reprendre son service le 7 mai; mais chacun de ses voyages aggravait l'entérite et faisait reparaître les crises susmentionnées, de sorte que jusqu à la fin de septembre il n'a guère fait plus de deux voyages par mois. Son état s'améliorait toujours après quelques jours de repos.

De la fin de septembre à la fin de janvier suivant, M. X... a pu faire son service régulièrement. — A ce moment il a été repris de nouvelles crises, toujours à l'occasion des voyages, de sorte que depuis cette époque jusqu'au moment de mon examen (dix-huit mois après l'accident) de nombreux congés avaient dû lui être accordés.

Les crises ont toujours les mêmes caractères que ceux indiqués précédemment ; elles n'ont jamais été accompagnées de vomissements. — Une purgation (qui évacue ordinairement une notable quantité de glaires ou de membranes) et quelques jours de repos les terminent.

Dans l'intervalle desdites crises, M. X... se porte bien, mange avec appétit et digère facilement. Il a conservé de l'embonpoint et les apparences de la vigueur. Il reconnaît qu'il n'a pas maigri depuis l'accident.

L'examen actuel du plaignant ne donne que des résultats négatifs. Le ventre est souple, non ballonné, sans aucune contracture musculaire, notamment du côté droit.

M. X... dit que ses douleurs (qui n'existaient pas au moment de mon examen) n'occupent qu'un point très limité du ventre, qu'il désigne avec le doigt, et qui correspond à l'emplacement de l'appendice cæcal. Mais la palpation de cette région, qui se fait très facilement, ne permet de constater aucune lésion appréciable soit de l'appendice, soit du cæcum, soit du gros intestin.

Nous citerons encore le cas suivant, bien qu'ici l'évolution de l'affection nous soit restée très incomplètement connue, le blessé n'ayant pas été observé longtemps par nous.

Obs. LXXVII (Personnelle). — *Contusions sur l'abdomen. Hémorragies intestinales, colite.*

B..., 39 ans, ouvrier démolisseur, a été blessé le 14 septembre d'un coup de pied de cheval dans le côté gauche de la poitrine et du ventre.

Le médecin qui l'a soigné depuis le lendemain de l'accident décrit ainsi son état : « Fracture de trois fausses côtes gauches ; hématome au niveau de ces fractures ; fortes contusions de l'abdomen avec menace de péritonite ; comme complication, congestion pulmonaire avec crachements de sang assez abondants ; perte de sang en caillots par l'anus. »

B... dit qu'il a craché du sang pendant une quinzaine de jours après l'accident, que pendant cette même période il a éprouvé de vives douleurs dans le ventre, en raison desquelles son médecin lui a fait garder le lit avec de la glace appliquée sur le ventre.

Dans les premiers jours d'octobre, il a rendu pour la première fois du sang par l'anus ; ce sang formait un caillot noirâtre. Depuis il aurait expulsé par l'anus, à diverses reprises des caillots semblables, et tout récemment encore, c'est-à-dire il y a cinq ou six jours. Ces caillots sont rendus tantôt seuls, tantôt mélangés à des glaires ou à des matières fécales. Le plaignant dit que depuis l'accident il a toujours eu une diarrhée plus ou moins abondante.

Son médecin présent à l'expertise, dit avoir vu plusieurs fois les selles mélangées de glaires sanguinolentes ou de quelques caillots.

Examen le 22 décembre, trois mois après l'accident. — Il n'existe aujourd'hui aucune trace des fractures qui auraient atteint les trois dernières côtes. — Le murmure respiratoire s'entend dans tout le côté gauche de la poitrine avec ses caractères normaux, et avec la même intensité que du côté droit. Il n'y a pas de frottements pleuraux.

Le plaignant reconnaît d'ailleurs qu'il n'a pas de toux ni d'oppression. — On peut donc dire que la blessure de la poitrine est complètement guérie.

Le ventre n'est pas ballonné ; du côté droit ses parois sont souples et la palpation ne provoque pas de douleurs. Du côté gauche, les muscles entrent en contraction au moindre contact et empêchent ainsi la palpation profonde.

B... déclare qu'il est toujours incapable de travailler, parce que les douleurs qu'il éprouve dans le côté gauche du ventre gênent tous ses mouvements, parce qu'il a toujours la diarrhée, ce qui, suivant lui, l'affaiblit, bien qu'il mange suffisamment et digère assez bien. Il prétend avoir maigri de 11 kilogrammes depuis l'accident.

Dans ce cas, la contusion de l'intestin a laissé des lésions caractérisées par la persistance des selles glaireuses et sanguinolentes, par la diarrhée, par la contraction des muscles de la paroi abdominale du côté gauche.

La guérison a cependant été obtenue sans doute, car nous avions demandé pour cet ouvrier une prolongation du demi-salaire pendant deux mois encore après notre examen, sans nous prononcer sur les suites définitives de la blessure, et ensuite nous n'avons plus entendu parler de B...

§ II. — Péritonites traumatiques.

Péritonite aigue avec épanchement.

La péritonite peut être occasionnée par les lésions traumatiques des divers organes abdominaux. Nous envisagerons surtout celle qui succède aux lésions de l'intestin.

La péritonite succède presque nécessairement aux déchirures de l'intestin quand celles-ci laissent une certaine survie. Mais elle peut se produire aussi à la suite de simples contusions de l'intestin, et même à la suite d'une contusion de l'abdomen qui n'a pas laissé d'ecchymoses ni d'autres marques appréciables de blessures sur le tube digestif.

Dans tous ces cas la péritonite peut entraîner la mort très rapidement, par exemple quarante-huit heures après la blessure, le péritoine contenant déjà une quantité abondante de pus.

La péritonite consécutive à des contutions intestinales n'est pas très rare. Il nous suffira d'en donner un exemple, celui de l'observation LXXVIII. Les contusions de l'intestin se manifestaient ici par un abondant épanchement sanguin dans les tuniques de l'appendice cæcal et par trois ecchymoses sur la portion adjacente de l'intestin grêle.

Obs. LXXVIII (Personnelle). — *Coup de pied dans le ventre ; contusions de l'appendice et de la partie terminale de l'intestin grêle. Mort en quatre jours par péritonite.*

L'enfant M..., âgé de 8 ans et demi, a été frappé d'un coup de pied dans le ventre par un de ses camarades. Il a pu rentrer seul chez lui, mais se plaignant déjà du ventre. Les douleurs ont aussi augmenté, et à la fin du second jour il a eu des vomissements fécaloïdes. Le troisième jour, il a été transporté à l'hôpital où il a été laparatomisé. Il est mort le quatrième jour après la blessure.

Autopsie. — Enfant bien constitué. Aucune trace extérieure de violences sur le ventre ni sur le reste du corps.

Il existe une péritonite aiguë généralisée, caractérisée par un épanchement d'un liquide trouble et jaunâtre, et par l'adhérence, d'ailleurs légère, des anses intestinales les unes avec les autres et avec les organes voisins. Çà et là, on trouve entre les adhérences intestinales une petite quantité de pus épais.

La dernière portion de l'intestin grêle présente sur une étendue de 15 centimètres à partir du cæcum, une vive congestion de toutes les tuniques, et en même temps, sur la séreuse, trois ecchymoses arrondies, à bords bien nets ; la plus grande mesure 1 centimètre de diamètre.

L'appendice cæcal, qui est long de 9 centimètres, a un aspect normal dans son premier quart (à partir du cæcum) ; sur le reste de son étendue, il est tuméfié, son volume est à peu près celui du petit doigt et ses parois sont d'un rouge intense et uniforme. La cavité de l'appendice communique librement avec celle du cæcum ; elle est entièrement vide. Sur la face muqueuse de l'appendice, on voit que la muqueuse est décollée par un épanchement sanguin très abondant, qui forme une nappe sur les trois quarts inférieurs du conduit, et des ecchymoses isolées sur le reste de son étendue.

Le cæcum ne présente pas de lésions traumatiques ou autres, sauf l'inflammation de la séreuse qui n'est pas plus accentuée en ce point que sur le reste du péritoine.

Le reste de l'intestin grêle ne présente pas de lésions. Nous l'avons détaché entièrement, et nous y avons fait passer un courant d'eau sous pression, nous assurant ainsi qu'il n'y avait pas de perforation.

L'estomac est sain et contient seulement un peu de liquide fécaloïde.

Rien d'intéressant sur les autres organes.

Quand la péritonite est parvenue à une évolution avancée, que les anses intestinales sont recouvertes de fausses membranes et soudées les unes aux autres, il est à peu près impossible de retrouver les traces de contusions intestinales, comme celles par exemple de l'observation LXXVIII, et à plus forte raison quand les ecchymoses siègent uniquement dans la tunique séreuse. Il n'est d'ailleurs pas inadmissible qu'une péritonite succède à une contusion de l'abdomen n'ayant produit aucune lésion visible ni des parois du ventre ni des organes sous-jacents.

Quoi qu'il en soit, l'expert ne doit pas oublier qu'une péritonite peut avoir été occasionnée par des coups qui n'ont laissé aucune trace appréciable à l'autopsie.

Un fait de ce genre a été communiqué en 1888 à la *Société de Médecine légale*[1], par M. Richardière. Il s'agissait d'un homme tombé à plat ventre sur un trottoir, et qui était mort deux jours après, avec les

1. Séance du 12 avril 1888 (*Annales d'hygiène et de médecine légale*, 3e série, t. XIX, p. 441).

anses intestinales tapissées de fausses membranes, et deux à trois litres de liquide séro-purulent dans la cavité péritonéale. — Cette observation avait paru quelque peu singulière aux membres de la Société. Elle ne le paraîtrait sans doute plus aujourd'hui, car les faits de ce genre ne sont pas très rares dans la pratique médico-légale. Pour notre compte, nous en avons vu plusieurs. Il nous suffira d'en citer un seul, car tous se ressemblent plus ou moins.

Obs. LXXIX (Personnelle). — *Coup de pied dans le ventre. Mort par péritonite aiguë, sans aucune trace de blessures.*

P..., 41 ans, a été frappé d'un coup de pied dans le ventre par un individu qui a été arrêté et qui reconnait le fait. — Il est mort quatre jours après.

Autopsie. — Homme bien constitué, d'apparence vigoureuse. Aucune trace extérieure de blessures quelconques.

Il n'y a pas d'ecchymoses dans l'épaisseur des parois du tronc.

Le péritoine (pariétal et viscéral) est fortement injecté, et recouvert de fausses membranes molles, récentes, qui agglutinent les anses intestinales entre elles, mais sans les souder bien solidement. — Il y a un peu de pus (environ 150 centimètres cubes) dans la cavité péritonéale.

On réussit à dérouler les intestins, et en y faisant passer un courant d'eau sous pression, on constate qu'il n'y a nulle part de déchirure. Les intestins étant ensuite ouverts sur toute leur étendue, on voit qu'il n'existe ni ecchymoses ni lésions traumatiques quelconques, tout au moins des tuniques muqueuse et musculaire.

Pas de lésions non plus des divers organes abdominaux.

Péritonites adhésives.

Une péritonite sèche peut se former, sans réaction

organique notable, au niveau de la région abdominale qui a reçu à la contusion, et entraîner, après un délai variable, des douleurs et des troubles fonctionnels en rapport avec la région dans laquelle se sont formées des adhérences.

Les lésions initiales de ces péritonites adhésives sont sans doute les mêmes que celles de la pleurésie de même nature, qui ont pu être observées à leur phase initiale dans un cas cité à la page 289.

Stern a réuni dans son livre plusieurs observations de péritonite adhésive fort intéressantes et très démonstratives, car dans toutes, la laparotomie avec destruction des adhérences a été suivie de la guérison des douleurs et des troubles fonctionnels dont souffraient les blessés.

Comme il s'agit d'une question importante pour les expertises relatives aux accidents du travail, nous allons donner le résumé de cinq des observations qui se trouvent réunies dans le livre de Stern.

Obs. LXXX (Rosenheim). — *Contusion de l'épigastre. Adhérences de la paroi antérieure de l'estomac au foie et à la paroi abdominale. Guérison après destruction de ces adhérences.*

Un homme de 27 ans se plaignait de troubles gastriques qu'il attribuait à une contusion qu'il avait reçue sur l'abdomen ; il prétendait que ces troubles l'empêchaient de travailler, et il réclamait une rente.

Cet homme expliquait que les douleurs apparaissaient à la suite des repas, qu'elles étaient d'autant plus vives que le repas avait été plus abondant, la nature des aliments ingérés n'ayant guère d'importance à ce point de vue. Il prétendait que les douleurs étaient augmentées aussi par tous les mouvements énergiques du corps. Il avait d'ailleurs bon appétit, ne vomissait jamais et avait conservé un bon état de nutrition.

L'examen ne révélait rien, si ce n'est que la région épigastrique paraissait douloureuse à la pression.

Après quelques tentatives thérapeutiques qui n'eurent pas de succès, on fit une laparatomie exploratrice. On trouva des adhérences unissant l'estomac à la paroi antérieure de l'abdomen et au foie ; la rupture de ces adhérences amena la cessation des douleurs.

Obs. LXXXI (Riedels). — *Contusion à l'hypochondre droit. Péritonite sèche ; adhérences du foie et de la vésicule biliaire aux parties voisines.*

Un charretier de 53 ans reçoit le 8 novembre 1891 un coup de pied de cheval au niveau des dernières côtes droites. Il est reporté chez lui, mais reste peu de temps au lit. Le lendemain il eut un vomissement de sang. Six mois après il eut, sans cause appréciable, un nouveau vomissement de sang. — Depuis qu'il avait été blessé, cet homme éprouvait de vives douleurs dans l'hypochondre droit : elles finirent par devenir constantes. L'appétit était resté bon, ainsi que la digestion. Les douleurs se faisaient sentir particulièrement le matin, au lever ; elles s'atténuaient dans la journée, mais s'exacerbaient au moindre effort, de sorte qu'il en résultait une incapacité complète de travail.

L'examen donnait des résultats négatifs ; la pression n'était douloureuse qu'en un point limité correspondant à la vésicule biliaire. — Elle ne l'était pas au niveau de l'épigastre ni de l'hypochondre.

On soupçonnait fortement la simulation. On proposa toutefois la laparotomie au patient, qui accepta.

Cette opération fut pratiquée le 30 novembre 1892. Le foie est uni à la paroi abdominale par des adhérences très solides qui existent aussi entre l'épiploon et la vésicule biliaire. Ces adhérences ne peuvent être détruites que par le couteau. Il y avait aussi des adhérences, moins solides, entre la face postérieure de la vésicule et l'épiploon, entre l'estomac et le duodénum. La vésicule biliaire, intacte, ne contenait pas de calculs.

Le patient quitta l'hôpital le 8 novembre, guéri. — Il fut revu le 21 mai 1893 ne souffrant plus de ses anciennes douleurs. Plus tard, il fut atteint de tuberculose pulmonaire.

Obs. LXXXII (Noack). — *Contusion sur le côté gauche de l'abdomen. Péritonite sèche avec nombreuses et solides adhérences.*

Un médecin militaire, âgé de 58 ans, fut renversé, pendant l'été de 1889, par un taureau qui le frappa avec une grande violence dans la région ombilicale. Il perdit connaissance pendant quelques instants, et aussitôt après éprouva de très violentes douleurs au-dessous et à gauche de l'ombilic. Pendant plusieurs semaines, les fonctions intestinales furent très irrégulières ; il y avait de temps en temps de la diarrhée.

Le patient conserva des douleurs abdominales qui à la longue devinrent plus fréquentes et plus violentes ; elles étaient augmentées par les mouvements, et tout particulièrement par l'équitation. Cependant, à la condition de suivre un régime et d'éviter tout effort corporel, l'état du sujet était supportable.

Dans l'été de 1894, après être monté à cheval pendant trois heures, le sujet éprouva les plus vives douleurs. L'examen de l'abdomen, pratiqué à cette époque, fut négatif.

En septembre 1896, après une gymnastique forcée, le patient éprouva une violente douleur dans l'aine gauche, et à partir de ce moment, son état s'aggrava de plus en plus ; il eut alors une constipation opiniâtre. Il entra à l'hôpital en mars 1897 ; depuis plusieurs mois il ne prenait plus que des aliments liquides et en petite quantité. Il devait prendre souvent des purgatifs salins, lesquels occasionnaient de vives douleurs. — Peu à peu étaient apparus aussi des symptômes neurasthéniques.

Une laparotomie fut pratiquée. Il y avait des adhérences

solides et en brides entre l'épiploon, la paroi abdominale, l'intestin grêle et le gros intestin, dans l'espace compris entre l'ombilic et l'os iliaque gauche (région qui avait été atteinte par le traumatisme). — Ces adhérences furent rompues.

A la suite de cette opération, les douleurs disparurent entièrement, et les fonctions digestives se rétablirent complètement

Obs. LXXXIII (Obolenski). — *Contusion de l'abdomen; péritonite adhésive entraînant des troubles fonctionnels, guéris par une opération chirurgicale.*

Un homme de 50 ans a reçu, il y a 8 ans, des coups à la région épigastrique. Pendant deux ans, il éprouva au niveau de l'estomac et un peu à droite de celui-ci, des douleurs très violentes qui l'empêchaient de travailler. Son état s'améliora ensuite peu à peu. Mais un an et demi avant d'être observé par l'auteur, il fut repris de ses douleurs qui durèrent bientôt jour et nuit. Elles s'accompagnaient parfois de tuméfaction de l'épigastre; elles étaient augmentées par l'ingestion des aliments au point que le patient mangeait fort peu et était devenu très maigre, pâle et affaibli. Pas de nausées, ni de vomissements. Constipation.

Une laparotomie montra qu'il existait, à droite de la ligne blanche abdominale, des adhérences en forme de bride entre la petite courbure de l'estomac et le foie. Ces adhérences ne purent être rompues, mais on pratiqua une gastro-entérostomie. A la suite de cette opération, le patient fut guéri et reprit son travail.

Obs. LXXXIV (Credé). — *Contusion de l'abdomen; péritonite adhésive localisée.*

Un soldat de 24 ans reçoit un coup de manche de baïonnette sur le côté droit du ventre, près de l'ombilic. Après un séjour de trois semaines à l'hôpital, il est renvoyé paraissant guéri. Mais ce jeune homme se plaignait de douleurs en coliques au niveau du point blessé, douleurs qui augmentaient à l'occasion des efforts physiques jusqu'à devenir intolérables. Il avait aussi une constipation continuelle, et présentait « un grand affaiblissement nerveux ».

On pratique la laparotomie deux ans après l'accident. Il y avait de nombreuses et fortes adhérences entre la paroi abdominale d'une part, l'épiploon, le gros intestin et quelques anses de l'intestin grêle d'autre part. — Les adhérences furent détruites, et la guérison fut complète, tant au point de vue des douleurs qu'à celui des troubles de la défécation. La guérison s'était maintenue au bout de dix ans.

Les cinq observations ci-dessus, recueillies chacune par un auteur différent, ont des traits communs que le lecteur n'a sans doute pas manqué de saisir.

Les conséquences immédiates de la blessure sont relativement peu graves. La péritonite s'établit lentement, insidieusement, ce n'est qu'au bout d'un délai assez long que les douleurs qu'elle entraîne et qui sont localisées au point traumatisé, deviennent très vives, sans doute parce que les adhérences deviennent de plus en plus serrées avec le temps. Ces douleurs sont augmentées par les mouvements un peu violents, de sorte qu'elles rendent le sujet incapable de travailler. Elles s'accompagnent de troubles fonctionnels en rapport avec le siège des adhérences (estomac ou intestins). Enfin elles entraînent un état de neurasthénie ou d'épuisement nerveux. Le dernier trait est celui de la guérison aussitôt que les adhérences sont supprimées [1].

Cette péritonite adhésive ne s'accompagne d'aucun signe physique ; dans une seule des quatre observations ci-dessus, l'examen physique aurait per-

1. Ce n'est pas là cependant une règle absolue. Stern lui-même cite un cas où les douleurs ont persisté après que les adhérences eussent été détruites.

mis de supposer une constriction de l'estomac. Aussi les sujets en question éveillaient-ils l'idée de simulation ou de neurasthénie pure et simple.

On comprend que de telles adhérences puissent amener un rétrécissement de l'intestin, suivi parfois d'étranglement par volvulus. On en trouve en effet quelques exemples dans la littérature médicale, de même que quelques cas de sténose intestinale par tissu fibreux développé dans les tuniques au niveau du point traumatisé. Ces faits paraissent d'ailleurs fort rares.

§ III. — Hernies intestinales.

La question de savoir si la hernie constitue ou non un accident du travail a soulevé d'innombrables discussions médicales, et a été solutionnée en sens absolument contraires par les Tribunaux et Cours[1].

Certains magistrats ont accepté la théorie médicale d'après laquelle les hernies résulteraient toujours d'une altération préalable de la paroi abdominale, au niveau des orifices par lesquels se fait ultérieurement l'issue de l'intestin, celle-ci ne s'effectuant que lorsque l'orifice est déjà suffisamment dilaté par un processus chronique. D'après cette conception la hernie est une maladie et ne saurait jamais être attribuée à un accident du travail. — C'est ce qui a été jugé par la Cour d'appel de Limoges (27 février 1901).

1. La plupart des jugements et arrêts rendus dans les premières années de l'application de la loi ont été réunis dans la thèse d'un de nos élèves, M. le Dr Loriot : *Les hernies et la loi sur les accidents du travail. Paris*, 1902.

Mais la théorie médicale en question est certainement exagérée. Quand bien même on admettrait, avec certains chirurgiens, que la hernie est toujours préparée par une certaine disposition antérieure de la paroi abdominale, il est incontestable que dans certains cas un traumatisme portant sur le ventre, ou un effort très violent constituent soit la seule cause de la hernie[1], soit une cause occasionnelle tellement puissante que la prédisposition antérieure, en admettant théoriquement qu'elle existe, ne joue plus qu'un rôle tout à fait insignifiant.

On ne saurait donc dire que la hernie n'est jamais un accident du travail et certains magistrats s'étaient refusés dès le début de l'application de la loi à juger en ce sens. Ainsi le Tribunal de Nancy s'exprimait de la façon suivante dans un jugement du 21 mai 1900 :

Attendu que, selon la défenderesse, la hernie ne peut, en principe, être assimilée à un accident du travail, parce qu'elle est due à une prédisposition spéciale de celui qui la subit, à savoir l'altération de la paroi de l'abdomen, altération provenant de causes qui ne se rattachent par aucun lien au travail professionnel ; que la défenderesse soutient enfin que l'effort plus ou moins énergique au moment duquel la hernie se manifesta, n'en est pas la cause, mais seulement l'occasion ;

Attendu que cette théorie, qui revient à dire que la hernie n'est pas un accident, mais une maladie, ne saurait être ad-

1. Voici par exemple, un cas cité dans la thèse du Dr Loriot et emprunté à M. Strick : Un homme contracte une hernie à la suite d'un effort. « L'examen pratiqué après l'accident permet de constater la présence d'un épanchement sanguin, et l'opération, effectuée séance tenante, montra une déchirure de la paroi antérieure du canal sur une étendue de quatre centimètres, accompagnée d'une imbibition des tissus par le sang épanché. »

mise d'une façon générale et absolue; que, sans doute, la hernie ne se produit que chez une personne prédisposée, mais que la hernie dite de force, ne peut être considérée comme n'étant qu'une simple phase du développement d'une hernie préexistant à l'état latent; que tout prédisposé n'est pas nécessairement destiné à devenir herniaire;

Qu'il est certain, du reste, et prouvé par les statistiques médicales que la prédisposition herniaire peut rester latente de longues années, sinon toute la vie, et que ce n'est, par conséquent, pas à raison de l'évolution de la maladie que l'individu prédisposé devient hernieux sous l'influence d'un traumatisme, mais bien à raison de ce traumatisme lui-même.

Actuellement la jurisprudence semble fixée sur ce point. Elle admet que les hernies qui sont imputables à un traumatisme ou à un effort violent, que les hernies « de force » constituent un accident du travail.

Les magistrats ont donc à décider dans chaque cas particulier s'il s'agit ou non d'une « hernie de force », si l'ouvrier fait la preuve que la hernie s'est bien produite à l'occasion du travail, et par le fait d'une des deux circonstances sus-indiquées : traumatisme ou effort.

Pour élucider cette question, les magistrats ont presque toujours recours à une expertise médicale, mais ils tiennent grand compte aussi des témoignages produits relativement aux circonstances de l'accident, à la douleur immédiate éprouvée par le plaignant, au fait qu'il a ou non cessé aussitôt son travail. Ces témoignages suffisent parfois à eux seuls pour établir la conviction au tribunal : « S'il est scientifiquement impossible de déterminer la date d'une hernie et de démontrer qu'elle est réellement un accident du travail, cette démonstration se fait d'une façon juridiquement satisfaisante par la preuve testimoniale », dit un arrêt de la cour de Bordeaux. — En fait, plusieurs fois les Cours et tribunaux ont rejeté la demande de l'ouvrier en se basant sur ce fait qu'il n'avait pas interrompu son travail aussitôt après l'accident allégué.

Les tribunaux ont tenu compte quelquefois aussi de la prédisposition signalée par l'expert pour diminuer dans une certaine mesure le quantum de la rente accordée pour une hernie de force.

Ce quantum varie naturellement suivant la profession de l'ouvrier. A Paris, il dépasse rarement 10 pour 100, à moins que la hernie ne soit irréductible ou extrêmement volumineuse. — Ce quantum peut être beaucoup plus élevé pour les hernies irréductibles et douloureuses, surtout quand la profession de l'ouvrier exige beaucoup d'efforts. Rappelons ici que la hernie épigastrique est assez souvent douloureuse.

Quand bien même l'ouvrier peut, en portant un bandage, continuer à exercer son ancienne profession sans diminution de salaire, il lui est alloué une petite rente (basée généralement sur une diminution de 5 à 6 pour 100) pour compenser les risques de complication auxquels l'expose sa hernie.

Certains Tribunaux (notamment Lille, 8 novembre 1900) accordent encore une indemnité quand la cure radicale de la hernie a été pratiquée avec succès, estimant que, par crainte d'une rechute, l'ouvrier est tenu à ne pas se livrer à des travaux trop fatigants et à éviter les efforts violents.

Expertises médicales.

Les expertises médicales relatives aux hernies présentées comme le résultat d'un accident sont très fréquentes.

Le plus souvent l'influence de l'accident est très douteuse ou même à rejeter complètement. Mais quelquefois l'expert peut fournir la preuve ou tout au moins des présomptions très fortes qu'il s'agit bien d'une hernie de force.

Les éléments d'appréciation sont tirés des circonstances de l'accident et de l'examen du blessé.

Certains traumatismes sont de nature à produire les hernies; ce sont surtout les écrasements du ventre par une roue de voiture, par un tamponnement, etc., ou les coups qui portent directement sur les régions inguinale ou crurale et qui y produisent quelquefois une ecchymose très apparente. Certains efforts, sur lesquels nous allons revenir dans un instant, sont aussi très aptes à produire la hernie.

La hernie de force est généralement accompagnée d'une vive douleur qui oblige l'ouvrier à interrompre aussitôt son travail. Cette douleur s'accompagne quelquefois de coliques ou de vomissements, lesquels peuvent même persister très longtemps (observ. LXXXV). Toutefois il y a des individus dont la sensibilité est très obtuse, et la douleur immédiate ne saurait être considérée comme un élément absolument indispensable de la hernie de force.

Il faut savoir aussi que dans certains cas, d'ailleurs fort rares, la hernie n'apparaît pas immédiatement après le traumatisme ou l'effort, mais seulement quelques heures ou quelques jours après [1]. Le traumatisme affaiblit la paroi qui se laisse distendre peu à peu jusqu'au moment où, cédant tout à fait, elle donne passsage à l'intestin.

Les points essentiels à rechercher dans l'expertise, spécialement quand il s'agit d'une hernie de force, ont été bien indiqués par M. le Dr Duchamp (de Saint-Etienne) [2], auquel nous empruntons les lignes suivantes.

« Ce qu'il importe le plus d'examiner, c'est la position de l'ouvrier au moment de l'accident ; celle qui favorise le plus la production des hernies, par suite du relâchement des anneaux, est la position les jambes écartées et le corps penché en avant. Comme le fait remarquer Berger, les hernies de force se produisent habituellement chez des sujets se trouvant *en fausse position*.

« La brusquerie de l'effort est à considérer, car la contraction musculaire est alors beaucoup plus violente que dans un mouvement accompli avec lenteur.

« Le travail effectué au moment de l'accident doit entrer en ligne de compte. Si l'effort incriminé est est de ceux que tous les travailleurs exercent quotidiennement sans dommage, l'accident n'est guère

1. Voici un des cas cité par M. le Dr Duchamp : « Un mineur a une contusion de l'aine droite. Le Dr J..., qui le voit aussitôt après l'accident constate une légère contusion et note « pas de hernie ». Deux jours après, je l'examine à mon tour, et je ne trouve pas de hernie ; les deux régions inguinales paraissent très résistantes, mais huit jours après le blessé qui n'avait pas repris son travail revenait avec un bubonocèle du côté droit, le côté gauche étant intact.

2. Duchamp. La hernie au point de vue médico-légal. *Loire Médicale*, 15 octobre 1900.

admissible[1], il n'en est pas de même pour l'effort exceptionnel déployé par un sujet pour résister seul à une charge nécessitant habituellement le concours de plusieurs hommes.

« Le volume de la hernie a une grande importance; il est exceptionnel qu'une hernie de force récente soit volumineuse, et celles qui s'étranglent *d'emblée* sont le plus souvent fort petites.

« L'état de l'anneau inguinal fournit des données plus sérieuses. Son ouverture est petite dans la hernie de force ; sans être toujours grande, elle l'est davantage dans la hernie de faiblesse ; et, quand ses dimensions sont considérables, on est en droit de penser soit à une lésion ancienne, soit à une sortie récente avec préparation préalable plus ou moins ancienne, c'est-à-dire à une hernie de faiblesse.

« Le trajet doit être étudié avec soin. Nul ou très court dans les hernies à préparation lointaine, il est plus long dans les formes accidentelles. Le doigt, introduit dans le trajet en refoulant le scrotum, rend compte de la résistance des piliers et de la paroi extérieure du trajet inguinal ; leur faiblesse éloigne de l'idée d'une hernie par accident.

« Les ecchymoses de la région inguinale sont en faveur d'un traumatisme ; elles sont rares, mais la région est plus douloureuse dans les premiers jours

1. Les Tribunaux ne partagent pas toujours cette manière de voir. Ainsi un jugement de Nancy (21 mai 1900) porte :

Attendu que cela doit être admis alors même que la hernie se produit à l'occasion d'un travail qui ne nécessite pas d'efforts d'une grande intensité, car elle est causée souvent au cours d'un travail normal, quand l'ouvrier est amené à se placer dans une position défavorable, tel que l'écartement des jambes et la torsion du corps.

qui suivent l'accident, que pour celles qui se sont lentement préparées. »

Bon nombre de cas de hernie occasionnée par un accident du travail ont été publiés. En voici deux autres :

Obs. LXXXV (personnelle). — *Hernie à la suite d'un effort.*

M..., âgé de 23 ans, garçon maçon, était occupé à soulever, avec un de ses camarades, une lourde pièce de charpente. Au moment où, se tenant courbé avec la pièce de bois sur son épaule, il cherchait à se redresser, son pied a glissé et il a fait un violent effort pour se retenir. Aussitôt il a éprouvé une très vive douleur dans l'aine gauche. Quelques instants après, il a déboutonné son pantalon pour regarder ce qui le faisait ainsi souffrir, et il a vu dans l'aine une « petite grosseur » d'un œuf de pigeon à peu près. Il l'a fait remarquer à ses camarades de chantier.

L'accident s'était produit vers 5 heures du soir ; M... a pu finir sa journée, mais il a eu un vomissement. Le lendemain il est retourné au chantier, mais ensuite il a été obligé de se reposer parce que la douleur de l'aine augmentait.

Il est allé à la consultation de l'hôpital où on lui a conseillé de porter un bandage qu'il n'a pu se procurer faute d'argent. Quatre jours après l'accident il a consulté M. le Dr B... qui l'a revu plusieurs autres fois. Ces visites étaient motivées par les douleurs dans l'aine et par vomissements fréquents.

Examen deux mois après l'accident. — On voit dans l'aine gauche une hernie qui ne descend pas jusque dans le scrotum, mais qui est beaucoup plus grosse que l'œuf de pigeon à laquelle elle a été comparée le jour de l'accident. M. le Dr B..., médecin traitant, déclare que la hernie a en effet beaucoup augmenté de volume, et cela graduellement.

La hernie est assez facilement réductible.

Du côté droit, l'anneau inguinal n'est pas dilaté, mais la paroi abdominale se laisse facilement distendre par la toux.

M... déclare que depuis l'accident il est pris deux ou trois fois par semaine de vomissements qui se produisent rapidement, mais qui sont toujours précédés d'une douleur au niveau de la hernie, douleur qui irradie dans la cuisse gauche.

Au cours de notre examen, et à la suite des manipulations exercées sur la hernie tant par moi-même que par les deux médecins présents à l'expertise, M... a été pris de nausées, bientôt suivies de vomissements de glaires.

Il nous paraît incontestable que dans ce cas la hernie a bien été occasionnée par l'effort.

Peut-être M... avait-il une certaine prédisposition. Il reconnaît que sa mère a elle-même une hernie.

Mais le cas n'en présente pas moins tous les caractères attribués à une hernie de force : Effort violent dans une fausse position du corps, suivi aussitôt d'une vive douleur et de l'apparition d'une petite tumeur dans l'aine. L'augmentation progressive du volume de cette tumeur et surtout les symptômes d'irritation intestinale ayant leur point de départ dans la hernie (et se manifestant par les vomissements) témoignent aussi en faveur de l'apparition récente de celle-ci.

Obs. LXXXVI (personnelle). — *Hernie inguinale à la suite d'une contusion de l'aine.*

S..., 43 ans, a été blessé le 3 mars. Il traînait une voiture à bras quand une autre voiture, venant de côté, l'a renversé après l'avoir heurté au côté gauche du ventre par l'un des brancards.

Le blessé a été soigné par M. le Dr R... qui dans un certificat, daté du lendemain de l'accident, signale des contusions multiples sur le bras et la jambe gauches, et ajoute : « La région inguinale gauche est le siège d'une contusion, et on y trouve une hernie interstícielle ayant le volume d'une grosse noix, réductible par le taxis, mais se renouvelant aussitôt après, et très douloureuse à la pression. »

Dans une série d'autres certificats, le médecin traitant note l'augmentation graduelle du volume de la hernie.

Examen le 11 octobre, sept mois après l'accident. — Les diverses contusions sont actuellement guéries. S... ne se plaint plus que de la hernie qui, dit-il, est toujours douloureuse, et à laquelle il attribue aussi quelques troubles digestifs : un vomissement alimentaire le jour de l'accident, et depuis lors quelques coliques de temps en temps.

Il y a à l'aine gauche une hernie dont le volume est à peu près le double de celui d'un œuf de poule. Cette hernie est très facilement réductible ; mais elle se reproduit aussitôt. Elle est restée limitée à l'aine, et ne descend pas dans le scrotum. En introduisant le doigt dans l'anneau inguinal, on constate que celui-ci ne présente pas de dilatation bien marquée, que ses bords sont fermes et résistants. La hernie ne s'engage pas à travers l'anneau externe ; elle passe au-dessus.

L'anneau inguinal droit a ses dimensions normales ; il ne laisse pas pénétrer le doigt ; ses bords sont bien résistants.

L'état des anneaux inguinaux et de toute la paroi abdominale dans ce cas semble bien indiquer qu'il n'y avait pas de prédisposition notable à la hernie. D'autre part la blessure reçue était de nature à provoquer une hernie traumatique. Si l'on considère en outre que S... s'est plaint aussitôt après l'accident de vives douleurs dans l'aine gauche, qu'il a eu quelque temps après un vomissement alimentaire, que les douleurs de l'aine ont continué les jours suivants, que le volume de la hernie a augmenté rapidement, on trouve réunis les caractères qui appartiennent à la hernie traumatique.

ARTICLE III. — AFFECTIONS DU FOIE.

Le traumatisme peut aggraver une affection antérieure du foie, ou en susciter une nouvelle.

Il n'est pas indispensable que le traumatisme intéresse directement le foie; cet organe peut être influencé par des blessures siégeant sur des points du corps plus ou moins éloignés.

Nous ne classerons pas les affections traumatiques du foie d'après ces particularités de leur étiologie, mais d'après leur nature.

§ I. — Cirrhoses.

La contusion de la région hépatique peut imprimer une marche aiguë à une cirrhose peu avancée, et même restée latente jusque-là.

L'aggravation peut consister aussi en ce qu'une cirrhose relativement peu accentuée et parfaitement bien supportée, entraîne tout à coup les troubles qu'elle ne comporte habituellement que dans sa phase la plus avancée.

Il serait difficile, sans doute, de trouver une observation plus remarquable à cet égard que la suivante.

Un homme, atteint de cirrhose hépatique assez légère et n'occasionnant aucun trouble de la santé, reçoit un coup de fleuret qui pénètre dans la cavité péritonéale, mais sans atteindre le foie, croyons-nous, ou s'il l'a atteint, en n'y produisant qu'une lésion des plus minimes. Quelques jours après, les membres inférieurs s'œdématient, l'ascite apparaît, et vingt-cinq jours après la blessure, on retire du péritoine neuf litres de liquide citrin. L'ascite se reproduit ensuite si rapidement et si continuellement qu'en l'espace de six mois, on retire plus de deux cents litres de liquide du péritoine.

Obs. LXXXVII (personnelle). — *Cirrhose du foie bien supportée. Aggravation considérable à la suite d'une plaie pénétrante de l'abdomen.*

G..., 45 ans, ancien marchand de vins, avait conservé une très bonne santé générale quand, le 22 juin 1901, il reçut un peu au-dessus de la fosse iliaque gauche un coup de fleuret qui pénétra dans la cavité abdominale.

Il fut transporté à l'hôpital où il subit l'opération de la laparotomie.

Trois jours après apparut de l'ictère avec décoloration des matières fécales, le foie commence à se tuméfier, puis les membres inférieurs s'œdématient, de l'ascite se produit, et le tout marche si rapidement que dès le 17 juillet, c'est-à-dire vingt-cinq jours après le traumatisme, on fut obligé de pratiquer la paracentèse abdominale, qui donna issue à neuf litres de liquide citrin.

A partir de ce moment, l'ascite se reproduisit continuellement, et avec une telle rapidité que par exemple on retira au malade : 15 litres le 28 août, 9 litres le 8 octobre, 15 litres le 15 octobre et 15 litres le 19 octobre. L'œdème des membres inférieurs était très abondant.

A ce moment, nous avons perdu de vue le malade.

Mais son histoire ultérieure a été donnée par M. le Dr Chauffard[1], dans le service duquel il est entré le 25 octobre 1901. L'ascite se reproduisait toujours avec une incroyable rapidité, si bien que du 3 novembre au 5 décembre, c'est-à-dire en un mois, *quatre-vingts litres* de liquide ont été retirés du péritoine en 14 paracentèses.

A ce moment le malade était profondément amaigri, et commençait à se cachectiser. Sous l'influence d'une nouvelle médication, cet homme a cependant fini par guérir ne conservant qu'un peu de tuméfaction et de dureté du foie.

1. An. Chauffard, in *Semaine médicale*, 28 mai 1902.

§ II. — Abcès du foie.

L'abcès traumatique résulte le plus souvent d'une contusion portant directement sur la région hépatique, il peut être occasionné aussi par une infection ayant son point de départ en une blessure quelconque.

Tous ces abcès traumatiques du foie sont relativement rares. Stern en a rassemblé huit observations qui lui ont servi de base pour une étude que nous résumons ici.

Il n'y a pas de relation constante entre la gravité de la contusion hépatique et les chances de production d'un abcès. On voit quelquefois celui-ci se manifester après un traumatisme relativement insignifiant tandis que d'autre part des déchirures étendues du foie guérissent quelquefois sans complication.

Le délai qui s'écoule entre la blessure et les premières manifestations de l'abcès est très variable.

Le plus souvent, il n'est que de quelques jours. Il pourrait même n'être que de quelques heures, ainsi que semble l'indiquer une observation de Petters[1].

Stern cite une observation où ce délai a été de

1. Il s'agit d'un homme qui avait reçu un choc très violent sur le côté droit de la poitrine. Quelques heures après, il fut pris de frisson, de délire, avec un violent point de côté et de l'oppression ; puis il eut de la toux avec expectoration purulente.

Il mourut le 20 janvier. On trouva dans le foie un gros abcès (pus mélangé de sang) qui faisait bomber le côté droit du diaphragme, et plusieurs autres petits foyers purulents. Mais il existait aussi une pleurésie fibrineuse et une petite péritonite diffuse.

On ne sait ici si les symptômes apparus si tôt n'étaient pas attribuables autant, sinon plus, aux lésions de la plèvre qu'à celles du foie.

treize jours, et il fait remarquer que la période latente pourrait durer des semaines, des mois, peut-être même plus d'une année, puisque d'une part on conçoit que l'infection ne se réalise qu'un certain temps après la blessure, et que d'autre part une suppuration lente et peu virulente peut, pendant fort longtemps, n'entraîner que des symptômes très minimes ou même nuls.

L'abcès hépatique se développe cependant quelquefois avec une rapidité surprenante.

Ainsi dans un cas de Haspel, un soldat qui avait reçu une violente contusion de l'hypochondre droit mourut onze jours après d'un abcès du foie. Le cas suivant de MM. Lyonnet et Jaboulay[1] est fort démonstratif à cet égard. Le sujet, après avoir reçu un choc violent sur le côté droit, fut bientôt pris de fièvre avec tuméfaction de la région hépatique. *Six jours après la blessure,* une laparotomie ayant été pratiquée, on trouva dans le foie une cavité de la grosseur d'une tête d'enfant, remplie de pus et de sang.

L'évolution et le pronostic de ces abcès traumatiques ne paraissent pas différer notablement de ceux des autres abcès du foie.

§ III. — Ictère grave.

Nous avons eu l'occasion, dans le cours de notre carrière, de voir trois blessés mourir d'ictère grave.

Chez aucun de ces trois sujets, le traumatisme n'avait porté sur le foie ; du moins d'une façon appré-

1. *Lyon médical,* 1895.

ciable, il faut donc admettre qu'il s'agissait d'une infection née à distance et propagée ensuite au foie. Cette propagation s'est faite assez rapidement, car dans tous les cas l'ictère est apparu peu de temps après la blessure.

Deux de ces sujets portaient des lésions antérieures du foie, lésions d'ailleurs relativement minimes et qui n'entraînaient pas de troubles notables de la santé, autant que nous avons pu le savoir.

Dans le premier de ces cas, la lésion ancienne du foie consistait en une sclérose diffuse, assez peu accentuée, et qui, paraît-il, n'occasionnait pas de troubles de la santé.

Obs. LXXXVIII (personnelle). — *Blessures par arme à feu n'ayant pas intéressé le foie. Mort par ictère grave.*

L... a reçu le 20 décembre quatre coups de revolver. L'une des balles est restée dans l'épaisseur du muscle deltoïde gauche. Une seconde a produit une plaie non pénétrante de l'épaule droite. Une troisième a fait une plaie en séton du cuir chevelu, sans lésion des os du crâne. La quatrième a produit un sillon superficiel, long de trois centimètres, sur la peau de l'hypochondre droit.

Peu de temps après avoir été blessé L... qui avait été jusque-là d'une bonne santé, dit-on, a été pris d'ictère qui bientôt est devenu très intense et l'a obligé à s'aliter. Il est mort le 9 janvier. — Pas de renseignements sur les symptômes qu'il a présentés.

Autopsie. — Putréfaction non commencée.

Coloration ictérique intense de la peau et des conjonctives.

Le foie est un peu augmenté de volume, à surface lisse et régulière, sa couleur est d'un jaune très clair (nuance du beurre) ; il est extrêmement gras. Sa consistance est très inégale ; en certains points le parenchyme est très ramolli ; presque diffluent; en d'autres il est beaucoup plus ferme que sur un foie sain, et donne la sensation de sclérose diffuse. La vésicule contient un peu de bile noirâtre.

Rate diffluente.

Reins mous, flasques, parsemés de suffusions sanguines.

La vessie contient 500 grammes d'urine trouble, épaisse, d'une teinte ictérique intense.

Les poumons sont couverts d'ecchymoses sous-pleurales. Le lobe inférieur du poumon droit est splénisé.

Nombreuses ecchymoses sous-péricardiques. Pas de lésions des valvules du cœur ni des artères coronaires. Le myocarde est mou, de couleur jaune pâle.

Dans le cas suivant, la lésion ancienne, assez minime en somme, était celle du foie muscade, due sans doute à de l'emphysème pulmonaire.

On remarquera que dans ce cas, bien qu'il y ait eu de l'ictère, des hémorragies multiples, et bien que l'on ait constaté à l'autopsie une foule d'ecchymoses sous-péricardiques, sous-endocardiques, et stomacales, le foie ne paraissait pas avoir subi d'altérations récentes bien accuentuées.

Ce fait d'ictère grave mortel sans lésions accentuées du foie n'est pas absolument exceptionnel. Il est signalé par les auteurs classiques.

Obs. LXXXIX (personnelle). — *Affection ancienne du foie? Blessures n'intéressant pas cet organe. Ictère, hémorragies diverses, mort dix jours après.*

La dame A..., âgée de 33 ans, blanchisseuse, a reçu le 2 janvier : 1° un violent coup de poing sur la bouche qui a produit une plaie coutuse de la lèvre supérieure et a fracturé deux dents ; 2° un coup de couteau qui a sectionné tous les tendons antérieurs du poignet gauche.

Elle est morte le 12 janvier, ayant eu, à la suite de ses

blessures, de l'ictère, quelques hémoptysies et quelques hématémèses peu abondantes.

Autopsie. — Putréfaction assez avancée.

Teinte ictérique peu intense de la peau et des conjonctives.

Poumons emphysémateux, sans autres lésions.

Cœur un peu dilaté, sans lésions valvulaires, rempli de caillots fibrineux. Le péricarde est criblé d'ecchymoses ponctuées ; il y en a quelques-unes aussi sous l'endocarde. — Le myocarde est mou et d'une couleur jaunâtre.

L'estomac contient 600 centimètres cubes d'un liquide fortement coloré en noir par le sang. La muqueuse gastrique est parsemée d'ecchymoses, dont quelques-unes atteignent 3 centimètres de diamètre.

Le foie, de volume à peu près normal, a l'aspect dit « muscade ». Sa surface est lisse et régulière, sa consistance très ferme ; il n'y a pas de travées fibreuses visibles à l'œil nu. La vésicule est remplie de bile fluide, noirâtre, non mélangée de calculs. Pas de lésions appréciables des canaux biliaires.

Enfin dans le troisième cas, le foie paraît avoir été exempt de toute lésion antérieure. On peut supposer à la rigueur que le foie a subi un certain traumatisme, car le sujet a été jeté à terre au cours d'une lutte. Mais ce traumatisme aurait été bien léger, car le blessé ne s'en est jamais plaint, et il n'y avait aucune trace de blessures soit sur le foie, soit sur les parois de l'abdomen et du thorax.

Obs. XC (personnelle). — *Violences légères ; ictère grave mortel.*

A... est représenté comme ayant eu une bonne santé jusqu'au 9 novembre 1884. Ce jour-là, il a eu une querelle avec un autre individu qui, d'une poussée brusque, l'a jeté à terre. A... s'est relevé ayant à la face quelques plaies coutuses produites par la chute. Ces plaies étaient peu profondes et peu étendues, et A... ne s'en est pas inquiété. Il ne s'est pas plaint de douleurs à la région hépatique, ni dans le reste du tronc.

Mais quelques jours après, il a été pris d'ictère, et presque aussitôt après il a été obligé de s'aliter, car son état était devenu rapidement très grave. Céphalalgie, délire, vomissements, hématémèses peu abondantes mais répétées, hématuries, tels ont été les symptômes notés par les médecins qui l'ont soigné. Il est mort le 27 novembre.

Autopsie le 1er décembre. — Putréfaction assez avancée. Épiderme peu adhérent, gaz dans le tissus cellulaire souscutané. On distingue encore très bien la teinte jaune intense de la peau et des sclérotiques.

Petite plaie contuse n'intéressant que la peau, et recouverte d'une croûte, sur le dos du nez. Autre petite plaie coutuse, circatrisée, à la queue du sourcil droit. Pas d'autres marques de blessures sur le corps.

Pas d'hémorragies internes, sauf sur les reins qui présentent de nombreuses suffusions sanguines, surtout dans la substance médullaire.

Le foie a conservé à peu près son volume normal ; il est jaune pâle, avec une teinte verte à sa portée postérieure ; le parenchyme, bien que très gras, n'est pas notablement ramolli. La vésicule contient un peu de bile fluide et de coloration grisâtre. — A l'examen histologique, les cellules hépatiques sont remplies de granulations, leurs contours sont à peine indiqués, ou invisibles; sur la plupart, le noyau ne peut être mis en évidence par les divers réactifs colorants. — Le tissu conjonctif et les vaisseaux, relativement peu altérés par la putréfaction, ne présentent pas de lésions notables; les cellules des canaux biliaires sont beaucoup moins altérées que les cellules hépatiques.

La rate, peu augmentée de volume, est tout à fait ramollie.

Les reins son gros, mous, flasques, à surface lisse. La substance corticale est pâle et décolorée ; la substance médullaire est au contraire très rouge, surtout à sa périphérie où existent de nombreuses suffusions sanguines.

La vessie contient un peu d'urine trouble et d'un jaune rougeâtre.

Le cœur ne contient qu'un peu de sang liquide ; ses parois musculaires sont flasques, colorées en brun jaunâtre. Les valvules sont saines.

Rien de notable sur les autres organes.

Tout récemment, un auteur italien, M. le Dr Ascarelli, a publié sur l'ictère grave de cause traumatique un mémoire avec deux observations personnelles que nous ne connaissons que par un compte rendu.

Dans l'un de ces cas (observat. XCI) l'ictère grave a succédé à une contusion ayant porté sur l'abdomen ; en outre, il existait dans le foie un petit infarctus hémorragique ancien que l'auteur attribue à une autre contusion subie six mois auparavant. Ici l'influence du traumatisme semble en effet très probable.

Mais dans l'autre cas, il s'agit d'une contusion des testicules sans aucune plaie extérieure. Le mécanisme d'après lequel s'est produit l'ictère grave semble assez difficile à comprendre. L'interprétation que donne l'auteur ne saurait être discutée qu'après lecture du mémoire original.

Voici ces deux observations.

Obs. XCI (Ascarelli)[1]. — *Contusions diverses suivies d'ictère grave mortel.*

« Un charretier robuste, âgé de 59 ans, étant tombé de sa charrette, reçut des contusions au cuir chevelu et à l'abdomen ; cet homme présenta, au bout de quinze jours, tous les symptômes de l'ictère grave, et ne tarda pas à succomber. Là, encore, la nécropsie mit en évidence l'atrophie jaune aiguë du

1. *Boll. della Soc. Lancisiana degli Osped. di Roma* XXV, 3, in *Sem. Médic.*, 18 octobre 1905.

foie, en même temps qu'elle décela l'existence, dans le lobe droit de cet organe, d'un petit infarctus hémorragique ancien, dû vraisemblablement à un autre traumatisme que le malade avait subi six mois auparavant ; la glande hépatique représentait par conséquent un *locus minoris resistentiæ,* particulièrement prédisposé à se laisser influencer par les germes pathogènes. »

Obs. XCII (Ascarelli). — *Contusion du testicule gauche. Mort par ictère grave huit jours après.*

Un jeune homme de 20 ans, vigoureux et d'une forte constitution (il venait d'être déclaré bon pour le service militaire) reçoit un coup sur les testicules. Il fut pris de douleurs abdominales, et présenta, au bout de deux jours, de la fièvre, suivie bientôt d'ictère, de convulsions et de vomissements. On vit ainsi se dérouler le tableau clinique caractéristique de l'ictère grave, et huit jours après le traumatisme le malade succomba. — L'autopsie ne fit que confirmer le diagnostic d'atrophie jaune aiguë du foie.

CHAPITRE VI

AFFECTIONS TRAUMATIQUES DE L'APPAREIL GÉNITO-URINAIRE

ARTICLE I. — AFFECTIONS TRAUMATIQUES DES REINS.

§ I. — Contusion rénale.

La contusion du rein résulte le plus souvent d'un traumatisme direct, c'est-à-dire portant sur la région lombaire ou sur les régions antéro-latérales du tronc: écrasement, tamponnement, coup de brancard, coup de pied de cheval, chute d'un corps pesant, etc.

Le rein peut être aussi contusionné et même déchiré profondément par un ébranlement violent de tout le corps, sans traumatisme directement agissant sur la région rénale, par exemple à la suite d'une chute d'une grande hauteur, d'une explosion, de la secousse produite par un accident de chemin de fer. Mais alors il existe en même temps des lésions d'autres organes internes, en général plus importantes, car, d'après ce que nous avons observé personnellement, le rein est un des organes le moins souvent et le moins gravement atteint par les effets de la commotion générale.

On admet cependant que le rein peut être seul contusionné à la suite d'un traumatisme indirect, par une chute sur le siège ou sur les pieds. On admet aussi qu'il peut être contusionné par un effort violent, surtout au moment où le tronc est incliné ou penché en arrière. — Ces faits sont tout au moins fort rares.

La contusion très violente du rein avec déchirures plus ou moins étendues de l'organe motive ordinairement une intervention chirurgicale immédiate, et par conséquent l'expert n'a guère l'occasion d'examiner de tels blessés que lorsqu'ils ont déjà été opérés.

La contusion moins grave, par exemple celle à propos de laquelle la question de l'intervention chirurgicale ne s'est jamais posée sérieusement, se présente assez souvent dans les expertises. — Nous avons eu l'occasion d'en voir une vingtaine de cas, la plupart ayant guéri complètement.

Les chirurgiens signalent d'ailleurs la guérison comme la terminaison la plus habituelle des contusions rénales, même lorsqu'elles paraissent graves et occasionnent des hématuries abondantes et se répétant longtemps (abstraction faite bien entendu des complications pouvant résulter des hémorragies périrénales et des déchirures étendues du parenchyme de la glande).

On voit assez souvent des individus qui, à la suite d'un accident, ont rendu des urines sanglantes pendant une huitaine ou une quinzaine de jours, d'une manière plus ou moins continue. Au moment de l'expertise (motivée pour d'autres blessures concomitantes) ils sont complètement guéris de leur contusion rénale, et quelquefois même ne pensent pas à en parler. On ne la connaîtrait pas si elle n'était pas signalée dans les certificats médicaux établis dans les premiers jours qui ont suivi l'accident.

Les deux symptômes principaux de la contusion rénale sont la douleur locale et l'hématurie.

L'hématurie se produit souvent dès la première miction, mais elle est quelquefois retardée d'un jour et même de plus longtemps encore. Cela résulte dans certains cas de ce que l'uretère reste oblitérée pendant quelque temps par des caillots ; on a même vu quelquefois dans l'urine des caillots représentant le moule de ce conduit.

L'hématurie peut aussi se reproduire après avoir cessé, et recommencer ainsi un grand nombre de fois, pendant des semaines et des mois, sans être accompagnée d'ailleurs de troubles notables des fonctions rénales.

On verra par exemple dans l'observation suivante les hématuries persister encore plus de trois mois après l'accident. Il est probable que cette contusion rénale a fini cependant par guérir car la blessée n'a pas réclamé une seconde expertise après le délai de six mois qui avait été indiqué comme nécessaire pour apprécier les conséquences définitives de la blessure.

Obs. XCIII (personnelle). — *Contusion du rein droit. Hématuries persistant très longtemps.*

La demoiselle G..., âgée de 15 ans, a été blessée le 14 avril. Une voiture l'a heurtée dans le dos, au niveau de la région lombaire droite. Elle a été jetée à terre, et dans cette chute s'est contusionné le genou gauche.

La blessée a été examinée le jour même de l'accident par un médecin, et le lendemain par un autre. Tous deux signalent les hématuries. L'un des certificats mentionne que « la région du rein droit est douloureuse et sensible à la pression, bien que le rein ne soit pas accessible à la palpation ».

Le même médecin écrit un mois plus tard : « En la faisant uriner devant nous, nous avons pu constater que l'urine était teintée notablement de sang ; la miction est sanglante en totalité. A la palpation, on sent le rein droit légèrement augmenté de volume et douloureux. »

La blessée a été ensuite consulter un chirurgien des hôpitaux, qui écrit le 23 mai : « Mlle G... présente les signes d'une contusion sérieuse du rein droit qui est un peu augmenté de volume. »

Examen le 11 juillet (trois mois après l'accident). — La blessure du genou est complètement guérie.

La plaignante assure qu'elle éprouve souvent encore des douleurs dans la région lombaire droite. Le rein droit, qui n'est pas notablement déplacé, paraît un peu augmenté de volume ; la demoiselle G... accuse une vive douleur chaque fois que la main le palpe.

L'urine rendue au moment de l'expertise était parfaitement claire et limpide. La demoiselle G... et sa mère assurent qu'elle ne reste jamais ainsi plus de quatre ou cinq jours consécutifs, qu'elle contient très souvent du sang.

En effet, un échantillon m'a été remis quelques jours après, qui était fortement teinté de sang.

Un autre échantillon, remis au médecin de la compagnie d'assurance, a été soumis à l'analyse qui a donné les résultats suivants : « L'urine contient 0 gr. 40 d'albumine par litre. Celle-ci est due surtout à la présence du sang. L'examen microscopique montre en effet de très nombreuses hématies avec quelques leucocytes ; il n'y a pas de débris épithéliaux provenant du rein. On ne trouve ni sucre, ni pigments biliaires, ni urobiline... »

La demoiselle G... n'a jamais eu ni œdème ni symptômes d'urémie.

Les médecins de la compagnie d'assurance font remarquer qu'avant l'accident du 14 avril dernier, la demoiselle G... était dans un mauvais état de santé générale, que depuis son arrivée à Paris qui remonte à quelques mois seulement, elle toussait et avait maigri. La demoiselle G... reconnait le fait et ajoute que maintenant encore elle tousse beaucoup tous les matins. Toutefois on ne constate pas de lésions de l'appareil respiratoire.

La compagnie d'assurance avait demandé qu'une analyse bactériologique de l'urine fût pratiquée. Elle ne l'a pas été (personne n'ayant voulu en payer les frais).

Quel qu'en eût été le résultat, cette analyse n'aurait pas apporté un élément décisif d'appréciation pour l'expertise. Quand bien même, en effet, elle aurait établi l'existence d'une tuberculose rénale, le traumatisme subi le 14 avril dernier n'en resterait pas moins le facteur principal de l'état actuel.

Conclusions. — 1° La demoiselle G... a été atteinte, le 14 avril dernier, de contusions au rein droit et au genou gauche;

2° Les blessures du genou sont complètement guéries ;

3° La contusion du rein n'est pas guérie et occasionne encore des hématuries très fréquentes.

Il est impossible de prévoir, avant un délai minimum de six mois, quelles seront les conséquences définitives de cette blessure. La demoiselle G... aura besoin de soins et de surveillance médicale pendant tout ce temps.

Bien que l'hématurie soit le symptôme le plus fréquent et le plus probant de la contusion rénale, elle peut cependant manquer tout à fait dans certains cas.

Nous verrons dans le chapitre consacré aux néphrites traumatiques que des altérations graves et étendues de l'épithélium rénal ont été constatées dans des cas où l'hématurie avait été très minime ou même nulle.

On verra aussi (observation XCVII) un cas de contusion rénale où l'hématurie a toujours manqué, bien que le rein ait été très douloureux dès le début, et qu'il se soit produit une albuminurie abondante, longtemps prolongée, avec urémie.

§ II. — Lésions concomitantes et complications de la contusion rénale.

Nous consacrerons un paragraphe spécial à la néphrite traumatique et au déplacement du rein ; nous parlons ici de quelques autres complications de la contusion du rein ou de l'uretère.

La statistique suivante de M. Tuffier peut donner une idée de la fréquence relative de chacune de ces complications. Sur 113 cas de contusion rénale, l'auteur a relevé 11 fois la pyélonéphrite, 6 fois l'abcès rénal, 10 fois la périnéphrite.

Suppurations rénales et périrénales.

Sous ce titre se rangent d'une part la pyélite, la pyélonéphrite, la néphrite suppurée, l'abcès du rein, et d'autre part, le phlegmon périnéphrétique.

Ces diverses complications résultent toujours d'une infection de la région contusionnée. L'infection a ici une double source; elle peut se produire non seulement par la voie sanguine, comme dans une contusion de tout organe interne, mais encore par les voies urinaires, c'est-à-dire par propagation ascendante d'une infection vésicale antérieure à l'accident, et plus ou moins latente.

Ces faits sont bien connus. En voici un exemple typique emprunté à M. Tuffier.

Un homme atteint de cystite fait une chute sur la région lombaire. Il présente ensuite des phénomènes d'infection grave avec douleurs et très vive sensibilité à la pression de la région rénale. On l'opère et on trouve le rein droit criblé d'abcès.

Il faut rappeler aussi que l'infection des voies urinaires, qui se propagera ensuite au rein contusionné, peut se faire postérieurement à la blessure, par le catéthérisme que nécessite quelquefois celle-ci.

Parmi les exemples de ce fait, en voici un emprunté à Manoury.

Un garçon de 17 ans est comprimé entre une voiture et une colonne. Il a de l'hématurie et de violentes douleurs dans le ventre. Au sixième jour, il peut quitter son lit. Mais le quinzième jour il est repris d'hématurie, de dysurie, puis de rétention d'urine, de sorte qu'on lui pratique à maintes reprises le catéthérisme de la vessie. Neuf semaines après l'accident, on constate une tuméfaction du rein droit. On pratique bientôt après une incision lombaire, et on trouve dans ce rein un abcès assez volumineux avec des caillots sanguins et des détritus du parenchyme rénal.

Le début de ces suppurations rénales se fait à une époque très variable ; il est quelquefois très précoce, mais il peut être très tardif, car l'infection est susceptible de se produire tant que le foyer de contusion n'est pas complètement guéri, au sens anatomique du mot. En outre, l'infection peut être d'abord très minime et ne se révéler par des signes cliniques qu'au bout d'un temps assez long.

Le phlegmon périnéphrétique est assez souvent d'origine traumatique (dans un dizième des cas environ). Il succède alors à un épanchement de sang ou d'urine dans l'enveloppe cellulo-graisseuse du rein. L'infection de ces liquides épanchés est quelquefois rapide mais elle peut aussi ne se réaliser qu'après des mois et même des années.

Hydronéphrose.

L'hydronéphrose traumatique, c'est-à-dire la distension du bassinet et des calices par l'urine accumulée en raison d'une oblitération ou d'un rétrécissement très considérable de l'uretère, se produit sous deux aspects cliniques différents.

Tantôt l'hydronéphrose se manifeste peu de temps après la blessure, et elle est alors presque toujours occasionnée par un épanchement de sang coagulé qui oblitère l'uretère.

Tantôt l'hydronéphrose n'apparaît que longtemps après la blessure ; elle est alors le plus souvent sous la dépendance d'un rétrécissement cicatriciel de l'uretère.

L'oblitération de l'uretère peut résulter aussi de la coudure ou de la compression de ce conduit, soit par déplacement traumatique du rein, soit par abondant épanchement périrénal.

Lithiase urinaire.

On a signalé quelques cas de lithiase urinaire consécutifs au traumatisme, et paraissant réellement provoqués par lui, en ce sens que le blessé paraissait auparavant tout à fait indemne de cette affection.

La pathogénie de cette lithiase urinaire traumatique a été ainsi expliquée :

Tantôt, un caillot séjournant dans les voies urinaires sert de point d'appel pour le dépôt des diver sels qui vont constituer ainsi un calcul.

Tantôt c'est l'immobilisation prolongée résultan de blessures quelconques, qui, en changeant les conditions du fonctionnement de l'organisme, modifi aussi la crase des humeurs et occasionne la précipitation de certains sels dans les urines.

A vrai dire, le traumatisme n'agit dans ces deux cas, que comme cause occasionnelle d'importance relativement très secondaire. La cause réelle réside dans la constitution spéciale du blessé lequel, suivant toute vraisemblance, aurait fabriqué à une époque plus ou moins éloignée des calculs urinaires sans intervention d'aucun traumatisme.

L'influence du traumatisme est beaucoup plus directe et plus importante dans les cas de fracture de la colonne vertébrale avec lésion de la moelle. Ces blessures sont susceptibles de provoquer, par un mécanisme qui paraît fort obscur, une lithiase phosphatique abondante. Mais dans ces cas, la lésion de la moelle constitue une affection d'une telle gravité que, au point de vue du préjudice subi par l'accidenté la lithiase urinaire n'a qu'un intérêt très secondaire

§ III. — Néphrite traumatique.

La néphrite traumatique est sans doute fort rare du moins dans ses formes graves. Son histoire paraît devoir être très intéressante, mais elle est encore bien incomplète, et assez difficile à tracer[1] ca

1. Elle se trouve dans le livre de Stern auquel nous empruntons le principaux éléments du présent paragraphe.

les observations qui méritent d'être retenues sont un peu disparates et ne permettent guère un tableau d'ensemble.

Voici les principaux faits actuellement acquis.

A la suite d'une commotion, d'un écrasement, etc., il peut arriver que le rein, même lorsqu'il est resté exempt de lésions macroscopiques de quelque importance, présente à l'examen microscopique, outre de nombreux foyers hémorragiques, une nécrose épithéliale étendue à un grand nombre de tubuli, une infiltration graisseuse de nombreuses cellules.

Ces lésions se produisent très rapidement ; elles ont été constatées deux fois (Holz) sur des sujets morts deux jours après l'accident, et qui avaient succombé d'ailleurs à d'autres blessures qu'à celles du rein.

Voici l'une de ces observations, qui se trouve dans le livre de Stern.

Obs. XCIV (Holz). — *Commotion des reins. Graves altérations histologiques sans lésions macroscopiques.*

Garçon de 14 ans, tombé d'une hauteur de trois étages, atteint de nombreuses et graves blessures auxquelles il succombe au bout de deux jours.

En ce qui concerne l'appareil urinaire, voici ce qui fut constaté.

Le premier jour, le blessé ne rendit que 30 centimètres cubes d'urine trouble, jaune rougeâtre, contenant beaucoup d'albumine et une grande quantité de cylindres épithéliaux, granulés et hyalins, avec une notable quantité de globules rouges. Le lendemain l'urine contenait encore de l'albumine ainsi que des cylindres hyalins et granuleux ; mais il n'y avait plus d'hématies.

Autopsie seize heures après la mort. — Nombreuses suffusions sanguines dans la capsule adipeuse du rein gauche, lequel est exempt de lésions macroscopiques. le rein droit présente dans la substance corticale deux foyers hémorragiques du volume d'une lentille.

A l'examen microscopique, on trouve dans les coupes de la partie superficielle de l'écorce de très nombreuses extravasations sanguines. Dans les tubuli contorti les noyaux des cellules se colorent très mal. La lumière de certains de ces canaux a disparu, et les cellules de leurs parois se sont soudées entre elles et forment une masse finement granuleuse. Dans d'autres canaux, la lumière est conservée, mais remplie d'une masse homogène, brunâtre, qui çà et là enserre un globule rouge. D'autres canaux encore sont restés intacts.

Dans les parties plus profondes du rein on trouve encore des canaux contournés remplis d'une substance finement granuleuse ; certaines cellules ont conservé un noyau bien colorable, mais sur la plupart il ne se colore plus. Même dans les canaux contournés qui paraissent intacts, on trouve ça et là une petite quantité de détritus finement granuleux et quelques cellules détachées.

Les glomérules montrent une énorme réplétion de leurs vaisseaux, avec çà et là, un globule rouge entre la capsule et les vaisseaux. On trouve aussi de temps en temps, principalement au voisinage des gros vaisseaux, de petits amas de cellules rondes.

Les petits foyers hémorragiques qui étaient visibles à l'œil nu consistent en une zone centrale entièrement nécrosée, puis en une infiltration de petites cellules entourant celle-ci, et enfin en une zone périphérique purement hémorragique.

En traitant les préparations par l'acide osmique, on voit de nombreux corpuscules graisseux dans les cellules épithéliales détachées, même dans celles qui paraissaient normales. Dans les canalicules entièrement nécrosés, on ne peut déceler presque aucune trace de graisse ; mais il y en a beaucoup dans les foyers susdécrits de nécrose avec hémorragie.

Ces altérations de l'épithélium rénal nécrose avec dégénérescence graisseuse extrêmement rapide — peuvent sans doute, pourvu qu'elles ne soient pas trop étendues, rester compatibles avec un fonctionnement suffisant de la glande et guérir rapidement. Ainsi Holz a publié l'observation de trois jeunes garçons, tombés d'une assez grande hauteur, mais qui n'avaient pas reçu de blessures graves. Pendant les premiers jours qui suivirent l'accident, l'urine de ces sujets contenait des cylindres granuleux, des cylindres hyalins, des cellules épithéliales, des globules rouges et des leucocytes ; elle renfermait aussi de l'albumine. Le tout avait disparu au bout de quelques jours et l'urine était redevenue normale. Il est à supposer, d'après la composition de l'urine, que les reins présentaient les mêmes altérations histologiques que dans le cas précédent.

Ces lésions de nécrose et de dégénérescence graisseuse peuvent en effet échapper à l'infection et ne pas se compliquer d'inflammation. Ainsi dans un cas de Rieguer, le rein, atteint de violentes contusions, fut enlevé huit jours après l'accident. Il baignait dans une grosse cavité au milieu d'urine sanguinolente et de caillots. L'examen histologique montra une nécrose très étendue de l'épithélium rénal et des capillaires des glomérules, mais il n'y avait aucune trace de phénomènes inflammatoires.

A côté de ces cas, il en est d'autres où après une hématurie plus ou moins abondante, parfois nulle, l'urine contient pendant un certain temps des cylindres granuleux ou hyalins, et de l'albumine. L'albuminurie peut persister des semaines et des mois, sans entraîner ni œdème, ni aucun symptôme de néphrite.

L'interprétation qui se présente à l'esprit, en présence de pareils cas, c'est qu'il s'agit d'une néphrite circonscrite, parcellaire, consécutive à un foyer de contusion rénale. Mais jusqu'ici l'occasion ne s'est pas présentée de vérifier le fait à l'autopsie.

Enfin dans d'autres cas, l'albuminurie s'accompagne de symptômes de néphrite, dont le plus fréquent est l'œdème qui revêt parfois la forme de l'anasarque.

Cet œdème peut être d'ailleurs assez tardif, fugace quoique abondant, apparaître et disparaître à plusieurs reprises, après quoi la guérison complète paraît être obtenue.

Voici un très court résumé de deux observations de ce genre.

Obs. XCV (Alapy). — *Néphrite traumatique, albuminurie et œdèmes. Guérison complète.*

Il s'agit d'un médecin âgé de 59 ans, sans antécédents urinaires, et non albuminurique avant l'accident. En tombant, il se contusionne le flanc gauche ; il a aussitôt une hématurie avec d'autres signes d'une violente contusion rénale. Ceux-ci se dissipent peu à peu ; l'hématurie avait cessé au bout de dix jours. Le quatorzième jour, le blessé paraissait guéri, quand tout à coup apparaissent dans l'urine de l'albumine (un gramme par litre) et des cylindres. Le dix-huitième jour œdème des pieds et des jambes qui ne dure que 24 heures. Le vingt-cinquième jour, œdème des paupières, des joues, malaise général pendant quelques jours. Cependant l'albumine dimnuait graduellement. Deux mois après l'accident, la santé était restée bonne ; il y avait encore des traces d'albumine qui existaient aussi un mois après, mais qui avaient disparu un an après l'accident. La santé générale n'avait plus été troublée.

Obs. XCVI (Boissard). — *Contusion du rein, albuminurie, anasarque ; guérison complète.*

Un homme, âgé de 64 ans, tombe de la hauteur d'un premier étage. Aussitôt vive douleur au niveau du rein gauche, mais pas d'hématuries.

Le dixième jour le blessé ne souffrait plus et se croyant guéri, se disposait à reprendre son travail, quand il est pris d'anasarque.

Il entre à l'hôpital où l'on constate que les urines, teintées de rouge, contiennent une forte proportion d'albumine, et beaucoup d'hématies (cœur sain).

Vingt et un jours après l'accident, l'œdème n'existe plus qu'aux membres inférieurs, d'où il disparut vingt jours après. L'albuminurie (avec polyurie) a diminué graduellement, et avait complètement disparu un peu avant la fin du deuxième mois après l'accident. Le blessé sortit de l'hôpital complètement guéri.

A défaut du contrôle de l'autopsie, on peut se demander si dans ces cas le traumatisme a créé de toutes pièces la néphrite diffuse ou s'il n'a fait que donner une impulsion à une néphrite antérieure, restée jusque-là latente cliniquement.

Même s'il en était ainsi, le traumatisme conserverait encore une très grande importance étiologique.

Voici par exemple un cas où une femme encore jeune, dont la bonne santé antérieure paraît bien établie, reçoit une contusion à la région lombaire, et qui peu de temps après fut atteinte d'albuminurie avec urémie, se manifestant par une céphalée violente et tenace qui ne cessa que lorsque le régime lacté eût été institué. Il est à remarquer que dans ce cas il n'y a jamais eu d'hématurie. Les effets locaux de la contusion rénale ont consisté uniquement en douleurs au niveau de la région lombaire, et en albuminurie.

Obs. XCVII (personnelle). — *Contusion rénale ; pas d'hématurie ; douleurs locales ; céphalée persistante ; albuminurie durant encore quatre mois après l'accident.*

La dame B..., 36 ans, est bien constituée et a toujours eu une bonne santé, assure le médecin de la famille.

Le 6 septembre elle a été renversée par une voiture. Elle a reçu des contusions à la tête, aux membres inférieurs et aux lombes. On n'a pas constaté d'ecchymoses ni d'autres marques extérieures de violences à la région lombaire ; mais le certificat médical délivré le lendemain de l'accident mentionne déjà les vives douleurs accusées par la blessée dans cette région. Ces douleurs ont persisté une quinzaine de jours.

Les autres blessures, relativement peu graves, étaient en bonne voie de guérison ; mais la dame B... se plaignit bientôt d'un mal de tête continuel qui devint vite très violent, durait jour et nuit, et qu'aucun médicament ne soulageait.

Vers le milieu d'octobre, le médecin traitant, en présence de cette céphalée persistante, eut l'idée d'examiner les urines. Elles étaient fortement albumineuses. Une analyse quantitative pratiquée le 26 octobre indiqua $0^{gr},75$ par litre, et une autre analyse, le 4 novembre, un gramme.

Le régime lacté complet avait été institué dès la découverte de l'albuminurie ; presque aussitôt les maux de tête diminuèrent ; ils ne furent plus continuels et devinrent moins violents.

Examen le 24 décembre (près de quatre mois après l'accident). — Les diverses blessures sont guéries.

Il y a un peu d'œdème à l'extrémité inférieure des deux

jambes, mais il est possible que cet œdème résulte uniquement des contusions subies par les deux membres inférieurs. D'après les déclarations de la blessée et du médecin traitant, cet œdème des jambes, apparu très peu de temps après l'accident, a diminué lentement sans jamais subir de recrudescences. — A aucune époque, il n'y a eu d'œdème ailleurs.

L'urine rendue en ma présence est limpide ; elle ne laisse pas déposer de sédiment. Elle contient de l'albumine en quantité assez abondante ; je n'ai pas fait le dosage.

Les maux de tête n'ont pas cessé complètement, mais ils sont rares et peu violents, pourvu du moins que le régime lacté soit continué. La dame B... a essayé deux fois de renoncer à ce régime ; mais au bout d'un jour ou deux, la céphalée aurait reparu.

La dame B... n'a pas présenté d'autres symptômes d'urémie.

Aucune lésion du cœur ni des poumons.

Voici maintenant un cas beaucoup plus grave, tout au moins par ses conséquences définitives.

Ici la néphrite traumatique a occasionné de l'anasarque ayant duré plus de trois mois, avec de l'urémie se manifestant par une céphalalgie violente et persistante. Il y eut aussi des lésions oculaires qui aboutirent à la cécité à peu près complète. Enfin une fracture de l'humérus, produite par le même accident, resta définitivement non consolidée.

La néphrite avait fini cependant par guérir, car dix-huit mois après l'accident, il n'y avait ni albuminurie, ni troubles de la santé générale.

Ce fait est à retenir, et à rapprocher de ce que l'on remarque dans la plupart des autres observations publiées sur cette question, à savoir que la néphrite traumatique survenant chez un sujet sans antécédents rénaux se termine habituellement par la guérison complète. — Il est vrai que dans ce cas, il s'agissait, en partie au moins, de pyélo-néphrite suppurée.

Obs. XCVIII (personnelle). — *Chute. Fracture de bras. Contusion de la région lombaire droite. Hématurie, albuminurie, pyurie. Anasarque. Céphalée. Rétinite et cataracte albuminuriques. Non-consolidation de la fracture.*

D..., 40 ans, cocher livreur, homme d'apparence robuste, et d'une bonne santé antérieure, a été blessé le 1er avril 1903. Son cheval s'étant abattu, D... a été lancé de son siège de cocher sur le sol. Dans cette chute, il eut le bras droit fracturé et reçut une violente contusion à la région lombaire.

D... fut transporté aussitôt à l'hôpital où un appareil plâtré lui fut appliqué sur le bras. Il n'y resta que seize jours.

Six jours après l'accident, il rendit en urinant une quantité très abondante de sang. Cette hématurie continua une quinzaine de jours en diminuant graduellement d'intensité. Elle ne s'est jamais reproduite depuis, elle ne s'est jamais accompagnée de troubles de la miction.

Onze jours après l'accident, et par conséquent cinq jours après le début de l'hématurie, D... remarqua que les membres inférieurs étaient devenus enflés. Cette enflure gagna bientôt tout le corps, et D... a gardé pendant plus de trois mois cet œdème généralisé et très abondant qui a diminué ensuite graduellement pour ne disparaître tout à fait qu'au bout de six mois. — Toutes ces déclarations sont confirmées par des certificats médicaux.

Très peu de temps après l'apparition de l'œdème D... a été pris de maux de tête très violents qui ont duré trois mois sans interruption.

Vers le commencement ou le milieu de juillet 1903, il a commencé à éprouver des troubles visuels qui se sont aggravés par la suite et qui ont abouti à une cécité presque complète et définitive (voir plus loin).

Cependant la fracture du bras ne s'était pas consolidée, bien que plusieurs appareils aient été successivement appliqués.

Le 7 octobre 1903 (six mois après l'accident) on a pratiqué la suture des fragments osseux; mais la fracture ne s'est pas consolidée.

Les analyses d'urine pratiquées à diverses époques, notamment les 13 juin et 13 juillet 1903, ont montré l'existence de pus et d'albumine. Il existait encore de l'albuminurie, constatée par le médecin de la compagnie d'assurances, à la date du 19 août 1903.

Examen le 30 juillet 1904 (dix-huit mois après l'accident).

D... ne se plaint pas actuellement de troubles notables de la santé générale. Les maux de tête violents qu'il a éprouvés dans les premiers temps qui ont suivi l'accident ont cessé; maintenant c'est à peine s'il ressent de temps à autre, dans la matinée, quelques légères douleurs de tête, accompagnées parfois d'étourdissements.

Il dort peu, dit-il, mais sans éprouver aucun malaise pendant la nuit.

Il s'alimente en partie avec du lait, conformément à la prescription médicale, en partie avec des potages, des œufs, quelques légumes. Il digère le tout assez bien.

Il n'y a plus d'œdème aux membres inférieurs ni ailleurs.

Le blessé dit éprouver de temps en temps un peu d'endolorissement dans la région lombaire droite, mais seulement à la suite d'une secousse, résultant par exemple d'un faux pas.

Il dit qu'il urine sans aucune difficulté, que les mictions ne sont pas plus fréquentes qu'avant l'accident, et que la quantité d'urine lui paraît normale.

Il m'a remis un échantillon d'urine qu'il avait rendue à la fin de mon examen. Cette urine est limpide, ne contient pas de sang ni de pus. Elle ne renferme pas non plus d'albumine.

Mais le blessé est resté infirme du fait de la fracture du bras droit, et du fait des troubles visuels.

État du bras droit. — Le bras droit est encore recouvert d'un pansement nécessité par une suppuration abondante qui se produit par une fistule formée au milieu de l'incision chirurgicale du 7 octobre dernier, incision qui est cicatrisée sur le reste de son étendue. — Par cette fistule sortent aussi de temps en temps de petits fragments osseux.

La fracture, qui siège à peu près à la partie moyenne du bras, n'est toujours pas consolidée. Les deux fragments sont entièrement mobiles l'un sur l'autre.

Pour soutenir le membre, l'avant-bras est constamment maintenu dans une écharpe. En raison sans doute de cette immobilisation prolongée, le coude est ankylosé. Il ne peut être étendu au delà de l'angle droit ; on réussit seulement à lui imprimer une légère flexion.

Le membre tout entier présente une atrophie considérable qui s'étend jusqu'aux muscles de la main.

Examen oculaire pratiqué par le M. Dr Péchin. — La vision est très diminuée ; elle permet seulement à ce malade de se conduire.

A droite la vision est de 1/30.

A gauche elle est nulle.

Les réflexes pupillaires sont normaux ; normale aussi la réaction accommodative et à la convergence. Pas d'inégalité pupillaire, et pas de signe d'Argyll-Robertson. Cette dernière constatation négative est utile au point de vue du diagnostic étiologique.

L'abaissement considérable de la vision à droite, 1/30, est dû à une chorio-rétinite. A gauche la cécité est complète ; il ne subsiste que la sensation lumineuse avec une orientation assez bonne. La cécité est due aux lésions rétino-choroïdiennes et à une cataracte complète qui a compliqué ces dernières.

Il ne s'agit pas ici de la rétinite brightique proprement dite, mais d'une chorio-rétinite qui relève des accidents pyoseptiques qui ont compliqué le traumatisme des voies urinaires.

La néphrite aiguë traumatique qui s'est développée quelques jours après l'accident (albuminurie, hématurie, anasarque) et n'a pas tardé à se compliquer d'un processus suppuratif de pyélo-néphrite est bien l'origine des lésions oculaires. Ce sont des lésions pyémiques d'ordre rénal.

Et, s'il en était besoin, ce diagnostic étiologique serait confirmé par les antécédents personnels du malade qui ne nous permettent de relever aucune affection capable de déterminer de pareilles lésions oculaires, et aussi par l'état très satisfaisant de la vision jusqu'au moment de l'accident.

Ces lésions sont incurables.

La cataracte de l'œil gauche peut être opérée, mais sans grand avantage pour le malade. Tout au plus cette opération pourrait-elle, au profit des lésions du fond de l'œil, remplacer la cécité actuelle absolue de cet œil gauche par un certain degré de vision, non utilisable pour un travail quelconque.

Néphrite infectieuse.

Mentionnons brièvement la néphrite qui peut compliquer une blessure située en un point quelconque du corps, acquérir une grande gravité, et même entraîner rapidement la mort, alors que la blessure primitive, parfois insignifiante, est déjà guérie.

La néphrite peut être la seule manifestation de l'infection.

Dans le cas suivant, il y avait d'autres lésions infectieuses, notamment une péritonite suppurée. Mais la néphrite était très intense et s'était développée très rapidement puisque le sujet est mort vingt et un jours après l'accident. Les blessures étaient très légères et consistaient uniquement en brûlures très superficielles et peu étendues.

Obs. XCIX (personnelle). — *Brûlures superficielles à la face et aux mains. Mort par néphrite et péritonite infectieuses.*

G..., 42 ans, a été brûlé le 12 octobre par l'explosion d'une lampe à gaz.

Les brûlures ont intéressé uniquement les parties découvertes du corps : la face et les mains, et ont été superficielles.

G... a été pris au bout d'une dizaine de jours de fièvre et de malaises qui sont devenus de plus en plus graves. Il est décédé le 2 novembre, vingt et un jours après l'accident.

Autopsie. — Putréfaction non commencée.

La face dorsale des mains et des poignets porte des traces de brûlures superficielles, se manifestant seulement par l'aspect furfuracé de l'épiderme et un peu de rougeur du derme sous-jacent.

Les cheveux et la barbe sont roussis. Sur le front, l'épiderme se détache en petites squames ; sur chaque région temporale il forme des écailles imbriquées, épaisses d'environ un millimètre.

Sur le tronc et sur les membres, il existe une éruption constituée par de petites macules irrégulières, d'un rouge intense, parfois ecchymotiques, et rappelant l'aspect d'une rougeole hémorragique.

Aucune lésion appréciable de l'encéphale et des méninges, non plus que des organes thoraciques.

L'estomac ne renferme qu'un peu de liquide jaunâtre. La muqueuse présente, au niveau du grand cul-de-sac, un piqueté hémorragique fort abondant.

On retrouve ce même piqueté hémorragique dans la première partie du duodénum. Il n'y a pas d'ulcérations.

La cavité péritonéale contient environ 200 centimètres cubes de liquide louche, et, dans le petit bassin, du pus verdâtre, épais et crémeux. Nulle part il n'y a de néo-membranes ; mais le péritoine est congestionné.

La rate est molle, augmentée de volume et pèse 180 grammes.

Le foie est pâle et jaunâtre.

La vessie est complètement vide.

Les reins sont très augmentés de volume ; ils pèsent : le gauche 140 grammes, et le droit 270. Ils sont pâles, de consistance mollasse, et s'étalent quand on les pose sur la table. Leur surface est lisse ; leur capsule s'enlève facilement.

Examen histologique. — Les lésions occupent surtout la substance corticale. Les tubes contournés sont augmentés de volume, remplis de cellules déformées, tuméfiées, dont le noyau peu apparent se colore mal ou pas du tout, dont le protoplasma est granuleux ou présente de larges vacuoles. Beaucoup de ces cellules sont tombées. La lumière des tubes est remplie par ces cellules en partie desquamées, et par un exsudat granuleux. — Un assez grand nombre de glomérules sont atrophiés, et l'espace qui s'étend entre eux et la capsule est rempli en partie par des cellules plates desquamées.

§ IV. — **Néphroptose traumatique.**

Bien que certains auteurs se refusent à faire une part au traumatisme dans l'étiologie du « rein flottant », l'opinion la plus générale, et que nous partageons pour notre compte, est que si le relâchement congénital ou acquis des moyens de contention du rein est la cause de beaucoup la plus fréquente du déplacement de cet organe, le traumatisme représente une autre cause qui peut agir même sans le secours de la première.

Quelques-unes des observations qui ont été publiées de néphroptose consécutive à un traumatisme du tronc nous paraissent convaincantes. Nous en avons observé nous-même trois cas, que l'on trouvera plus loin, et qui nous semblent aussi des exemples de ce déplacement traumatique du rein.

Le mécanisme suivant lequel le rein est chassé de son emplacement naturel est sans doute le plus souvent, sinon toujours, celui de l'énucléation, c'est-à-dire que l'organe se trouvant comprimé à son extrémité supérieure ou sur l'un de ses bords par le rapprochement brusque des parois du tronc ou des dernières côtes, est refoulé vers les parties voisines moins comprimées. — Le coup de brancard d'une voiture, le tamponnement entre deux wagons, qui figurent assez souvent dans les observations publiées, réalisent le mécanisme en question.

Sans doute le déplacement ainsi produit ne peut être d'emblée très considérable, sans quoi le rein serait arraché ou il y aurait de très grosses lésions des parties avoisinantes. Mais une fois que les moyens de contention de l'organe ont été affaiblis et en partie détruits par le traumatisme, le déplacement s'accentue peu à peu sous l'influence de la marche, de la fatigue, des efforts, etc. C'est ce qui a été noté en effet dans certaines observations.

Quelques auteurs admettent aussi un déplacement du rein par traumatisme indirect, tel par exemple qu'une chute sur les pieds, et même par un effort violent unique ou par une série d'efforts.

Une telle étiologie est a priori assez difficilement acceptable et les quelques observations qui ont été produites ne paraissent pas bien convaincantes. Il semble plus vraisemblable qu'il s'agit plutôt dans ces cas d'une néphroptose antérieure, augmentée ou rendue mal tolérée par la circonstance invoquée.

Dans la pratique des expertises, il y a toujours à envisager les deux points suivants :

1° Le déplacement constaté est-il bien la conséquence du traumatisme allégué ?

2° Quelles sont les conséquences du déplacement rénal; quel degré d'incapacité de travail entraîne-t-il ?

Il ne suffit évidemment pas qu'il soit établi qu'une contusion a porté sur l'une des régions sus-indiquées pour que le déplacement du rein soit attribué *ipso facto* au traumatisme. Il faut étudier toutes les circonstances particulières du cas, vérifier si le traumatisme par sa nature et sa violence était de nature à occasionner un déplacement, s'il a entraîné des symptômes plus ou moins nets de contusion rénale, rechercher aussi s'il n'existe pas une ptose d'autres organes, si l'état des parois du ventre n'indique pas une tendance au relâchement des divers viscères abdominaux.

Même quand tout concorde pour conduire à l'idée d'un déplacement traumatique, on pourrait toujours prétendre que l'accident n'a fait qu'augmenter une néphroptose existante; la preuve du contraire ne saurait être faite. Mais au point de vue de l'expertise le fait est sans grand intérêt, car ce qui importe c'est d'établir le préjudice subi par le blessé. Or ce préjudice consiste uniquement dans les douleurs et dans les troubles fonctionnels, et non pas dans le fait même du déplacement si celui-ci est parfaitement toléré comme il arrive parfois.

Ceci nous amène à la seconde question: Quelles sont les conséquences de la blessure?

Ici la tâche de l'expert devient plus difficile.

Dans bon nombre de cas, le déplacement du rein, quand il s'est effectué spontanément, peu à peu, très graduellement, n'occasionne ni douleurs ni gêne; presque tous les médecins ont eu l'occasion, en explorant l'abdomen pour une autre raison, de découvrir un « rein flottant » dont le déplacement était resté jusque-là tout à fait insoupçonné.

Le déplacement qui résulte d'un traumatisme peut-il être aussi bien supporté, après que les conséquences immédiates de la blessure ont disparu? Le fait est possible et c'est pourquoi il y a intérêt à examiner ou réexaminer le blessé assez longtemps après l'accident, comme cela a été fait par exemple dans l'observation C.

L'expert n'est pas en droit de nier la réalité des douleurs quand celles-ci sont bien décrites par le plaignant (douleurs augmentées par la marche, la station debout prolongée, les efforts, certains mouvements) et quand, pendant l'exploration de l'abdomen, le sujet accuse une douleur chaque fois que l'on déplace le rein, ou même, ce qui est plus rare, chaque fois qu'on le palpe.

Quant au degré d'incapacité permanente, à moins qu'il n'existe des complications spéciales, il consiste le plus souvent en l'impossibilité d'exercer un métier très fatigant, nécessitant des efforts fréquents, la marche et la station debout prolongées.

L'observation suivante nous paraît un exemple de déplacement traumatique du rein.

Il s'agit d'une jeune fille atteinte sur le flanc gauche d'un coup de brancard qui fractura les 8e, 9e et 10e côtes près du sternum. La compression de cette région avait donc été très violente et de nature à atteindre et à chasser le rein.

En effet, la blessée a présenté aussitôt des signes certains d'une forte contusion rénale, notamment l'hématurie constatée *de visu* par le médecin dès le lendemain de l'accident.

Le déplacement du rein constaté au moment de l'expertise nous a paru devoir être attribué au traumatisme, d'autant plus que depuis le jour de l'accident, la blessée n'avait cessé de souffrir du flanc gauche, et qu'au début les douleurs avaient été fort vives et accompagnées de fièvre.

OBS. C (personnelle). — *Coup de brancard sur le flanc gauche. Fractures des dernières côtes. Hématurie aussitôt après. Déplacement du rein gauche.*

La demoiselle R..., 20 ans, brocheuse, a été blessée le 15 janvier 1904. Elle a été atteinte par une voiture dont le brancard l'a heurtée sur le côté gauche de la poitrine et sur le flanc gauche.

Le médecin traitant a constaté le jour même de l'accident une vive douleur au niveau du rein gauche ; le lendemain la blessée lui ayant parlé d'hématuries, il l'a fait uriner devant lui et a constaté que l'urine était sanglante. Il aurait constaté aussi que le rein gauche était abaissé et augmenté de volume. La blessée avait de la fièvre (39,6). Elle était atteinte aussi de fracture des 8e, 9e et 10e côtes gauches, près du sternum.

La blessée a été obligée de garder le lit pendant trois mois, en raison des douleurs continuelles qu'elle éprouvait dans le ventre, et qui augmentaient à l'occasion de tous les mouvements du tronc. — Elle prétend que pendant cinq mois elle a continué à uriner du sang, mais à de longs intervalles, et toujours en assez petite quantité. On ne sait pas s'il y avait de l'albuminurie.

Premier examen, 4 juillet 1904, six mois après l'accident. — Déformation thoracique résultant de la fracture des dernières côtes gauches, près de leur insertion au sternum. Pas de lésions appréciables du poumon ni de la plèvre ; pas de troubles fonctionnels des organes thoraciques.

Le rein gauche est déplacé et mobile ; au moment de l'examen il est abaissé et reporté vers la ligne médiane. Il a conservé sa forme, sa consistance et ses dimensions à peu près normales. Il paraît très douloureux au toucher.

Les urines sont claires et ne renferment pas trace d'albumine.

Deuxième examen, 13 *avril* 1905, *quinze mois après l'accident.* — Même déplacement du rein, mais l'organe paraît moins douloureux à la palpation. Urines non albumineuses aucun signe de néphrite.

La blessée reconnaît qu'elle souffre moins. Les douleurs n'existent pas quand elle est au repos ; elles ne se feraient sentir qu'à la suite de la marche et des divers mouvements du tronc. Elles seraient beaucoup plus vives pendant les périodes menstruelles.

La conclusion du rapport a été que la demoiselle R... pouvait se livrer à un travail sédentaire, mais qu'elle n'était plus capable de reprendre son métier de contremaîtresse dans un atelier de brochage, métier qui l'obligeait à rester debout toute la journée, et à porter d'assez lourds paquets pour distribuer la besogne aux ouvrières.

Voici un autre cas dans lequel le traumatisme a consisté en un coup de brancard sur le côté droit du ventre en même temps qu'en une compression de l'abdomen entre deux voitures, et a entraîné, outre le déplacement du rein droit, un prolapsus utéro-vaginal, ce dernier ne s'étant manifesté qu'assez longtemps après l'accident.

On pourrait supposer qu'il existait antérieurement un certain degré de ptose abdominale, d'autant plus que la blessée était âgée de 53 ans. Mais cette femme n'avait jamais eu de grossesse ; le périnée était solide, et les parois abdominales peu relâchées ; il n'y avait aucun déplacement de l'autre rein.

Obs. CI (personnelle). — *Accident de voiture. Déplacement du rein droit et de l'utérus.*

La dame G..., 53 ans, marchande des quatre saisons, n'a jamais eu de grossesse et assure avoir toujours eu une bonne santé.

Le 26 avril 1904, elle se tenait debout à côté de sa petite voiture quand celle-ci a été heurtée par une autre voiture. La dame G... a été cognée sur le côté droit du ventre par un brancard, et serrée entre les deux voitures.

La blessée a été examinée le lendemain par le Dr L... ; elle se plaignait de souffrir au niveau de la fosse iliaque et du flanc droits, régions qui paraissaient fort douloureuses à la palpation.

La dame G... avait essayé au bout de quelques jours de reprendre son métier de marchande ; elle fut bientôt obligée d'y renoncer parce qu'elle souffrait toujours du côté droit du ventre ; elle avait aussi quelques pertes blanches et roses, bien que la menstruation eût cessé depuis plusieurs mois. Elle est entrée à l'hôpital le 9 mai, et y est restée sept jours ; son billet ne porte pas de diagnostic.

La blessée a ensuite essayé à diverses reprises de reprendre son métier de marchande de fleurs, mais chaque fois, dit-elle, elle a été obligée de rentrer chez elle après quelques heures seulement de travail.

Vers le milieu d'octobre, un jour qu'elle poussait sa voiture, elle sentit tout à coup quelque chose qui lui sortait par les parties ; elle rentra aussitôt chez elle, et vit qu'elle avait une « grosseur » hors de la vulve. Comme ses douleurs n'avaient pas beaucoup augmenté à la suite de cet incident elle attendit un mois avant d'aller consulter de nouveau le Dr L... Celui-ci constate que « la paroi vaginale antérieure et l'utérus débordent de deux centimètres environ entre les grandes lèvres ». Il ajoute que ce prolapsus n'existait pas lors de son précédent examen, c'est-à-dire le 8 juin.

A la date du 21 mars, le même médecin constate que le prolapsus a beaucoup augmenté.

Examen le 29 mars 1905, onze mois après l'accident. — La dame G... étant étendue sur un lit, dès qu'on découvre les parties génitales, on aperçoit une tumeur faisant saillie à travers la vulve qu'elle dépasse d'environ cinq centimètres. Son diamètre est d'environ quatre centimètres.

Cette tumeur est constituée par la paroi antérieure du vagin et par une partie du col de l'utérus. On la réduit facilement, mais la réduction ne peut être maintenue ; dès que la dame G..., étant encore couchée sur le lit, fait un mouvement, on voit apparaître la tumeur avec les mêmes dimensions qu'auparavant.

Les douleurs continuelles que la dame G... dit éprouver dans le côté droit de l'abdomen ne nous paraissant pas suffisamment expliquées par le prolapsus vaginal et utérin qui vient d'être décrit, nous avons procédé à l'examen de l'abdomen.

La palpation montre qu'il existe au côté droit du ventre, un peu au-dessus et en dedans de la fosse iliaque un corps de consistance ferme et égale, à surface lisse et régulière, à bords arrondis ; un de ces bords, plus long, se rapproche de la verticale et est légèrement convexe en dehors ; il se relie par un angle arrondi au bord inférieur qui est plus court. Cette tumeur est douloureuse au toucher ; elle est mobile. Après que tous ces caractères eurent été constatés par moi-même et par M. le Dr L..., médecin de la compagnie d'assurance, la tumeur, au moment d'une dernière exploration est remontée en haut et en arrière, et il n'a plus été possible, de la retrouver. Ces diverses constatations indiquent que la tumeur en question est constituée par le rein droit déplacé et devenu mobile, « flottant » pour employer le terme consacré.

On peut dire que suivant toute vraisemblance ce déplacement du rein droit a été occasionné par l'accident du 26 avril dernier. En effet, il n'est pas contesté que cet accident a occasionné une violente contusion sur le côté droit du ventre, c'est-à-dire qu'il a réalisé un traumatisme propre à déplacer le rein droit. En outre, depuis cette époque la dame G... n'a pas cessé de se plaindre de douleurs dans le côté droit du ventre, douleurs qui en effet accompagnent très souvent le déplacement et la mobilité anormale du rein.

En ce qui concerne le prolapsus vaginal et utérin, il est à remarquer que, d'après les déclarations de M. le Dr L..., il n'existait pas le 8 juin 1904. Il se serait produit ultérieurement, à l'occasion d'un effort que faisait Mme G... pour pousser sa voiture. Comme la dame G... n'a jamais eu de grossesse, comme elle assure n'avoir jamais souffert de la matrice, il semble probable que l'accident du 26 avril dernier a été la principale cause du prolapsus utéro-vaginal. La même violence qui a déplacé le rein droit a vraisemblablement agi sur les ligaments utérins pour les relâcher ; l'organe, mal maintenu, s'est déplacé, et à la suite d'un effort, il est apparu hors de la vulve, entraînant avec lui la paroi vaginale.

Ces deux infirmités (rein flottant, prolapsus vagino-utérin) sont incurables. Elles empêchent Mme G... de se livrer à un travail nécessitant des efforts (pour pousser une voiture à bras notamment) ou l'obligeant à marcher ou à rester debout une grande partie de la journée.

Mais la dame G... n'est pas incapable d'un travail sédentaire ; elle est en état de se livrer aux occupations qui ne nécessitent pas les fatigues sus-indiquées.

Enfin, dans le cas suivant, le traumatisme a encore consisté en un coup de brancard sur le côté droit du ventre. Il s'agissait d'une femme enceinte de quatre mois, et les douleurs qu'elle accusait constamment dans le côté droit depuis l'accident étaient attribuées à une chute de matrice. Cependant, après l'accouchement effectué à terme et dans des conditions normales, les douleurs dans le côté droit persistaient toujours, et ce fut seulement au moment de l'expertise que le déplacement du rein droit fut découvert. Il n'avait pas été cherché auparavant.

Dans ce cas il y avait sans doute antérieurement une tendance à la ptose, car le prolapsus de la paroi vaginale ne paraissait pas devoir être attribué à l'accident. Peut-être les moyens de contention du rein droit étaient-ils déjà affaiblis. Néanmoins la blessure nous a paru la cause du déplacement de ce rein, ou tout au moins des douleurs persistantes dudit organe, et cela pour des raisons qui se trouvent exposées dans le rapport d'expertise que nous reproduisons presque *in extenso*.

Obs. CII (personnelle). — *Femme enceinte de cinq mois. Accident de voiture. Déplacement du rein droit, prolapsus vaginal.*

La dame N..., 25 ans, exerce le métier de marchande ambulante de bouteilles. Le 28 juillet, elle tirait une voiture à bras quand celle-ci a été accrochée par un fiacre. Par suite du choc, la dame N... a été heurtée successivement par les deux brancards de sa voiture ; mais c'est surtout sur le flanc droit que le coup de brancard a été violent, dit-elle. Elle a été presque en même temps jetée à terre.

La dame N... a été d'abord conduite dans une pharmacie ; elle a pu ensuite, avec l'aide de son mari, regagner son domicile.

Cette dame, qui était enceinte d'environ cinq mois et demi, a consulté une sage-femme pour savoir si les douleurs que l'accident avait occasionnées dans le côté droit du ventre ne nécessitaient pas un traitement ou des précautions spéciales. — Elle en a reçu le conseil de garder le repos aussi complet que possible.

La plaignante dit qu'en effet elle a cessé de travailler depuis le jour de l'accident jusqu'au jour de son accouchement survenu le 13 novembre. Pendant tout ce temps, elle serait restée presque continuellement alitée, ne se levant que deux ou trois heures par jour pour vaquer à quelques-uns des soins de son ménage. Elle ne pouvait faire plus, dit-elle, non seulement parce qu'elle souffrait toujours du côté droit, mais encore parce que tout effort amenait une chute de la matrice qui apparaissait à la vulve, dépassant quelque peu l'orifice de celle-ci. La même chute de matrice se produisait aussi à l'occasion de chaque effort de défécation.

La plaignante est accouchée le 13 novembre. C'était son second accouchement, le premier s'était effectué facilement, dit-elle ; celui-ci aurait été plus long et plus douloureux. —

L'enfant est actuellement en bonne santé ; la dame N... n'a pas eu assez de lait pour le nourrir.

Un certificat de la sage-femme atteste qu'il n'existait pas de prolapsus utérin à la suite du premier accouchement, que celui-ci n'a été constaté qu'après l'accident du 28 juillet dernier.

Un certificat de médecin à la date du 27 septembre contient ce qui suit : « Elle se plaint d'une violente douleur dans la région abdominale droite, exaspérée par une légère pression. Cette douleur s'étend dans l'hypochondre droit et dans la région lombaire. A l'examen, on constate un prolapsus utérin très prononcé, avec déviation de l'organe à gauche.

De son côté, la compagnie d'assurance communique les deux lettres suivantes de ses médecins.

1° 9 août. Mme N... est enceinte et près du terme de sa grossesse ; elle a été renversée par une voiture dont les brancards lui ont heurté le côté droit de l'abdomen. Pendant les 48 heures qui ont suivi, la blessée n'aurait pas senti remuer le fœtus. Depuis, tout est redevenu normal, et la grossesse a suivi son cours sans douleurs et sans hémorragies. Mme N... peut être considérée comme guérie du traumatisme reçu ; elle se livre du reste à la partie de ses occupations que lui permet son état de grossesse ;

2° 28 novembre 1904 : « ... Mme N... a accouché, il y a quinze jours, d'un enfant à terme, sans complications et ce matin, m'a-t-elle dit, elle se levait pour le premier jour. Par conséquent, en dehors de craintes sérieuses que légitimait l'état de grossesse, il ne semble pas y avoir eu de blessure grave : contusion de l'abdomen n'ayant entraîné aucune complication spéciale propre à la grossesse, ayant provoqué une incapacité de quelques jours. On ne peut pas en effet tenir compte de l'incapacité relative pouvant résulter de la grossesse elle-même. »

La dame N... fait remarquer qu'aucun de ces deux médecins ne l'a examinée, et que par conséquent ils ne peuvent savoir quel est son état réel. Elle proteste contre le passage de leurs lettres qui la représente comme ayant repris ses occupations le 9 août ; elle renouvelle sur ce point les affirmations que nous avons reproduites plus haut.

Examen le 24 mars, huit mois après l'accident. — La dame N... prétend qu'elle n'est pas encore guérie de ses blessures ; qu'elle a toujours une « descente de matrice », que la moindre fatigue augmente beaucoup les douleurs qu'elle éprouve dans le flanc droit, et que pour cette raison elle a renoncé à exercer son métier de marchande de bouteilles, car elle est incapable de traîner la voiture à bras et de manier des objets pesants.

Invitée à préciser exactement le siège de ses douleurs, la dame N... désigne avec la main un point situé un peu au-dessus et en dedans de la fosse iliaque droite comme étant le siège principal des douleurs ; mais elle explique que celles-ci irradient dans presque tout le côté droit du ventre, et surtout dans la région lombaire droite. La plaignante ajoute que les douleurs en question se manifestent par crises provoquées le plus souvent par une fatigue ou un effort, mais survenant parfois aussi d'une manière spontanée, sans aucune cause appréciable.

Procédant à l'examen, on constate que le ventre, un peu volumineux, à parois assez flasques, est souple, et laisse la main le déprimer facilement. Cette palpation n'est douloureuse qu'au niveau et au-dessus de la fosse iliaque droite. On trouve à trois ou quatre centimètres à droite de la colonne vertébrale, et à peu près au niveau de l'épine iliaque antéro-supérieure, l'extrémité inférieure d'une tumeur à surface lisse et régulière dont la forme, les dimensions et la consistance sont celles du rein. Nous n'avons pu vérifier sa mobilité, car dès que l'on essaie de provoquer un déplacement, la dame N... donne les signes de la plus vive douleur.

M. le Dr B..., médecin de la compagnie d'assurances, fait remarquer que la dame N... pouvait être atteinte de ce déplacement avant l'accident du 28 juillet dernier.

A cette objection, nous répondrons qu'il paraît incontestable que ledit accident a produit une violente contusion sur le côté droit de l'abdomen. C'est même la seule blessure que la dame N... ait jamais accusée ; — dans le rapport du gardien de la paix qui a assisté à l'accident, il est dit : « Cette dame a été contusionnée au côté droit. »

Une telle contusion était de nature à produire le déplacement du rein droit. Il faudrait une coïncidence bien invraisemblable, pour que ce même rein eût été déjà déplacé auparavant.

Nous dirons donc qu'il est extrêmement vraisemblable que c'est bien l'accident du 28 juillet dernier qui a occasionné le déplacement du rein droit.

L'examen a porté ensuite sur les organes génitaux, spécialement sur la « descente de matrice » alléguée par la plaignante.

La dame N... étant couchée sur un lit, nous lui avons demandé de faire un effort, de « pousser ». Presque aussitôt, on voit apparaître hors de la vulve une petite tumeur de forme irrégulière, faisant à travers l'orifice vulvaire une saillie de 2 à 3 centimètres. — Cette tumeur n'est pas constituée par la matrice, mais bien par la paroi postérieure du vagin.

Quand on introduit le doigt dans le conduit vaginal, on ramène en même temps la tumeur, et on remet ainsi en place la muqueuse de la paroi postérieure du vagin. Cette paroi est non seulement très relâchée, mais encore poussée en avant par le rectum, lequel, au moment de l'examen, était rempli de matières fécales et faisait une saillie très marquée dans le vagin.

Le col de l'utérus n'est pas notablement abaissé. Pour l'atteindre, il faut introduire le doigt tout entier dans le vagin. Les efforts et les divers mouvements exercés par la plaignante non seulement ne le font pas descendre à la vulve, mais même ne le déplacent pas très sensiblement. — Le col est de dimensions normales ; il est reporté vers la gauche. L'utérus est bien mobile et les mouvements qu'on lui imprime ne provoquent aucune douleur.

En somme, l'accident du 28 juillet dernier ne paraît pas avoir occasionné de lésions notables de l'utérus. Il n'y a pas eu d'écoulement de sang par la vulve, pas de coliques utérines, la grossesse a suivi son cours normal ; l'accouchement s'est effectué à terme ; l'enfant est actuellement vivant et bien portant. La « descente de matrice », signalée dans les certificats produits, était en réalité, suivant toute vraisemblance, le prolapsus de la paroi postérieure du vagin qui existe encore aujourd'hui.

Il nous paraît difficile de rattacher ce prolapsus de la paroi abdominale à l'accident du 28 juillet dernier. Le traumatisme a porté en un point éloigné de cette région, et l'on ne voit pas par quel mécanisme il aurait pu provoquer la lésion en question. Celle-ci doit être considérée, à notre avis, comme s'étant produite peu à peu, sous l'influence peut-être du premier accouchement et d'une faiblesse naturelle des tissus.

Le déplacement du rein reste donc la seule lésion attribuable à l'accident.

Les troubles que ce déplacement du rein est susceptible d'occasionner sont extrêmement variables suivant les sujets ; tantôt ils ne consistent qu'en douleurs passagères, tantôt ils représentent des symptômes graves, parfois même très inquiétants.

Dans le cas actuel, nous ne saurions reconnaître si la dame N... est aussi incapable de travailler qu'elle le dit. Mais il nous paraît qu'elle éprouve réellement les douleurs dont elle se plaint, car la description qu'elle donne de celles-ci est conforme à ce que l'on observe habituellement en pareil cas. — D'autre part, cette dame n'a présenté jusqu'à présent ni les crises de douleurs extrêmement vives, ni les autres complications que provoque parfois le déplacement du rein, et comme il s'est écoulé près de huit mois déjà depuis l'accident, il est permis de croire que l'affection restera relativement bénigne.

Mais la dame N..., sous peine de s'exposer à des complications plus ou moins graves, devra garder des ménagements, éviter les fatigues, les efforts, renoncer à traîner une voiture à bras, à porter des fardeaux, et cela pendant de longues années, sinon définitivement.

ARTICLE II. — ORCHITE TRAUMATIQUE.

L'orchite résultant d'une contusion sur le scrotum a une gravité et une durée très variables non seulement suivant l'intensité du traumatisme, mais encore suivant le mode de réaction du blessé, et cela même quand le testicule était sain auparavant.

Nous avons vu par exemple un homme d'une cinquantaine d'années qui avait été surpris dans son lit par des cambrioleurs, et qui avait commencé à lutter contre eux. L'un des agresseurs lui saisit le scrotum qu'il tordit de toutes ses forces. La douleur fut si violente qu'elle occasionna un évanouissement complet. — Quand nous avons examiné cet homme deux ou trois jours après, le scrotum était ecchymosé sur toute son étendue ; l'un des testicules avait presque la grosseur du poing, l'autre était plus que doublé de volume. En une vingtaine de jours ces lésions étaient presque guéries, les testicules n'étaient plus douloureux, et au bout de trente-six jours il n'y avait plus trace de ces blessures.

Par contre, on voit parfois des orchites traumatiques traîner pendant de longs mois. Ce fâcheux résultat pourrait sans doute être parfois évité si un repos suffisant était accordé d'emblée au blessé, car la reprise prématurée d'un travail fatigant amène assez facilement une nouvelle poussée d'inflammation. Il est probable qu'il en a été ainsi dans le cas suivant.

Obs. CIII (personnelle). — *Contusion du testicule. Hématome du scrotum. Orchi-épididymite de longue durée. Légère atrophie du testicule.*

G..., 41 ans, employé de chemin de fer, a été blessé le 10 novembre dans les circonstances suivantes. Il soulevait une roue de voiture à l'aide d'un levier quand celui-ci s'est déplacé brusquement ; par suite de ce déplacement, l'autre extrémité du levier, qui passait entre les jambes de G..., a heurté celui-ci aux parties génitales.

Cette contusion a occasionné un hématome abondant du scrotum qui a été ponctionné par le médecin de la Compagnie. Celui-ci a déclaré G... guéri et en état de reprendre son travail à la date du 10 février. G... a repris en effet son service le 10 février et l'a continué régulièrement jusqu'au 24 du même mois. Mais, dit-il, il souffrait encore des parties génitales et ces douleurs devenaient chaque jour un peu plus vives. Il a donc demandé un nouveau congé ; mais la Compagnie le lui a refusé et l'a congédié.

Premier examen le 31 mars (près de cinq mois après l'accident). — La moitié droite du scrotum est très notablement plus volumineuse que la moitié gauche. Cette augmentation de volume tient à un épanchement infiltrant les diverses tuniques du scrotum, mais ne formant pas une collection nettement appréciable dans la séreuse vaginale.

Le testicule droit n'est pas augmenté de volume ; sa surface est régulière, et sa consistance est partout normale. Mais l'épididyme présente une induration uniforme avec légère augmentation de volume. La même induration se perçoit aussi sur le cordon spermatique, et sur toute sa portion accessible à la palpation. Cette induration s'accompagne aussi d'une légère augmentation de diamètre ; mais la surface du cordon est restée lisse et régulière.

Le sieur G... porte un suspensoir depuis qu'il a été blessé. Il explique qu'avec ce suspensoir il ne souffre pas, même s'il marche ou s'il reste debout, pourvu que ce ne soit pas pendant longtemps. Mais s'il prolonge la marche plus de deux heures par exemple, il commence à éprouver dans les parties génitales des douleurs qui vont ensuite en augmentant s'il continue à se fatiguer ; ces douleurs s'étendent alors dans l'aine et dans le bas-ventre. Le sieur G... assure que vers la fin de ses journées de travail qui comportent dix heures effectives d'occupations nécessitant la station debout continuelle, les douleurs en question deviennent intolérables.

La conclusion de cette première expertise a été que le sieur G... était encore en état d'incapacité temporaire pour deux mois.

Deuxième examen le 30 juin (plus de sept mois après l'accident). — Il reste à peine quelques traces de l'infiltration des tuniques du scrotum du côté droit. Le testicule droit a subi une atrophie non pas très considérable, mais bien appréciable par comparaison avec le côté opposé. L'épididyme présente encore une légère induration, mais son volume est à peine plus considérable que du côté gauche. De même le cordon spermatique est encore légèrement induré, mais sa surface est entièrement lisse et son volume ne dépasse pas sensiblement celui du cordon spermatique gauche.

G... reconnaît que son état s'est beaucoup amélioré; il ne souffre même plus du tout, mais il n'a pas encore repris ses longues journées de travail. — Il doit être considéré comme guéri.

Dans ce cas, l'orchite a abouti à une atrophie du testicule, ce qui arrive fréquemment. Mais il n'en est pas toujours ainsi. Le testicule peut rester très longtemps tuméfié, après que les douleurs ont cessé et que l'ouvrier a repris son travail.

C'est ce que montre l'observation suivante.

Elle concerne un homme qui, en tombant à califourchon sur une barre de fer, fut atteint de rupture de l'urètre et d'orchite gauche. Il guérit assez vite, et reprit son métier de palefrenier qu'il exerça sans difficultés pendant près de deux ans, bien que le testicule gauche fût resté volumineux. Il reçoit ensuite un coup de pied de cheval qui l'a atteint au niveau de ce même testicule gauche. — Le coup avait été violent, puisqu'il a fallu, au bout d'une quinzaine de jours, pratiquer une incision pour évacuer un hématome. La contusion du testicule a cependant guéri assez rapidement car l'ouvrier a repris spontanément son travail quarante-deux jours après l'accident.

Obs. CIV (personnelle). — *Deux orchites traumatiques successives du même testicule.*

L..., 41 ans, palefrenier, a reçu un coup de pied de cheval le 12 février 1905 vers cinq heures du soir. Ce coup l'aurait atteint aux parties génitales, plus particulièrement au niveau du testicule gauche, qui serait devenu aussitôt douloureux, et aurait bientôt commencé à gonfler. — L... a pu cependant continuer le peu de travail qui lui restait à accomplir pour terminer sa journée. Mais le lendemain matin, quand il a voulu se lever, le testicule était devenu beaucoup plus gros, et il était tellement douloureux pendant la station debout, que L... n'est pas allé à son travail, et qu'il a fait la déclaration d'accident.

Il a été soigné d'abord par les médecins de la compagnie d'assurance, qui lui ont prescrit notamment le repos au lit, qui a été gardé pendant seize jours. L..., trouvant que son état ne s'améliorait pas, est entré le 1er mars à l'hôpital où il est resté jusqu'au 19 mars. On lui a fait, au niveau de la moitié gauche du scrotum, une incision par laquelle il serait sorti une grande quantité de sang liquide. — A la suite de cette opération, il aurait été soulagé, et huit jours après sa sortie de l'hôpital, c'est-à-dire le 27 mars, il a repris son travail qu'il a continué depuis lors.

On voit actuellement sur la partie postérieure et gauche du scrotum la cicatrice récente d'une incision verticale, longue d'environ 5 centimètres. — Le testicule gauche est tuméfié ; son volume est presque le double de celui du testicule droit. On sent à la palpation l'épididyme qui est un peu tuméfié, et qui présente une induration uniforme. La palpation de l'organe ne provoque pas de douleurs notables. Le sieur L... déclare d'ailleurs qu'il ne souffre plus du testicule, qu'il éprouve seulement quelques douleurs dans l'aine, mais qu'elles ne l'empêchent pas de travailler.

Il convient d'ajouter que le sieur L... avait déjà été blessé le 17 décembre 1903. Il était tombé à califourchon sur une barre de fer et avait été atteint ainsi de rupture du canal de l'urètre et d'orchite du testicule gauche. Il a été traité de ces blessures à l'hôpital, où il a subi l'opération de l'urétrothomie, et où il est resté du 17 décembre 1903 au 12 janvier 1904. — Le plaignant reconnaît qu'à la suite de cet accident le testicule gauche était resté gonflé, mais un peu moins, qu'il ne l'est actuellement.

Le testicule gauche est donc redevenu aujourd'hui à peu près ce qu'il était avant l'accident du 12 février dernier ; la tuméfaction qui subsiste encore actuellement est imputable à l'accident antérieur, celui de décembre 1903.

L'orchite traumatique est très souvent une orchi-épididymite ; c'est même au niveau de l'épididyme que les lésions restent le plus longtemps appréciables. L'inflammation peut même s'étendre au cordon spermatique et remonter plus ou moins haut sur celui-ci.

L'orchi-épididymite est peut-être susceptible d'entraîner des douleurs s'irradiant dans le ventre, et par voie réflexe, des nausées et des vomissements. C'est ce qui se serait produit dans le cas suivant, si l'on pouvait s'en rapporter aux déclarations du blessé. Mais de telles déclarations qui ne reposent sur aucun témoignage, qui contrastent avec le peu d'importance et presque la nullité des lésions locales, ne sauraient être acceptées sans réserve dans une expertise.

Obs. CV (personnelle). — *Orchite par contusion. Varicocèle ancien.*

W..., 34 ans, terrassier, a été blessé le 25 juin. Il est tombé, et dans cette chute les parties génitales ont heurté contre un rail.

En raison de la douleur qu'il éprouvait, W... a été obligé d'interrompre aussitôt son travail. Il a été soigné par les médecins de la compagnie d'assurance qui ont reconnu l'existence de la contusion et de l'orchite consécutive, et qui l'ont ensuite déclaré guéri et en état de reprendre son travail à dater du 9 juillet suivant.

W... qui ne se trouvait pas guéri, est allé à la consultation de l'hôpital, où on lui a délivré, à la date du 9 juillet, un certificat contenant ce qui suit :

« W..., est soigné à la consultation pour une orchite gauche avec hydrocèle, suite d'un traumatisme récent de la région périnéo-scrotale ; cet accident nécessite un repos d'une quinzaine de jours. »

Premier examen le 5 *septembre (un peu plus de deux mois après l'accident).* — W... déclare qu'il est encore incapable de reprendre son travail. Il prétend que lorsqu'il a marché quelque temps, par exemple plus d'une heure, il éprouve des douleurs dans le testicule gauche, que s'il persiste à marcher plus longtemps, ces douleurs s'étendent dans tout le ventre, et finissent par s'accompagner de nausées qui ont abouti plusieurs fois à des vomissements alimentaires.

W... est atteint d'un léger varicocèle gauche, qui est certainement bien antérieur à l'accident. Il a aussi des varices volumineuses du membre inférieur *droit*, qui auraient motivé son exemption du service militaire.

Le testicule gauche est un peu plus volumineux que le droit ; mais sa surface est lisse, sa consistance est normale, et il n'est pas douloureux à la pression. L'épididyme présente une tuméfaction bien notable, mais pas très considérable ; relativement au côté droit, son diamètre n'est pas doublé. Sa consistance est partout égale ; on n'y trouve pas de noyaux indurés.

L'hydrocèle signalée le 9 juillet n'existe plus.

En somme, l'orchi-épididymite est aujourd'hui à peu près guérie. La légère tuméfaction qui subsiste encore ne paraît pas de nature à expliquer les douleurs alléguées par le plaignant. Un traitement médical n'est plus nécessaire. W..., en portant un suspensoir convenablement ajusté, est en état de reprendre son travail.

Deuxième examen le 6 *novembre (plus de cinq mois après l'accident).* — W... n'a toujours pas repris son travail. Il prétend qu'il éprouve encore les mêmes douleurs accompagnées parfois de nausées et de vomissements alimentaires. Il produit un nouveau certificat médical, attestant que depuis l'examen précédent, il a eu « de l'œdème du scrotum et du cordon spermatique ».

Aujourd'hui, il n'y a aucune trace de cet œdème. Le testicule gauche a repris à peu près son volume normal. Il y a encore une légère tuméfaction de l'épididyme, mais moindre que lors du précédent examen. — Si les douleurs dans le ventre, les nausées et les vomissements existent réellement (ce qu'il est impossible de vérifier) leur relation avec l'accident du 25 juin dernier n'est nullement démontrée.

Il n'est pas impossible qu'une contusion du testicule, suffisante pour entraîner une orchite, n'occasionne pas d'ecchymoses du scrotum, ni d'autres marques extérieures de violences. Mais pour que l'origine traumatique de l'orchite soit admise, il faut que la réalité du coup soit établie par des témoignages précis et formels.

On sait en effet combien est fréquente l'orchite blennorrhagique. Les ouvriers ont naturellement une grande tendance à rapporter à un coup insignifiant, ou même tout à fait imaginaire, l'orchite qui apparaît au cours de la blennorrhagie. Il arrive encore assez souvent que ni le médecin traitant, ni le médecin de la compagnie d'assurance ne songent à vérifier dès le début l'existence ou l'absence de la blennorrhagie. Au moment de l'expertise, la blennorrhagie, si elle existait, a presque toujours disparu.

L'expert a donc le devoir de rechercher toujours la preuve du traumatisme allégué, et s'il ne l'obtient pas, d'exprimer le doute qui s'impose sur la cause de l'orchite.

C'est ce qui est arrivé dans le cas suivant où probablement le blessure, tardivement déclarée par l'ouvrier et attestée par deux de ses camarades, n'avait jamais existé. Après avoir indiqué le motif de ses doutes, l'expert laisse au magistrat le soin d'apprécier si les témoignages produits doivent ou non être reçus.

Obs. CVI (personnelle). — *Orchite prétendue traumatique. Réalité douteuse du traumatisme.*

B..., 33 ans, ouvrier mouleur, dit avoir été blessé le 11 juillet dans les circonstances suivantes : il cherchait à retirer des lames d'acier qui se trouvaient dans un casier où elles étaient fortement serrées les unes contre les autres ; en tirant sur un paquet de ces lames, celui-ci est sorti brusquement et est venu le heurter au niveau du testicule droit.

B... dit qu'aussitôt après le testicule a commencé à gonfler et qu'au bout de quelques heures il avait le volume du poing; il serait devenu en même temps fort douloureux. En raison de ces douleurs et aussi de la fièvre qui n'aurait pas tardé à apparaître, B... aurait été obligé de garder le lit pendant huit jours.

Il a été soigné par M. le Dr S... qui lui a délivré le certificat suivant : « J'ai soigné M. B... depuis le 11 juillet pour une orchite qui l'a rendu incapable de travailler jusqu'au 20 août ; à partir de cette époque, le testicule n'étant plus douloureux et ayant notablement diminué de volume, la guérison était suffisante pour permettre la reprise des occupations. »

Examen le 11 septembre (deux mois après l'accident). — Le testicule droit est à peu près doublé de volume, de consistance uniforme, à surface lisse et régulière. L'épididyme présente une tuméfaction relativement plus considérable que celle du testicule avec une induration très marquée. La pression sur l'épididyme paraît assez douloureuse, tandis que sur le testicule elle ne l'est pas plus que du côté gauche. — Pas d'épanchement dans la tunique vaginale.

Le testicule gauche ne présente aucune lésion.

Il n'y a pas de trace d'urétrite ; B... assure qu'il n'en a jamais eu.

B... ne souffre plus. Il est prêt à recommencer son travail, et s'il ne l'a pas repris plus tôt, c'est, dit-il, qu'il craignait une rechute, et qu'il voulait que son état fût constaté par un expert.

La compagnie d'assurance fait la remarque suivante : « Il paraît qu'à présent deux ouvriers viennent dire que B... a reçu un coup sur le testicule. A notre médecin qui l'a visité le 12 juillet, il a dit n'en avoir reçu aucun. Le médecin traitant qui l'a vu le jour même de l'accident ne parle pas de la cause de l'orchite, et il ne signale ni ecchymoses ni traces quelconque de violences. »

En réponse à cette objection, l'ouvrier maintenait qu'il avait reçu un coup ayant rendu les bourses « toutes noires ». Il a été invité à faire compléter sur ce point le certificat de son médecin ; mais il a prétendu n'avoir pu retrouver celui-ci.

Les conclusions du rapport ont donc été les suivantes :

B... a été atteint d'une orchite aiguë actuellement en voie de guérison et permettant dès maintenant la reprise du travail.

Il est impossible aujourd'hui de reconnaître si cette orchite a été occasionnée par un coup ; le fait ne pourrait être établi que par des témoignages dignes de foi relativement à la réalité de ce coup et à ses conséquences immédiates.

Orchite par effort. — En dehors du traumatisme véritable par contusion extérieure, un effort violent semble capable de produire une orchite.

A vrai dire, ces orchites par effort semblent très rares, si l'on soumet à une critique sévère les observations publiées. Actuellement, les chirurgiens n'en admettent même l'existence qu'avec beaucoup de réserves.

A la Société de chirurgie (décembre 1902) M. Monod s'exprimait ainsi : « On réunit sous la dénomination d'orchite traumatique deux ordres de faits les uns caractérisés par une tuméfaction épididymaire d'origine traumatique, par suite de ruptures vasculaires simulant l'épididymite, les autres correspondant à des cas d'épididymite vraie, où une infection d'origine urétrale semble être la cause réellement efficiente, même lorsque le traumatisme a précédé l'apparition de la lésion, et a ouvert ainsi la porte à l'infection. » — M. Bazy ajoutait : « Sauf de très rares exceptions, les épididymites ne se développent pas en l'absence d'une infection urétrale ; mais dans les cas que l'on serait tenté d'attribuer au traumatisme, il n'est pas toujours facile de reconnaître l'existence de cette infection. »

Si cette infection latente est difficile à reconnaître pour le chirurgien qui donne ses soins dès le début, elle le sera encore bien plus pour l'expert qui ne voit le plaignant qu'au bout de plusieurs semaines.

Voici un cas où les difficultés ont été grandes pour l'expert, d'autant plus que le principal argument invoqué en faveur d'une orchite par infection était un examen bactériologique de filaments urinaires, pratiqué pour le compte de la compagnie d'assurance, et qui ne pouvait plus être fait au moment de l'expertise, les urines étant redevenues parfaitement limpides. Il faut assurément tenir grand compte d'un examen pratiqué par un confrère honorable et compétent, mais d'autre part, le blessé ou son conseil a le droit de protester contre des résultats qu'il n'a pas été à même de faire contrôler, et que l'expert n'a pas vérifiés. La compagnie d'assurance, sur le conseil de ses médecins, a cependant reconnu que « l'effort » avait joué un certain rôle dans le développement de l'orchite.

Obs. CVII (personnelle). — *Orchite de longue durée consécutive à un effort. Influence probable d'une infection antérieure des organes génitaux.*

F..., 29 ans, ébéniste, était occupé, le 22 octobre 1902, à serrer des châssis, quand une vis lui ayant échappé, il est tombé par terre avec une certaine violence. Il a aussitôt éprouvé une vive douleur dans le testicule gauche, bien qu'il n'ait reçu ni coup ni heurt sur les parties génitales, ainsi que lui-même le reconnaît. Il n'y a d'ailleurs pas eu la moindre ecchymose sur le scrotum, ni sur les régions voisines.

Le médecin du blessé atteste que celui-ci a été atteint « d'orchite traumatique gauche sans aucun signe de blennorrhagie ».

F... avait recommencé son travail le 14 novembre; mais, sans cause nouvelle, il a été repris d'une deuxième orchite sur le même testicule, le 14 janvier 1903.

La compagnie d'assurance a fait examiner le plaignant par un médecin spécialiste, lequel écrit, à la date du 30 janvier 1903 :

« M. F... est bien réellement atteint d'orchite épididymique; l'examen du canal de l'urètre paraît normal; le malade nie tout antécédent vénérien récent; il aurait eu, vers l'âge de 14 ans, un écoulement et plus rien depuis. — Le toucher rectal montre une prostate augmentée de volume, légèrement douloureuse. Nous avons pratiqué l'examen bactériologique des filaments recueillis dans l'urine du matin, et nous avons pu y constater la présence de diplocoques présentant les caractères généraux du gonocoque, sans que nous puissions affirmer en toute certitude qu'il s'agit bien de gonocoques... Pour nous, l'effort n'a eu ici qu'un rôle accessoire, occasionnel, la cause vraie de l'orchite étant l'infection latente de l'appareil génital, infection dont nous trouvons la preuve dans l'état de la prostate et dans le résultat de l'examen microscopique... Il nous semble que le cas ressortit en partie de la loi sur les accidents du travail : mais pour la seconde poussée, due à la reprise du travail et à la fatigue s'ajoutant à la même cause toujours existante (infection générale) nous ne croyons pas pouvoir établir entre les deux une corrélation suffisante pour maintenir le droit à l'indemnité. »

Examen le 9 avril 1903 (six mois après l'accident). — Le testicule gauche est considérablement tuméfié ; il est à peu près doublé de volume par rapport au testicule droit. — En palpant la glande, on constate que l'augmentation de volume porte sur le testicule même, et plus encore sur l'épididyme qui présente une induration très marquée.

Il n'y a pas d'écoulement du canal de l'urètre ; en comprimant la verge depuis sa racine jusqu'à son extrémité on ne fait pas sortir la moindre trace de pus ou de mucus par le méat urinaire. — Le plaignant a uriné en notre présence (il était 11 heures et demie du matin). L'urine est parfaitement limpide et ne contient aucun filament. Cette urine, au bout de 24 heures, ne présentait pas de dépôt.

En pratiquant le toucher rectal nous avons constaté que la prostate avait un volume un peu supérieur à la moyenne, avec une surface lisse, régulière, de consistance normale. Le sieur F... a dit n'éprouver aucune douleur pendant cette exploration.

On ne constate donc pas actuellement de traces d'une affection blennorrhagique, cause de beaucoup la plus fréquente d'orchi-épididymite. On ne constate pas non plus de signes de tuberculose, autre cause de l'orchi-épididymite.

Malgré cela, il est douteux que l'accident du travail allégué ait suffi, à lui seul, à occasionner l'orchi-épididymite. Cet accident ne paraît pas avoir produit une contusion véritable, car il n'est fait mention d'aucune trace extérieure de blessures dans le certificat du médecin traitant, et le plaignant lui-même dit ne pas avoir eu d'ecchymose sur le scrotum. Il s'agirait donc d'un effort, fait au moment où le sieur F... est tombé à terre.

Il est invraisemblable qu'un simple effort ait produit à lui seul une orchi-épididymite aussi intense et aussi tenace. Il est très probable qu'au moment de l'accident le plaignant avait conservé, sans doute à son insu, les germes d'une infection blennorrhagique (ou autre) des parties génitales, et le fait est rendu plus vraisemblable par les constatations qu'a faites M. le Dr X... en janvier 1903.

Quoi qu'il en soit, on ne saurait refuser à l'accident du 22 octobre dernier, qui est dûment attesté, le rôle de cause provocatrice de l'orchi-épididymite. Quant à la rechute qui s'est produite en janvier 1903, elle est attribuable à la reprise prématurée du travail.

Conclusions. — 1° Le sieur F... est atteint d'orchi-épididymite du testicule gauche, affection attribuable à l'accident du 22 octobre dernier, agissant en tant que cause occasionnelle, la cause principale étant sans doute une infection antérieure qui pouvait être totalement ignorée du plaignant;

2° L'orchi-épididymite rend le sieur F... incapable de travailler régulièrement. Cette incapacité de travail persistera encore au moins quatre à six semaines à dater d'aujourd'hui.

Voici encore un cas où l'orchite est apparue à la suite d'un effort. Ici l'évolution ultérieure a montré de la façon la plus évidente qu'il s'agissait d'une tuberculose testiculaire. Mais l'ouvrier, qui était bien portant en apparence et qui travaillait régulièrement jusqu'au jour de l'accident, croit de bonne foi que celui-ci a été la cause de tout le mal ; les magistrats eux-mêmes sont peut-être portés à partager cette manière de voir. — L'expert doit montrer que le rôle de l'effort n'a été que celui d'une cause occasionnelle minime.

Obs. CVIII (personnelle). — *Orchite aiguë à la suite d'un effort allégué. Tuberculose des deux testicules.*

B..., 39 ans, terrassier, déclare que le 23 septembre 1900,

il faisait un violent effort pour soulever une pierre d'enviro un mètre cube, quand tout à coup, sous l'influence seule d cet effort, et sans qu'il ait subi aucun choc, il ressentit dan le testicule gauche une douleur tellement vive qu'il fut oblig de quitter aussitôt son travail. Il assure que dès le lendemai le testicule était gonflé et presque doublé de volume.

Le médecin de la compagnie d'assurance écrit le surlende main 25 septembre : « B... est atteint d'une orchite gauch qu'il dit être survenue après un effort. Je ne constate pa actuellement d'écoulement de l'urètre, permettant de rattacher l'orchite à cette cause, mais il me paraît douteux qu cette affection puisse être rangée dans la catégorie des accidents du travail. »

B..., qui continuait à être soigné par les médecins de la compagnie d'assurance, ne guérissait pas : un peu plus d'un mois après l'accident, il commença à souffrir du testicule droit. Le 15 novembre, il est entré à l'hôpital où il est resté quinze jours ; son billet porte comme diagnostic : « Orchite double ». — A partir de ce moment, il a fait une série de séjours à l'hôpital, tous motivés par l'état des testicules, c'est-à-dire par « orchite bacillaire », diagnostic inscrit sur tous les bulletins de sortie. C'est le testicule *droit* qui est devenu le plus malade. Deux incisions y ont été successivement pratiquées par le chirurgien.

Examen le 13 novembre 1902, plus de deux ans après l'accident.

On voit sur le côté droit du scrotum une cicatrice d'incision chirurgicale, longue de 4 centimètres, adhérant sur toute son étendue au testicule droit.

Celui-ci a conservé à peu près son volume normal ; il paraît fort douloureux au toucher, ce qui rend l'exploration assez difficile. On peut constater cependant que, sauf au niveau de la cicatrice, sa surface est régulière, que sa consistance est uniforme sans points d'induration ou de ramollissement. L'épididyme est un peu augmenté de volume et sa consistance est dure ; on y sent quelques bosselures mal limitées.

Le testicule gauche est plus volumineux ; on ne constate pas d'inégalités à sa surface, ni de points d'induration ou de ramollissement. Il en est de même pour l'épididyme qui paraît seulement un peu augmenté de volume.

B. n'a pas travaillé depuis deux ans en raison des douleurs qu'il éprouve dans les testicules. Ces douleurs ne se font guère sentir qu'à la suite d'une fatigue. Cependant elles surviennent quelquefois par crises durant plusieurs jours ; à la suite des deux interventions chirurgicales, elles ont été très vives et s'étendaient jusqu'aux reins.

Il n'y a jamais eu de troubles de la miction.

B... ne se plaint pas de sa santé générale si ce n'est qu'il n'a pas d'appétit, et qu'il a beaucoup maigri. Il ne tousse pas, dit-il, et en effet l'auscultation et la percussion de la poitrine ne révèlent pas de lésions appréciables des poumons ni des plèvres.

Après discussion, les conclusions de l'expertise ont été les suivantes :

1° B... a été atteint, le 23 septembre 1900, d'orchite aiguë du testicule gauche ;

2° Un mois après environ, il a été pris d'orchite du testicule droit. Ces deux orchites ont évolué en présentant les caractères de la tuberculose ; elles ont nécessité plusieurs séjours à l'hôpital, et deux interventions chirurgicales. Elles ont rendu B... incapable, depuis le 23 septembre 1900 jusqu'à aujourd'hui, de se livrer à aucun travail régulier. Il est impossible de prévoir quelle sera la durée de cette incapacité de travail ;

3° B... était atteint, avant le 23 septembre 1900, de tuberculose testiculaire, tout au moins à l'état de germe. Si cette tuberculose a pris brusquement ce jour-là une marche aiguë et une aggravation considérable, on peut admettre, bien que le fait ne soit pas certain, que c'est sous l'influence de l'effort violent que B... dit avoir fait.

Mais il convient d'ajouter que cet effort n'aurait eu que des conséquences peu graves chez un individu sain, et d'autre part que la double orchite tuberculeuse aurait pu se développer chez B... sans l'influence de l'effort allégué.

CHAPITRE VII

AFFECTIONS TRAUMATIQUES DU SYSTÈME NERVEUX

ARTICLE I. — ENCÉPHALE.

§ I. — Hémorragies méningées.

Il y a lieu de distinguer ces hémorragies en extra et intra-méningées suivant qu'elles se font entre la dure-mère et la paroi crânienne, ou bien dans la cavité arachnoïdienne.

Hémorragies extra-méningées.

La rupture de l'un des rameaux de l'artère méningée est ordinairement le résultat d'une fracture du crâne, le trait de cette fracture passant au niveau du sillon osseux qui loge le vaisseau.

L'hémorragie résultant de cette déchirure artérielle se produit entre la dure-mère et la face interne du crâne. Elle s'effectue sans doute assez lentement, en raison de la difficulté qu'éprouve le jet artériel à décoller la dure-mère, et elle s'arrête quand la compression exercée par l'encéphale est suffisante pour faire obstacle à la pression sanguine. Aussi trouve-t-on toujours à l'autopsie un épanchement sanguin de même volume. Il forme un caillot homogène, représentant une sorte de lentille dont la plus grande épaisseur est de 3 à 4 centimètres, et le diamètre d'une douzaine de centimètres.

Soit parce que l'hémorragie se fait réellement avec une assez grande lenteur, soit parce que les effets de la compression cérébrale ne se font sentir qu'au bout d'un certain temps, il est certain que les symptômes de l'hémorragie ne sont pas immédiats.

Quand le traumatisme crânien n'a pas occasionné en même temps une commotion cérébrale, la blessure paraît d'abord insignifiante, et ce n'est qu'au bout d'une ou plusieurs heures que sa gravité commence à apparaître.

Dans la pratique médico-légale on a souvent l'occasion de voir des faits de ce genre, tels par exemple que le cas suivant qui peut servir de type : Un écolier de 14 ans reçoit d'un de ses camarades un coup d'échasse sur la tête. Il était alors 11 heures du matin ; l'enfant continue à jouer jusqu'à la fin de la récréation, va au réfectoire et commence son déjeuner ; mais à midi un quart il est pris de vomissements, perd connaissance à une heure, et meurt à 3 heures.

Voici un cas analogue, relatif à un accident du travail. Les symptômes pendant la courte survie ont été notés à l'hôpital.

Obs. CIX (personnelle). — *Chute, fracture du crâne intéressant l'artère méningée ; hémorragie extra-méningée ; pas de symptômes immédiats ; mort le lendemain.*

L..., ouvrier d'une trentaine d'années, fait une chute dans la matinée du 26 janvier. Il se relève seul, et continue à travailler. Quelques heures après il perd connaissance, et on le conduit à l'hôpital. « Il y est arrivé, dit l'interne, à 5 heures du soir. Examiné à ce moment, le malade a présenté quelques mouvements convulsifs du membre supérieur gauche ; la résolution musculaire est complète, l'anesthésie presque absolue ; les réflexes ont disparu, les sphincters sont relaxés. Le coma est bientôt complet. Il y a de l'inégalité pupillaire. La température s'élève à 41,2 ; le pouls devient fréquent, la respiration s'embarrasse, et la mort a lieu dans l'asphyxie progressive le 27 janvier à midi sans qu'il soit possible d'en déterminer la cause. »

Autopsie le 12 février (exhumation). — Putréfaction relativement peu avancée. Aucune trace extérieure de blessures sur le corps.

Au-dessous du cuir chevelu, à la région fronto-pariétale gauche, ecchymose de 9 centimètres de diamètre et 2 à 3 millimètres d'épaisseur. Sur le côté droit du crâne, autre ecchymose bien moins épaisse, mesurant 10 centimètres de longueur sur 7 à 8 de largeur.

Fracture par diastasis de la suture fronto-pariétale gauche, commençant au niveau du temporal, et après un trajet d'un centimètre à peine rejoignant la suture fronto-pariétale qui est disjointe ensuite non seulement jusqu'à la ligne médiane, mais encore à 4 ou 5 centimètres au delà de celle-ci sur le côté droit du crâne. L'un des rameaux de l'artère méningée se trouve divisé par le trait de fracture.

Entre la dure-mère et les os pariétal et frontal gauches se trouve un caillot mesurant 12 centimètres de longueur sur 3 à 4 centimètres de plus grande épaisseur.

Le cerveau ne présente pas de traces de contusions ni de lésions quelconques. Il en est de même des autres parties de l'encéphale.

Congestion et œdème des poumons ; rien d'intéressant sur les autres organes.

Il est inutile de multiplier ces exemples. D'autres cas que nous avons observés sont la reproduction du même type : traumatisme, pas de troubles bien notables pendant une ou plusieurs heures, puis apparition de maux de tête, vertiges, coma, le tout aboutissant à la mort dans un délai qui dépasse rarement 24 ou 36 heures.

Bien entendu, il est d'autres cas où le traumatisme crânien a produit en même temps des contusions ou une commotion cérébrale; le blessé tombe alors immédiatement dans le coma qui se prolonge ordinairement jusqu'au moment où se produisent les effets de la compression par l'hémorragie extra-méningée.

Hémorragies intra-méningées.

Il convient de mettre à part celles de ces hémorragies qui se produisent chez des sujets atteints de pachyméningite (lesquels sont presque toujours des ivrognes invétérés).

La pachyméningite se reconnaît facilement à l'autopsie; on voit en effet sur la face interne de la dure-mère une couche plus ou moins abondante de néo-membranes, en général très vasculaires. L'hémorragie se produit dans ces néo-membranes sous l'influence de causes occasionnelles très diverses: ivresse plus profonde que d'autres fois, émotions, traumatisme même très léger du crâne.

En pareils cas, c'est la pachyméningite qui est la véritable cause de la mort, et quand bien même l'accident du travail aurait produit une contusion du crâne, l'expert doit faire ressortir que cette blessure n'a été que la cause occasionnelle d'une hémorragie qui était imminente.

Les hémorragies méningées et sans pachyméningite reconnaissent deux causes principales: l'alcoolisme et le traumatisme.

Les hémorragies intra-méningées sont assez fréquentes chez les ivrognes et se produisent habituellement à la suite d'un accès d'ivresse. Elles sont ordinairement beaucoup plus abondantes d'un côté que d'un autre, mais il est rare, croyons-nous, qu'elles soient tout à fait unilatérales. — Souvent il existe en même temps des noyaux d'apoplexie pulmonaire. — Enfin, comme la mort est en général assez rapide, on peut quelquefois constater à l'autopsie les signes de l'ivresse aiguë.

Ces caractères et aussi l'absence de traces d'un traumatisme crânien permettent de reconnaître la véritable cause de l'hémorragie, et d'écarter l'hypothèse d'un accident du travail.

Un traumatisme peut produire une hémorragie méningée mortelle, même quand le crâne n'a pas été fracturé. Cette hémorragie peut être extra ou intra-dure-mérienne. Pour le premier cas, il n'y a rien à ajouter à ce qui a été dit plus haut.

L'hémorragie intra-méningée traumatique est ordinairement limitée à un seul côté du crâne, mais non pas constamment. Presque toujours on trouve en même temps des traces de contusions en un point quelconque des enveloppes du crâne, parfois même sur le cerveau. Ces caractères indiquent que l'hémorragie résulte bien d'un traumatisme.

Il y a des cas cependant où la solution du problème est beaucoup moins facile.

L'évolution de l'hémorragie intra-méningée n'est pas régulière comme celle de l'hémorragie occasionnée par la rupture de l'artère méningée. D'après quelques cas où nous avons pu avoir des renseignements assez précis, nous croyons qu'ici encore la perte de connaissance et les autres symptômes généraux graves ne succèdent pas toujours immédiatement au traumatisme. Mais le délai d'immunité peut être beaucoup plus long et la survie beaucoup plus considérable, sans parler des cas qui se terminent peut-être par la guérison.

Dans l'observation suivante, la mort ne s'est produite que deux mois et demi après l'accident.

Obs. CX (personnelle). — *Traumatisme sur le côté gauche du corps. Fractures multiples de côtes. Mort d'hémorragie méningée deux mois et demi après l'accident.*

B..., 55 ans, a été blessé le 9 août. Il est tombé de la hauteur d'un premier étage. Il a présenté à la suite une contusion de l'épaule gauche et de la moitié droite du thorax.

B... a été soigné régulièrement, dès le lendemain de l'accident, par les médecins de la compagnie d'assurance qui donnent sur lui les renseignements suivants :

Le blessé venait au Dispensaire où on le traitait par le massage. Il n'avait jamais accusé de phénomène anormal du côté de la tête. On l'avait considéré comme en état de reprendre son travail à partir du 29 septembre. Quatre jours avant cette date, il a commencé à se plaindre de lourdeur de tête, d'une céphalalgie profonde, mais sans étourdissements. Il s'est alité le 29 septembre. A la date du 3 octobre, le médecin constate : « une hémiplégie droite incomplète avec un peu d'aphasie. La paralysie est survenue petit à petit sans aucun phénomène apoplectique. Les jours suivants, le malade est tombé dans un état demi-comateux ; il a présenté de l'incontinence des urines et des matières depuis quatre jours. Les urines ne contiennent pas d'albumine. Actuellement le malade est dans un état de torpeur relative ; il a une hémiparésie motrice du côté droit. On peut cependant faire exécuter des mouvements à la jambe et au bras droits ; mais la force est très diminuée. »

Le malade est mort le 21 octobre, j'ai pratiqué l'autopsie le 25 octobre.

Os du crâne non fracturés, moins épais qu'à l'état normal. Entre la dure-mère et le crâne, on trouve un épanchement de sang, en partie liquide, en partie à l'état de caillots cruoriques ou fibrineux. Cet épanchement occupe presque toute la moitié gauche de la voûte crânienne, commençant tout près de la faux du cerveau pour se terminer au voisinage du rocher. Son épaisseur maxima est d'environ 4 centimètres. Il comprime l'hémisphère cérébral gauche qui, même enlevé du crâne, conserve la déformation résultant de cette compression. — Un épanchement semblable est disposé d'une façon à peu près symétrique sur le côté droit de la voûte du crâne; mais sa quantité est environ moitié moindre.

La dure-mère ne présente aucune lésion.

Le cerveau et les autres parties de l'encéphale n'offrent ni hémorragies, ni foyers de ramollissement, ni aucune autre altération pathologique. La pie-mère est saine et s'enlève facilement des circonvolutions cérébrales.

Les vaisseaux encéphaliques tout au moins ceux qui sont facilement visibles à l'œil nu, sont sains.

— Adhérences anciennes des deux poumons. Forte congestion (agonique). Sept côtes sont fracturées du côté gauche, au voisinage de la colonne vertébrale. Ces fractures, sauf deux, sont déjà consolidées.

— Cœur sain. L'aorte présente seulement quelques très minimes plaques superficielles d'athérome.

— Pas de lésions notables des autres organes.

Dans ce cas, on était en droit de supposer avant l'autopsie, que l'ouvrier avait succombé à une maladie indépendante de l'accident. Le médecin de la compagnie d'assurance s'exprimait ainsi: « L'hypothèse d'une relation directe entre la maladie et l'accident actuel est absolument à rejeter pour les raisons suivantes: Début de l'affection longtemps avant l'accident, absence de symptômes cérébraux immédiatement après l'accident et dans les semaines qui ont suivi, absence de signes de compression cérébrale ou d'irritation des méninges. La maladie présente le tableau classique du ramollissement cérébral. »

Après l'autopsie il fallut bien se rendre à l'évidence; l'hémorragie méningée était indépendante de toute lésion antérieure des méninges et de l'encéphale et devait être attribuée suivant toute vraisemblance au traumatisme. Il est à supposer que cette hémorragie ne s'était faite que très lentement par étapes successives, et qu'elle n'avait commencé à se manifester par des symptômes apparents que lorsqu'elle était devenue très abondante.

Les faits de ce genre montrent que l'histoire de l'hémorragie intra-méningée traumatique est encore assez mal connue. Il est probable que, de même qu'un grand nombre d'autres chapitres de la pathologie, elle se complètera peu à peu à mesure que les expertises relatives aux accidents du travail permettront de mieux connaître les conséquences éloignées des traumatismes.

§ II. — Fractures du crâne. Contusion et commotion cérébrale.

Lésions et symptomes immédiats.

Les symptômes immédiats d'une fracture du crâne sont en réalité ceux de la commotion cérébrale ou des lésions encéphalo-méningées qui l'accompagnent ordinairement.

Aussi sont-ils d'une gravité fort variable. Le plus souvent la fracture occasionne immédiatement un état comateux qui dure plus ou moins longtemps. Dans d'autres cas, il n'y a pas de perte de connaissance, mais seulement quelques troubles cérébraux qui peuvent être très légers et se dissiper rapidement. — Enfin parfois les symptômes paraissent d'abord très peu graves, et ce n'est qu'après un délai d'une ou plusieurs heures qu'apparaissent successivement le délire, les convulsions, ou la paralysie, ou le coma.

Pour comprendre ce dernier fait, il faut savoir que les lésions occasionnées par le traumatisme crânien ne sont pas toujours réalisées immédiatement et dans toute leur intensité.

Ces lésions consistent en somme en des hémorragies méningées et en des contusions encéphaliques.

En ce qui concerne les hémorragies méningées, nous avons déjà dit que celles qui se produisent à la face externe de la dure-mère s'effectuent toujours lentement et graduellement. Les hémorragies intra-méningées peuvent se faire aussi par étapes successives et plus ou moins tardivement, ainsi que nous en avons vu un remarquable exemple (observ. CXIV). Il s'agit sans doute dans ces cas de ruptures vasculaires tardives, consécutives à des contusions des parois des vaisseaux, à une congestion localisée, ou au déplacement de caillots obturateurs.

Les lésions encéphaliques sont toujours les mêmes et ne diffèrent que par leur degré d'intensité. Elles siègent de préférence dans la région diamétralement opposée au point d'application du traumatisme ; elles intéressent presque toujours l'écorce du cerveau exclusivement (à moins que le traumatisme n'ait été énorme). Elles consistent en des ecchymoses arrondies, de dimensions ordinairement très minimes, dépassant rarement celles d'une lentille, et habituellement groupées entre elles de façon à former des plaques de quelques millimètres à un ou deux centimètres de diamètre. Entre ces ecchymoses, la substance corticale est imbibée de sang et ramollie. La plaque se présente ainsi avec une coloration rougeâtre uniforme, au milieu de laquelle se détachent en rouge noirâtre le semis d'ecchymoses sous forme de points parfaitement limités. En faisant agir un filet d'eau sur lesdites plaques, on entraîne souvent la plus grande partie de la substance ramollie, et l'on a sous les yeux une ulcération dont le fond est formé par la substance blanche.

Il est possible que ces lésions, telles qu'elles sont vues à l'autopsie, ne soient pas réalisées d'emblée ; l'infiltration sanguine et le ramollissement autour des ecchymoses ne s'accomplit peut-être qu'au bout d'un certain temps.

Quoi qu'il en soit, il est certain que les symptômes graves d'une fracture du crâne ne se manifestent parfois qu'après un certain délai, et cela même quand la fracture intéresse la base. En voici un exemple tiré de l'observation CXIV.

M..., cocher de fiacre, 47 ans, est précipité de son siège, et tombe sur le pavé, la tête la première. Il se relève seul, et sur le conseil des assistants, s'en va dans une pharmacie voisine se faire panser deux petites plaies du cuir chevelu. En sortant de la pharmacie, il est allé chez lui, à pied, accompagné par quelqu'un qui l'a aidé à monter son escalier. Il a dit à sa femme :

« Oh ! j'ai mal à la tête ; vois comme il coule du sang de mon oreille ! » En le voyant ainsi pansé, et en sentant l'iodoforme, sa femme lui demande s'il était tombé, et où il avait été blessé. Il répond : « Non, pas tombé, pas été dans une pharmacie », et il ne peut donner d'autres explications. Il a passé la nuit sans dormir, se plaignant continuellement de la tête, l'oreille gauche saignait toujours. Vers la fin de la nuit il a eu quelques secousses convulsives dans tout le corps, et il a perdu connaissance. Il a été conduit à l'hôpital le lendemain matin vers 10 heures ; à ce moment il divaguait et ne reconnaissait plus sa femme. Le soir du même jour il a eu une attaque convulsive au cours de laquelle il s'est mordu la langue. — L'écoulement de sang par l'oreille gauche a duré cinq ou six jours.

Il convient d'ajouter que les lésions cérébrales sont très inégalement supportées par les divers sujets. C'est un point sur lequel nous avons déjà souvent appelé l'attention et dont nous avons eu l'occasion de montrer des exemples remarquables. En voici un nouveau.

Obs. CXI (personnelle). — *Fracture du crâne; fortes contusions cérébrales. Symptômes peu graves pendant les dix premières heures.*

V..., âgé d'une cinquantaine d'années, est renversé, vers 7 heures du soir, par une bicyclette. Il tombe en arrière et se relève avec une plaie saignante à la partie postérieure du cuir chevelu. Il dit qu'il n'a pas de mal ; cependant à l'agent de police qui offre de le reconduire chez lui, il indique le domicile qu'il avait quitté depuis une huitaine de jours. On le ramène au commissariat de police où il explique qu'il a déménagé depuis peu, et qu'il demeure maintenent chez sa fille dont il donne l'adresse. On le laisse partir seul. Il a erré toute la nuit ; à 4 heures du matin on l'a vu dans un quartier de Paris très éloigné de celui où il devait se rendre : « Il marchait avec beaucoup de difficulté et faisait l'impression d'un homme pris de boisson. À un moment donné, je l'ai vu tourner sur lui-même, mais sans tomber ; il s'est remis à marcher. Au moment où il allait monter sur le trottoir, il est resté étendu sans pouvoir se relever, malgré les efforts qu'il faisait. » Des agents de police sont venus. Il ne leur a dit qu'une chose qu'il répétait continuellement, à savoir qu'il voulait s'en aller à Montmartre où il demeurait. Il a été transporté à l'hôpital où il est mort quatre jours après.

Autopsie. — Fracture du crâne parcourant presque toute la moitié droite de l'occipital et une petite partie du pariétal droit.

Les deux hémisphères cérébraux présentent à leur extrémité frontale une zone de contusions sur une étendue d'une quinzaine de centimètres carrés pour l'hémisphère gauche, un peu moindre pour l'hémisphère droit. Au niveau de ces zones de contusions, la substance cérébrale est ramollie, rougeâtre et criblée de points hémorragiques. Ces lésions ont une profondeur d'environ 1 millimètre. Un épanchement de sang coagulé recouvre la partie antérieure des hémisphères cérébraux, sa quantité totale est de 25 à 30 centimètres cubes. Il y a aussi un peu de sang coagulé, mais en quantité bien moindre en divers points de la surface de l'encéphale.

On voit que dans ce cas des lésions encéphaliques graves et fort étendues n'ont pas empêché le blessé de marcher pendant près de dix heures, et de conserver assez d'intelligence pour parler correctement.

Le cerveau montre d'ailleurs quelquefois une tolérance plus extraordinaire ; certains individus, atteints de plaie ouverte du cerveau, continuent pendant un ou plusieurs jours à vaquer à leurs occupations ordinaires jusqu'au moment où éclate la méningo-encéphalite rapidement mortelle.

Par contre, quand on pratique l'autopsie d'individus qui ont succombé après une période de coma plus ou moins prolongé ayant succédé immédiatement à un traumatisme du crâne, avec ou sans fracture, on trouve souvent des lésions beaucoup moins accentuées que dans l'observation CXI. Parfois même ces lésions consistent uniquement en quelques hémorragies méningées très minimes, et l'encéphale est absolument exempt d'altérations appréciables à l'œil nu, comme par exemple dans le cas suivant.

Obs. CXII (personnelle). — *Contusions légères à la tête. Perte immédiate de connaissance jusqu'à la mort survenue deux jours après. Pas de lésions encéphaliques.*

W..., homme bien constitué et vigoureux, s'est querellé devant plusieurs témoins avec deux individus. L'un de ceux-ci lui a donné un coup de fourche dans la figure ; l'autre lui a porté un coup de bâton à la tête. W... est tombé aussitôt sans connaissance et a été transporté en cet état à l'hôpital où il est mort 50 heures après avoir été frappé. Le chirurgien déclare que le blessé est resté comateux depuis son entrée à l'hôpital jusqu'à sa mort.

Autopsie. — Le coup de fourche a produit trois petites plaies contuses situées sur le côté gauche de la face : une sur la joue à un travers de doigt au-dessous de la partie antérieure de l'apophyse zygomatique : l'autre sur la partie moyenne du bord libre du pavillon de l'oreille, la troisième au niveau de l'apophyse mastoïde. Ces deux dernières plaies sont irrégulières, superficielles. de petites dimensions, non doublées d'ecchymoses. La première, de forme irrégulièrement triangulaire, mesure 7 millimètres de plus grand diamètre ; elle a intéressé une partie de l'épaisseur du derme; au-dessous d'elle il y a une ecchymose de 3 centimètres dans le tissu cellulaire sous-cutané.

Quant au coup de bâton, il n'a laissé aucune trace.

Le cuir chevelu est intact. Pas d'ecchymoses au-dessous de lui. Crâne non fracturé.

La cavité crânienne ne contient pas d'épanchement sanguin.

Les méninges sont un peu congestionnées. La pie-mère présente, au niveau de la face inférieure de la protubérance, quatre petites suffusions sanguines, du diamètre d'un pois environ, très minces et à bords mal limités.

Aucune lésion appréciable du cerveau et des autres parties de l'encéphale.

Le rachis et la moelle épinière n'offrent pas de lésions traumatiques ou autres.

Poumon gauche adhérent au thorax sur toute son étendue. Les deux poumons sont congestionnés, œdematiés, sans autres lésions.

Rien sur les autres organes.

Dans ce cas, la commotion cérébrale paraît la seule explication de la mort, et cependant le traumatisme crânien ne semble pas avoir été bien violent.

Faut-il voir là un exemple de plus de la susceptibilité extrême de l'encéphale envers le traumatisme chez certains individus ? C'est ce qui semble très probable d'après les différences énormes que l'on constate à cet égard non seulement dans les autopsies, mais même par la seule observation clinique dépourvue du contrôle anatomique. Tel individu, après un traumatisme crânien, perd immédiatement connaissance et reste dans cet état un ou deux jours ; après quoi il conserve un peu de confusion mentale, parfois un peu de délire, pendant quelques jours encore. Puis les troubles cérébraux se dissipent, et en peu de temps la guérison est complète et définitive. — Tel autre sujet, avec une symptomatologie beaucoup moins grave au début, conserve des désordres cérébraux qui font de lui un véritable infirme.

En présence d'un traumatisme crânien récent, le médecin expert ne doit donc pas perdre de vue cette donnée : La symptomatologie ne donne pas exactement la mesure de la gravité des lésions ; elle ne permet pas toujours un diagnostic et un pronostic certains.

Conséquences éloignées.

Les suites ultérieures des fractures du crâne sont très variables : nulles, dans certains cas, elles constituent dans d'autres une infirmité des plus graves, rendant le blessé incapable de tout travail pendant des années ou même définitivement.

Ces différences sont subordonnées à la gravité des lésions méningo-encéphaliques qui ont accompagné la fracture et sans doute aussi, pour une bonne part, à la façon spéciale dont chaque sujet supporte ces lésions.

Pour montrer les différences à prévoir dans le pronostic ; nous choisissons trois cas assez comparables, en ce sens que dans tous les trois le diagnostic de fracture de la base pouvait être établi d'une façon certaine. On verra que dans un de ces cas les conséquences définitives de la blessure ont été à peu près nulles (sauf la perte de la vision d'un œil), que dans l'autre elles ont été assez graves, plus graves et très prolongées dans le troisième.

Obs. CXIII (personnelle). — *Fracture de la base du crâne. Compression et atrophie du nerf optique gauche. Pas d'autres troubles fonctionnels laissés par la blessure.*

L..., 23 ans, est tombé d'une hauteur de 12 mètres le 4 juin 1901. La chute a occasionné, outre une fracture de l'humérus gauche et du fémur droit, une fracture de la base du crâne.

Le blessé est resté privé de connaissance pendant quatre jours. Il est resté à l'hôpital depuis le jour de l'accident jusqu'au 4 septembre. Quelque temps après l'accident, le blessé a remarqué qu'il ne voyait plus de l'œil gauche. L'examen du fond de l'œil a montré, le 8 octobre, une atrophie blanche de la papille ; la vision réduite à une simple perception lumineuse. Le sieur L... a été examiné ensuite par divers opthalmologistes (pour le compte des deux parties) qui tous ont conclu à une atrophie du nerf optique par compression au niveau d'une fracture de la base du crâne.

Examen un an après l'accident. — Cicatrice de plaie contuse, longue de 2 centimètres et demi, à la partie externe du bord supérieur de l'orbite. La pupille de l'œil gauche est absolument immobile et ne réagit aucunement à la lumière. Cet œil perçoit seulement la différence de l'obscurité et d'une lumière assez vive.

Le blessé ne présente pas de troubles cérébraux, à l'exception de quelques vertiges qui se produisent uniquement à l'occasion de mouvements brusques ou étendus de la tête. Il dort bien, a conservé son intelligence et sa mémoire, et ne se plaint d'aucun trouble de la santé générale. Dans les premiers temps qui ont suivi l'accident, il avait des maux de tête fréquents, mais ceux-ci ont disparu depuis longtemps.

Obs. CXIV (personnelle). — *Fracture du rocher. Conséquences éloignées de la blessure.*

M..., 47 ans, cocher de fiacre, est le blessé dont il a été parlé déjà à la page 463. La fracture du rocher s'est manifestée par un abondant écoulement de sang de l'oreille et par des symptômes graves qui n'ont apparu qu'au bout d'un certain temps, ainsi qu'il a été dit plus haut.

M... n'a repris assez nettement connaissance que cinq ou six jours après l'accident. Son état s'est amélioré ensuite graduellement ; il a quitté l'hôpital au bout de dix-huit jours pour aller à l'asile de Vincennes.

Deux ou trois mois après, il a essayé à diverses reprises de reprendre son métier de cocher de fiacre, mais chaque fois il a été obligé de quitter son travail au bout de deux jours, en raison des troubles de la santé qui vont être indiqués.

Examen six mois après l'accident. — M... est devenu sourd de l'oreille gauche par laquelle s'était produite l'hémorragie aussitôt après l'accident.

La santé générale est restée bonne. L'appétit est conservé ; les digestions se font bien ; il n'y a pas d'amaigrissement notable. Le sommeil n'est pas troublé par des cauchemars, mais certaines nuits il est interrompu par des étourdissements.

Ces crises d'étourdissements constituent, d'après les explications du plaignant, une véritable infirmité. Elles consistent en une sorte de vertige, accompagné d'un malaise extrême, et souvent de bourdonnements d'oreilles. Elles surviennent chaque fois que M... fait des mouvements un peu étendus de la tête et surtout lorsqu'il incline celle-ci en arrière. C'est ainsi que M... redoute d'aller chez le coiffeur et que plusieurs fois, pendant qu'on le rasait, il a été obligé de faire arrêter l'opération. Les crises surviennent aussi à la suite d'une fatigue, de la lecture un peu prolongée, et aussi d'un trop long séjour dans un endroit bruyant et animé. C'est principalement pour ce motif que M... n'a pu reprendre son métier de cocher.

Actuellement, M..., que son oisiveté ennuyait, passe la plus grande partie de son temps chez le patron de sa femme qui est industriel. Il s'emploie bénévolement, sans recevoir de salaire, à donner un coup de main aux ouvriers et à faire quelques courses. — Il se tire assez bien des commissions qui lui sont confiées bien qu'au dire de sa femme sa mémoire soit devenue infidèle. La dame M... ajoute que l'intelligence de son mari est amoindrie, il ne s'occupe plus des dépenses du ménage, ne s'inquiète pas de se procurer des ressources et à en quelque sorte abdiqué le rôle de chef de la communauté qu'il remplissait fort bien auparavant. Il lit chaque jour son journal ; mais sa femme a remarqué qu'il ne comprend guère ce qu'il lit ou qu'il l'oublie de suite, car il n'est pas dù tout au courant des événements. Au reste il ne peut lire que peu de temps, sinon il est pris d'étourdissements.

Obs. CXV (personnelle). — *Fracture de la base du crâne. Perte de la vision de l'œil droit. Troubles cérébraux persistant plusieurs années après la blessure.*

C..., 45 ans, tombé d'une hauteur de 3 mètres, en juillet 1899. Il a eu aussitôt une perte complète de connaissance qui a duré treize heures. Contusions multiples de la tête et du thorax.

C... n'est resté que sept jours à l'hôpital ; le chirurgien a constaté une cécité absolue de l'œil droit attribuable à une déchirure du nerf optique occasionnée par une fracture de la base du crâne. Ce diagnostic a été confirmé deux mois après par un opthalmologiste qui a examiné le blessé sur la demande de la compagnie d'assurance.

Premier examen, dix-sept mois après l'accident. — C... se plaint de vertiges qui ne se produisent presque jamais spontanément, mais qui surviennent aussitôt qu'il incline la tête soit en avant, soit en arrière. Outre ces vertiges véritables, il éprouve de temps en temps une sorte d'étourdissement avec confusion mentale. Cela survient chaque fois qu'il est obligé de faire un effort d'attention un peu prolongé, on le voit alors donner des signes de fatigue, respirer péniblement, s'arrêter quelques instants dans ses réponses. Ce malaise est d'ailleurs très court, et en dehors de ces moments, C... s'exprime convenablement et ne donne pas de signes d'affaiblissement mental. Ajoutons que dans ces moments la vision (du seul œil conservé) devient momentanément confuse.

C... se plaint aussi de maux de tête qui seraient presque continuels, mais qui augmenteraient beaucoup à certains moments, notamment pendant les malaises qui viennent d'être indiqués. Ces maux de tête surviendraient aussi la nuit et seraient une des causes de l'insomnie dont se plaint beaucoup C... Les autres causes seraient des cauchemars, et de grands accès d'oppression accompagnés de douleurs dans la poitrine. Pouls régulier, mais très fréquent (104-110).

Second examen, deux ans et demi après l'accident. — Pas de modification bien notable en ce qui concerne les troubles nerveux. L'insomnie, les cauchemars, les accès d'oppression persistent toujours. Les maux de tête sont toujours très fréquents.

Le malade ne peut s'occuper plus d'une heure de suite sans être pris de vertiges, d'étourdissements, et souvent aussi d'accès d'oppression. Le pouls reste constamment entre 108 et 120.

*Troisième examen (avec M. le P*r *Brissaud) en août* 1905, *six ans après l'accident.* — L'état de C... s'est considérablement amélioré. Il reconnaît qu'il a recommencé à travailler; mais il prétend qu'il est obligé de renoncer à certaines besognes parce que les accès d'étourdissements et de maux de tête, bien que beaucoup moins fréquents et moins intenses qu'autrefois, n'ont pas cessé. Il se plaint aussi de douleurs dans la poitrine et d'essoufflement.

On ne constate pas actuellement de lésions notables des poumons ni des plèvres. La tachycardie a disparu à peu près complètement ; pendant notre examen le pouls n'a jamais dépassé 88 ; il a été à 74. — La sensibilité cutanée est intacte, ainsi que les divers réflexes.

Le symptôme le plus constant laissé par les fractures du crâne est l'*étourdissement* survenant par accès plus ou moins fréquents et violents. Par ce mot d'*étourdissement* les blessés veulent désigner tantôt simplement des vertiges, tantôt un malaise beaucoup plus complexe, comportant notamment un violent mal de tête, une confusion de la vue et une certaine obnubilation intellectuelle.

Les vertiges s'observent d'ailleurs chez presque

tous les individus qui ont subi un traumatisme crânien, même lorsque ce traumatisme n'a pas occasionné de fracture, ni de lésions graves. Ils constituent alors le seul trouble accusé par le blessé qui déclare toujours que lorsqu'il tient la tête inclinée, il est pris de vertiges et que pour ce motif il est incapable de travailler. Ces vertiges, quand ils existent seuls, finissent presque toujours par disparaître. Leur durée varie de quelques semaines à plusieurs mois ; elle est en général d'autant plus longue qu'ils ont été au début plus fréquents et plus intenses.

Ainsi qu'on l'a vu dans les deux observations précédentes, les autres symptômes persistant après la fracture du crâne, consistent en maux de têtes, étourdissements avec cauchemars, diminution de la mémoire et de la faculté d'attention. A cela s'ajoutent parfois encore des accès d'oppression, des désordres digestifs, des anesthésies ou hyperesthésies cutanées dont le siège peut varier d'une époque à l'autre, des bourdonnements d'oreille, un rétrécissement concentrique du champ visuel d'un seul œil ou des deux yeux, une accélération permanente du pouls, etc.

En somme, la symptomatologie ressemble alors très exactement à celle de la névrose traumatique provoquée par des blessures quelconques. C'est un point sur lequel nous reviendrons dans l'article consacré à cette affection.

Les troubles cérébraux consécutifs aux fractures du crâne peuvent comporter aussi le délire et aboutir même à la vésanie.

§ III. — Hémorragies intra-cérébrales.

Il semble à priori que les hémorragies cérébrales n'appartiennent pas à l'histoire des accidents du travail, car dans l'immense majorité des cas, sinon toujours, elles ont pour cause réelle une lésion antérieure des vaisseaux encéphaliques.

Cependant, en pratique l'hémorragie est assez souvent attribuée par les ouvriers à un accident du travail, accident qui aurait consisté soit en effort, soit en un traumatisme.

Hémorragie cérébrale et effort.

Il est certain qu'un effort violent, en congestionnant tout l'appareil vasculaire de l'encéphale, est susceptible d'occasionner la rupture d'un vaisseau dont la résistance est amoindrie par des lésions antérieures. Mais il ne s'agit là que d'une cause occasionnelle d'importance relativement minime car elle n'a fait que hâter une déchirure qui était imminente.

En pareils cas, l'expert, après avoir constaté l'existence de l'hémorragie, doit rechercher soigneusement les lésions vasculaires, et notamment les anévrismes miliaires (qui échappent assez souvent à l'examen dans les conditions où se pratiquent ordinairement les autopsies médico-légales). Il doit dire qu'un effort est de nature à provoquer de telles hémorragies, mais en ajoutant qu'une hémorragie effectuée sous cette seule influence, suppose de graves lésions antérieures des vaisseaux encéphaliques, même quand ces lésions n'ont pu être constatées à l'autopsie, et que l'effort n'a joué que le rôle de cause occasionnelle. Il convient, à notre avis, de laisser aux magistrats le soin de décider seuls si une hémorragie qui s'est produite dans de telles conditions constitue ou non un accident du travail.

Mais il est des cas où la tâche de l'expert est plus difficile.

Ce sont ceux, par exemple, où les premiers symptômes de l'hémorragie n'apparaissent qu'un certain temps après l'effort.

Si le délai est assez court, par exemple ne dépasse pas une heure, il ne paraît pas impossible, à priori, qu'une hémorragie se faisant très lentement, reste latente pendant ce délai.

Une autre éventualité doit être envisagée : celle d'une hémorragie occasionnée par un effort, mais ne lui succédant pas immédatement. Nous avons déjà signalé la possibilité du fait à propos de la rupture d'un anévrisme de l'aorte, par un mécanisme qui serait le suivant : distension de l'anévrisme par un effort, par suite diminution considérable de la résistance des parois, lesquelles, quelque temps après, et sans nouvelle cause occasionnelle, se rompent (observation XL).

Peut-être le même fait est-il susceptible de se produire en matière d'hémorragie cérébrale. — Nous sommes assez porté à le croire, d'après l'observation suivante :

Obs. CXVI (personnelle). — *Effort violent ; déchirure du muscle psoas ; environ* 12 *ou* 15 *heures après, hémorragie cérébrale mortelle.*

G..., âgé d'une quarantaine d'années, a été victime d'un

accident dans les circonstances suivantes, indiquées par l'un des témoins du fait :

« Vers une heure et demie, j'étais occupé avec mon camarade G... à couper des briquettes de vaseline, travail qui s'opère à l'aide d'un couteau à deux poignées. Nous tenions chacun l'une des poignées du couteau, et procédions à notre travail en opérant une vigoureuse pression sur la poignée. G..., qui était plus petit que moi, afin d'obtenir le maximum de pression, s'était complètement posé sur la poignée en ne touchant pas terre, lorsque tout à coup il lâcha la poignée, se remit sur les pieds et s'écria en se tenant les reins : J'ai quelque chose de cassé dans les reins ! et s'affaissa sur les pains de vaseline qui étaient derrière lui... D'autres ouvriers l'ont porté sur un escalier, puis ils l'ont aidé à se relever, en le portant chacun par un bras, ils l'ont sorti de l'atelier. G... ne pouvait pas se tenir ; si on l'avait lâché, il serait tombé sur place. »

G... fut reconduit à son domicile ; il avait conservé toute sa connaissance. Il fut examiné quelques heures après par un médecin qui constata « une rupture musculaire, suite d'effort nécessitant huit jours de repos ».

Le lendemain matin G... aurait été trouvé à peu près sans connaissance dans son lit. Il mourut le surlendemain, 50 heures après l'accident, mais personne ne peut dire quels symptômes il a présenté avant sa mort.

Autopsie. — Putréfaction à peine commencée.

Pas de plaies, ni de marques extérieures de violences.

Sur le gland, près du prépuce, cicatrice irrégulière, mesurant 1 centimètre de longueur sur 2 à 3 millimètres de largeur et n'intéressant que la muqueuse. Il s'agit probablement d'un chancre. Mais il n'y a aucune autre trace extérieure de syphilis.

Sur le muscle psoas droit se trouve une ecchymose de 8 à 12 centimètres de diamètre, constituée par du sang épanché à la surface et dans les couches superficielles de ce muscle, et bordant par son plus grand côté la colonne vertébrale. Il y a aussi un épanchement de sang liquide (80 centimètres cubes) dans la cavité péritonéale, épanchement provenant de la lésion du psoas ou de ses vaisseaux.

Les vertèbres lombaires et les deux dernières dorsales présentent toutes sur leur côté droit une même lésion caractérisée par l'érosion de la couche compacte de l'os, par la friabilité et la couleur noirâtre de la partie spongieuse. Cette lésion commence à la dernière vertèbre lombaire, où elle se manifeste sur le tiers environ de l'épaisseur de l'os. Elle se continue sur les vertèbres suivantes en diminuant graduellement d'étendue pour cesser à la dixième dorsale.

Aucune lésion intrarachidienne.

Pas d'ecchymoses au-dessous du cuir chevelu. Les os du crâne ne sont pas fracturés. Méninges saines. Le cerveau présente dans l'hémisphère droit une hémorragie au lieu d'élection. Le caillot est volumineux ; il remplit presque complètement le ventricule latéral. On ne trouve pas de lésions des vaisseaux cérébraux d'un calibre notable, et notamment pas d'athérome.

Cœur sain ainsi que l'aorte, qui ne présente pas une seule plaque d'athérome.

Rien d'intéressant sur les autres organes.

Nous n'avons pu avoir de renseignements sur les antécédents pathologiques de cet ouvrier. Il a été seulement établi que dans les deux dernières années il avait travaillé régulièrement à son métier de manœuvre.

La cicatrice du gland indique qu'il était très probablement syphilitique. C'est peut-être à la syphilis qu'il faut attribuer les lésions des vertèbres. En tous cas, ces lésions ont sans doute été la principale cause de l'hémorragie qui s'est faite au moment d'un effort violent, au niveau du psoas, bien que nous n'ayons pu trouver les vaisseaux rompus.

L'hémorragie cérébrale reconnaît sans doute aussi pour cause principale une altération d'un vaisseau de l'encéphale (de nature syphilitique ?) bien que nous n'ayons trouvé aucune lésion vasculaire appréciable à l'œil nu, pas plus dans l'encéphale qu'ailleurs.

L'hémorragie cérébrale s'est-elle produite au moment même de l'effort, c'est-à-dire en même temps que la déchirure du psoas ? Cela me paraît peu vraisemblable puisqu'il s'est écoulé au moins huit ou dix heures entre le moment où l'effort a été accompli et celui où sont apparus des signes d'une lésion encéphalique. Il est plus probable que l'hémorragie cérébrale ne s'est réellement produite qu'au bout de plusieurs heures. Mais il me paraît difficile d'admettre qu'il n'y a eu aucune relation de cause à effet entre l'effort et l'hémorragie cérébrale qui a suivi.

Ici, comme dans l'observation XL, il semble que l'effort a augmenté brusquement une lésion vasculaire préexistante, et l'a portée à un point tel que la rupture s'est produite après un délai de quelques heures.

Hémorragie intra-cérébrale et traumatisme.

Les hémorragies intra-cérébrales succédant immédiatement à un traumatisme sont, croyons-nous, fort rares et ne s'observent guère que quand le traumatisme a été d'une violence exceptionnelle et a entraîné immédiatement la mort.

Nous avons autopsié un grand nombre d'individus ayant succombé à un traumatisme crânien avec ou sans fracture. Le plus souvent, dans ce cas, l'écorce cérébrale est couverte de contusions et d'ecchymoses, sans aucune lésion des parties profondes, du moins de lésions macroscopiques. Il y a là un contraste frappant que nous avons eu maintes fois l'occasion de faire observer aux élèves.

Mais on a décrit depuis quelque temps, en Allemagne, une hémorragie intra-cérébrale *tardive* d'origine traumatique. Nous empruntons à M. le Dr Thoinot, qui a exposé l'état actuel de cette question [1], le résumé de l'observation qui paraît la plus typique.

Obs. CXVII. — (Aertzliche Sachverständigen Zeitung.)

Un serrurier, 41 ans, est pendant son travail violemment frappé à la tête par une machine. Il ne perd pas connaissance et continue à travailler, mais pendant les quatre jours suivants il se plaint de douleurs à la tête. Le quatrième jour, subitement, après un violent éternuement, il vomit et perd connaissance. Il meurt le jour même. A l'autopsie, on trouve une destruction du corps strié et d'une partie de la couche optique par une hémorragie ayant fait irruption dans le ventricule droit. Au milieu du foyer hémorragique, on voit une artériole, élargie en fuseau, avec une petite déchirure sur la paroi (rupture anévrismale).

Nous avons été appelé nous-même à donner notre avis dans le cas suivant, qui pourrait peut-être être considéré aussi comme un fait d'hémorragie intracérébrale tardive d'origine traumatique.

Obs. CXVIII (personnelle). — *Coup de pied de cheval sur le côté droit du front, sans fracture du crâne. Hémorragie cérébrale dont les premiers symptômes n'apparaissent que tardivement et qui entraîne la mort* 50 *jours après l'accident.*

G..., 35 ans, maréchal ferrant, est blessé, le 9 mai, d'un coup de pied de cheval qui lui fait une plaie contuse de 4 à 5

1. Thoinot. Les accidents du travail et les affections médicales.

centimètres au niveau de l'arcade sourcilière droite. Pas de perte de connaissance. G..., après s'être fait panser, est rentré seul à son domicile ; il a gardé le repos pendant trois jours. Le quatrième jour, il est retourné chez son patron qui lui a signifié son congé ; mais il a cependant continué son travail habituel pendant huit jours. Au dire d'un témoin, il a fait son service tant bien que mal, très péniblement, pendant cette semaine.

Ensuite son état paraît s'être aggravé graduellement. Un médecin qui l'a vu dans le courant de juin (la date exacte n'est pas donnée) dit « avoir constaté tous les signes d'une hémorragie cérébrale avec aphasie, douleurs intra-crâniennes violentes, parésie des membres, etc. ».

G... est entré à l'hôpital le 18 juillet. Il était plongé dans une torpeur profonde, dormait presque continuellement, mais reconnaissait les personnes de son entourage et pouvait parler. Il existait une hémiplégie gauche, surtout nette pour le membre inférieur, et une parésie du côté droit. Incontinence du rectum et de la vessie ; urines albumineuses. Le lendemain G... était dans le coma complet, et il mourut à 7 heures du soir.

Autopsie. — J'avais été chargé de pratiquer l'autopsie. Mais le cerveau et la plupart des autres organes avaient été enlevés, de sorte que je ne pus que constater l'absence de fracture du crâne.

Voici ce qui avait été constaté à l'hôpital : « Après ouverture de la dure-mère, on voit une saillie manifeste de la face externe de l'hémisphère droit. Les circonvolutions sont pâles. La fluctuation est manifeste au niveau de la pariétale ascendante. L'ouverture de l'hémisphère permet de constater un foyer hémorragique de la grosseur d'une mandarine, contenant des caillots de sang. Le foyer se creuse surtout dans les lobes temporal et occipital. Pas d'inondation ventriculaire. Il n'y a rien à signaler du côté des autres viscères. »

J'avais formulé ainsi l'avis qui m'était demandé : « Il n'est pas démontré que l'hémorragie cérébrale ait été la conséquence de la blessure et qu'il y ait une relation de cause à effet entre l'accident du 9 mai dernier et la mort survenue le 19 juillet. »

L'affaire alla en appel. MM. les P[rs] Monod et Reclus furent chargés avec moi d'une nouvelle expertise.

Après avoir indiqué les raisons qui plaidaient contre l'origine traumatique de l'hémorragie : absence de toute lésion du crâne, des méninges, de la surface de l'encéphale, l'apparition tardive des symptômes graves, notre consultation continuait ainsi :

On serait donc porté à repousser toute relation de cause à effet entre l'accident du 9 mai et l'hémorragie cérébrale mortelle, si les objections suivantes ne se présentaient :

1° L'hémorragie cérébrale est une affection très fréquente chez les vieillards, mais extrêmement rare chez les individus de l'âge du sieur G... (35 ans), surtout quand, comme dans le cas actuel, il n'existe pas d'autres lésions organiques.

2° L'hémorragie cérébrale siège le plus souvent dans une région du cerveau qui n'est pas exactement celle qui est désignée dans le cas actuel.

3° L'hémorragie occupait le côté droit du cerveau, et c'est également sur le côté droit du crâne qu'a porté le traumatisme du 9 mai.

4° Enfin, il semble établi d'après les divers renseignements fournis que l'état morbide du sieur G... n'a pas débuté brusquement à la suite d'un ictus apoplectique, mais qu'il s'est établi lentement, graduellement, à partir d'une époque très voisine de l'accident, si ce n'est du jour même de celui-ci.

Pour concilier ces divers arguments, qui déposent en deux sens opposés, on peut admettre que le sieur G... était prédisposé à une hémorragie intra-cérébrale par une lésion ancienne d'un vaisseau encéphalique, lésion attribuable par exemple à l'alcoolisme chronique. Un traumatisme crânien relativement léger, incapable de produire des lésions encéphaliques chez un individu sain, a pu provoquer chez le sieur G..., en raison des altérations antérieures qui viennent d'être invoquées, un processus hémorragique évoluant plus ou moins lentement, et aboutissant finalement à la production du volumineux foyer constaté à l'autopsie.

Conclusions. — 1° Le sieur G... est mort le 19 juillet dernier d'une hémorragie intra-cérébrale.

2° La blessure reçue par cet homme le 9 mai, et qui consistait en un coup de pied de cheval sur le sourcil, n'était pas de nature à entraîner par elle seule cette hémorragie cérébrale

2° Toutefois, en raison de certaines circonstances indiquées dans le courant de ce rapport, il est permis de supposer que le sieur G... était atteint antérieurement au 9 mai de lésions des artères encéphaliques qui l'exposaient à l'hémorragie cérébrale, et que la blessure du 9 mai a été ainsi la cause occasionnelle de ladite hémorragie et par conséquent de la mort.

4° Rien ne nous permet donc d'affirmer que la blessure du 9 mai n'a pas contribué dans une certaine mesure, que nous ne saurions préciser, à la production de l'hémorragie cérébrale mortelle.

On voit que dans ce cas nous n'avons pas cru pouvoir donner une affirmation formelle dans un sens ou dans l'autre.

Cette question des hémorragies cérébrales post-traumatiques n'est pas encore en effet suffisamment élucidée ; il est à croire que la pratique des accidents du travail, en multipliant les observations, permettra dans quelque temps de lui donner une solution plus précise.

ARTICLE II. — AFFECTIONS TRAUMATIQUES DE LA MOELLE ÉPINIÈRE.

§ I. — Blessures.

On trouve dans les traités de pathologie chirurgicale la symptomatologie des blessures de la moelle, symptomatologie qui varie non seulement suivant la nature de la blessure (commotion, compression, plaie avec perte de substance plus ou moins étendue), mais aussi suivant la région intéressée de la moelle.

Il est indispensable de posséder ces notions. Mais

il ne faut pas s'attendre à ce qu'elles s'adaptent constamment avec une parfaite rigueur à chaque cas particulier. Bien des détails de la physiologie et de la pathologie de la moelle épinière ne sont pas encore connus avec une entière précision ; et d'ailleurs la structure de cet organe est si compliquée et ses fonctions si multiples que dans une même région une blessure peut atteindre des parties auxquelles sont attribuées des fonctions très différentes, sans parler des retentissements à distance, fort variables suivant les cas.

Il n'est donc pas inutile peut-être de donner quelques observations prises presque toutes dans la pratique d'un même médecin ; elles montreront comment les choses se présentent le plus souvent quand on ne fait pas une sélection de cas typiques destinés à illustrer, de la façon la plus utile d'ailleurs, un enseignement classique.

On verra que parmi ces observations, il n'y en a pas une qui soit exactement comparable à une autre soit par les symptômes, soit par l'évolution.

Prenons par exemple les deux symptômes principaux : la paraplégie et les troubles vésicaux.

Tantôt ils sont associés, et tantôt l'un ou l'autre existe seul. Quand ils coexistent, c'est ordinairement la paraplégie qui persiste le plus longtemps, mais parfois aussi, comme dans l'observation CXXIX, la paralysie de la vessie existe encore longtemps après que la paraplégie a considérablement diminué.

La paraplégie peut exister sans troubles de la sensibilité, ou bien être accompagnée soit d'analgésie, soit d'hyperesthésie, soit de douleurs plus ou moins vives. L'état des réflexes dans les membres paralysés est également variable suivant les cas; il y a plus, dans un même membre certains réflexes peuvent être abolis et d'autres conservés. Enfin certaines paraplégies durent longtemps sans atrophie, tandis que dans d'autres cas une atrophie musculaire précoce n'empêche pas la réapparition des mouvements.

Les troubles des sphincters ne sont pas moins variables suivant les cas.

D'après les données classiques, quand la moelle est lésée au niveau ou au-dessous du centre vésico-spinal, c'est-à-dire aux régions lombaire ou dorsole inférieure, c'est une paralysie des sphincters qui se produit, avec incontinence d'urine et généralement aussi des matières fécales. Quand la lésion intéresse les parties supérieures de la moelle, si elle entraîne des troubles vésicaux (ce qui n'est pas constant) ces troubles sont constitués par de la rétention d'urine.

Nous voyons cependant dans l'observation CXXX qu'une contusion de la région lombaire, suivie de paraplégie avec atrophie musculaire, n'occasionne aucun trouble de la miction ni de la défécation.

Faut-il croire que toutes ces différences sont subordonnées uniquement à la topographie des lésions, qu'elles sont dues à la localisation des effets du traumatisme dans tels ou tels des territoires médullaires auxquels la physiologie assigne des fonctions spéciales ? Le peu d'étendue de chacun de ces territoires, leur enchevêtrement les uns dans les autres expliquerait la multiplicité des combinaisons susceptibles d'être réalisées par le traumatisme.

Une telle interprétation, bien que contenant sans doute une grande part de vérité, ne saurait être acceptée comme entièrement exacte, croyons-nous.

La physiologie de la moelle est encore incertaine sur bien des points. Même les données qui paraissaient les plus sûres reçoivent parfois des démentis éclatants[1].

En outre, quand il ne s'agit pas de lésions grossières, destructives, mais de compression, d'irritation, de retentissements à distance, chaque sujet réagit à sa façon, non seulement quant à l'intensité des troubles, mais même quant à leur nature.

Quand il s'agit d'une expertise, il serait donc dangereux, à notre avis, de chercher toujours à déduire des symptômes une localisation exacte des lésions. On s'exposerait ainsi à des erreurs qui retentiraient gravement sur le pronostic, lequel est le point essentiel dans les expertises.

Ce pronostic varie d'ailleurs suivant que l'on envisage seulement les conséquences immédiates de la

1. Le Dr Guillain (La forme spasmodique de la Syringomyélie, thèse de Paris, 1902) signale à cet égard les faits les plus frappants.

Chez tel sujet qui ne présentait aucun trouble de la sensibilité tactile, on trouve à l'autopsie, au niveau de la région cervicale de la moelle, une destruction presque totale de la substance grise et des cordons postérieurs. Dans d'autres cas, on voit des syringomyéliques avec des lésions cavitaires énormes, détruisant une grande partie ou la totalité de la substance grise, avec des lésions considérables des voies pyramidales, et ne présentant pas des troubles de la motilité adéquats à l'intensité de leurs lésions.

« Quand on envisage ces faits, dit l'auteur, on se demande si réellement il faut admettre des voies nerveuses seules préposées à la conduction de la sensibilité ou de la motilité, si la théorie des localisations médullaires, telles qu'on les enseigne, doit être admise dans son absolutisme. »

blessure, ou que l'on fait entrer en compte les conséquences tardives que pourront entraîner l'évolution ultérieure des lésions médullaires, les processus de dégénérescence ou d'irritation dont celles-ci auront été le point de départ. — Nous allons examiner successivement ces deux côtés de la question.

Symptomes immédiats.

Dans la pratique des accidents du travail, les lésions traumatiques de la moelle résultent surtout de fractures, luxations des vertèbres, contusions du rachis, commotion violente du corps. Il est bien rare que l'on ait à constater des plaies pénétrantes du rachis.

Nous donnerons cependant d'abord quelques observations relatives à ces plaies pénétrantes, parce qu'elles apportent une contribution utile à l'histoire des blessures de la moelle.

Voici d'abord un cas où la blessure de la moelle a sans doute été bien minime (piqûre superficielle? hémorragie des méninges rachidiennes?) car les symptômes ont été légers et peu durables.

Obs. CXIX (personnelle). — *Plaie de la moelle. Troubles de la sensibilité dans un membre inférieur. Troubles de la miction et de la défécation. Amélioration très rapide.*

G... a reçu un coup de couteau dans le dos. La plaie, longue de 8 millimètres, est située à 2 centimètres à gauche de la ligne médiane, au niveau de la 8e ou 9e vertèbre dorsale.

La blessure a intéressé le poumon gauche, car G... a eu des hémoptysies, et l'auscultation m'a fait constater des râles crépitants en une région peu étendue.

J'ai vu une première fois G... sept jours après celui où il avait été frappé. Il se plaignait de fourmillements et d'engourdissements dans le membre inférieur gauche. La sensibilité de ce membre était très émoussée ; les pincements, piqûres doivent être très énergiques pour être perçues; le contact d'un objet métallique ne donne pas la sensation de froid. — La motilité paraît intacte.

G... déclare que depuis qu'il a été blessé, il n'éprouve plus le besoin d'uriner; il cherche, par raison, dit-il, à évacuer la vessie matin et soir, mais n'y arrive qu'après de longs efforts.

Il n'aurait eu qu'une seule garde-robe en sept jours, alors qu'auparavant il n'était jamais constipé.

J'ai revu G... une seconde fois, 22 jours après la blessure. La sensibilité du membre inférieur gauche paraissait encore émoussée, mais à un moindre degré. Les mouvements du membre s'accomplissaient bien, et la marche s'effectuait sans claudication. La miction et la défécation n'étaient plus troublées.

Dans ce cas les symptômes sont réduits au minimum. Les fourmillements, l'engourdissement et l'anesthésie du membre inférieur gauche et surtout les troubles vésicaux indiquent bien cependant la lésion médullaire.

Les troubles vésicaux ont consisté seulement en une paresse de la vessie, en une ébauche de rétention d'urine, ce qui est conforme au siège de la blessure et à son peu de profondeur.

La guérison rapide montre en effet que la blessure était sans doute tout à fait superficielle.

Voici maintenant un cas plus grave.

Obs. CXX (personnelle). — *Plaie de la moelle par arme à feu ; paraplégie. Paralysie de la vessie et du rectum. Amélioration.*

La dame C... a reçu une balle de revolver au-dessous du sein droit.

Le projectile n'a pas été extrait. Il a intéressé le poumon (hémoptysies, toux, oppression pendant un mois) et a pénétré dans le canal rachidien.

En effet, aussitôt après avoir été blessée, la dame C... a perdu complètement l'usage des membres inférieurs. Le lendemain à l'hôpital, on a constaté qu'elle était insensible de toute la partie du corps située au-dessous des seins. — Pendant plus d'un mois elle a été également paralysée de la vessie et du rectum ; elle n'urinait qu'à l'aide de la sonde, et elle n'avait pas de selles spontanées ; on les provoquait deux fois par semaine avec des lavements.

Examen six mois et demi après la blessure. — La paralysie de la vessie et du rectum est guérie depuis longtemps.

Le membre inférieur droit exécute bien les divers mouvements, mais ceux-ci ont très peu de force. La sensibilité cutanée est un peu émoussée.

Le membre inférieur gauche ne peut exécuter que des mouvements très faibles et d'une minime étendue. Il présente une atrophie musculaire très notable. — Sa sensibilité est non seulement conservée, mais même exaltée (hyperesthésie).

Les mouvements réflexes sont exagérés des deux côtés ; il y a de la trépidation spinale.

La blessée est encore incapable de marcher. C'est à peine si elle peut faire quelques pas en s'appuyant sur deux béquilles ; c'est le membre droit qui seul entre en jeu ; mais il fléchit à tout moment.

Ici, comme dans la plupart des cas, il y a d'abord une première période dans laquelle les symptômes sont nombreux et paraissent graves: paraplégie, anesthésie de toutes les parties du corps au-dessous de la blessure, paralysie de la vessie et du rectum. Il est impossible de porter un pronostic pendant cette première période.

Puis, la plupart des symptômes disparaissent, et

au bout de six mois et demi, il ne subsiste qu'une paralysie avec atrophie du membre inférieur gauche dont la sensibilité est exaltée, ce qui semble indiquer que la lésion est limitée maintenant en un point de la moitié gauche de la moelle.

Un pronostic certain ne saurait être encore porté maintenant. L'exagération des réflexes, la trépidation spinale sur les deux membres inférieurs témoignent que l'affection médullaire est sans doute encore en voie d'évolution.

Une grande amélioration est cependant possible encore. Elle se réalise quelquefois dans des cas qui paraissent plus graves même que celui-ci.

C'est ce que montre par exemple l'observation suivante.

Obs. CXXI (Charcot et Gilles de la Tourette[1]). — *Balle de revolver dans le rachis. Paraplégie avec contracture; troubles trophiques; paralysie de la vessie et du rectum; plus tard amélioration considérable.*

Le 1er janvier 1884, la jeune Marie X, âgée de 6 ans, reçut une balle de revolver qui l'atteignit au niveau de l'angle inférieur de l'omoplate droite. Elle tomba immédiatement. Dans le service du Pr Lannelongue où elle fut transportée aussitôt, on constata une paralysie flasque des deux membres inférieurs, accompagnée d'une anesthésie tégumentaire limitée en haut par une ligne circulaire passant au niveau de la plaie.

Le jour même, il survenait de la rétention d'urine et des matières fécales qui, un mois après, faisaient place à de l'incontinence.

Quelques jours plus tard, apparaissaient à droite et à gauche, de chaque côté de la partie supérieure du pli interfes-

1. Communiquée à la *Société de médec. légale*, le 11 juin 1888 (*Ann. d'hyg. et méd. lég.*, t. XX, p. 166.)

sier, des escarres qui mirent de trois à quatre mois à se cicatriser.

Un mois après le début de l'accident, les membres inférieurs de flasques devinrent raides, spasmodiques, les cuisses se portèrent en adduction forcée, et le membre inférieur gauche subissait un mouvement d'élévation en haut, amenant un raccourcissement de 3 centimètres qui mettait en contact le condyle interne du fémur droit et la tubérosité interne du tibia gauche. En ce dernier point, il se développait alors une escarre ovalaire, d'un centimètre de plus grand diamètre. Cette escarre, postérieure aux précédentes, était, comme elles, guérie au bout du quatrième mois.

A cette époque la sensibilité commença à reparaître ; mais elle n'était complète que vers le douzième mois ; de même ce ne fut que vers le dix-huitième mois que la malade put commencer à se tenir debout, les fonctions vésicales et rectales s'étant de plus complètement restaurées.

Aujourd'hui, 4 ans après l'accident, Marie X... commence à marcher sans l'aide de béquilles ; mais la jambe gauche a subi un raccourcissement de 3 centimètres du fait d'une subluxation du haut de la tête du fémur gauche, due à l'état spasmodique des muscles du fessier, ainsi qu'il est facile de s'en assurer à l'aide du chloroforme. Les réflexes rotuliens à droite sont très exagérés ; à gauche il existe de la trépidation spinale. La malade présente tous les symptômes de la compression lente de la moelle, si complètement étudiée par M. Charcot. Il est permis d'espérer qu'au bout d'un certain temps, en présence de l'amélioration qui s'accentue tous les jours, la marche deviendra régulièrement possible, surtout si la diminution plus accentuée de l'état spasmodique permet de réduire la luxation du fémur sans danger de retour.

Il est à supposer dans ce cas que la balle entrée dans le canal rachidien a occasionné une hémorragie intra-rachidienne abondante, puis une pachyméningite qui a pu rétrocéder ensuite graduellement. Peut-être aussi à mesure que s'est effectuée la croissance de l'enfant, la compression de la moelle est-elle devenue moins considérable.

Quoi qu'il en soit, l'amélioration inattendue qui s'est produite dans ce cas montre avec quelle réserve le pronostic doit être porté quand il s'agit de lésions médullaires. — On a cité aussi des exemples de guérison presque complète après section d'une partie de la moelle par instrument tranchant.

Parlons maintenant des lésions traumatiques qui intéressent seulement une des moitiés de la moelle, et plus particulièrement des plaies par instrument tranchant.

Ces blessures ont été étudiées expérimentalement par les physiologistes qui ont constaté qu'elles entraînent une paralysie avec hyperesthésie du côté sectionné, et une abolition ou une diminution très accusée de la sensibilité du côté opposé (ce dernier symptôme ne paraît pas tout à fait constant). C'est ce que l'on appelle le syndrome de Brown-Sequard.

Ce syndrome a été observé assez souvent chez l'homme, et dans quelques-uns de ces cas, on a pu constater qu'en effet la moelle n'était lésée que dans l'une de ses moitiés [1].

Mais cette paralysie croisée (motilité d'un côté, sensibilité de l'autre) ne s'observe pas dans tous les cas où il y a lieu de croire qu'une blessure intéresse une seule des moitiés de la moelle. On peut voir la paralysie et l'anesthésie du même côté, et même

1. On trouvera dans l'article Moelle du *Diction. encyclopéd. des sciences médicales* le résumé de presque toutes les observations de ce genre connues à cette époque.

constater du côté opposé de l'hyperesthésie au lieu d'anesthésie.

C'est ce que montrera la lecture des deux observations suivantes.

Obs. CXXII (personnelle). — *Coup de couteau dans la moelle. Paralysie motrice et atrophie du membre inférieur droit, anesthésie du même membre ; fourmillements douloureux du membre inférieur gauche.*

M..., 24 ans, a reçu un coup de couteau dans le dos. La plaie, longue de 1 centimètre 1/2, est située au côté *gauche* de l'espace compris entre les apophyses épineuses des 6e et 7e vertèbres dorsales.

Immédiatement après avoir été frappé, cet homme a senti que le membre inférieur *droit* avait perdu toute force, était devenu complètement inerte. Il est par suite tombé à terre et n'a pu se relever. En même temps il a éprouvé dans le membre inférieur *gauche* des fourmillements et des picotements qui ont persisté.

Pendant deux mois, le membre inférieur droit serait resté privé de motilité et de sensibilité. L'anesthésie était complète ; elle comprenait tout le membre inférieur depuis le pied, et la moitié droite du bassin.

La motilité et la sensibilité ont commencé à reparaître simultanément au bout de deux mois.

Examen quatre mois et demi après l'accident. — Le membre inférieur droit présente maintenant une certaine hyperesthésie ; les piqûres, pincements et autres excitations sont perçus bien plus vivement que du côté gauche. Le réflexe du genou est considérablement exagéré. Le redressement brusque du pied ou simplement un léger refroidissement de la peau occasionnent une série de secousses convulsives du membre.

Il y a une atrophie énorme du membre inférieur droit ; la circonférence de la cuisse mesure sept centimètres de moins que du côté gauche. Les muscles sont mous et flasques. — Pas de troubles trophiques de la peau. — Malgré l'atrophie considérable, les divers mouvements s'accomplissent bien, et la marche s'effectue sans claudication. mais elle ne peut être continuée longtemps.

Le membre inférieur gauche est encore le siège de fourmillements qui sont même plus marqués qu'au début.

Il n'y a jamais eu de troubles de la miction ni de la défécation.

Les anomalies que l'on relève dans cette observation sont:

1° Le siège de la paralysie qui occupe le côté droit, alors que la blessure était à gauche. Comme l'autopsie n'a pas été faite, on peut admettre que l'instrument vulnérant, bien qu'ayant pénétré à gauche, a sectionné le côté droit seulement de la moelle. Toutefois il est à remarquer que la même particularité se retrouvera dans l'observation suivante.

2° L'anesthésie du côté paralysé, anesthésie qui ne se dissipe que très lentement, et à laquelle fait suite un certain degré d'hyperesthésie.

3° Les fourmillements douloureux se manifestant immédiatement après la blessure dans le membre non paralysé et persistant encore plus de quatre mois après l'accident.

Dans ce cas, comme dans le suivant, en parlant d'anomalies il est bien entendu qu'il s'agit seulement d'anomalies apparentes. La plaie de la moelle n'a pas été examinée; si l'on avait connu sa disposition exacte, on aurait peut-être trouvé que les symptômes étaient en rapport avec les parties intéressées. — Mais il n'en est pas moins utile de savoir sous quel aspect se présentent parfois les blessés de ce genre.

Obs. CXXIII[1] (Marquézy). — *Hémisection de la moelle à la région cervicale. Paralysie de la motilité et de la sensibilité des membres droits.*

M... reçoit, le 9 octobre, un coup de couteau entre les 5e et 6e vertèbres cervicales, à 2 centimètres à gauche de la ligne médiane.

La plaie a ouvert le canal rachidien, elle laisse couler, quand on incline la tête du blessé en avant, un liquide clair et aqueux très abondant, lequel était assurément le liquide céphalo-rachidien.

Quand on a ramassé le blessé, il était paralysé des quatre membres; mais bientôt la paralysie motrice s'est limitée aux membres supérieur et inférieur droits.

Le lendemain matin, l'*anesthésie était complète à droite*, la sensibilité obtuse à gauche.

Vers le 11e ou le 12e jour, le côté droit était redevenu sensible, le côté gauche restant dans le même état. Au 15e jour nous avons trouvé de l'hyperesthésie à droite, et une sueur profuse, limitée absolument à toute la moitié droite du corps, s'est produite les 15e, 16e et 18e jours : l'état des réflexes n'a pas été examiné, sauf ceux du ventre qui n'existaient pas.

La vessie et le gros intestin ont été paralysés dès le début; il a fallu sonder le malade. Vers le 6e jour les urines sont devenues fétides, ammoniacales et purulentes. La miction volontaire a commencé à reparaître peu à peu vers la 4e semaine.

Il y a une atrophie de 2 centimètres à la cuisse droite et de un demi-centimètre au bras droit ; la main droite est très amaigrie (environ cinq mois après l'accident).

La paralysie du membre supérieur droit était en voie d'amélioration, mais se compliquait d'un peu de contracture. La paralysie du membre inférieur droit avait à peu près disparu.

Du côté gauche, les mouvements étaient normaux, malgré la grande diminution de sensibilité de ce côté.

1. Communiquée à la *Société de médecine légale* 1888.

La pupille droite a été pendant un certain temps plus dilatée que la gauche ; ce phénomène a disparu aujourd'hui.

Les anomalies que l'on relève dans cette observation sont les suivantes :

1° La blessure siégeait à *gauche*, et c'est le côté *droit* qui a été paralysé.

2° Le côté droit, paralysé du mouvement, était également anesthésié. La sensibilité n'y a reparu que vers le 11e ou 12e jour, et ce même côté est devenu ensuite le siège d'une hyperesthésie qui persistait encore plus de cinq mois après l'accident.

Dans ce cas, il y a eu de la rétention d'urine. C'est ce qu'on observe souvent (mais non d'une manière absolument constante), quand la moelle est lésée dans sa portion cervicale ou dorsale supérieure. Ces troubles peuvent même exister lorsque la lésion est très minime comme dans l'observation CXIX.

Le sujet de l'observation CXXIII présentait une dilatation de la pupille droite. Les blessures de la portion cervicale de la moelle, intéressant les noyaux d'origine du grand sympathique, s'accompagnent en effet de modifications des ouvertures pupillaires ; mais tantôt il s'agit de mydriate, et tantôt de myosis ; la dilatation pupillaire peut précéder un rétrécissement ou lui succéder.

Les blessures de la portion cervicale occasionnent une paralysie des membres supérieurs, et parfois aussi, mais non constamment, des membres inférieurs. Ces blessures, toujours très graves, le sont d'autant plus qu'elles siègent plus haut.

Elles comportent en effet des troubles spéciaux

dont quelques-uns susceptibles d'entraîner la mort à brève échéance, notamment la gêne de la respiration occasionnée par la paralysie des pneumogastriques et des phréniques. A la lésion des noyaux d'origine des phréniques se rattachent aussi les hoquets, les vomissements, comme à la lésion des noyaux d'origine du grand sympathique les troubles circulatoires.

Signalons encore la glycosurie et le diabète qui sont quelquefois l'une des conséquences immédiates de la blessure.

Nous revenons maintenant aux accidents du travail en parlant des lésions de la moelle par *fracture ou luxation des vertèbres ou par contusion du rachis.*

Il va sans dire que les symptômes médullaires de de ces blessures sont extrêmement variables.

Leur gravité dépend en première ligne de la nature des lésions concomitantes de la moelle qui vont de la simple commotion à la compression, à la dilacération ou à la section du tissu nerveux.

Les effets immédiats de la commotion sont d'ailleurs parfois très sérieux au début, tandis que la guérison ou l'amélioration considérable qui se produisent ultérieurement montrent que les altérations matérielles de la moelle étaient très légères ou même nulles, ainsi qu'on le verra par quelques-unes des observations suivantes. Il y a là encore un exemple de l'incertitude du pronostic.

En second lieu, toutes choses égales d'ailleurs, le pronostic est naturellement beaucoup plus grave quand la blessure intéresse la région cervicale. En pareils cas une simple compression de la moelle, sans lésions macroscopiques de celle-ci, peut entraîner rapidement la mort. C'est ce qui s'est produit dans le cas suivant.

OBS. CXXIV (personnelle). — *Chute sur le dos ; luxation incomplète des 2e et 3e vertèbres cervicales. Compression de la moelle. — Mort le quatrième jour.*

T... tombe sur le dos d'une hauteur de 1m,50 ; il meurt quatre jours après. Je n'ai pas pu savoir quels symptômes il avait présenté.

Autopsie. — Abondant épanchement de sang dans le tissu cellulaire sous-cutané et dans les muscles des régions occipitale et cervicale postérieure. Les deuxième et troisième vertèbres cervicales ont subi une luxation incomplète en avant ; elles font à l'intérieur une saillie de 3 à 4 millimètres. Du sang est épanché entre la dure-mère et les vertèbres ; mais il n'y a pas d'hémorragie intra-méningée. La moelle cervicale n'offre ni contusions, ni ecchymoses, ni aucune lésion appréciable à l'œil nu. Extraite du canal rachidien, elle ne présente même pas un aplatissement ou une déformation dénotant une compression énergique et prolongée.

Enfin avec des lésions à peu près comparables, les symptômes peuvent encore différer beaucoup suivant le mode de réaction individuelle des blessés.

Si le fait ne peut être démontré rigoureusement, car les autopsies sont rares et surtout les examens histologiques, il est du moins rendu très vraisemblable par la comparaison des observations.

Voici par exemple deux blessés qui guérissent complètement ou presque complètement et à peu près dans le même délai. Mais au début le premier présentait des troubles médullaires fort graves, tandis que chez le second, ces troubles ont été moins nombreux et relativement légers.

Obs. CXXV (personnelle). — *Fracture de la colonne vertébrale; paraplégie, paralysie de la vessie et du rectum. Guérison au bout de quatre mois.*

H..., 35 ans, a été renversé par une poutre en fer et atteint ainsi d'une fracture de la colonne vertébrale à la région lombaire.

Il est resté en traitement à l'hôpital pendant trois mois, présentant tous les symptômes d'une lésion traumatique de la moelle épinière. Il était atteint d'une paraplégie complète, lui permettant seulement quelques mouvements des orteils, d'une paralysie de la vessie qui a nécessité l'emploi de la sonde à demeure pendant neuf jours, d'une constipation absolue, une garde-robe n'étant obtenue qu'à l'aide de lavements donnés une fois par semaine. Tous ces symptômes se sont amendés assez rapidement pour que le blessé ait pu reprendre du travail quatre mois et demi après l'accident.

J'ai examiné cet homme dix-huit mois après l'accident parce qu'il était atteint de névrose traumatique à forme neurasthénique. Mais il ne subsistait plus alors presque aucune trace de la commotion médullaire. La motilité et la sensibilité des membres inférieurs étaient intactes ; la marche s'effectuait d'une façon normale. La miction s'accomplissait bien, sauf quand le malade avait supporté une fatigue inusitée. Les érections avaient reparu depuis un mois environ, au dire du sujet.

Obs. CXXVI (personnelle). — *Fracture de la colonne vertébrale. Parésie des membres inférieurs et de la vessie dissipées rapidement.*

S..., 26 ans, est tombé sur le dos d'une hauteur de 8 à 9 mètres. Les divers médecins qui l'ont examiné, y compris ceux de la compagnie d'assurance, ont diagnostiqué une fracture de la colonne vertébrale par écrasement et tassement des corps vertébraux. Cet homme a présenté de la parésie des membres inférieurs et de la rétention d'urine qui a duré une douzaine de jours.

Examen six mois après l'accident. — La colonne vertébrale présente une déviation très marquée : cyphose et scoliose aux régions cervicale et dorsale, déviation qui n'existait pas avant l'accident.

Les mouvements de la colonne vertébrale sont restés limités, douloureux et très gênés. Il n'y a plus depuis longtemps de troubles de la miction. La motilité et la sensibilité des membres inférieurs sont normales. Il y a une légère atrophie de la cuisse et de la jambe droites dont la circonférence mesure un centimètre de moins qu'à gauche. Mais cette atrophie résulte peut-être d'une contusion que le blessé dit avoir subie au membre inférieur droit.

L'observation suivante montre encore un cas où les symptômes médullaires, d'abord graves, ont disparu presque complètement.

Obs. CXXVII (personnelle). — *Commotion de la moelle ; paraplégie, paralysie de la vessie et du rectum ; guérison presque complète au bout de deux mois.*

La dame G... a été précipitée d'une fenêtre du troisième étage. Il est probable que c'est sur la partie postérieure du bassin qu'elle est tombée, car c'est exclusivement en cette région que se voyaient des ecchymoses.

A l'hôpital, on a diagnostiqué une fracture du bassin, au niveau de la branche gauche du pubis. Si cette fracture existait réellement, elle s'est consolidée vite et sans laisser de déformation.

Pendant les huit premiers jours qui ont suivi l'accident, la dame G... est restée complètement paralysée des deux membres inférieurs, qui avaient cependant conservé la sensibilité. Elle a été paralysée de la vessie, n'urinant qu'à l'aide de la sonde, et elle a eu ensuite une cystite purulente. Elle a eu aussi de grandes difficultés à évacuer les matières fécales.

Tous ces troubles se sont dissipés graduellement, de sorte que lorsque j'ai revu cette femme pour la dernière fois, deux mois seulement après l'accident, elle était dans l'état suivant. Les membres inférieurs ont recouvré la motilité et leur sensibilité est normale ; il subsiste seulement quelques douleurs dans la cuisse droite et au côté gauche du pubis, douleurs qui se font sentir surtout pendant la marche et entraînent une légère claudication. Les mouvements réflexes des deux membres inférieurs paraissent un peu diminués. La cystite a complètement disparu et la miction s'accomplit d'une façon normale.

La dame G... a pu reprendre depuis quelques jours les occupations de son ménage.

Voici maintenant un cas des plus graves.

Obs. CXXIX (personnelle). — *Contusion et fracture probable du rachis à la région dorsale. Paraplégie ; paralysie des sphincters, troubles trophiques graves.*

R... est tombé le 1er mars d'un échafaudage à la hauteur de deux étages. Il a reçu ainsi à la partie médiane et inférieure du dos une blessure constituant en une tumeur volumineuse (hématome recouvrant sans doute une fracture des vertèbres).

Examen le 28 mars, un peu moins d'un mois après l'accident.

Paraplégie absolue ; les deux membres inférieurs ne peuvent exécuter le moindre mouvement ; ils retombent, flasques et inertes, quand on les soulève. Ils sont également privés de toute sensibilité ; les mouvements réflexes sont abolis.

Il existe de vastes ulcérations sur les fesses et sur les cuisses au niveau des grands trochanters.

Les fonctions de miction et de défécation sont abolies. Le blessé ne peut évacuer ses urines qu'à l'aide de la sonde ; il ne peut retenir ses matières fécales.

Dans un tel cas, le pronostic est des plus mauvais.

La persistance, un mois après l'accident, de la paraplégie absolue avec abolition totale des réflexes des membres inférieurs, la paralysie durable des sphincters, la production rapide de vastes escarres, indiquent une lésion destructive de la moelle. — Le blessé est exposé à mourir dans un bref délai en raison de diverses complications dont les plus fréquentes sont la cystite avec pyélo-néphrite ascendante, et l'infection prenant naissance au niveau des escarres. — S'il survit, il conservera toujours sa paraplégie, il risque d'être atteint de myélite ascendante, etc.

Cependant, dans une expertise, il convient de ne porter un tel pronostic qu'avec des réserves, faute de quoi l'expert s'exposerait à recevoir un démenti comme celui qu'aurait fourni le sujet de l'observation CXXII.

ÉVOLUTION. — CONSÉQUENCES ÉLOIGNÉES DES BLESSURES.

Les conséquences éloignées des lésions traumatiques de la moelle sont impossibles à prévoir dans la plupart des cas.

La symptomatologie se modifie avec le temps d'une façon qu'on peut presque dire spéciale pour chaque sujet. Tels blessés qui au début se ressemblent beaucoup, car ils ont tous également une paraplégie avec une parésie vésicale, diffèrent profondément entre eux, lorsqu'on les revoit un an, ou même seulement six mois après. C'est ce que l'on verra en lisant nos observations ; c'est ce que montrent également les observations d'autres auteurs, notamment les cinq qui ont été publiées par MM. Tuffier et Hallion[1].

Voici d'abord un cas où, six mois après l'accident, le blessé avait conservé une paralysie de la vessie. La paraplégie avait beaucoup diminué, mais la sensibilité cutanée des deux membres inférieurs était presque abolie. Il existait une atrophie musculaire limitée aux muscles de la fesse gauche.

Obs. CXXIX (personnelle). — *Chute sur le dos. Fracture du rachis à la région dorsale. Paralysie de la vessie. Paraplégie. Troubles persistants de la miction et des membres inférieurs.*

W..., 36 ans, coltineur, a été blessé le 29 juillet. Il montait une échelle en portant un sac, et il se trouvait à la hauteur d'un étage, quand il est tombé à terre sur le dos.

W..., incapable de faire aucun mouvement, a été transporté aussitôt à l'hôpital, où il est resté quarante-quatre jours. On a diagnostiqué une fracture du rachis et le blessé a été mis pendant un mois dans une gouttière double. Les membres inférieurs étaient incapables d'aucun mouvemena quand on l'a placé dans l'appareil ; il ne sait pas exactement combien de temps a duré cette paralysie. Toujours est-il qu'au bout de quarante-quatre jours il pouvait marcher, mais difficilement et en s'appuyant sur deux cannes.

Pendant près d'un mois le blessé n'a pu uriner qu'à l'aide de la sonde.

Examen six mois après l'accident. — Rachis déformé par saillie brusque au niveau de la 11e ou 12e dorsale. Mouvements du tronc incomplets, gênés et douloureux.

W... marche à petits pas, en soulevant à peine les pieds ; il lui faut l'appui d'une canne. Il ne peut se tenir sur une seule jambe. Il prétend ne pas sentir nettement la résistance du sol.

1. Tuffier et Hallion. Suites éloignées des fractures de la moelle in *Nouvelle Iconographie de la Salpêtrière*, 1888-89.

Étant assis, W... accomplit bien les divers mouvements des membres inférieurs ; mais la force des mouvements d'extension paraît très diminuée. De chaque côté le réflexe du genou est exagéré et accompagné d'une courte contracture. Réflexe crémastérien intact des deux côtés.

La sensibilité cutanée aux piqûres, pincements, est presque complètement abolie sur les deux membres inférieurs. La sensibilité thermique est conservée.

Les muscles de la fesse gauche sont très nettement atrophiés. Ceux des membres inférieurs ont le même volume des deux côtés. Pas de troubles trophiques de la peau ni des ongles.

Le plaignant déclare que depuis qu'il a quitté l'hôpital il a toujours pu uriner sans le secours d'une sonde. Mais la miction est restée troublée. Les besoins d'uniner se manifestent subitement et, s'ils ne sont pas satisfaits immédiatement, l'urine s'écoule malgré tous les efforts du malade pour la retenir. W... est obligé d'avoir toujours dans sa poche une bouteille de forme appropriée dans laquelle il urine aussitôt que le besoin s'en fait sentir. La nuit, les besoins sont fréquents, et W... dit que souvent il n'a pas le temps de saisir le vase et qu'il mouille son lit. Il a rendu devant nous de l'urine qui est trouble et contient une quantité assez abondante de pus.

La défécation s'accomplit difficilement, mais il n'y a pas d'incontinence.

W... parle avec une certaine difficulté ; il fait souvent une assez longue pause au milieu ou au commencement d'un mot. Cette gêne de la parole n'existerait que depuis l'accident du 29 juillet.

Dans le cas suivant, une contusion du rachis à la région lombaire n'occasionne qu'une paraplégie incomplète sans troubles des sphincters ; mais sept mois après le blessé présentait une atrophie musculaire très marquée d'un membre inférieur, y compris la fesse, avec troubles de la circulation de ce membre.

Obs. CXXX (personnelle). — *Contusion de la région lombaire. Paraplégie transitoire suivie d'atrophie musculaire. Pas de troubles des sphincters.*

B..., 51 ans, a été renversé par une voiture dont le brancard l'a heurté sur le côté gauche de la région lombaire. Le jour même de l'accident, il a été transporté à l'hôpital où il est resté un mois ; à sa sortie l'interne du service déclare dans un certificat que « B... a été atteint d'une contusion de la colonne vertébrale dans la région lombaire, ayant occasionné une paraplégie incomplète, sans troubles du côté des sphincters. »

B... a encore gardé le lit pendant un autre mois, surtout en raison de vives douleurs dans la région lombaire, car la paraplégie qui portait surtout sur le membre gauche avait déjà beaucoup diminué. Il a été ensuite traité par des massages.

Expertise six et sept mois après l'accident. — En s'aidant d'une canne (surtout à cause des douleurs de la région lombaire) B... peut marcher maintenant cinq ou six heures par jour.

Il y a cependant une atrophie très marquée de tout le membre inférieur gauche, y compris la fesse. La circonférence de la cuisse mesure 3 centimètres et demi de moins qu'à droite ; à gauche la différence est de 2 centimètres. — La peau du membre gauche est froide et violacée. La sensibilité cutanée est un peu diminuée ; mais la pression sur les masses musculaires paraît douloureuse. — Le réflexe rotulien est presque aboli à gauche ; il est normal du côté droit. Le réflexe plantaire est beaucoup moins accentué qu'à droite.

Dans le cas suivant, les troubles vésicaux n'ont duré qu'une vingtaine de jours. Il n'y a pas eu de paraplégie mais une paralysie avec atrophie des deux membres du même côté. Cette paralysie ne s'est pas amendée avec le temps ; elle a fini par se compliquer de contracture, après plus d'une année.

Obs. CXXXI (personnelle). — *Fracture de la colonne cervicale. Paralysie et atrophie des membres supérieur et inférieur gauches. Contracture tardive du membre supérieur.*

V... a reçu sur la partie postérieure du cou une lourde poutre de bois qui lui a fracturé deux vertèbres cervicales. On voit en effet une déformation marquée de cette région.

Pas de détails précis sur les suites immédiates de l'accident. Son état aurait paru grave dans les premiers temps. Troubles urinaires pendant une vingtaine de jours. Quand il a quitté l'hôpital au bout de six semaines, il marchait difficilement en traînant la jambe gauche.

Examen un an après l'accident. — Membre supérieur gauche non contracturé. Atrophie très marquée (2 centimètres 1/2 de circonférence de moins qu'au côté droit). Raideur et craquements de l'épaule. Tous les autres mouvements du membre s'exécutent dans leur étendue à peu près normale, mais paraissent très faibles.

Membre inférieur gauche également atrophié (2 centimètres 1/2). Fatigue rapide de ce membre, mais la marche s'effectue sans claudication, au moins au début. Le blessé assure que lorsqu'il veut courir, il manque de tomber parce que la jambe gauche vient heurter contre l'autre.

La sensibilité, intacte au membre supérieur droit, est un peu exagérée au membre supérieur gauche et dans les deux membres inférieurs où le blessé dit ressentir de temps à autre des élancements analogues à des secousses électriques.

Pas de troubles des sphincters.

Deuxième examen 21 *mois après l'accident.* — L'état de V... ne s'est modifié que sur un seul point. Il y a maintenant un peu de contracture du membre supérieur gauche; le coude ne peut être étendu complètement.

Les réflexes des deux genoux présentent une certaine exagération, ce qui n'existait pas, ou du moins pas au même degré, lors du précédent examen.

Le blessé de l'observation suivante qui n'avait

présenté tout d'abord que des symptômes médullaires très peu accentués était atteint, dix-huit mois après l'accident, d'anesthésie douloureuse de l'un des membres inférieurs et d'atrophie musculaire de l'autre.

OBS. CXXXII (personnelle). — *Chute sur le dos. Anesthésie douloureuse du membre inférieur gauche; atrophie musculaire du membre inférieur droit; troubles vésicaux; hyperesthésie de la région sacrée.*

M..., 49 ans, a été blessé au cours de son travail; il était occupé à serrer à bloc un écrou avec une clef; celle-ci lui a échappé et M... est tombé sur le dos. Comme il faisait un grand effort en ce moment, la chute a été violente.

Deux jours après, le médecin traitant écrit: « Contusion du rachis. Il n'y a pas eu sur l'instant de phénomènes morbides du côté de la moelle, bien que la miction soit douloureuse et difficile. »

Dans les premiers jours qui ont suivi l'accident, M... a eu quelques légères hémoptysies; il a aussi uriné un peu de sang à diverses reprises. Depuis, la miction est restée paresseuse et difficile. M... dit qu'il lui arrive une ou deux fois par semaine de rester 12 ou 24 heures sans uriner, que toujours la miction est lente, que parfois, quand il croit qu'elle est terminée, il sent que l'urine s'écoule encore en quantité notable dans ses vêtements.

M... est resté presque continuellement alité depuis l'accident, en raison surtout de douleurs dans la région lombo-sacro-coccygienne qu'exaspérait le moindre mouvement. Les membres inférieurs étaient aussi le siège de douleurs; le patient pouvait cependant les mouvoir; le médecin traitant a noté l'exagération des réflexes rotuliens.

Première expertise neuf mois après l'accident. — Pas de déformation notable du sacrum, ni des vertèbres lombaires. Cette région, qui est couverte d'innombrables pointes de feu, est le siège d'une très vive hyperesthésie. Le moindre attouchement de la peau du sacrum provoque des cris de douleur. L'hyperesthésie est un peu moins grande au niveau des dernières vertèbres lombaires ; elle s'étend de chaque côté de la ligne médiane sur une largeur de 10 centimètres environ.

Couché dans son lit, le blessé exécute facilement les divers mouvements des membres inférieurs. Il ne fait quelques pas qu'avec beaucoup de peine, et appuyé sur deux béquilles ; mais on ne peut savoir si cette difficulté de la marche provient exclusivement des douleurs sacro-lombaires.

La sensibilité cutanée est un peu diminuée sur le membre inférieur gauche. Le réflexe rotulien est exagéré des deux côtés.

Les quelques troubles de la miction signalés plus haut existent toujours.

Deuxième expertise dix-huit mois après l'accident. — M... est toujours impotent. Son état s'est même aggravé.

M... se plaint toujours de douleurs extrêmement vives dans la région lombo-sacrée et dans le membre inférieur gauche. Ces douleurs se manifestent quelquefois spontanément, notamment pendant la nuit, sous formes de crises qui dureraient parfois plusieurs heures ; les fourmillements et les douleurs seraient particulièrement pénibles au niveau du pied gauche. — Les douleurs seraient en outre provoquées par tous les mouvements du tronc ; aussi le sieur M... ne se meut-il qu'avec des précautions extrêmes, et pour cette raison il préfère rester presque continuellement couché dans son lit.

La région sacrée paraît le siège d'une hyperesthésie telle qu'on ne peut toucher cette région sans que le sieur M... pousse des cris violents. Il a donc fallu renoncer à palper le sacrum ; on constate seulement que cette région qui est couverte de pointes de feu, ne présente pas de déformation appréciable à la vue.

Le membre inférieur gauche, qui serait le siège de si vives douleurs, présente une anesthésie presque complète ; le sieur M... dit sentir à peine les pincements, piqûres, etc. qu'on exerce sur la cuisse et la jambe de ce côté.

Au membre inférieur droit, la sensibilité cutanée est à peu près normale. Mais ce membre présente une atrophie musculaire qui est très apparente au premier coup d'œil ; en mesurant comparativement la circonférence des deux cuisses au même niveau, on trouve une différence de trois centimètres au détriment du côté droit ; à la jambe la différence n'est que d'un centimètre et demi.

Les divers mouvements du membre inférieur droit s'accomplissent librement dans toute leur étendue, et sans incoordination. Les mouvements du membre inférieur gauche sont très limités en raison des douleurs qu'ils occasionnent.

Du côté droit, le réflexe du genou s'accomplit normalement ; du côté gauche il a été impossible de l'observer, le plaignant ne pouvant supporter, dit-il, de choc sur le genou.

La miction serait toujours très paresseuse. Le sieur M... dit qu'il lui arrive de temps en temps de rester 24 ou même 36 heures sans pouvoir uriner. Néanmoins il n'a jamais été nécessaire de le sonder. En outre, il y aurait souvent un peu d'incontinence d'urine, en ce sens qu'après que le sieur M... croit avoir terminé une miction, il s'écoule lentement un peu d'urine dans les vêtements.

Il n'y a pas de désordres de la défécation ; le sieur M... se plaint seulement d'une constipation opiniâtre qui peut être attribuée au séjour continuel dans le lit.

Il arrive quelquefois aussi que tous les symptômes médullaires disparaissent peu à peu, et qu'après une période plus ou moins longue de guérison apparente presque complète surviennent des complications susceptibles d'acquérir une extrême gravité.

Un cas type sous ce rapport est celui qui a été publié par MM. Gombault et Wallich.

Obs. CXXXIII (Gombault et Wallich[1]). — *Contusion du rachis. Paralysie des quatre membres. Guérison au bout de sept mois. Ultérieurement, série d'ulcérations trophiques nécessitant l'amputation des deux membres inférieurs.*

Un homme tombe d'une hauteur de 15 mètres en 1875. Il

1. *In* Heurteau. Conséquences tardives des blessures de la moëlle *Thèse de Paris*, 1890.

est paralysé des quatre membres, sans fracture du rachis; il reste quatre mois dans une gouttière de Bonnet. Au bout de deux mois il commence à remuer les bras; les mouvements réapparurent un peu plus tard dans les membres inférieurs. Sorti de la gouttière, la malade portait à la partie inférieure de chaque jambe un ulcère qui se cicatrisa rapidement. — Sept mois après l'accident, il était guéri et reprit son métier de fumiste.

Les années suivantes, les ulcères reparaissent, imposant quelques mois de traitement et de repos, puis guérissent pour reparaître. En 1880, se manifeste de l'atrophie des membres inférieurs entraînant bientôt des déviations. Les ulcères reparaissent et résistent à tous les traitements. Depuis 1885, le malade a quitté son travail. En 1887 il demande l'amputation de la jambe gauche qui présente des déformations énormes du pied et des troubles trophiques sur toute son étendue. Cette amputation est pratiquée. Mais quelques mois après la jambe droite présente des troubles analogues, et elle doit être amputée également. Enfin six mois après, le malade rentre à l'hôpital et meurt de gangrène pulmonaire.

Enfin le traumatisme peut encore être le point de départ d'une affection systématisée de la moelle.

Nous dirons plus loin quelques mots de celles de ces affections qui se rencontrent le moins rarement dans la pratique, et qui sont: le tabes, la syringomyélie, la polyomélite antérieure.

Diagnostic, pronostic ; évaluation du dommage.

Le diagnostic de lésion médullaire (sans préciser la nature ni l'étendue de cette lésion) est en général facile.

Cependant, on voit encore assez souvent des blessés arriver à l'expertise avec des certificats médicaux attestant qu'ils sont atteints de myélite, alors qu'ils n'ont en réalité que de l'hystéro-traumatisme.

Le diagnostic différentiel de ces deux affections se fait à l'aide de signes bien connus qui sont en général très probants et faciles à constater.

Il faut rappeler toutefois que la symptomatologie classique de l'hystéro-traumatisme comporte quelques exceptions sur tel ou tel point. Ainsi, la paralysie hystérique ne s'accompagne pas fatalement de troubles de la sensibilité dans le membre atteint, ni même sur le reste du corps. Cette paralysie s'accompagne quelquefois d'atrophie, et cette atrophie peut même être énorme (observation CXLIV). L'inégalité pupillaire s'observe chez certains hystériques. — C'est en considérant l'ensemble des symptômes que l'on arrivera dans les cas douteux à faire le diagnostic différentiel.

Il convient d'ajouter que les symptômes d'hystérie peuvent s'ajouter aux troubles médullaires.

Bon nombre de blessés que nous avons eu l'occasion d'examiner étaient en même temps atteints de neurasthénie plus ou moins grave, et chez quelques-uns l'hystérie était associée à la neurasthénie. Au point de vue du pronostic, il y a grand intérêt à reconnaître dans ce complexus ce qui appartient aux lésions médullaires et ce qui doit être attribué à l'influence psychique. Ce départ est parfois à peu près impossible, au moins au début, comme par exemple dans l'observation CXXXIV. L'expert est obligé, en pareil cas, d'ajourner son diagnostic et de demander à revoir le blessé après un certain délai.

Voici deux cas où les symptômes médullaires et

les troubles de nature psychique ou hystéro-neurasthénique étaient plus ou moins enchevêtrés.

Obs. CXXXIV (personnelle). — *Commotion du rachis. Paralysie des quatre membres et du cou. Amélioration graduelle.*

S..., 62 ans, est bien constitué, et a toujours eu une bonne santé jusqu'au moment de l'accident dont il a été victime. — Pendant qu'il travaillait debout, le tronc un peu incliné en avant, il a reçu sur le dos une porte charretière que des ouvriers transportaient, et qui est tombée d'une hauteur de 2 à 3 mètres.

Aussitôt après le choc, S... aurait été pris d'une paralysie de tout le corps. Pendant les huit premiers jours, cette paralysie aurait été complète et absolue. Étendu dans son lit, le sieur S... était incapable du moindre mouvement, et bien qu'ayant conservé son intelligence, il ne pouvait prononcer que quelques mots à peine compréhensibles. Il fallait lui porter ses aliments à la bouche. Peu à peu une légère amélioration s'est produite : la parole est revenue la première, puis quelques mouvements des membres sont devenus possibles mais très incomplets et très faibles. — Le blessé est resté six semaines au lit ; mais quand il en est sorti il était encore tellement faible qu'il ne pouvait se soutenir dans un fauteuil. Il avait fait fabriquer une planche rembourrée qu'on installait derrière lui et à laquelle on attachait sa tête et son corps. C'est seulement trois mois après l'accident qu'il a pu commencer à marcher seul, et qu'il était capable de manger sans l'aide d'autrui. — Depuis lors, il est resté incapable de travailler parce qu'il est très faible, qu'il ne peut se servir du bras droit encore paralysé en grande partie, ni du bras gauche qui est très douloureux,

M. le Dr X..., qui a soigné le blessé dès le début, s'exprime ainsi dans un certificat daté du 26 novembre 1899 : « Ce malade, à la suite d'un traumatisme de la colonne vertébrale, a été atteint de troubles paralytiques du bras droit ; consécutivement, et en raison de la propagation des lésions médullaires, sont apparus des troubles paralytiques du bras gauche. »

Et dans un autre certificat en date du 4 décembre 1900, on lit notamment : « L'accident a déterminé un traumatisme de la colonne vertébrale, et par suite une myélite transverse cervicale aiguë. Cette affection n'a nullement rétrocédé : bien au contraire, la chronicité de cette myélite cervicale transversale s'accuse de plus en plus (paraplégie cervicale presque complète, rétractions tendineuses, troubles paraplégiques des membres inférieurs, troubles des sphincters). »

Les renseignements contenus dans ces certificats ne concordent pas exactement avec l'histoire du blessé, telle qu'elle nous a été exposée par lui-même et par sa fille. Tous deux nous ont donné, avec beaucoup de détails, le récit que nous avons résumé précédemment. En ce qui concerne les « troubles des sphincters » mentionnés dans le dernier certificat, le sieur S... et sa fille nous ont expliqué que pendant les trois ou quatre semaines qui ont suivi l'accident, on a vu quelquefois le lit souillé par des déjections, non pas que le malade laissât inconsciemment aller sous lui, mais parce qu'il était très difficile de le remuer et de le placer convenablement sur un vase. Dès que le sieur S... a pu remuer, le fait ne s'est plus reproduit ; la miction et la défécation se sont toujours accomplies d'une façon normale.

Examen dix-sept mois après l'accident. — Le sieur S... n'est pas notablement amaigri et son état général ne paraît pas mauvais. Il reconnaît d'ailleurs qu'il mange suffisamment et que ses digestions se font bien.

La colonne vertébrale ne présente pas de déformations appréciables ; la percussion pratiquée successivement sur chaque vertèbre, même avec force, n'occasionne pas de douleur. — Il existe une certaine raideur du cou ; le sieur S... a quelque peine à tourner la tête à gauche et à droite, à l'incliner en avant ; il y arrive cependant, tandis que le renversement de la tête en arrière ne se fait que très incomplètement. Ce mouvement occasionne une douleur vague, mal localisée, paraissant analogue à celle des crampes.

La sensibilité de la peau du tronc et de la face est normale. La parole est correcte, et les réponses aux questions posées se font convenablement.

Les membres inférieurs ne présentent pas d'atrophie musculaire notable, ni de troubles trophiques. La sensibilité cutanée est normale. Les réflexes des genoux sont un peu exagérés. Les mouvements des diverses articulations s'accomplissent bien. Le sieur S.... marche sans boiter ; il dit qu'il peut faire des promenades d'une demi-heure, mais qu'au bout de ce temps il est obligé de s'arrêter parce qu'il est pris de crampes. Il dit aussi ne pouvoir rester longtemps assis parce qu'il éprouve tantôt des crampes, tantôt des « inquiétudes » dans les membres inférieurs. Il ne se plaint pas de douleurs, et ne souffre jamais des membres inférieurs quand il est couché.

Le membre supérieur *droit* est atteint d'une paralysie incomplète qui paraît intéresser uniquement les muscles de l'épaule, particulièrement le deltoïde, sans que ces muscles présentent d'ailleurs d'atrophie notable. En effet le sieur S... serre avec la main droite aussi énergiquement qu'avec la gauche ; la flexion de l'avant-bras sur le bras se fait aussi énergiquement. Mais quand il s'agit du bras lui-même, les mouvements deviennent difficiles, faibles et incomplets, et quand on demande au sieur S... de mettre sa main sur sa tête, il n'y réussit qu'en lançant son bras à plusieurs reprises. — Quand on imprime des mouvements à l'épaule droite, on constate que ceux-ci s'accomplissent dans toute leur étendue, et sans provoquer de douleurs ; ils s'accompagnent de bruits de frottement intenses. Ces bruits existent d'ailleurs aussi, mais à un moindre degré, à l'épaule gauche. — La sensibilité cutanée du membre supérieur droit est normale.

Le membre supérieur gauche ne présente pas d'atrophie musculaire, ni de troubles trophiques. Ses divers mouvements, y compris ceux de l'épaule, s'accomplissent normalement et S... reconnaît qu'il s'en sert maintenant aussi bien qu'avant l'accident. Mais il dit en souffrir beaucoup sous forme d'engourdissements et de fourmillements douloureux, survenant par accès fréquents. Ces douleurs partiraient de l'épaule et se répandraient dans le bras et l'avant-bras sans suivre un trajet déterminé. — Il n'y a pas d'anesthésie ni d'hyperesthésie cutanée de ce membre.

Intégrité parfaite des fonctions de la vessie et du rectum.

S... présente en outre divers symptômes de neurasthénie traumatique qui contribuent à le rendre incapable de tout travail.

Dans ce cas, l'état du blessé qui paraissait d'abord des plus graves, n'a commencé à s'améliorer qu'au bout de deux mois environ, mais ensuite l'amélioration a été considérable.

Il est certain que la moelle avait subi tout au moins une commotion assez violente, ainsi que l'atteste la persistance de certains symptômes dix-sept mois après l'accident. — Mais il y a lieu de se demander si une influence psychique ne s'est pas ajoutée aux troubles purement médullaires pour produire la paralysie généralisée du début. — Longtemps après le malade présentait encore des symptômes de neurasthénie, de sorte qu'il est à supposer que l'hystéro-neurasthénie avait un rôle plus ou moins important dans la symptomatologie observée pendant les premières semaines.

Obs. CXXXV (personnelle). — *Contusion du rachis. Paralysie de la vessie et du rectum. Paralysie motrice et sensitive du membre inférieur gauche, et plus tard du membre supérieur gauche.*

M..., 37 ans, charpentier, a été renversé par une grue qui lui est tombée sur la partie inférieure du dos. Il a perdu connaissance quelques instants, et ensuite n'a pas pu se relever parce que le membre inférieur gauche était devenu complètement inerte et insensible.

L'accident s'était produit dans la matinée ; M... n'a pas uriné dans la journée ni dans la nuit suivante. Le lendemain matin un médecin n'a pas réussi à introduire une sonde dans la vessie. C'est seulement le soir de ce second jour (36 heures environ après l'accident) que le blessé qui est fort intelligent, a pu se cathétériser lui-même en se servant d'une sonde de Nélaton de petit calibre, qu'il nous a montrée. Il a évacué ainsi environ deux litres d'urine, non mélangée de sang.

Les huit jours suivants, le sieur M..., ne pouvant toujours pas uriner, s'est sondé deux fois par jour. Au bout de ce temps, il a commencé à perdre ses urines qui s'écoulaient goutte à goutte sans qu'il en ait conscience. Il est alors allé à la consultation de l'hôpital, où on lui a pratiqué l'électrisation de la vessie pendant un mois et demi. Ce traitement n'a produit aucun résultat ; les urines ont toujours continué depuis lors à s'écouler involontairement.

Le blessé se plaint aussi d'avoir une grande difficulté de la défécation ; il n'irait à la garde-robe que tous les deux ou trois jours, au prix de grands efforts et de vives douleurs.

Un mois enxiron après l'accident, le sieur M..., qui jusque-là avait conservé le libre usage du membre supérieur gauche, aurait commencé à éprouver des fourmillements dans l'épaule de ce côté ; ces fourmillements, accompagnés d'une sensation d'engourdissement, auraient augmenté peu à peu en même temps que les mouvements devenaient de plus en plus difficiles, et enfin à partir du commencement de juin le membre supérieur gauche est devenu et est resté inerte et insensible. — Le blessé assure qu'il n'a commencé à se servir de béquilles que deux ou trois semaines après que le bras gauche était déjà affecté de fourmillements.

État actuel (neuf mois et demi après l'accident). — Le sieur M... marche très difficilement à l'aide de deux béquilles, la béquille gauche étant à peine maintenue en place.

La paralysie du membre inférieur gauche paraît absolue. La cuisse et la jambe sont flasques ; aucun mouvement n'est possible, au dire du blessé. Le réflexe du genou est aboli, ainsi que celui de la plante du pied. La sensibilité cutanée paraît tout à fait abolie sur toute l'étendue du membre, et jusqu'un peu au-dessus du pli de l'aine. — Ce blessé n'accuse de douleurs que lorsqu'on essaie de communiquer quelques mouvements à l'articulation de la hanche. — Il n'y a pas d'atrophie notable des muscles.

Le membre supérieur gauche est également flasque et inerte, incapable au dire du blessé de tout mouvement spontané. Cependant cette impotence n'est pas aussi absolue qu'au membre inférieur, car le blessé peut encore se servir de sa béquille, bien que ce soit avec très peu de force, semble-t-il. — La sensibilité cutanée paraît complètement abolie.

Le blessé porte un urinal en caoutchouc l'urine s'écoulant continuellement de la vessie.

Dans ce cas, la paralysie de la vessie témoigne d'une façon irrécusable d'une lésion médullaire.

Quant à l'hémiplégie gauche, elle semblerait plutôt de nature hystérique si elle n'avait débuté au membre inférieur immédiatement après la blessure. Ce qui nous paraît probable c'est que la paralysie du membre inférieur gauche a été provoquée par une lésion médullaire et entretenue ensuite par une influence psychique ; que la paralysie du membre supérieur gauche était purement psychique. Cette paralysie ne paraissait pas attribuable à la compression du plexus brachial par la béquille, car la sensibilité était abolie même à la face interne du bras, région où elle est conservée quand il s'agit d'une paralysie du plexus.

Le *pronostic* des blessures de la moelle est presque toujours impossible à établir au début. C'est ce que nous avons déjà fait remarquer à propos des observations précédentes ; c'est ce qui se dégage aussi de la lecture des observations publiées par divers auteurs.

L'expert ne peut indiquer l'évolution ultérieure des troubles médullaires sans risquer de se tromper beaucoup dans un sens ou dans un autre.

Il y a lieu de rappeler tout d'abord que les fractures et luxations des vertèbres même avec un déplacement très marqué, et même lorsqu'elles siègent à la région cervicale, n'occasionnent parfois que des troubles médullaires très légers ou même presque nuls.

Thiem[1] a soigné quatre blessés atteints de luxation d'une vertèbre cervicale, avec déplacement très prononcé, au point que chez deux d'entre eux la déglutition était gênée par la saillie vertébrale dans l'œsophage. Ces blessés ont conservé une infirmité consistant en la suppression plus ou moins complète des mouvements du cou, mais ils n'eurent pas de troubles médullaires.

Alors même que la lésion vertébrale a occasionné d'abord des troubles immédiats graves, la guérison peut être complète et assez rapide. Thiem cite le cas d'un jeune homme de 25 ans atteint de fracture à la quatrième vertèbre cervicale avec déplacement très prononcé de celle-ci, dont le corps faisait saillie dans le pharynx. Le blessé ne perdit pas connaissance, mais instantanément les quatre membres furent paralysés de la motilité et de la sensibilité. — Il n'est pas dit combien de temps dura cette paralysie. Mais huit mois après l'accident le blessé était complètement guéri, sauf une légère diminution de la force musculaire dans le bras gauche.

On trouve quelques cas analogues dans le livre de Golebiewski[2]. Le plus remarquable est le suivant :

1. Carl Thiem, *Handbuch der Unfallerkrankungen*. Stuttgart, 1898.

2. Golebiewski, *Atlas manuel de médecine et de chirurgie des accidents du travail*, édit. française par P. Richer.

En 1869, un jeune homme de 17 ans se fractura le rachis à la région lombaire : paraplégie, paralysie de la vessie et du rectum, escarre sacrée qui dure un mois ; au bout de dix-huit semaines, il commence à marcher avec des béquilles. Au bout de neuf mois, il commence à travailler un peu. — Au bout de deux ans il est complètement valide. Vingt-neuf ans après, il avait continué à vaquer à ses occupations sans aucune gêne.

Par contre il est beaucoup de cas où l'état du blessé ne s'améliore que lentement et très incomplètement. Tels ou tels troubles médullaires persistent indéfiniment ; par exemple la paralysie de la vessie dont la longue durée comporte presque toujours un pronostic fâcheux, non seulement parce que cette paralysie est grave par elle-même (complications de cystite, de pyélo-néphrite) mais aussi parce qu'elle témoigne d'une lésion permanente de la moelle entraînant ordinairement d'autres troubles médullaires. — Chez d'autres blessés, on voit apparaître après un assez long délai des symptômes qui n'existaient pas primitivement; la paralysie s'étend d'un membre à un autre ; la contracture s'empare des membres para lysés ; des douleurs violentes apparaissent, etc. Ce sont là les effets de dégénérescences secondaires ou d'actions à distance que parfois rien ne faisait prévoir.

Il faut donc attendre pour porter un pronostic que l'état du blessé soit à peu près fixé, ce qui, sauf dans les cas très légers, demande un délai qui est rarement inférieur à six mois.

Dans l'appréciation du préjudice subi, il y a lieu de faire entrer pour une certaine part la *fragilité médullaire* que gardent bon nombre de ces blessés.

Nous entendons par là que le fonctionnement de la moelle, à peu près bon dans les circonstances ordinaires, est toujours prêt à se troubler à l'occasion d'une fatigue, d'excès, de refroidissements. Tel sujet qui marche bien, sans boiter, ne peut courir parce qu'alors sa jambe primitivement paralysée coordonne mal les mouvements, s'accroche dans l'autre (observ. CXXXI). Tel autre, guéri de sa paralysie vésicale, voit les troubles de la miction reparaître quand il s'est fatigué (observation CXXV). D'autres (Tuffier et Hallion) à l'occasion d'un refroidissement sont pris d'engelures qui aboutissent à la gangrène, etc.

Enfin les sujets porteurs de lésions médullaires anciennes, même à peu près guéries en apparence, ont une certaine prédisposition à contracter des affections organiques de la moelle.

§ II. — Affections systématisées de la moelle consécutives au traumatisme.

Tabes dorsal.

Il n'est pas bien démontré qu'un traumatisme portant soit sur la moelle, soit en un autre point du corps puisse occasionner cette affection. En tous cas, si le tabes dorsal traumatique existe, il est tout au moins excessivement rare.

Mais il est certain que les traumatismes de tous genres et de tous sièges peuvent aggraver considérablement le tabes, de sorte que si celui-ci est à sa période de début et ne se manifeste que par des symptômes légers, à peu près inaperçus du patient, le traumatisme lui imprime une aggravation telle qu'il le révèle et qu'il en paraît la cause.

C'est à ce titre surtout que le tabes intéresse la pratique des accidents du travail.

Il l'intéresse aussi au point de vue de la facilité des fractures chez les diabétiques. La fragilité des os serait un symptôme très précoce de l'affection, parfois même l'un des premiers, d'après Thiem qui rapporte trois cas de fracture dite spontanée du fémur chez des individus qui présentèrent des signes manifestes de tabes 3 ans 1/2, 5 ans et 8 ans après.

Mentionnons encore la fréquence des cals exubérants chez les tabétiques, ce qui peut être une cause d'infirmité.

Syringomyélie.

L'influence du traumatisme sur la genèse de la syringomyélie est admise par beaucoup d'auteurs.

M. Guillain[1] a résumé récemment l'état de cette question à laquelle il a apporté une importante contribution personnelle.

Le traumatisme direct du rachis paraît être un des facteurs étiologiques de la syringomyélie. Tantôt cette affection apparaît pendant que le blessé présente encore des symptômes de commotion ou d'autres lésions médullaires directement engendrées par le traumatisme ; tantôt elle ne se développe qu'après un délai qui peut être fort long.

« Des malades guéris en apparence de leur traumatisme l'ayant oublié, ayant repris leurs occupations,

1. Guillain, La névrite ascendante et le traumatisme dans l'étiologie de la syringomyélie. *Thèse de Paris*, 1902.

ayant vécu de nouveau de la vie commune, deviennent deux ans, trois ans, dix ans plus tard des syringomyéliques vrais avec toute la phénoménologie de l'affection. Si ces faits étaient isolés, rares, ils ne mériteraient aucune attention, mais leur fréquence oblige à les prendre en considération » — Ainsi s'exprime M. Guillain, et son opinion paraît justifiée par toutes les observations qu'il a rassemblées. — Il faut convenir toutefois que dans la pratique des expertises, il serait souvent bien difficile de démontrer et de faire accepter le rôle étiologique d'un accident survenu une dizaine d'années avant l'apparition de la maladie.

La syringomyélie apparaîtrait aussi quelquefois à la suite d'un traumatisme périphérique et se développerait par le mécanisme de la myélite ascendante. M. Guillain en cite un exemple qui paraît très probant. Il rappelle aussi les observations d'autres auteurs, et notamment celles d'Eulenburg lequel, dans deux cas relatifs à des accidents du travail, a soutenu que la syringomyélie s'était produite par le mécanisme sus-indiqué. L'un de ces cas a donné lieu à des procès qui durent depuis dix ans, les médecins consultés ayant donné des avis différents relativement à l'étiologie de l'affection. C'est dire que l'accord est encore loin d'être fait sur cette question.

Polyomyélite antérieure chronique.

Cette affection, appelée aussi atrophie musculaire progressive, peut être la conséquence d'un traumatisme.

Les observations tant anciennes que récentes publiées sur ce sujet ne sont pas très nombreuses, et ne sont pas très probantes, c'est-à-dire qu'il ne paraît pas toujours certain que les troubles médullaires apparaissant après le traumatisme méritent la qualification de polyomyélite antérieure. Il reste aussi quelques doutes relativement à l'influence étiologique du traumatisme quand la maladie ne commence à apparaître que plusieurs années après l'accident.

De la lecture des observations, il résulte que l'affection résulte tantôt d'un traumatisme portant directement sur la moelle (commotion, contusion) et tantôt d'une blessure des parties périphériques. Dans ce dernier cas l'atrophie apparaît d'abord dans le membre blessé pour s'étendre aussi aux muscles voisins et quelquefois aux muscles de la presque totalité du corps. — Le délai entre le traumatisme et les premiers signes de l'affection varie entre quelques jours et plusieurs mois, parfois même plusieurs années (?).

Quelle que soit la rubrique exacte sous laquelle il convient de ranger ces faits, il n'est pas très rare de voir, à la suite d'une blessure de la moelle, une paralysie et une atrophie, limitées d'abord à un membre inférieur, se manifester aussi au bout de plusieurs mois, dans le membre supérieur du même côté. Le lecteur en a trouvé des exemples dans les pages précédentes (observ. CXXXI et CXXXV).

§ III. — Affections médullaires consécutives à une névrite ascendante.

On vient de voir que certaines affections médullaires (syringomyélie, polyomyélite antérieure, etc.) sont parfois occasionnées par une blessure périphérique.

Dans ces cas la propagation à la moelle se ferait par l'intermédiaire des nerfs de la région traumatisée. Il y aurait une *névrite ascendante* qui débuterait au niveau de la blessure, remonterait le long du tronc nerveux jusqu'aux origines médullaires de celui-ci; l'altération s'étendrait ensuite de proche en proche dans telle ou telle région systématisée de la moelle.

Dans d'autres cas, la lésion médullaire qui semble produite par une névrite ascendante se localise d'une façon moins nettement systématisée. On voit, par exemple, à une névrite d'un membre supérieur traumatisé s'ajouter au bout de plusieurs mois des troubles de la motilité, de la sensibilité et du trophisme de l'autre membre supérieur; plus tard encore un des membres inférieurs peut être atteint. C'est ce qui s'est passé dans le cas suivant.

Obs. CXXXVI (personnelle). — *Contusion sur l'épaule gauche. Névrite du plexus brachial gauche. Plusieurs mois après, douleurs, parésie et troubles trophiques du membre supérieur droit, douleur et parésie du membre inférieur droit.*

La dame F..., 48 ans, bien constituée, sans antécédents pathologiques notables, a été renversée par une voiture le 12 mars. Elle est tombée sur l'épaule gauche, qui a été violemment contusionnée.

Examen les 23 *avril et* 12 *mai.* — Pas de lésions de l'articulation scapulo-humérale, dont les divers mouvements communiqués s'accomplissent bien. Les mouvements spontanés sont gênés et incomplets. Il y a un peu d'atrophie du deltoïde.

La blessée se plaint d'une douleur sourde dans le bras, la partie interne de l'avant-bras et les deux derniers doigts de la main gauche. Cette douleur s'exaspère à l'occasion des mouvements ou sans cause appréciable. Sur toutes les régions douloureuses, il y a une anesthésie cutanée très marquée. — La peau de l'avant-bras et de la main est restée épaissie et comme œdématiée ; la main est beaucoup plus chaude qu'à droite ; elle est toujours mouillée de sueur pendant que la main droite est sèche.

Examen le 6 *août suivant.* — Le membre supérieur gauche est toujours dans le même état en ce qui concerne les douleurs, l'anesthésie, les troubles trophiques. L'atrophie du deltoïde a augmenté ; il y a maintenant un peu d'atrophie des muscles du bras et de l'avant-bras et l'énergie des mouvements a beaucoup diminué.

Le membre supérieur droit, qui n'a reçu aucune blessure, et qui était intact lors des précédents examens, est depuis quelque temps le siège d'engourdissements et de douleurs occupant toute son étendue, sans localisation spéciale. La peau du dos de la main est épaissie, œdématiée, rouge et lisse ; la sensibilité est obtuse. L'énergie musculaire est diminuée, mais moins qu'à droite.

Le membre inférieur droit serait également douloureux et affaibli, mais il ne présente pas de troubles trophiques.

La miction et la défécation s'accomplissent d'une façon normale.

§ IV. — Paralysie radiculaires à la suite de fractures ou luxations des vertèbres.

On comprend que le traumatisme du rachis peut entraîner une compression des racines nerveuses au niveau des trous de conjugaison. Il peut arriver que la moelle ait subi en même temps une commotion dont les effets s'ajoutent à ceux de la paralysie radiculaire et persistent plus ou moins longtemps. Mais parfois, comme dans la première des observations suivantes, le blessé présente uniquement les symptômes de la paralysie radiculaire.

OBS. CXXXVII (rapport d'expertise médicale de MM. A. Voisin, Laugier et Vibert). — *Subluxation des vertèbres cervicales. Paralysie des membres supérieurs avec atrophie musculaire de l'un d'eux.*

Le sieur B..., âgé de 24 ans, assure avoir toujours eu une bonne santé jusqu'au moment de l'accident dont il a été victime, c'est-à-dire jusqu'au 22 février 1892. Le sieur B... se trouvait dans un train qui en a tamponné un autre. Il a été projeté en avant et a heurté du front un voyageur qui se trouvait en face de lui, puis il a en quelque sorte rebondi contre la paroi du wagon, et a reçu ainsi un second coup qui a porté encore, croit-il, sur le front. On a constaté, en effet, quelque temps après, qu'il existait une contusion sur le côté droit du front. Mais il s'était produit en même temps une lésion des vertèbres du cou, laquelle subsiste encore actuellement.

Cette lésion a consisté en une entorse de la colonne cervicale avec subluxation de certaines vertèbres. La partie postérieure du cou présente en effet, au niveau des 5e et 6e vertèbres, une brusque dépression qui forme une sorte de gouttière transversale, plus creuse du côté gauche, moins profonde, mais plus étendue du côté droit. Les apophyses épineuses des vertèbres ne paraissent pas déviées latéralement ; on ne peut toutefois s'en assurer exactement parce que la palpation de cette région est tellement douloureuse qu'on est obligé de ne la pratiquer que d'une manière incomplète.

Tous les mouvements de flexion, d'extension ou de latéralité du cou sont complètement supprimés. Le blessé tient la tête dans une immobilité absolue, et est constamment préoccupé de lui éviter le plus léger déplacement, qui occasionnerait de vives douleurs. Les muscles du cou, et notamment les sterno-mastoïdiens sont perpétuellement contractés. — Par le fait seul de cette immobilisation constante de la tête, le sieur B... est devenu un infirme ; il a besoin du secours d'autrui pour s'habiller, se coucher, se débarbouiller, etc.

Mais la blessure a entraîné d'autres conséquences : la paralysie et l'atrophie des muscles du membre supérieur gauche, y compris l'épaule. La paralysie est presque complète, du moins pour certains groupes de muscles ; c'est ainsi que le blessé ne peut écarter les doigts, fermer tout à fait le poing. Quant à l'atrophie, elle frappe au premier coup d'œil, et elle est surtout accentuée au niveau des muscles grand dentelé du dos, interosseux et de l'éminence thénar à la main ; la circonférence du bras mesure 2 centimètres de moins que du côté droit. L'excitabilité électrique aux courants induits est bien moindre que du côté droit. La sensibilité cutanée est restée intacte et il n'y a pas de troubles trophiques de la peau. — Du côté droit, l'énergie musculaire paraît aussi très amoindrie ; mais il n'y a pas d'atrophie, du moins à un degré notable, car on ne peut juger ici que par comparaison. — Les membres inférieurs, la vessie et le rectum ne présentent aucun trouble de la motilité ni de la sensibilité. — Il n'y a pas de trouble oculo-pupillaires, sauf un strabisme antérieur à l'accident.

En somme, il résulte des constatations que nous venons de relater que le sieur B... est atteint de paralysie des membres supérieurs, occasionnée par la compression des racines nerveuses qui traversent les vertèbres cervicales. Cette paralysie est assez accentuée du côté gauche pour que le blessé soit incapable de se servir utilement du bras et de la main gauches.

Outre cette blessure avec ses graves conséquences que nous venons de décrire, le sieur B... présente encore d'autres troubles de la santé. Comme beaucoup de blessés de ce genre, il est atteint de quelques-uns des symptômes de l'affection désignée sous le nom de névrose traumatique. Il dort mal et presque toutes les nuits il est réveillé par des cauchemars se rapportant à l'accident de chemin de fer ; sa mémoire est diminuée est présente de singulières lacunes en ce qui concerne les événements récents ; son caractère est devenu un peu irascible, l'intelligence paraît engourdie et paresseuse.

Enfin, il existe des troubles cardiaques caractérisés par la dilatation du cœur dont la pointe bat à 4 centimètres au-dessous et en dehors du mamelon, par un bruit de souffle doux à la base du cœur, par la fréquence et la faiblesse du pouls qui bat de 90 à 112 fois par minute. Nous ne saurions affirmer que ces troubles cardiaques n'existaient pas avant l'accident, ainsi que l'assure le blessé. Mais sa déclaration nous paraît admissible, et nous croyons que ces troubles peuvent avoir été la conséquence des blessures reçues au mois de février 1892.

Le sieur B... est un peu amaigri ; il a cependant repris des forces depuis quelques mois, dit-il. Nous nous sommes assurés que son urine ne contenait pas de sucre. — Il va sans dire qu'en l'état actuel le sieur B... est tout à fait incapable d'exercer aucun métier. Cette incapacité de travail nous paraît devoir persister indéfiniment. En effet, la paralysie du bras gauche tient à une compression des filets nerveux du cou, et l'on ne voit guère comment cette compression pourrait cesser, car elle paraît occasionnée plutôt par le déplacement des vertèbres que par une autre lésion susceptible de guérison (pachyméningite ?). En outre les autres troubles de la santé que présente le blessé, notamment les troubles cardiaques, peuvent devenir la source des plus graves complications.

Nota. — L'accident a eu lieu à 7 heures 35 du soir. B... n'a pas perdu connaissance, est remonté successivement dans deux trains, et n'est rentré chez lui qu'à minuit. Il était très excité, et *ne se rappelle pas avoir souffert du cou*, ni avoir remarqué qu'il était blessé là. Mais sa sœur a vu, le soir même, l'attitude de la tête qu'il a encore maintenant.

Obs. CXXXIX (personnelle). — *Luxation de vertèbres cervicales. Paralysie radiculaire. Quelques symptômes de commotion médullaire. Hystéro-neurasthénie.*

P..., 36 ans, a été blessé par un madrier qui lui est tombé sur la tête d'une hauteur de 2 mètres environ.

Il est resté sans connaissance pendant plus d'une heure. —

Le médecin traitant qui a commencé à le soigner le jour même de l'accident décrit ainsi son état : « Douleurs dans la région de la nuque, qui s'exaspéraient quand on provoquait les mouvements de la tête sur le tronc dans tous les sens. P... avait déjà de l'impotence dans tous les membres. Puis est survenue une surdité complète de l'oreille gauche et une diminution de l'acuité auditive à droite.

P... a été pris, quelques jours après l'accident, d'une congestion pulmonaire violente qui a duré près de trois semaines, et qui a guéri sans laisser de traces.

Il avait recouvré peu à peu l'usage des membres inférieurs, non pas complètement toutefois ; quant aux membres supérieurs, leur état sera décrit plus loin. — Les médecins qui l'ont examiné à diverses époques ont signalé de l'anesthésie des quatre membres, l'abolition des réflexes plantaires.

Expertise quatorze mois après l'accident.

P... est bien musclé et a les apparences de la vigueur. Il n'a pas maigri depuis l'accident.

Son attitude est très particulière : il tient toujours la tête absolument immobile, légèrement inclinée sur la poitrine. Il évite autant que possible de mouvoir ses bras qui pendent le long du corps, les avant-bras demi fléchis. — Il ne peut, dit-il, rester assis parce qu'il éprouve alors de vives douleurs dans le cou, il se tient toute la journée debout ou agenouillé ; la nuit il ne peut rester couché que sur le dos.

Quand on essaie d'imprimer à la tête quelques mouvements de rotation, de flexion ou d'extension, on est arrêté aussitôt par les très vives douleurs qu'accuse le plaignant, douleurs qui se feraient sentir principalement à la partie postérieure et inférieure du cou, et qui s'étendraient à la tête et aux deux bras. — La palpation du cou est rendue à peu près impossible par les douleurs qu'elle provoquerait. On constate à la partie postérieure du cou, au niveau des dernières vertèbres cervicales une dépression marquée, qui paraît due à une déformation du squelette.

Cette déformation est manifeste sur les deux radiographies qui nous ont été présentées. On voit que l'une des vertèbres cervicales (probablement la sixième) est déplacée latéralement ; en outre, les apophyses épineuses des 4e, 5e et 6e vertèbres cervicales paraissent manquer.

Le sieur P... se plaint de fourmillements douloureux dans les deux membres supérieurs, principalement dans le droit. Ces fourmillements, presque continuels, s'exaspèrent à l'occasion des moindres mouvements du cou, et parfois sans cause appréciable ; ces crises douloureuses durent parfois une heure et plus. — La sensibilité cutanée du membre supérieur droit paraît d'ailleurs très amoindrie : un pincement énergique de la peau n'est perçu que comme un contact du doigt ; en traversant la peau avec une épingle on ne provoque qu'une douleur qui paraît très minime. Du côté gauche, la sensibilité est sinon intacte, du moins mieux conservée.

La force musculaire des deux membres supérieurs paraît considérablement amoindrie ; le sieur P... peut à peine serrer les mains ; il tient constamment les avant-bras demi fléchis, et dit ne pouvoir les étendre sans éprouver des douleurs dans les épaules et jusque dans le cou. Un tremblement assez marqué se produit dans la main droite à l'occasion de certains mouvements. — Il n'y a pas de troubles trophiques de la peau ni des ongles.

Les membres inférieurs paraissent beaucoup moins atteints. Leur force musculaire est conservée ; le sieur P... marche sans boiter, et assez facilement, car il se promène une partie de la journée. — La sensibilité cutanée est mieux conservée qu'aux membres supérieurs ; il y a cependant une légère différence au détriment du côté droit. Le plaignant dit aussi qu'il ne sent pas nettement la résistance du sol, que dans la rue il a l'impression de marcher sur un tapis. — Les mouvements réflexes des genoux sont à peu près normaux. Le chatouillement de la plante des pieds ne provoque pas de réflexes. La flexion forcée du gros orteil n'amène pas de secousses des muscles.

Le sieur P... n'accuse pas de troubles de la miction. Il aurait une certaine paresse du rectum et n'irait à la garderobe qu'à l'aide de purgatifs ou de laxatifs.

Il reste à mentionner plusieurs autres symptômes. La surdité paraît complète de l'oreille gauche ; à droite, l'ouïe est suffisamment conservée pour qu'on puisse se faire entendre sans élever beaucoup la voix. — La vision serait moins nette de l'œil gauche; mais les deux pupilles sont bien égales et réagissent à la lumière.

Le sieur P... se plaint de maux de tête fréquents, et surtout d'étourdissements qui surviennent le plus souvent sans cause appréciable. — Il n'accuse pas de troubles digestifs.

L'état du sieur P... n'a pas subi de modification importante depuis un an environ. Une légère amélioration s'est produite en ce sens qu'il n'a plus aussi souvent qu'autrefois des périodes pendant lesquelles ses douleurs et son impuissance musculaire s'exagéraient beaucoup, et qui l'obligeaient à garder le lit pendant huit ou quinze jours consécutifs. — Au mois de janvier ou février dernier, il serait resté 24 heures entièrement paralysé, incapable même, dit sa femme, d'ouvrir la bouche pour manger.

Dans ce cas la paralysie, l'analgésie et les douleurs des membres supérieurs sont attribuables à la compression des racines nerveuses pendant leur passage à travers les trous de conjugaison.

Le blessure a occasionné aussi une commotion de la moelle qui s'est manifestée par la paralysie momentanée des membres inférieurs. C'est peut-être aux conséquences éloignées de cette commotion qu'il convient d'attribuer les quelques légers troubles de la sensibilité et des réflexes qui subsistent longtemps après l'accident. Mais l'accident a provoqué aussi une hystéro-neurasthénie se manifestant par les divers symptômes indiqués dans l'observation, y compris sans doute la surdité d'une oreille.

ARTICLE III. — NÉVROSE TRAUMATIQUE.

La névrose traumatique ou hystéro-neurasthénie

traumatique constitue un des chapitres les plus importants de l'histoire des accidents du travail.

Les cas sont fort nombreux. Ils soulèvent de vives discussions, car ils sont très onéreux pour les patrons ou les compagnies d'assurance. Enfin, en raison de l'incertitude du pronostic, il est ordinairement très difficile de les solutionner d'une façon parfaitement équitable.

Sous ce terme de « névrose traumatique » ou d' « hystéro-neurasthénie traumatique » on désigne l'ensemble des affections nerveuses offrant les caractères de l'hystérie et de la neurasthénie qui se développent à la suite d'un traumatisme.

Dans chaque cas particulier les deux ordres de symptômes — hystériques et neurasthéniques — se mélangent en proportions extrêmement variables, de sorte que l'on peut distinguer une forme neurasthénique, une forme hystérique et une forme hystéro-neurasthénique de l'affection.

Mais il arrive quelquefois qu'à ces symptômes parfaitement caractérisés et qui éveillent l'idée de troubles purement fonctionnels, s'en ajoutent d'autres qui dénotent une lésion matérielle des centres nerveux.

Ces derniers sont parfois irrécusables ; ce sont par exemple une fracture de la base du crâne, une atrophie du nerf optique, un hématome de la dure-mère mis plus tard en évidence par une trépanation, etc. Mais dans d'autres cas la lésion matérielle ne se laisse soupçonner que par des signes moins certains, et cependant tout porte à croire, à notre avis du moins, qu'elle existe réellement et qu'elle ne peut être contestée qu'en raison de l'insuffisance de nos connaissances sur la symptomatologie des lésions traumatiques des centres nerveux, quand celles-ci ne sont pas énormes.

Il y a donc, à notre avis — et c'est une question sur laquelle nous reviendrons dans le paragraphe consacré à l'étiologie — des cas de névrose traumatique où les symptômes ne traduisent pas tous des troubles purement fonctionnels, quelques-uns d'entre eux étant liés à des lésions matérielles des centres nerveux, lésions occasionnées par le traumatisme.

Le terme de « névrose » ne conviendrait donc pas à l'ensemble de tous ces cas. Il nous paraît cependant moins impropre, en tant qu'appellation générale, que celui d'hystéro-neurasthénie qui donne un étiquetage tout à fait précis, tandis que le mot de névrose laisse au moins un certain vague.

Depuis l'année 1888, époque à laquelle nous avons, le premier en France, appelé l'attention sur la névrose traumatique[1], bien des travaux ont été publiés sur cette affection qui est maintenant connue de la plupart des médecins. Cependant elle ne l'est pas encore de tous, et il n'est pas très rare de voir produire dans une expertise un certificat médical ou même une série de certificats qui dénotent une ignorance complète de la question. Tel sujet affecté de contracture permanente du membre inférieur est

1. Vibert, *Étude médico-légale sur les blessures produites par les accidents de chemins de fer*. Paris, 1888, J.-B. Baillière, et *La névrose traumatique*. Paris, 1893.

présenté comme atteint d'ankylose osseuse du genou et du cou-de-pied consécutive à une fracture du tibia qui n'a jamais existé. Un autre est considéré comme un paralytique général ; pour un autre encore, c'est le diagnostic de myélite qui est porté. Parfois aussi, le médecin en présence de troubles purement subjectifs qu'il ne connaît pas, les nie simplement, et déclare que le plaignant est un simulateur.

Il n'est donc pas inutile de donner une fois de plus une description symptomatologique sommaire de l'affection, d'autant plus que si le diagnostic est très facile dans les formes qu'on pourrait appeler classiques, c'est-à-dire à manifestations habituelles et nombreuses, il l'est moins dans les formes où un seul symptôme, parfois peu habituel, prend une prépondérance telle que les autres restent facilement inaperçus si l'on n'a pas soin de les rechercher attentivement.

§ I. — Symptômes.

Pour donner une idée nette de la symptomatologie, il est bon, croyons-nous, de dresser un schéma s'appliquant à la période où l'affection est déjà dans son plein développement.

Bien entendu ce schéma n'est qu'exceptionnellement réalisé tout à fait d'une façon exacte dans la pratique. Tantôt il manque certains symptômes, tantôt on en observe d'autres qui ne sauraient trouver place dans une description générale, car l'énumération en serait fort longue et sans doute toujours incomplète. Néanmoins le schéma se trouve représenté assez fidèlement dans bon nombre de cas dont on trouvera plus loin quelques exemples.

Les symptômes principaux sont : la céphalalgie, l'insomnie avec cauchemars, les accès d'étourdissements, l'amoindrissement de la faculté d'attention, un trouble particulier de la mémoire.

Donnons quelque détail sur chacun de ces symptômes.

La *céphalalgie* est rarement continuelle ; elle se manifeste le plus souvent par accès, souvent assez courts, mais revenant plusieurs fois dans les 24 heures. Ces accès surviennent souvent sans cause appréciable ; mais ils sont provoqués presque à coup sûr par un effort prolongé d'attention.

L'*insomnie* est très fréquente et presque toujours accompagnée de cauchemars qui réveillent le malade plusieurs fois pendant la nuit. Ces cauchemars se rapportent souvent à l'accident lui-même, mais souvent aussi à des événements terrifiants analogues : chutes, écrasements, tremblements de terre, incendies, etc. Ces cauchemars se prolongent parfois assez longtemps après le réveil, constituant ainsi un petit accès de délire onirique.

Il ne sont pas la seule cause de l'insomnie. Les malades ont beaucoup de peine à s'endormir ; en outre ils sont réveillés par divers malaises, et notamment par les accès d'étourdissements dont il sera parlé plus loin.

Dans les formes très graves de la névrose traumatique, la nuit est le moment le plus redouté des malades. Nous en avons vu plusieurs qui, pour échapper à ce supplice, se levaient parfois, même à diverses reprises, pour aller errer dans les rues au milieu de la nuit.

Les accès d'étourdissements constituent un des symptômes les plus caractéristiques de l'affection. C'est celui sur lequel la plupart des malades insistent le plus, et la description qu'ils en donnent est toujours à peu près la même dans le fond, malgré la variabilité de la forme en rapport avec les différences d'intelligence et d'instruction des patients.

Le terme « étourdissements » qu'emploient la plupart des malades ne doit pas être pris au pied de la lettre. En réalité, le sujet est bien pris de vertiges, mais ceux-ci ne sont ordinairement pas très violents ; il est fort rare qu'ils occasionnent une chute. Si le malade est souvent obligé de s'arrêter et même de s'appuyer à un objet quelconque, ce n'est pas tant parce qu'il voit tourner les objets autour de lui ou se sent tourner lui-même, que parce que la vue se brouille, s'obscurcit, ne laissant plus apercevoir les objets que confusément. En même temps le sujet éprouve un mal de tête très violent, et souvent des bourdonnements d'oreilles ; ses idées deviennent peu nettes, et surtout il ressent un malaise général qu'il ne peut définir, mais qui est extrêmement pénible.

Ces accès surviennent en général assez brusquement ; leur durée varie de quelques minutes à plus d'une heure ; le plus souvent elle est évaluée à un quart d'heure environ. Dans les formes graves de l'affection, ils se répètent plusieurs fois par jour.

Ils se produisent parfois sans cause appréciable ; mais souvent ils sont provoqués par un excès de boisson, même très léger, et surtout par la fatigue intellectuelle qui arrive très facilement chez ces malades, par exemple à la suite d'une lecture, ou d'un effort quelconque d'attention. C'est ainsi que nous avons été fréquemment à même de les observer au cours de nos examens, à la suite d'un interrogatoire prolongé, ou bien pendant l'exploration de l'étendue du champ visuel. On voit alors le malade balbutier, demander à se reposer, prendre sa tête dans ses mains, répondre à peine quelques mots ; il pâlit, et son pouls devient souvent faible et irrégulier.

Nous venons de parler de l'*amoindrissement de l'attention*. Cet amoindrissement résulte surtout, sinon uniquement, de la fatigue et du malaise que provoque l'exercice de cette faculté. Mais celle-ci ne paraît pas en général être atteinte d'une autre façon. Lorsqu'on laisse à ces malades tout le temps qui leur est nécessaire, lorsqu'on les engage par exemple à rédiger leurs observations par écrit, on voit qu'ils ont conservé intacts leur jugement et leur raisonnement.

A cette faiblesse de l'attention se rattache la *diminution de la mémoire*. Cette diminution ne porte guère sur les faits antérieurs à l'accident. Si les souvenirs relatifs à cette période ne surgissent pas toujours à volonté, cela tient surtout à la fatigue que provoque leur évocation ; mais en réalité ils ne sont pas abolis et se présentent nettement à d'autres moments.

En revanche, le souvenir des événements les plus récents se perd très facilement et d'une manière définitive. Le malade n'a conscience de ses oublis que par les conséquences qu'ils entraînent. Par exemple un commerçant fait la même commande à deux fournisseurs ; au moment de la livraison il a totalement oublié l'une d'elle, et il n'admet son erreur (au moins au début de la maladie) que lorsqu'on lui en fournit une preuve irréfutable.

Ces oublis perpétuels entraînent dans la vie professionnelle et dans la vie domestique des conséquences souvent comiques pour les assistants, mais très fâcheuses pour le malade, notamment en ce qu'elles l'humilient profondément, et lui inculquent solidement l'idée qu'il est gravement atteint dans ses facultés intellectuelles.

Cette mémoire à « lacunes », à « trous » est une des caractéristiques de la névrose traumatique[1]. Il est assez rare que ce symptôme fasse tout à fait défaut, et il est souvent fort accentué. Un cocher de fiacre essaie de reprendre son travail ; il est obligé d'y renoncer parce que dans le cours d'une même course il est obligé de redemander plusieurs fois à son client la rue où il doit le conduire. Nombreux sont les malades qui racontent que partis pour faire une commission, ils oublient dans la rue le but de leur sortie et sont obligés de rentrer chez eux sans savoir ce qu'ils voulaient faire ; ils prennent le parti de tout écrire sur un carnet. Les femmes qui tiennent leur ménage oublient totalement de confectionner le repas

1. Réserve faite des hystériques chez lesquels les troubles de la mémoire sont fort différents. Ils consistent en une amnésie plus ou moins complète englobant un groupe de faits se rapportant à un même objet, par exemple à tout ce qui concerne l'accident et ses conséquences. Il arrive même que ces faits sont non seulement oubliés en grande partie, mais encore remplacés dans l'esprit par des notions absolument inexactes se rapportant au même objet.

de la famille ; elles ne savent plus retrouver les ustensiles les plus usuels ; elles salent à plusieurs reprises la soupe qui devient immangeable, etc.

Après les symptômes qui viennent d'être indiqués, il faut indiquer encore, comme très fréquents, les suivants : les changements du caractère, l'asthénopie accommodative, l'accélération du pouls, les troubles digestifs.

Les *changements du caractère* peuvent se résumer en quelques mots : pessimisme, insociabilité, irascibilité, émotivité.

Ces malades sont dans un état continuel de découragement et de tristesse sombre, que leur attitude révèle souvent au premier abord. La plupart sont taciturnes, répondent brièvement aux questions, fréquemment ils se bornent à indiquer les quelques symptômes qui les frappent le plus (étourdissements ou insomnie ou manque de mémoire) et ne mentionnent pas les autres, alors même que ceux-ci sont très accentués. Leur conviction d'être très gravement atteints, et d'une façon incurable, transperce dans leurs paroles quand ils ne l'expriment pas formellement.

Tout fatigue ces malades : suivre une conversation, jouer aux cartes, entendre le bruit des voix, assister à un spectacle animé, etc. Aussi deviennent-ils insociables ; ils évitent les visites, ne peuvent supporter la compagnie et les jeux de leurs propres enfants. Humiliés de leur infériorité, éprouvant presque toujours un malaise ou un autre, ils deviennent irascibles, exigeants envers qui les soigne ; comprenant leur injustice, ils demandent pardon de leurs colères qui se reproduiront cependant bientôt.

Beaucoup sont devenus très craintifs de tout ce qui pourrait renouveler l'accident dont ils sont victimes. Beaucoup aussi s'attendrissent au moindre prétexte, pleurent pour des événements à peu près insignifiants, en ayant d'ailleurs conscience de la niaiserie de cette émotivité.

Un grand nombre de ces malades éprouvent, quand ils se livrent quelque temps à la lecture, à l'écriture, à la couture, etc., un trouble visuel que l'on peut qualifier d'*asthénopie accommodative*. La vue, nette au début, devient confuse ; les lettres, par exemple, s'embrouillent ; bientôt après le mal de tête apparaît, et si le malade lutte plus longtemps, il est pris d'un des accès d'étourdissements décrits plus haut.

Un symptôme fort important est l'*accélération permanente du pouls*. Il ne s'agit pas d'une accélération momentanée, attribuable à l'émotion qu'occasionne l'examen. On peut compter le pouls à diverses reprises, notamment quand l'attention du patient est détournée vers un autre objet, il reste toujours accéléré. Cette accélération est même très considérable ; le chiffre de 120 est souvent noté, parfois même on trouve 140. Le malade n'a pas conscience de cette accélération qui, en général, n'occasionne pas de troubles fonctionnels.

Les *désordres digestifs* appartiennent aussi à la symptomatologie habituelle de l'affection. Ce sont le manque d'appétit, la pesanteur d'estomac, le ballonnement et les aigreurs après le repas ; le malade s'ingénie à retrancher de son alimentation tels ou tels mets qui « ne passent pas » ; le vin est très souvent supprimé comme occasionnant des brûlures, et aussi parce qu'il ramène les accès d'étourdissements.

Il est à noter que les troubles digestifs ne retentissent ordinairement pas d'une façon bien notable sur la nutrition. Bon nombre de ces malades, même parmi ceux qui sont gravement atteints, ont conservé l'embonpoint (certains ouvriers, au repos forcé, engraissent même), le teint coloré et les apparences extérieures de la santé. Bien que beaucoup se plaignent d'un amoindrissement des facultés génitales, il est certain que celles-ci ne sont pas toujours abolies. Un de ces malades est même devenu père deux fois pendant la durée du long procès occasionné par l'accident ; il était cependant bien loin de la guérison.

Enfin, signalons comme assez fréquents encore : l'amyosthénie, plus ou moins considérable, limitée parfois à un seul membre, l'exagération, la diminution ou l'abolition de certains réflexes, le tremblement généralisé ou partiel.

Ici commence la série des symptômes hystériques, lesquels peuvent s'ajouter, dans une proportion très variable d'ailleurs, à ceux qui viennent d'être décrits. Leur énumération complète ne saurait trouver place ici. Il suffira de parler des deux plus importants, à savoir, les troubles de la sensibilité et les contractures ou paralysies.

Les troubles de la sensibilité ont de l'intérêt, surtout au point de vue du diagnostic. Ils se présentent sous forme d'anesthésie ou d'hyperesthésie.

L'anesthésie cutanée qui tantôt intéresse exactement toute une moitié du corps, tantôt est limitée à un membre ou à un segment de membre (sans correspondre au territoire d'innervation d'un nerf déterminé), tantôt enfin est localisée en des zones irrégulières qui correspondent assez souvent à la région qui a été le siège du traumatisme, bien que toute trace de blessure ait disparu depuis longtemps. — En pareil cas, cette région, dont la peau est insensible, est parfois extrêmement douloureuse au toucher.

L'anesthésie s'accompagne habituellement d'un spasme des vaisseaux cutanés, de sorte que les piqûres de la peau ne saignent pas ou ne saignent que très tardivement.

Il est à noter que si l'hémianesthésie est ordinairement tenace et immuable, les plaques d'anesthésie (sauf celles qui occupent la région traumatisée) n'ont pas toujours une grande fixité. Elles peuvent disparaître pour reparaître à un autre point ; de sorte que des examens pratiqués à intervalles plus ou moins longs peuvent donner des résultats différents à cet égard.

L'anesthésie des muqueuses : lèvres, conjonctive, pituitaire accompagne assez souvent l'hémianesthésie. Il en est de même de l'anesthésie sensorielle.

De tous les troubles de le sensibilité sensorielle, le plus fréquent de beaucoup est le rétrécissement du champ visuel qui existe souvent seul, c'est-à-dire sans autres troubles de la sensibilité.

Il est très utile de rechercher ce signe chez tous les malades. Un examen campimétrique complet n'est pas indispensable ; il fatigue d'ailleurs énormément beaucoup de ces sujets. Un rétrécissement bien marqué se constate facilement et rapidement en faisant fixer un objet déterminé avec un seul œil, et en promenant le doigt au voisinage de cet objet.

L'hyperesthésie cutanée se manifeste le plus souvent sous forme de plaques qui peuvent occuper une région quelconque du corps, mais qui, ici encore, se trouvent souvent sur la région qui a subi le traumatisme. Les plaques *hystérogènes* sont assez rares si nous nous en rapportons à nos observations personnelles.

En fait de troubles de la sensibilité, il faut en mentionner encore un très important, car il fait souvent l'objet principal des plaintes du malade.

Il s'agit de douleurs localisées dans telle ou telle région, qui est ordinairement, mais non pas toujours, celle qui a été le siège du traumatisme. Ces douleurs, avec ou sans anesthésie ou hyperesthésie de la portion correspondante de la peau, paraissent siéger profondément. Il est quelquefois bien difficile de reconnaître si elles sont en rapport avec quelque altération matérielle. Il en est ainsi par exemple de certaines arthralgies avec contracture musculaire, complexus éminemment hystérique, mais qui peut se trouver réalisé aussi par une véritable arthrite. Les douleurs si fréquemment alléguées dans le rachis, et surtout dans sa portion lombaire, sont également un des symptômes de la neurasthénie ou de l'hystéro-neurasthénie ; mais elles tiennent quelquefois aussi à certaines lésions des vertèbres ou de leur appareil ligamenteux, lésions susceptibles d'échapper à tout examen. Par contre, quand une contusion du thorax a laissé des traces matérielles sous forme de cal d'une côte ou de frottements pleuraux, il semble difficile parfois d'attribuer uniquement à de telles lésions la violence et la persistance indéfinie des douleurs.

Mais, le plus souvent, quand il s'agit par exemple de douleurs limitées à la région du foie, ou sur un point quelconque de l'intestin, ou localisées par une plaignante dans l'utérus ou les ovaires, l'absence de toute lésion appréciable, et surtout de tout trouble fonctionnel de l'organe mis en cause, montrent que les souffrances du malade sont d'origine purement psychique.

Les *contractures et les paralysies hystériques,* qui constituent parfois presque la seule infirmité du plaignant, sont tellement connues actuellement, qu'il nous paraît inutile de recommencer une fois de plus la description de leurs caractères. Rappelons seulement que si les membres contracturés ou paralysés sont presque toujours en même temps le siège d'une anesthésie cutanée, cette règle comporte des exceptions.

Les symptômes d'hystérie s'associent aux autres dans une proportion extrêmement variable suivant les cas. Ils font quelquefois totalement défaut, parfois, au contraire, ils sont très prépondérants, ou même à peu près seuls. On passe ainsi, par des transitions insensibles, de l'hystérie traumatique, se manifestant par exemple uniquement par la contracture du membre blessé, à l'hystéro-neurasthénie, puis à la neurasthénie pure.

Il est très important de rappeler qu'aux symptômes principaux qui viennent d'être indiqués, il peut s'en joindre un ou plusieurs autres, pris sur une liste qu'il serait bien difficile de dresser car elle est presque inépuisable. Ces symptômes surajoutés peuvent occuper le premier plan, au point de laisser les autres dans l'ombre si l'on ne prend pas le soin de les rechercher. La névrose traumatique simule alors, et parfois de très près, soit une autre névrose, soit une maladie organique du système nerveux.

Pour mieux faire comprendre tout ce qui précède, voici quelques exemples représentant divers types de la névrose traumatique.

Types neurasthénique et hystéro-neurasthénique.

Ce type est fréquent. Les symptômes de la neurasthénie existent à peu près seuls, ou sont mélangés, en proportions variables, à ceux de l'hystérie.

Obs. CXXXIX (personnelle). — *Hystéro-neurasthénie de gravité moyenne, à forme surtout neurasthénique.*

La dame R..., 36 ans, marchande des quatre-saisons, a été blessée le 8 juin. Un fiacre a cogné sa voiture, elle a été renversée par cette dernière dont les roues lui ont heurté les jambes. Elle a éprouvé une très vive émotion parce qu'elle a prévu l'accident pendant quelques instants et a compris qu'il était inévitable. Elle a été soignée d'abord par des boutiquières du voisinage, puis, au bout d'une demi-heure environ, elle est rentrée chez elle en voiture. Elle ne pouvait marcher parce qu'elle souffrait des reins, du ventre, des jambes ; elle avait un tremblement de tout le corps.

Le médecin qui l'a examinée le jour même de l'accident a constaté des contusions multiples et signale des crachements de sang hémoptoïques qui se seraient répétés à diverses reprises.

Examen d'expertise le 12 décembre, six mois après l'accident. — La dame R... est bien constituée, mais paraît amaigrie. Elle assure avoir toujours eu une bonne santé jusqu'au moment de l'accident du 8 juin dernier. Elle était bien un peu nerveuse et impressionnable, dit-elle, mais elle n'a jamais eu cependant d'attaque de nerfs.

Il n'existe aujourd'hui aucune trace extérieure des blessures reçues le 8 juin dernier. Il n'existe pas non plus de traces de la lésion pulmonaire qui aurait occasionné les crachements de sang. En auscultant la poitrine, on entend partout le murmure vésiculaire avec ses caractères normaux et sans différence appréciable entre le côté droit et le côté gauche.

La dame R... se plaint d'ailleurs beaucoup moins aujourd'hui de ses blessures qui sont, elle le reconnaît, presque guéries, que de divers troubles nerveux qui sont apparus à la suite de l'accident du 8 juin dernier et qu'elle décrit de la façon suivante :

Elle ne peut dormir ; toute la nuit elle est agitée et cherche en vain le repos ; c'est seulement le matin, quand ses deux enfants (dont l'aînée a onze ans) sont réveillées, qu'elle trouve un peu de sommeil. La présence de ces deux petites filles suffit à calmer l'anxiété, la peur irraisonnée qui sont une des principales causes de l'insomnie.

Dans la journée aussi, la dame R... éprouve très souvent des peurs pour le motif le plus futile ; elle-même en rit aussitôt après. Parfois aussi, sans aucune cause appréciable, elle est prise d'anxiété ; il lui semble qu'un grand malheur, de nature indéterminée, va la frapper.

Elle est incapable, dit-elle, de se livrer à aucune occupation suivie, parce que sa tête devient tout de suite vide. Elle s'installe par exemple pour coudre, et au bout d'un certain temps, elle se surprend immobile, son ouvrage sur les genoux et ne pensant à rien. Elle cherche quelquefois à surmonter cette torpeur, surtout quand elle se livre à la lecture, qui a toujours été dans ses goûts. Mais si elle insiste trop, elle est prise d'un violent mal de tête, accompagné d'étourdissements, de bourdonnements d'oreilles, de brouillard devant les yeux, d'un peu de confusion dans les idées et d'un grand malaise général. Ces sortes d'accès durent en général une vingtaine de minutes. Ils surviennent non seulement après une lecture prolongée, mais encore à la suite de tout effort d'attention ou d'une émotion, parfois sans que la dame R... sache pourquoi.

La mémoire est diminuée, ou du moins présente des lacunes, surtout en ce qui concerne les menus événements quotidiens. La dame R... oublie de saler la soupe qu'elle prépare ; elle descend pour faire une commission, et une fois dans la rue, elle ne sait plus où elle allait ni ce qu'elle voulait acheter. Elle part pour la mairie, et elle se trouve aux Halles, où elle n'a plus rien à faire, etc.

Elle est devenue, dit-elle, très irascible. Elle rudoie ses enfants, habituées autrefois à des caresses. Sa petite fille ne lui apporte pas assez vite ce qu'elle demande, elle lui lance une assiette, et aussitôt fond en larmes à la pensée qu'elle aurait pu atteindre et blesser cette enfant.

Tout la fatigue, l'agace et l'ennuie, même les caresses de ses enfants. Elle évite la fréquentation de ses amies et de ses connaissances pour ne pas avoir à soutenir de conversations prolongées.

Une autre cause de gêne est un tremblement très accentué qui la prend de temps en temps. Au cours de notre examen, ce tremblement s'est manifesté à plusieurs reprises, par exemple chaque fois que le récit ou les questions amenaient une émotion, et aussi quand la dame R... devait accomplir certains mouvements un peu appliqués. Ainsi quand il lui a fallu remettre ses souliers et les lacer, quand nous lui avons demandé de saisir une à une plusieurs épingles au milieu d'un tas d'autres, nous avons vu les mains prises d'un tremblement qui augmentait rapidement et qui ne disparaissait que quand le mouvement intentionnel avait cessé.

Le tremblement se manifeste aussi dans la voix au moment des vives émotions et s'accompagne alors d'un peu de bégaiement.

La dame R... se plaint aussi de quelques troubles digestifs : lourdeur, ballonnement après les repas, parfois quelques nausées. Elle mange fort peu, dit-elle, pour éviter cette gêne, et elle aurait beaucoup maigri.

Les règles, supprimées brusquement au moment de l'accident, auraient été très diminuées les mois suivants, mais seraient redevenues normales maintenant.

Peu de signes physiques accompagnent ces divers troubles nerveux. La sensibilité cutanée est restée à peu près normale et égale des deux côtés. Il n'y a pas de rétrécissement notable du champ visuel. Les diverses couleurs sont perçues, sauf le violet qui est pris pour du gris par les deux yeux. Le réflexe du genou est normal des deux côtés. Le réflexe pharyngien est notablement diminué. Le pouls est très accéléré (entre 116 et 124).

La dame R... dit qu'elle a essayé de reprendre un peu de travail en novembre dernier. Elle payait quelqu'un pour pousser sa voiture et elle essayait de vendre. Mais au bout d'une dizaine de jours, elle a été obligée d'y renoncer, ne pouvant supporter cette fatigue.

D'ailleurs, quelque jours après, elle a été prise d'une névralgie sciatique qui l'a obligée à s'aliter, dit-elle, du 14 novembre au 8 décembre. Cette névralgie, qui occupe le membre inférieur gauche, se manifeste encore par des points douloureux au niveau de la malléole externe, de la tête du péroné et du grand trochanter.

En résumé, la dame R... est atteinte de troubles nerveux dont l'ensemble constitue l'affection dite névrose traumatique. Cette affection, dont la réalité nous paraît certaine, a empêché la plaignante de se livrer jusqu'à présent à un travail régulier et suivi. Mais la maladie ne se présente pas chez elle avec des caractères bien graves, ne s'accompagne pas de signes physiques bien accentués, de sorte que la guérison sera sans doute obtenue dans six ou huit mois.

Voici maintenant un cas concernant un homme à l'esprit cultivé, qui a analysé plus en détail ce qu'il éprouvait.

Obs. CXL (expertise avec M. le Dr Hirtz). — *Névrose traumatique à forme surtout neurasthénique.*

M. R..., 59 ans, exerçant une profession libérale, se trouvait dans un fiacre découvert qui a été heurté par une autre voiture. Par suite du choc, il a été lancé à terre. Il a perdu connaissance pendant quelques instants et ne peut dire ce qui s'est passé ensuite. Il sait cependant qu'il est revenu chez lui à pied, soutenu par ses deux enfants, accomplissant ainsi un trajet d'une dizaine de minutes.

Le médecin traitant a constaté des contusions et ecchymoses sur le crâne et sur les membres supérieur et inférieur droits ; il signale une gêne des mouvements du cou qu'il attribue à une entorse cervicale. Ultérieurement, le même médecin a décrit longuement les divers troubles nerveux présentés par le blessé : maux de tête, douleurs dans le cou, insomnie, cauchemars, angoisses, étourdissements, fourmillements et engourdissements dans les mains, difficulté de la marche, fatigue intellectuelle, etc.

Expertise (quinze mois après l'accident). — Les blessures occasionnées par l'accident n'ont pas laissé de marques extérieures. On ne constate pas notamment de signes d'une lésion des vertèbres cervicales. Les divers mouvements imprimés à la tête s'exécutent dans leur étendue normale ou peu s'en faut. Le bras droit, fortement contusionné au moment de l'accident, ne présente actuellement ni douleurs ni troubles fonctionnels. C'est de l'avant-bras gauche que le sieur R... se plaint maintenant ; il y éprouverait une douleur à la région externe, au-dessous du coude. Cette douleur, qui ne se manifeste qu'à l'occasion de certains mouvements, n'est liée à aucune lésion appréciable du squelette ni des parties molles.

En réalité, les blessures n'ont pas eu par elles-mêmes de conséquences graves ; mais elles ont entraîné l'affection dite névrose ou neurasthénie traumatique, dont M. R... a présenté presque tous les symptômes, lesquels, pour la plupart, subsistent encore aujourd'hui, plus ou moins atténués.

Celui de ces symptômes que M. R... indique tout d'abord c'est la paresse et la torpeur intellectuelles, la difficulté de fixer l'attention. Il est resté plusieurs mois, dit-il, étendu dans son fauteuil, aussi inerte d'esprit que de corps, et cette période pendant laquelle sa vie psychique a été extrêmement réduite ne lui a laissé presque aucun souvenir. Cet engourdissement intellectuel a diminué graduellement, mais il subsiste encore aujourd'hui. M. R... assure qu'il est incapable, par exemple, de lire, parce qu'il ne peut suivre l'enchaînement des idées, au bout d'une dizaine de lignes, il a oublié tout ce qui précède.

Sa mémoire aurait été très atteinte, et actuellement encore M. R... aurait journellement des oublis qui portent à peu près exclusivement sur les faits récents, car le souvenir des événements antérieurs à l'accident est assez bien conservé.

M. R... a longtemps souffert de maux de tête qui siégeaient principalement au côté gauche et postérieur. Ces maux de tête sont devenus moins fréquents et moins violents ; ils sont remplacés parfois par une sensation de frémissement dans le cuir chevelu.

Les cauchemars qui, au début, troublaient toutes les nuits, sont devenus maintenant très rares. M. R... dit qu'il dort bien pendant la première moitié de la nuit et qu'ensuite le sommeil est difficile, mais non troublé par des malaises.

Pendant longtemps, M. R... a éprouvé, dit-il, de la difficulté à marcher. Il n'avait pas la sensation nette du sol sur lequel il se trouvait ; les mouvements des jambes étaient mal assurés et mal coordonnés ; il se trouvait parfois entraîné d'un côté. Actuellement ces troubles sont bien atténués. M. R... a pu, devant nous, se tenir debout sur l'une ou l'autre jambe, marcher, même les yeux fermés. Il se plaint cependant de manquer encore d'assurance et d'avoir besoin de s'appuyer sur quelqu'un pour marcher dans les rues.

Les troubles digestifs et surtout le manque d'appétit, très marqués au début, ont presque disparu. M. R... reconnaît qu'il mange maintenant assez bien et qu'il digère sans difficulté. Il dit aussi n'avoir pas maigri notablement.

L'examen corporel du plaignant donne les résultats suivants :

La sensibilité cutanée est partout émoussée ; elle est surtout très diminuée au niveau du membre supérieur droit, où il existe une véritable anesthésie ; on peut traverser entièrement un pli de la peau avec une épingle sans provoquer de signes de douleurs, et la piqûre ainsi produite ne saigne pas ou ne saigne que très tardivement.

La sensibilité des conjonctives des yeux est à peu près abolie ; on peut les frotter avec l'extrémité d'un petit cylindre de papier sans provoquer de clignement ; c'est seulement quand on arrive sur la cornée que le réflexe palpébral se produit, et à un faible degré seulement.

Les pupilles sont égales, mais ne réagissent que lentement à la lumière ; l'acuité visuelle ne paraît pas diminuée et l'étendue du champ visuel n'est pas notablement amoindrie.

Le réflexe pharyngien est aboli.

Les réflexes des genoux sont un peu diminués, mais égaux des deux côtés.

La force musculaire paraît très notablement diminuée.

Le pouls est régulier, mais fréquent ; nous l'avons trouvé à différentes reprises entre 104 et 120.

La névrose traumatique provoquée par l'accident est en voie d'amélioration très marquée. En comparant l'état actuel du plaignant avec celui qui a été décrit il y a une année dans le certificat du médecin traitant, on voit que de tels progrès se sont accomplis, que l'espoir d'une guérison complète ne paraît pas maintenant impossible.

Mais il est certain qu'actuellement M. R... est encore incapable de se livrer à ses occupations anciennes, qu'il a toujours besoin de soins et de ménagements. Nous croyons que cette incapacité de travail persistera encore au moins pendant douze ou quinze mois, à dater d'aujourd'hui.

Obs. CXLI (personnelle). — *Névrose traumatique à forme hystéro-neurasthénique.*

C..., 33 ans, terrassier, travaillait au fond d'un puits profond de 8 mètres quand une benne pleine de terre serait tombée, alors qu'elle était presque en haut du puits, et l'aurait atteint à la tête et dans le dos.

Le bulletin de déclaration, signé du médecin de la compagnie d'assurance le lendemain de l'accident, porte : « Deux plaies contuses du cuir chevelu, petites, et douleur au niveau de la colonne cervicale. »

Un certificat du médecin traitant, six semaines après l'accident, décrit les plaies du cuir chevelu, les contusions en divers points du corps et ajoute : « A la suite de son accident, il a maigri considérablement ; il ne peut retrouver le sommeil, l'appétit a été complètement perdu, les forces ont diminué. Ce malade ne peut rester debout longtemps ; il a perdu les réflexes rotuliens. »

Une première expertise a été pratiquée, au bout d'un peu moins de deux mois, par le Dr X..., qui considère le blessé comme guéri. Il a cependant constaté une diminution de l'acuité auditive à droite et du champ visuel à droite, mais déclare que cela ne constitue pas une infirmité.

J'examine le sieur C... trois mois après l'accident : les blessures de la tête ont laissé deux cicatrices du cuir chevelu, peu étendues et non adhérentes aux os sous-jacents, lesquels ne présentent pas de lésions appréciables. Il n'y a pas d'autres traces de blessures.

C... prétend qu'il est incapable de travailler parce que depuis l'accident dernier, il éprouve divers troubles de la santé qui peuvent se résumer de la façon suivante :

Il est devenu sujet à des étourdissements qui surviennent par accès durant un quart d'heure à une demi-heure. Pendant ces accès, il éprouve des vertiges, un violent mal de tête, des bourdonnements d'oreilles, et sa vue devient confuse. Les accès se répètent plusieurs fois dans la journée et se produisent aussi la nuit. Il dort mal, non seulement parce qu'il est réveillé par les accès dont il vient d'être parlé, mais aussi parce qu'il éprouve de temps en temps de vives douleurs dans les reins. Il n'a pas de force dans les membres inférieurs et quand il a marché une demi-heure, il est obligé de s'asseoir et de se reposer. Il a peu d'appétit, digère lentement et difficilement.

Ces symptômes sont ceux de la névrose ou hystéro-neurasthénie traumatique, affection qui est souvent la conséquence des blessures du crâne.

Cette affection se manifeste chez le sieur C... par des signes physiques très nets. On constate une analgésie complète de tout le côté droit du corps ; on peut perforer complètement un pli de la peau avec une épingle sans provoquer le moindre signe de douleur, et sans occasionner d'écoulement de sang. L'œil droit présente un rétrécissement concentrique considérable du champ visuel. L'acuité auditive paraît presque abolie du côté droit. Sur le côté gauche du corps la sensibilité cutanée est amoindrie, mais non abolie ; le champ visuel de ce côté n'est pas rétréci d'une façon notable ; l'ouïe est intacte. Le réflexe rotulien est complètement aboli des deux côtés. Le pouls est régulier, mais considérablement accéléré ; il bat en effet de 132 à 146 fois à la minute, sans que le plaignant ait d'ailleurs conscience de cette particularité.

Ces signes, qui ne sauraient être simulés, ne laissent aucun doute sur la réalité de l'hystéro-neurasthénie, et par suite sur les symptômes qu'accuse le plaignant et qui sont bien ceux de cette affection.

En raison de ladite affection, qui est la conséquence de l'accident du 28 février dernier, le sieur C... est actuellement incapable de se livrer d'une manière régulière et suivie à aucun travail.

Deuxième expertise, six mois après l'accident. — Le sieur C... déclare que depuis la précédente expertise son état a subi une certaine amélioration, en ce sens que la faiblesse des membres inférieurs a diminué, que la marche est devenue moins difficile et peut être prolongée un peu plus longtemps.

Mais les autres troubles de la santé n'ont subi, au dire du plaignant, aucune modification. Les accès d'étourdissements avec vertiges et mal de tête se produisent aussi souvent qu'autrefois ; ni leur intensité, ni leur durée n'ont diminué ; ils se manifestent aussi bien pendant la nuit que pendant la journée. Le sommeil est toujours aussi mauvais.

Les désordres digestifs ne se seraient aucunement atténués ; l'appétit est presque nul ; quelques aliments seulement, tels que les soupes et le laitage, sont à peu près tolérés ; encore la digestion se fait-elle très lentement, avec accompagnement de pesanteur et de crampes d'estomac, de ballonnement du ventre.

Ces déclarations du plaignant sont en rapport avec les constatations de l'examen actuel qui montrent que les signes physiques de l'hystéro-neurasthénie traumatique constatés au moment de l'expertise précédente existent toujours et n'ont pas subi de modification notable.

Le pouls est toujours extrêmement accéléré; compté au commencement et à la fin de l'expertise, il était à 136 et à 140.

La sensibilité cutanée est toujours complètement abolie sur le côté droit du corps. Sur le côté gauche, la sensibilité cutanée est émoussée, mais non pas abolie. L'attouchement du pharynx ne produit pas de réflexe. Le rétrécissement concentrique du champ visuel de l'œil droit ne paraît pas avoir diminué, non plus que la surdité de l'oreille droite. Le réflexe rotulien est toujours aboli des deux côtés.

En résumé, le sieur C... est à peu près dans le même état aujourd'hui que lors de la précédente expertise. La légère amélioration que lui-même signale porte uniquement sur la faiblesse des membres inférieurs. Elle laisse le sieur C... toujours incapable de reprendre son ancien métier de terrassier, et même de se livrer à aucun métier d'une manière régulière et suivie.

Il est à remarquer que dans ce cas le premier expert, tout en notant la diminution de l'acuité auditive et le rétrécissement du champ visuel du côté droit, n'a pas attaché d'importance à cette constatation. Elle est cependant l'indice de troubles fonctionnels du système nerveux qui se bornent bien rarement à ces deux uniques expressions. S'il avait connu la symptomatologie de la névrose traumatique, il aurait dirigé ses investigations dans ce sens, aurait connu les maux de tête, les étourdissements, l'insomnie du blessé, aurait constaté l'hémianalgésie, l'accélération permanente du pouls. Il serait arrivé ainsi à un diagnostic exact et à un pronostic tout autre que celui indiqué par lui.

Type hystérique.

Ici les symptômes hystériques sont, sinon seuls,

du moins de beaucoup les plus apparents. Voici trois exemples, choisis parmi beaucoup d'autres, qui montrent des types de contracture ou de paralysie hystérique.

Le premier cas est tout à fait typique. Il s'agit d'un ouvrier vigoureux, victime d'un accident, en réalité assez peu grave, mais qui a pris dans son esprit les proportions d'un événement terrible. Cette idée fixe se montre de temps en temps dans ses conversations ultérieures; elle déforme et obscurcit les diverses circonstances relatives à l'accident. — La paralysie spasmodique, née de cette idée, s'établit peu à peu. En sortant de l'hôpital deux mois après l'accident, le malade marchait avec une canne, plus tard il lui en a fallu deux, puis il n'a pu marcher qu'avec deux béquilles. — Trois ans et demi après l'accident, cet ouvrier toujours en procès et en expertise, non seulement n'était pas guéri de la contracture du membre inférieur, mais encore avait été pris de contracture de l'épaule.

Obs. CLXII (personnelle). — *Contracture hystérique.*

E..., 37 ans, a été atteint par une pierre de taille tombée de la hauteur d'un premier étage, qui l'aurait renversé et blessé en divers points du corps.

Il a été transporté à l'hôpital où il est resté deux mois; le diagnostic était : « Fracture du péroné droit, contusion lombaire avec ecchymoses ; plaies par écrasement du nez. »

Le blessé n'a pu supporter que pendant huit jours l'appareil plâtré appliqué sur la jambe; on lui a mis ensuite le membre dans une gouttière.

Quand il a quitté l'hôpital, E... marchait avec une canne ; plus tard il lui en fallut deux, et enfin au bout d'un certain temps, il a pris deux béquilles.

Il a consulté divers médecins qui lui ont délivré des certificats attestant qu'il avait eu un écrasement de la cheville et du genou, qu'il était atteint d'ankylose osseuse du genou et du cou-de-pied.

Le médecin de la compagnie d'assurance s'exprimait ainsi trois mois après l'accident : « Il existe une ankylose du genou, à angle obtus, et une arthrite tibio-tarsienne. Cet homme perdra probablement le quart de sa valeur physico-mécanique. »

Première expertise, pratiquée vingt mois après l'accident. — E... se présente appuyé sur deux béquilles, et même avec cette aide, il paraît avoir grande difficulté à marcher et à se tenir debout.

Le membre inférieur droit, qui motive, d'après le blessé, cette difficulté extrême de la marche et de la station debout, est dans l'état suivant.

Il ne présente pas de raccourcissement ni de déformations notables. L'articulation du genou est immobilisée dans l'extension complète par une forte contracture musculaire qui se manifeste à première vue par la saillie des muscles de la cuisse, notamment du triceps fémoral, saillie très prononcée qui n'existe nullement à la cuisse gauche. A la palpation, on sent la fermeté extrême des muscles de la cuisse droite contractant avec la flaccidité de la cuisse gauche. Si l'on essaye de fléchir le genou, en exerçant une pression forte et continue sur la jambe, on finit par obtenir une légère flexion, et l'on a la sensation d'une résistance élastique, musculaire, très graduellement vaincue, et non pas d'une résistance osseuse insurmontable. Les essais de flexion n'ont pas été poussés plus loin pour ne pas faire souffrir le sieur E.... — L'articulation du genou ne contient pas d'épanchement et ne présente pas de lésions osseuses appréciables.

L'articulation du cou-de-pied droit ne présente pas non plus de lésions appréciables. Les mouvements de cette articulation sont rendus un peu difficiles par la contracture des muscles de la jambe ; mais ici la contracture est moins forte qu'à la cuisse, de sorte que sans insister fortement on arrive à faire exécuter à l'articulation tibio-tarsienne tous ses mouvements : flexion, extension et mouvements de latéralité.

Nous n'avons pas trouvé de traces de la fracture du péroné, signalée dans les certificats médicaux ; mais il convient de dire qu'une telle fracture ne laisse souvent pas de déformations ni de cal appréciables à la palpation.

La seule lésion matérielle que l'on constate sur le membre inférieur droit consiste en une cicatrice violacée, de 3 centimètres de diamètre, située au milieu de la face antérieure de la jambe. Cette cicatrice résulte non pas d'une blessure, mais, dit le plaignant, d'une sorte d'abcès survenu un mois après l'accident. A la même époque sont survenus deux autres abcès semblables : l'un à la face postérieure de l'avant-bras droit, l'autre au poignet droit. — Tous ces abcès se sont ouverts spontanément.

Le membre inférieur gauche ne présente aucune lésion ; il n'est pas contracturé ; ses divers mouvements s'accomplissent librement dans toute leur étendue, et le blessé ne s'en plaint aucunement. Toutefois sa force musculaire paraît notablement amoindrie.

Les mouvements communiqués à l'épaule gauche s'accomplissent dans leur étendue normale ou peu s'en faut. La contracture des muscles existe aussi en cette région, mais elle est à peine ébauchée. Pendant les mouvements, on ne perçoit pas de craquements, et l'on ne constate pas d'autres signes d'une lésion articulaire. Il n'y a pas d'atrophie notable des muscles de l'épaule.

Il existe à la partie inférieure du dos et à la région lombaire cinq cicatrices superficielles irrégulières, dont la plus grande mesure 4 centimètres de longueur. Ce sont, d'après le blessé, les traces de plaies produites au moment de l'accident.

En résumé, les blessures produites par l'accident du 4 septembre 1900 semblent avoir été peu graves. Mais elles ont occasionné des troubles nerveux parmi lesquels le plus apparent est la contracture du membre inférieur droit, contracture qui nous paraît due à l'hystéro-traumatisme dont le blessé présente d'autres manifestations. Il existe en effet, si l'on s'en rapporte aux réponses du plaignant, une anesthésie presque absolue de tout le membre inférieur droit, et une anesthésie moins complète, mais encore très accentuée de tout le membre supérieur gauche, tandis qu'il existe au contraire de l'hyperesthésie sur le membre inférieur gauche. — Sur toute l'étendue du membre inférieur droit la peau est violacée et froide ; la différence de température avec le membre opposé est même très considérable. — Le réflexe pharyngien est totalement aboli. — La sensibilité des deux conjonctives est sinon abolie, du moins très émoussée ; le contact d'un morceau de papier ne provoque ni éloignement, ni mouvement de défense. — Le sieur E... se plaint de dormir mal et d'être souvent réveillé par des cauchemars.

Il convient d'ajouter que l'état mental du sieur E... présente, pour tout ce qui concerne les conséquences de l'accident, une certaine confusion. Tandis que pour tout le reste il s'exprime clairement et montre un esprit lucide, dès qu'on l'interroge sur les suites de ses blessures et sur l'histoire de ses maladies, on n'obtient plus que des réponses vagues, non appropriées et sans aucune précision. Il ne se rappelle pas les noms des médecins qui l'ont soigné, à quelles époques il les a vus, quel traitement on lui a conseillé. Le plus souvent à une question portant sur un point bien déterminé, il répond : « Vous pensez bien que quand on a reçu une pierre de 500 kilogrammes... » ou bien : « Après un accident pareil, je ne pouvais pas, bien sûr, aller mieux au bout de trois mois. »

Nous signalons cette particularité de l'état mental parce qu'elle est un trait fréquent de l'hystéro-traumatisme, et aussi parce qu'elle contribue à expliquer la persistance des troubles nerveux, et notamment de la contracture, laquelle est très vraisemblablement entretenue par l'idée fixe de la gravité de l'accident, qui s'est implantée dans l'esprit du sujet.

E... a été l'objet de deux autres expertises pratiquées 26 mois et 40 mois après l'accident. Son état n'avait pas subi de modifications notables, si ce n'est qu'il s'était établi une paralysie de l'épaule gauche. La contracture du membre inférieur n'avait nullement diminué.

La conclusion de l'expertise a été que E... ne guérirait pas avant la terminaison du procès. Nous n'avons pas su ce qu'il était devenu.

Le cas suivant est encore classique : Paralysie flasque s'établissant un certain temps après l'accident (période de méditation) avec anesthésie du membre paralysé, mais sans atrophie musculaire. — Ici, comme il arrive assez souvent, il n'y avait pas de stigmates hystériques ; mais le sujet était atteint de tremblement des deux membres supérieurs.

Obs. CXLIII (personnelle). — *Paralysie hystérique avec tremblement.*

S..., 36 ans, est tombé dans un puits profond d'une dizaine de mètres. Les pompiers l'en ont retiré au bout d'une heure et demie. Il avait complètement perdu connaissance, dit-il, et n'aurait repris conscience qu'à l'hôpital où il avait été transporté et où il est resté dix-sept jours.

L'interne du service atteste dans un certificat que « S... présente des contusions violentes de la base du thorax, surtout prononcées au niveau de l'extrémité antérieure des 6e, 7e, 8e, 9e côtes droites, accident qui peut entraîner une incapacité fonctionnelle d'une quinzaine de jours, sauf complications pulmonaires qu'on ne peut actuellement prévoir. »

Ces complications pulmonaires ne se sont pas produites. Le blessé dit bien qu'il a craché du sang pendant une huitaine de jours, mais depuis lors il n'a jamais eu de toux, d'oppression ni de douleurs dans la poitrine.

Par contre, S... aurait constaté, dès qu'il a commencé à se lever, qu'il éprouvait de la faiblesse dans les jambes et divers autres troubles nerveux pour lesquels il est retourné à la consultation de l'hôpital qu'il a continué à fréquenter.

Expertise trois mois et demi après l'accident. — S... déclare qu'il est incapable de reprendre son travail parce qu'il n'a pas de force dans les jambes, principalement dans la droite, parce qu'il est atteint depuis l'accident de troubles digestifs, et parce qu'il souffre de maux de tête et de cauchemars.

Le plaignant marche en boitant, c'est-à-dire en lançant sa jambe droite et en se tenant incliné du côté gauche ; il prétend que cette boiterie augmente à mesure qu'il se fatigue. Elle est due, suivant lui, à une faiblesse de la jambe droite et à des douleurs que la marche provoquerait dans le flanc droit et au niveau des dernières côtes droites.

En examinant les membres inférieurs à nu, on constate un peu d'abaissement du pli fessier gauche. Il n'y a d'ailleurs pas de déformation des membres, et à l'œil leur volume paraît le même ; toutefois, en mesurant comparativement la circonférence des deux cuisses au même niveau, on trouve 47 centimètres et demi du côté droit et 46 et demi à gauche. C'est donc la cuisse droite qui est un peu plus grosse, comme c'est souvent le cas à l'état normal.

La sensibilté cutanée est abolie au membre inférieur droit ; des épingles enfoncées entièrement dans la peau ne provoquent aucune douleur ; elles n'occasionnent pas non plus d'écoulement de sang ; elles ne provoquent pas le réflexe crémastérien, tandis que celui-ci se manifeste à la suite de légers pincements ou piqûres de la cuisse gauche. D'après ces caractères, on peut dire que l'anesthésie est réelle. Elle se manifeste d'ailleurs, de la même façon, sur tout le côté gauche du corps, y compris la face. Ajoutons que le réflexe du genou est très faible du côté droit, tandis qu'il est énergique à gauche.

On ne constate pas d'autres manifestations hystériques, notamment pas de troubles sensoriels, ni de modifications du réflexe pharyngien.

Le sieur S... présente un tremblement vibratoire des membres supérieurs, qui s'exagère pendant les mouvements ; la langue présente aussi un tremblement fibrillaire.

Les troubles digestifs allégués par le plaignant consistent en vomissements alimentaires qui se répéteraient presque chaque jour, et qui s'accompagneraient parfois du rejet d'un liquide salé et amer. — Si ces troubles digestifs existent réellement, ils sont peu graves, car le sieur S... n'a pas maigri et il est très bien musclé.

Obs. CXLIV (personnelle). — *Déchirure du rein droit; néphrectomie. Hémiplégie avec atrophie musculaire; rétrécissement d'une pupille.*

R... a reçu à la région lombaire droite une ruade de cheval, « qui a déterminé une déchirure presque totale du rein droit », atteste l'interne de l'hôpital, qui a vu la pièce, car le jour même le blessé a subi l'extirpation totale du rein.

R... est resté à l'hôpital pendant six semaines, et est revenu quelque temps à la consultation pour faire panser la plaie qui n'était pas complètement cicatrisée.

A une date qu'il ne peut préciser, mais pendant qu'il était encore à l'hôpital, R... a constaté, dit-il, qu'il était paralysé de la moitié droite du corps.

Cette hémiplégie était sans doute très incomplète, s'est amendée rapidement, car quatre mois après l'accident, le médecin de la compagnie d'assurance note seulement « une parésie de la jambe droite et de la main droite », et un médecin consulté au bout de cinq mois par le plaignant, tout en diagnostiquant « névroso-traumatique » ne fait aucune allusion à une paralysie motrice ou sensitive.

Première expertise six mois après l'accident.

La cicatrice de la laparotomie a laissé une légère éventration.

R... déclare que la paralysie du membre supérieur droit a diminué graduellement et que depuis trois semaines environ elle a complètement disparu ; il n'éprouve plus que quelques fourmillements dans le petit doigt. — Il se sert en effet facilement du bras droit qui paraît cependant moins vigoureux que le gauche. Pas d'atrophie musculaire, pas de troubles de la sensibilité cutanée.

La paralysie du membre inférieur droit a aussi diminué, au dire du plaignant, mais n'a pas disparu. R... dit ne pouvoir longtemps marcher ni rester debout. Il ne boite pas quand il marche dans la chambre, mais il se fatigue vite, et alors traîne la jambe. — Le membre inférieur droit est très atrophié ; la circonférence de la cuisse mesure 4 centimètres de moins qu'à gauche. La sensibilité cutanée est restée à peu près intacte.

Deuxième expertise, vingt-trois mois après l'accident.

Le membre supérieur droit a beaucoup moins de force que lors de la précédente expertise. En mesurant comparativement la circonférence des deux bras et des deux avant-bras, on trouve une différence de 1 centimètre au détriment du côté droit. Ce même membre supérieur droit est animé dans son ensemble d'un tremblement presque continuel, qui cesse parfois pendant le repos complet, mais qui reparaît à l'occasion d'un mouvement quelconque (Le même tremblement s'empare souvent aussi du cou, et quelquefois du membre supérieur gauche, mais à un degré bien moindre). — La sensibilité cutanée paraît très amoindrie sur toute l'étendue du membre supérieur droit.

Le sieur R... se plaint de crampes fréquentes dans la main droite.

Le membre inférieur droit paraît également avoir perdu beaucoup de sa force. L'atrophie musculaire de ce membre est très marquée ; la mensuration comparée de la circonférence des deux cuisses donne une différence de 3 centimètres au détriment du côté droit ; pour la jambe la différence n'est que de 1 centimètre. — La sensibilité cutanée est également très amoindrie sur toute l'étendue du membre inférieur droit. — Quant aux réflexes rotuliens, ils s'accomplissent également des deux côtés, avec leur amplitude à peu près normale. — Le sieur R... se plaint de crampes douloureuses dans la jambe droite qui le prennent surtout la nuit.

Le réflexe pharyngien est presque complètement aboli.

Les pupilles sont inégales : toutes deux sont assez étroites ; mais c'est la gauche qui l'est le plus. Toutes les deux réagissent bien à la lumière.

En examinant l'étendue du champ visuel, on trouve qu'elle est à peu près normale du côté gauche, tandis qu'elle est notablement rétrécie à droite. Le sieur R... n'a pas conscience de ce fait, mais il dit qu'il ne peut lire longtemps parce que sa vue ne tarde pas à se brouiller.

Le sieur R... se plaint aussi de troubles digestifs ; il prétend qu'il vomit ses aliments deux ou trois fois par semaine ; il aurait assez souvent de la diarrhée.

Le sommeil serait difficile, interrompu souvent par des crampes douloureuses dans la jambe droite, et aussi par des cauchemars se rapportant le plus souvent aux chevaux. Même à l'état de veille, le sieur R... a conservé une peur excessive des chevaux. — Il ne se plaint pas de maux de tête.

Dans ce cas, l'hémiplégie, après avoir beaucoup diminué, a subi une recrudescence dont la cause est restée inconnue. Elle s'est accompagnée d'une atrophie musculaire très marquée, ce qui est une exception rare dans l'hystérie. L'inégalité pupillaire que présentait ce malade est un symptôme hystérique plus exceptionnel encore ; nous l'avons noté cependant chez plusieurs sujets qui presque tous avaient une forme très grave de la maladie.

Type bruyant.

Ainsi qu'il a été dit plus haut, la plupart des malades atteints de névrose traumatique sont peu expansifs, ne parlent pas beaucoup, même pour expliquer leurs souffrances.

Il en est quelques-uns cependant, et ils appartiennent presque tous à la forme hystérique de l'affection, qui, sans être beaucoup plus prodigues de détails, se lamentent avec une véhémence excessive, prétendent souffrir de partout, et à un tel point que l'examen corporel devient presque impossible.

De tels plaignants déconcertent souvent les médecins qui ne connaissent pas ce type. Il arrive parfois que les médecins des compagnies d'assurance, et même les experts, par une réaction assez naturelle de l'esprit, sont portés à les considérer comme de purs simulateurs.

On peut prendre une idée des malades de ce genre en lisant les deux observations suivantes.

Le premier de ces sujets est bien fait pour donner à un médecin inexpérimenté l'idée d'un simulateur.

Il se présente en effet avec tout l'appareil du désespoir le plus dramatique, dit qu'il est perdu, qu'il ferait mieux de se suicider, que son accident a fait de lui le plus malheureux des hommes. Pourquoi? Parce qu'il souffre atrocement du ventre, qu'il rend chaque jour du sang par la bouche et par l'anus. Or ces hémorragies n'ont très probablement jamais existé.

Un médecin de quelque expérience sait qu'un tel état d'esprit est presque toujours sous la dépendance de l'hystérie. On cherche donc des stigmates hystériques, mais on n'en trouve aucun, sauf une légère diminution de la sensibilité cutanée sur le côté droit du corps. La névrose ne s'est manifestée jusqu'à présent que par les phénomènes sus-indiqués.

Mais un mois après, au cours même de l'examen médical, éclate un accès d'hystérie. — Puis plus tard la légère diminution de la sensibilité du côté droit est devenue une hémianesthésie droite complète avec rétrécissement du champ visuel, et avec une monoplégie à peu près complète du membre inférieur droit.

Obs. CXLV (personnelle). — *État mental hystérique sans stigmates physiques; plus tard attaque d'hystérie et monoplégie.*

B..., 37 ans, manœuvre, transportait un madrier avec

l'aide d'autres ouvriers. Il a fait un faux pas, le madrier a échappé à ceux qui le tenaient, et est tombé sur B... qui aurait été atteint au ventre et sur les os du bassin.

B... a été transporté à l'hôpital où il n'est resté que quelques instants; on ne lui a pas fait de pansement, car il n'avait pas de plaies ni de blessures extérieures.

Il s'est fait reconduire en voiture à son domicile où il a été soigné ou visité par divers médecins qui signalent dans les certificats : « une douleur intense au niveau de la partie médiane du ventre, de l'ombilic au pubis — une autre à la région coxo-fémorale droite, — une autre à la colonne lombaire ; des envies fréquentes d'uriner, des douleurs internes dans l'acte de la défécation. »

Première expertise, neuf et dix mois après l'accident.

B... prétend que depuis l'accident, il est resté incapable de tout travail, et même de vaquer aux soins de sa propre personne; il lui faut continuellement l'aide de sa femme, dit-il. Cette impotence tiendrait non seulement à la difficulté de la marche, mais encore à une violente douleur dans le côté droit du ventre, et surtout à divers malaises sur lesquels le plaignant ne fournit aucun détail ; il se borne à dire qu'il souffre de partout, et quand on le presse de questions il se met à pleurer, à sangloter ; il dit qu'il est perdu, qu'il n'a qu'à se jeter à la Seine, que tout est fini, etc. Cette scène, qui s'est renouvelée plusieurs fois au cours des examens, ne se termine que lorsqu'on cesse de s'occuper du plaignant.

On finit cependant par obtenir de lui quelques déclarations plus précises; il prétend qu'il a vomi du sang le jour même de l'accident et pendant les quinze jours qui ont suivi, qu'il a chaque jour plusieurs selles, la plupart mélangées de sang noir. — Il ajoute que depuis l'accident il a maigri de plus de 30 livres.

L'exactitude de ces déclarations est extrêmement douteuse. Le plaignant est encore très bien musclé et la peau est doublée partout d'une couche assez abondante de graisse ; le teint est coloré, la langue nette. En ce qui concerne les vomissements de sang et les évacuations de sang par l'intestin, il n'en est fait aucune mention dans les certificats produits et M. le

Dr M... qui a soigné le blessé pendant les premiers temps qui ont suivi l'accident dit n'avoir aucun souvenir de vomissements de sang.

La douleur du ventre siégerait au niveau de la fosse iliaque droite. Il est impossible d'examiner convenablement cette région en raison de la résistance qu'oppose le blessé et des hurlements qu'il fait entendre dès que l'on approche la main ; j'ai fini cependant par réussir à déprimer fortement la paroi abdominale, ce qui a paru bien moins douloureux que le simple contact de la peau ; je n'ai pas constaté de tuméfaction des organes sous-jacents. Le ventre, dans son ensemble, a conservé son volume normal.

Il semble donc qu'il n'existe pas de lésions des organes internes de l'abdomen. Les douleurs si violentes qu'accuse le plaignant devraient dès lors être attribuées, si elles sont réelles, à des troubles nerveux comme il s'en produit souvent à la suite de certains accidents, c'est-à-dire à l'hystéro-neurasthénie traumatique.

Le sieur B... ne présente cependant presque aucun des signes physiques de cette affection. On note seulement une légère diminution de la sensibilité cutanée sur le côté droit du corps ; mais il n'y a pas de troubles notables de la sensibilité sensorielle, les différents réflexes sont conservés ; le pouls est à 84 et régulier.

Toutefois l'état mental du plaignant, son attitude, l'insomnie continuelle dont il se plaint et que sa femme signale également, sont des symptômes assez probants de l'hystéro-neurasthénie traumatique.

Lors du second examen, il m'a été donné de constater un autre signe plus probant, à savoir une attaque d'hystérie qui s'est produite devant moi. Au moment ou le sieur B..., mon examen terminé, se retirait et allait atteindre la porte de sortie, il est tombé brusquement à terre et n'a pu s'aider pour se relever. Il a fallu le transporter, en le tenant par les jambes et par les épaules. Il était pâle, couvert de sueur, son pouls était devenu fréquent, petit et irrégulier. Il n'avait pas complètement perdu connaissance, et avec beaucoup d'insistance on finissait par obtenir une courte réponse à des questions précises. Il a eu quelques rares mouvements convulsifs. Il a paru incapable d'avaler l'eau mélangée d'éther qu'on lui offrait et les efforts de déglutition qu'il a faits dans ce but ont provoqué le vomissement, à plusieurs reprises, de quelques mucosités. Ce n'est qu'au bout d'une heure environ qu'il a recommencé à parler spontanément, et au bout d'une heure et demie qu'on a réussi, en le faisant aider par deux personnes, à l'installer dans la voiture qui l'a ramené à son domicile.

Cette attaque hystérique ne saurait être considérée comme simulée de toutes pièces ; elle a certainement un fond de réalité ainsi que l'attestent certaines des constatations sus-mentionnées. — C'est d'ailleurs la première qui se produit depuis l'accident, au dire du plaignant et de sa femme.

Deuxième expertise, quatorze mois après l'accident.

B... a maintenant une monoplégie à peu près complète du membre inférieur droit et une hémianesthésie droite avec rétrécissement du champ visuel. Il a conservé son hyperesthésie abdominale.

Il est toujours dans le même état mental. Ce sont les mêmes scènes de sanglots, de désespoir, de lamentations dramatiques. B... a d'ailleurs toutes les apparences extérieures de la santé. Sa femme est actuellement enceinte de six mois.

Dans le cas suivant, il y a peu de stigmates physiques de l'hystérie ; pas d'attaques convulsives, pas de contractures ni de paralysies. Presque tout se réduit à des douleurs « universelles » d'une violence inouïe, s'il fallait en croire le plaignant qui était encore dans le même état près de trois ans après l'accident. Dans ce cas, comme dans l'observation CXLV et dans d'autres, l'idée fixe de la gravité extraordinaire de l'accident se manifestait de temps en temps dans la conversation du sujet.

Obs. CXLVI (personnelle).

G..., âgé de 44 ans, est tombé, le 22 janvier 1900, d'un

échafaudage de la hauteur d'un étage. La chute se serait effectuée de telle façon que la partie inférieure du corps, y compris le sacrum, aurait seule porté, heurtant contre un plancher ; le tronc et la tête, fortement ployés en arrière, pendaient dans le vide contre le bord du plancher. A ce moment, dit le blessé, « *il me sembla que l'on me fouaillait dans la moelle avec une tige, et la douleur fut telle que si l'on m'eût approché, j'aurais mordu* ».

G... fut ramené en voiture à son domicile. Dès le 27 janvier il se rendit à la consultation de l'hôpital qu'il continua ensuite à suivre régulièrement. Un certificat de cet hôpital, daté du 7 juillet 1900, porte : « hernie inguinale droite, contusions multiples et traumatisme de la colonne vertébrale s'accompagnant de troubles nerveux ».

M. le Dr X..., qui a examiné le plaignant sept mois après l'accident, dit : « Les attouchements, même légers, provoquent une sorte d'explosion douloureuse au niveau du point touché, et même à une certaine distance... La sensibilité à la piqûre est très diminuée sur tout le corps, abolie même en quelques points.

Le plaignant a suivi régulièrement un traitement qui comporte notamment trois séances d'électrisation, trois douches et trois bains sulfureux par semaine.

État actuel, dix-huit mois après l'accident.

Il n'existe aucune trace extérieure de blessures. On constate seulement que le sieur G... est atteint d'une hernie inguinale droite assez volumineuse, facilement réductible, et maintenue par un bandage.

Le plaignant dit avoir beaucoup maigri. Il est cependant bien musclé encore, et a conservé un aspect assez vigoureux.

Il s'exprime facilement et parle abondamment. Il décrit ses souffrances avec une grande animation, et en pleurant sur son sort. Il dit qu'il souffre de partout ; aucun point de son corps ne peut-être touché, même par lui-même, sans qu'il éprouve des douleurs intolérables. Une région serait encore plus douloureuse que les autres : l'épaule droite. D'ailleurs, en dehors même de tout contact, il éprouve très souvent des douleurs dans tout le corps, notamment des fourmillements dans les mains et dans les doigts.

Il se plaint en outre de maux de tête fréquents, qui contribuent, avec des cauchemars se renouvelant sans cesse, à le priver presque complètement de sommeil. Il a aussi, au moins deux ou trois fois par semaine, des étourdissements très pénibles ; plusieurs fois ces étourdissements l'auraient fait tomber dans la rue, chez lui il a le temps de s'asseoir ou de s'appuyer sur un meuble ; il ne perd d'ailleurs pas connaissance.

Il passe son temps dans une inaction complète ; il ne peut pas lire parce qu'il a quelque peine à bien distinguer les lettres et surtout parce que tout effort d'attention lui est extrêmement pénible ; il ne veut pas voir d'amis ; il ne peut même supporter la conversation de ses enfants.

Il mange peu, dit-il, et sans appétit. Il digère péniblement. Il n'a guère de selles sans le secours de médicaments. Il reconnaît qu'il n'a pas de besoins d'uriner plus ni moins souvent qu'autrefois, mais il prétend qu'il lui arrive parfois, après qu'il croit la miction terminée, de perdre un peu d'urine dans son pantalon. — Il dit avoir chaque soir un tremblement de tout le corps accompagné d'une sensation de grand froid.

L'examen corporel est resté forcément très incomplet en raison de l'extrême difficulté qu'on éprouve à toucher le plaignant. Au moindre contact sur une partie quelconque du corps il réagit comme à une opération chirurgicale fort douloureuse. — Nous avons pu néanmoins constater ce qui suit.

La démarche s'effectue d'une façon normale. Le sieur G... a le libre usage de ses membres inférieurs ; il s'est déshabillé et rhabillé devant nous, s'est tenu debout, a marché, tourné, sans que nous ayons remarqué de traces de faiblesse ou d'incoordination motrice des membres inférieurs. — On peut en dire autant des membres supérieurs ; le plaignant a exécuté en effet sans difficulté les divers mouvements nécessaires pour fouiller dans ses papiers, enlever et remettre ses vêtements, etc., etc.

Nous avons dit déjà que la musculature était bien développée. Ajoutons que nous n'avons pas constaté d'atrophie musculaire localisée. Il n'existe pas non plus de troubles trophiques de la peau ni des ongles.

Le pouls est régulier, mais très accéléré (110).

Les pupilles, un peu étroites, sont égales et réagissent assez bien à la lumière : il ne paraît pas exister de rétrécissement notable du champ visuel.

Le sieur G... entend parfaitement la parole à voix ordinaire ; la surdité dont il est question dans un certificat médical ne peut donc avoir été que momentanée, et sans doute d'origine psychique.

Deuxième expertise, trente-trois mois après l'accident.

G... a toujours continué à suivre un traitement ; tous les jours, sauf le dimanche, il a une séance d'électrisation ou un bain, ou une douche.

L'aspect général du plaignant ne dénote pas de troubles graves de la santé physique. Les muscles sont bien développés, le teint est frais et rose, les cheveux et la barbe n'ont pas blanchi.

Les traits du visage restent presque toujours immobiles et expriment une sorte d'hébétude. Le sourcil droit est un peu abaissé, et les plis du front sont moins marqués de ce côté. Toutefois il n'existe pas de paralysie faciale ; les deux côtés du visage se meuvent symétriquement quand on demande de siffler, de rire, etc.

Le pouls est toujours accéléré (108).

Il y aurait maintenant de la pollakiurie.

Quant au reste, aucune modification ne s'est produite depuis la précédente expertise. G... se plaint tout autant de ses douleurs « universelles », suivant son expression, et il est toujours difficile de le toucher sans provoquer les cris les plus violents.

TYPE A SYMPTOMES PRÉDOMINANTS OU SURAJOUTÉS.

Il peut arriver que l'un des symptômes de la névrose traumatique prenne une importance tellement considérable, qu'il accapare toute l'attention du patient, parfois même du médecin, et que tous les autres symptômes restent inaperçus. Ils existent cependant, et pourvu que l'on pense à les chercher, on trouve la céphalalgie, l'insomnie avec cauchemars, l'affaiblissement de l'attention, etc., et quelquefois aussi les signes physiques.

Ce qui peut faciliter l'erreur, c'est que le symptôme prédominant est assez souvent un de ceux qui ne s'observent pas fréquemment dans la névrose traumatique; par exemple la dyspnée, ou les troubles cardiaques.

La tachycardie est, nous l'avons dit, un des symptômes les plus fréquents de la névrose traumatique. Elle est ordinairement très bien supportée, et le malade n'en a presque jamais conscience. Mais il existe parfois d'autres troubles fonctionnels du cœur; arythmies, palpitations, bradycardie, etc.[1] et ces troubles fonctionnels peuvent acquérir une grande intensité, au point qu'ils paraissent au premier abord constituer toute la maladie. Voici l'un des cas les plus remarquables de ce genre que nous ayons eu l'occasion d'observer.

Obs. CXLVII. — *Accident de voiture. Palpitations, oppression, œdème des jambes attribués à tort à une lésion mitrale. Hémihyperesthésie. Troubles psychiques.*

La demoiselle K..., âgée de 22 ans, est bien constituée et déclare avoir toujours joui d'une excellente santé. Elle exerce le métier de repasseuse depuis dix ans.

Il y a quatre mois, elle a été renversée par un fiacre et a été

1. La question a fait l'objet de la thèse inaugurale de M. le Dr Cottu. *L'hystéro-traumatisme cardiaque.* Paris, 1904.

atteinte ainsi de blessures aux jambes : fracture du péroné de la jambe droite, contusions à la jambe gauche, laquelle présente encore, au niveau de la face interne du tibia, une rougeur livide de la peau.

Quelque temps après l'accident, on a remarqué que les deux jambes, et surtout la gauche, étaient œdématiées; elles le sont encore un peu actuellement. La demoiselle K... se plaignait en même temps de palpitations de cœur et d'oppression. Enfin M. le Dr X... a constaté chez elle un bruit de souffle à la pointe du cœur, et il a conclu de toutes ces observations que l'accident aurait occasionné une insuffisance mitrale du cœur.

Il nous est impossible de partager cette opinion, et cela pour les raisons suivantes : en premier lieu, il paraît impossible qu'un accident comme celui dont a été atteinte la demoiselle K..., détermine une véritable insuffisance mitrale. D'ailleurs, le cœur n'est pas augmenté de volume ; il ne présente pas actuellement de bruit de souffle ni à la pointe ni en aucune autre région ; le Dr X... l'a constaté avec nous, et il nous a dit avoir remarqué déjà que le bruit de souffle qu'il a signalé dans un rapport n'était pas constant. Le pouls est actuellement régulier, non accéléré, plus faible qu'à l'état normal.

Les symptômes notés chez la blessée : palpitations, oppression, œdème des jambes, ont une autre origine ; ils sont dus, croyons-nous, à des troubles fonctionnels du cœur, de nature nerveuse, sans lésion matérielle des valvules. Ces troubles se manifestent d'une manière intermittente, et il est possible que parfois ils soient assez accentués pour occasionner un bruit de souffle. — Ils ne constituent du reste que l'une des manifestations d'un désordre plus général du système nerveux qu'il n'est pas rare d'observer après les accidents comme celui dont la demoiselle K... a été victime. Cette jeune fille a éprouvé, au moment où elle a été renversée, une vive douleur à la région précordiale; elle a été prise d'un tremblement généralisé qui a duré trois jours. Depuis lors, elle éprouve très fréquemment des étourdissements, des vertiges qui surviennent notamment après tout effort d'attention. Elle est devenue extrêmement émotionnable, elle ressent souvent de l'angoisse ; elle a aussi quelques troubles digestifs et vomit parfois ses aliments. Enfin elle présente une hyperesthésie très nette de tout le côté gauche du corps.

Il peut arriver qu'un symptôme surajouté persiste longtemps après que les autres manifestations de la névrose traumatique ont disparu. Ainsi dans le cas suivant, une femme présentait, six mois après avoir subi un accident de voiture, les symptômes presque complets de la névrose traumatique à forme surtout neurasthénique, plus des mouvements choréiques assez intenses. Les symptômes neurasthéniques ont disparu peu à peu, mais la chorée, bien qu'atténuée, existait encore trois ans après l'accident.

Obs. CXLVIII (personnelle). — *Chorée survenant en même temps que la névrose traumatique, et persistant après la disparition des autres symptômes.*

La demoiselle B..., 40 ans, modiste, a été victime d'un accident de voiture. Elle a reçu ainsi en divers points du corps des contusions peu graves par elles-mêmes, et qui ont guéri rapidement. Elle a présenté ensuite les symptômes assez complets de la neurasthénie traumatique, que j'ai constatés six mois après l'accident. A ces symptômes, se joignaient des mouvements choréiques de la tête, du cou, de l'épaule et du bras gauches, mouvements très fréquents et très étendus ; la demoiselle B... avait aussi la parole hésitante et saccadée.

Voici maintenant son état lors d'un second examen pratiqué trois ans après l'accident.

Dès le premier aspect, la demoiselle B... attire l'attention par les mouvements à peu près continuels de sa tête, mouvements qui se font surtout horizontalement et parfois un peu obliquement. Ces mouvements, toujours très visibles, s'exagèrent beaucoup à certains moments, notamment pendant un effort d'attention. C'est ainsi, par exemple, qu'en faisant lire la demoiselle B... à haute voix, chaque fois que se rencontre un mot d'une articulation ou d'une compréhension difficiles pour elle, on voit la tête agitée d'une série de secousses convulsives très amples et très rapides qui durent tout le temps que persiste l'effort d'attention et ne cessent même qu'un peu après.

Quant aux mouvements désordonnés de la main et du membre supérieur gauches qui étaient très prononcés lors de notre dernier examen, ils ont presque totalement cessé aujourd'hui. Nous n'avons pas vu se produire une seule secousse convulsive pendant toute la durée de notre examen ; tous les mouvements qu'on demande à la demoiselle B... de faire avec la main et le bras gauches sont exécutés aussitôt avec précision et justesse, sans aucune trace d'incoordination. — Il n'y a pas non plus de tremblement du membre soit pendant le repos, soit pendant les mouvements. — Le seul vestige qui subsiste actuellement des mouvements choréiques de ce membre consiste en un frottement du pouce sur l'index (comme pour compter de la monnaie) qui se produit de temps en temps sans que la demoiselle B... paraisse en avoir conscience.

La sensivité cutanée est intacte, la plaignante sent les pincements, piqûres, etc., aussi bien du côté gauche que du côté droit. — La demoiselle B... dit qu'elle a moins de force du côté gauche ; cependant elle serre aussi énergiquement avec la main gauche qu'avec la main droite.

On ne constate pas de troubles de la sensibilité sensorielle. — Les divers réflexes (pharyngien, conjonctival, patellaire) s'accomplissent d'une façon normale.

La demoiselle B... n'accuse pas de troubles de la santé générale, notamment pas de troubles digestifs. Elle se plaint seulement de dormir mal et d'avoir des cauchemars.

Les troubles cérébraux, d'ailleurs légers, mentionnés dans le précédent rapport, ne sont guère appréciables aujourd'hui. La demoiselle B... dit bien qu'il lui est toujours pénible de fixer longtemps son attention sur le même objet ; mais il résulte de ses propres déclarations qu'elle a pu travailler pendant trois mois consécutifs, qu'elle vaque maintenant à toutes ses occupations domestiques, qu'elle accepte volontiers et recherche même les promenades, les conversations avec des amies, etc. — Pendant notre examen, elle a répondu facilement à toutes nos demandes, elle s'exprime maintenant sans difficulté ; elle n'a plus cette parole hésitante, entrecoupée, ce laconisme des réponses que nous signalions dans le précédent rapport.

Dans le cas suivant, une femme, après avoir reçu une violente contusion sur l'épaule, est atteinte d'un goitre qui provoque des accès d'oppression et des troubles de la déglutition hors de proportion avec son volume. Toute son attention est portée à peu près exclusivement sur le goitre. Elle est cependant devenue fortement neurasthénique depuis l'accident : maux de tête, insomnies, fatigue de l'attention, lacunes de la mémoire, asthénopie accommodative, contractures musculaires, tout cela persiste encore au même degré un an après l'accident, le goitre persistant également.

Obs. CXLIX (personnelle). — *Hystéro-neurasthénie avec goitre.*

La dame G..., 48 ans, a été blessée en juillet. Elle conduisait à la main une jument ; celle-ci a été poursuivie par des chevaux entiers ; pendant la mêlée qui s'est produite entre les animaux, la dame G... a d'abord été serrée contre un arbre, puis lancée contre une grille de fer qu'elle aheurtée de l'épaule gauche ; le choc aurait été assez violent pour casser la grille.

Au moment de cet accident, la dame G... avait ses règles qui ont été supprimées brusquement. Au bout d'un mois, le médecin traitant constate que le lobe droit de la glande thyroïde présente une tuméfaction de la grosseur d'un œuf, et qu'il en résulte une dyspnée très intense la nuit, gênante le jour quand la malade veut marcher un peu vite. Il signale aussi divers troubles nerveux, des désordres digestifs et un amaigrissement considérable.

Première expertise, sept mois après l'accident.

Il existe une contracture des muscles de l'épaule gauche rendant impossibles presque tous les mouvements de cette articulation. — La vigueur de la main gauche est conservée. Pas d'atrophie des muscles du bras ni de l'avant-bras, mais ceux-ci paraissent un peu moins volumineux que du côté droit. — La sensibilité cutanée est légèrement amoindrie sur le membre supérieur gauche.

Le corps thyroïde est au moins doublé de volume, le côté droit est le plus gros et forme une tumeur qui, indépendamment de l'augmentation de volume sus-indiqué, mesure environ 8 centimètres de longueur sur 4 à 5 de largeur. La présence de ce goitre occasionne des accès de dyspnée survenant surtout la nuit. Ces accès sont un peu moins fréquents maintenant, au dire de la plaignante ; ils surviendraient une ou deux fois par semaine, et dureraient chaque fois deux ou trois heures. — Ajoutons que le goitre est animé de quelques battements peu intenses ; on n'aperçoit pas de vaisseaux dessinés à sa surface.

Le pouls est fréquent ; il bat 126 fois à la minute ; il est régulier et non affaibli.

Les yeux ne sont pas saillants. Les pupilles sont bien mobiles, mais un peu inégales ; c'est la pupille gauche qui est plus étroite.

La contracture des muscles de l'épaule s'étend jusqu'aux muscles du côté gauche du cou, et notamment au sterno-mastoïdien. Il en résulte une raideur de la tête qui reste toujours immobile et ne peut être renversée en arrière.

La dame G... paraît amaigrie ; cet amaigrissement serait considérable si l'on s'en rapporte à ses déclarations ; elle dit en effet qu'elle pesait 82 kilogrammes avant l'accident, et qu'elle ne pèse plus que 65.

La digestion serait lente, pénible, accompagnée de pesanteur et de renvois. La dame G... dit qu'elle se nourrit exclusivement de lait, de pain sec et de café noir, l'expérience lui ayant appris que ces aliments étaient les seuls à peu près tolérés, et les seuls aussi déglutis assez facilement.

La dame G... se plaint beaucoup de ses nuits ; elle retarde autant que possible l'heure du coucher ; elle est très mal dans le lit parce qu'elle ne peut se retourner facilement en raison des douleurs de l'épaule gauche, et d'autre part elle est très agitée. Quand elle a réussi à s'endormir, elle est réveillée tantôt par ses accès d'étouffement, tantôt par des cauchemars auxquels elle est devenue très sujette.

Le jour, elle ne sait, dit-elle, comment occuper son temps. Elle ne peut pas se servir de son bras gauche, et d'autre part elle est devenue, explique-t-elle, presque incapable de diriger sa maison. Sa mémoire lui fait souvent défaut ; elle oublie les commandes de ses clients, elle répète inutilement ses ordres, ou croit à tort les avoir donnés. Souvent, elle est prise tout à coup de maux de tête violents qui durent tantôt quelques heures, tantôt une journée entière. — Sa vue se brouille et devient confuse quand elle s'applique quelque temps au même objet.

Deuxième expertise, un an après l'accident.

La contracture de l'épaule gauche a diminué ; il y a quelques signes de périarthrite. Anesthésie incomplète du membre supérieur gauche.

Le médecin traitant a été appelé deux fois pendant la nuit pour des accès d'oppression très intense.

La dame G... dit que presque toutes les nuits elle a un ou plusieurs accès d'oppression, elle en a parfois aussi dans la journée, et cette oppression s'accompagne alors d'un sentiment de faiblesse et d'un malaise indéfinissable. Elle ne peut toujours avaler d'aliments solides, sauf le pain ; encore lui arrive-t-il quelquefois de ne pouvoir déglutir même les liquides ; il y a quelque temps, elle serait restée ainsi quatre jours sans rien avaler. — La digestion serait toujours lente, accompagnée de pesanteur et de renvois. — Une fois par mois environ, elle serait prise de diarrhée avec coliques durant deux ou trois jours : le reste du temps elle serait très constipée.

La dame G... se plaint toujours d'insomnie, de maux de tête, des quelques troubles de la vision et aussi des lacunes de la mémoire qui sont mentionnées dans le précédent rapport. — La menstruation serait restée supprimée.

On constate actuellement que le volume du goitre est resté le même, sauf qu'à sa partie supérieure et droite est apparue une nouvelle tumeur dont le volume est à peu près celui d'un œuf de pigeon.

Les yeux ne présentent pas de saillie anormale ; les deux pupilles sont égales et réagissent bien à la lumière.

Le pouls est très accéléré, nous l'avons compté à plusieurs reprises avec les deux médecins assistant à l'expertise ; il était toujours entre 132 et 135 ; il présente aussi quelques irrégularités.

Les mains sont prises d'un léger tremblement chaque fois qu'elles exécutent un mouvement quelconque : ce tremblement cesse pendant le repos. Il n'y a pas non plus de tremblement vibratoire du reste du corps.

Les muscles du côté gauche du cou sont légèrement contracturés, et maintiennent la tête raide, inclinée un peu vers l'épaule gauche.

La dame G... est restée très maigre ; mais l'amaigrissement ne paraît pas avoir augmenté depuis le mois de février dernier.

En résumé, les changements qui se sont produits depuis la dernière expertise sont les suivants.

L'état de l'épaule s'est un peu amélioré. Les mouvements de cette articulation, bien qu'encore très gênés, sont moins difficiles, et sous ce rapport la dame G... est en voie de guérison.

Le goitre n'a pas augmenté de volume, sauf en un point limité. La dyspnée et la gêne de la déglutition occasionnées par ce goitre ont subi à certains moments une aggravation qui n'a pas été durable. Ces troubles fonctionnels ne sont pas en rapport avec le volume du goitre ; ils sont en grande partie sous la dépendance du trouble du système nerveux occasionné par l'accident.

Ce trouble du système nerveux se manifeste encore par les maux de tête, l'insomnie, la fatigue de la vision, les lacunes de la mémoire, l'accélération considérable du pouls, les désordres digestifs. Ces troubles sont restés à peu près ce qu'ils étaient en février dernier ; leur durée est toujours longue, et d'ailleurs il est probable que dans le cas actuel ils sont entretenus par le souci qu'éprouve la dame G... pour sa santé et pour ses affaires pécuniaires. — La suppression des règles, bien que constituant un événement normal à l'âge de la dame G..., ajoute l'influence de la ménopause au troubles nerveux et contribuent sans doute à les compliquer et à les rendre plus tenaces.

Les symptômes surajoutés sont quelquefois tels qu'ils représentent plus ou moins exactement ceux d'une affection organique du cerveau ou de la moelle épinière.

Quand un blessé présente des signes d'une telle affection, il y a toujours lieu de rechercher s'il n'y a pas en même temps des signes d'hystérie ou d'hystéro-neurasthénie. En cas d'affirmative, une analyse plus attentive montre le plus souvent que l'hystérie seule est en jeu, mais qu'elle a revêtu le masque d'une affection organique du système nerveux.

Parmi les cas de ce genre, nous choisirons comme exemple une pseudo-sclérose en plaques, justement parce que la vraie sclérose en plaques se complique assez souvent d'hystérie, et que, de l'avis des auteurs les plus compétents, la ressemblance peut être telle que le diagnostic différentiel est quelquefois à peu près impossible.

Ce diagnostic différentiel peut cependant être établi dans certains cas, surtout chez les blessés, car la notion étiologique apporte ici un élément de plus.

Voici cette observation.

Obs. CL (personnelle). — *Pseudo-sclérose en plaques à la suite d'un traumatisme.*

P..., 40 ans, manœuvre, a été heurté dans le dos par une voiture automobile qui l'a lancé à plusieurs mètres. Il aurait perdu connaissance aussitôt, et n'aurait repris connaissance de lui-même qu'à l'hôpital où il avait été transporté, et où il n'est resté que deux jours.

Le médecin traitant a constaté « des excoriations à la face, et des contusions violentes du thorax, caractérisées par de la gêne respiratoire, une inspiration douloureuse, des douleurs épigastriques, de l'inappétence, mais pas de vomissements ».

Le plaignant dit qu'il a été obligé de garder le lit pendant les trois mois qui ont suivi l'accident, en raison surtout de douleurs dans la colonne vertébrale et dans les reins.

Il a été examiné, six mois après l'accident, par M. le Dr Thoinot qui a conclu à une hystérie traumatique simulant la sclérose en plaques.

Expertise dix-huit mois après l'accident.

L'aspect, l'attitude et la démarche de P... éveillent immédiatement l'idée de la maladie dite « sclérose en plaques ». Il a le facies immobile, la parole saccadée ; le membre supérieur droit est animé d'un tremblement continuel qui parfois s'étend au tronc et au membre supérieur gauche. Le sieur P... marche à petit pas, les jambes écartées ; il garde toujours le tronc immobile et raide.

Le tremblement du membre supérieur droit est à secousses fréquentes, mais ordinairement peu étendues ; cette étendue augmente un peu pendant les mouvements volontaires, mais ceux-ci restent cependant assez précis. C'est à l'occasion d'un effort d'attention, d'une émotion, d'une légère fatigue que l'on voit le tremblement gagner le tronc et le membre supérieur gauche.

L'immobilisation du tronc tient aux douleurs que les divers mouvements occasionnent dans la colonne vertébrale, notamment à la région lombaire. En usant de beaucoup de précautions, le sieur P... arrive cependant à se chausser et déchausser, à s'étendre sur le dos et sur le ventre, sans qu'on l'aide.

Il existe une analgésie à peu près complète de la peau de la face et du tronc. Du côté gauche, cette analgésie est absolue ; on peut traverser de part en part un pli de la peau avec une épingle sans provoquer la moindre réaction douloureuse, et les piqûres ainsi produites ne saignent pas, ou ne saignent que très tardivement. Du côté droit, l'analgésie paraît aussi complète, mais les piqûres saignent un peu plus facilement. Sur les membres, la sensibilité paraît encore extrêmement obtuse, mais le sieur P... dit qu'il perçoit la sensation de piqûre.

La pression sur les apophyses épineuses des vertèbres paraît fort douloureuse. Il existe aussi, disséminées à la partie antérieure du thorax, plusieurs régions très douloureuses à la pression, malgré l'analgésie cutanée.

La sensibilité des conjonctives des yeux est presque abolie ; un tortillon de papier promené sur ces muqueuses ne provoque pas de clignement ; on peut le laisser aussi longtemps qu'on veut entre les paupières.

La sensibilité de la muqueuse des fosses nasales est très diminuée, mais non pas abolie. Un tortillon de papier introduit profondément dans le nez finit par occasionner un peu de larmoiement.

Le sens du goût est aboli ; un peu de quinine ou de naphtol déposé sur l'un ou l'autre côté de la langue ne donne aucune sensation de saveur et ne provoque pas de salivation.

Les tympans ont conservé leur sensibilité.

L'acuité auditive paraît d'ailleurs à peu près normale, mais le sieur P... se plaint d'entendre presque continuellement, et surtout du côté gauche, un sifflement qu'il compare à un échappement de vapeur.

L'acuité visuelle ne paraît pas notablement diminuée. Du côté gauche, le champ visuel est rétréci (d'environ un tiers) ; à droite, le rétrécissement est moins marqué. — Les couleurs sont perçues d'une façon à peu près normale par l'œil gauche ; l'œil droit distingue mal le violet, le vert et le rouge.

Le réflexe pharyngien est complètement aboli.

Le réflexe du tendon d'Achille est normal, et égal des deux côtés. Le réflexe du genou est un peu exagéré des deux côtés ; il s'accompagne d'une série de légères secousses convulsives. L'excitation de la plante des pieds amène une flexion des orteils, moins marquée, mais encore bien nette, du côté gauche.

Le pouls est régulier, mais très accéléré ; à chacun de nos deux examens il était à 110 et 108.

Le sieur P... accuse en outre d'autres troubles de la santé. Il dort très mal, dit-il, étant réveillé plusieurs fois chaque nuit par des cauchemars, qui lui font monter une sueur froide. — Bien que digérant assez bien, il aurait peu d'appétit, et il dit avoir maigri de 7 kilogrammes depuis l'accident. — La polyurie, signalée dans le précédent rapport, s'est beaucoup atténuée ; le plaignant dit que maintenant il ne lui arrive pas souvent de se lever la nuit pour uriner ; son médecin confirme cette diminution de la polyurie. — Le sieur P... dit aussi que ses fonctions génitales sont abolies, qu'il a seulement, à de rares intervalles, des pollutions nocturnes.

Le plaignant déclare qu'il est incapable d'aucune occupation suivie ; il passe la plus grande partie de son temps dans l'inaction, il fait quelques promenades ; il va souvent chez son médecin, notamment pour se faire appliquer des pointes de feu, seul traitement, dit-il, qui le soulage un peu des douleurs qu'il éprouve dans le dos et dans les reins. Il a eu en effet la partie postérieure du tronc absolument criblée de cicatrices de pointes de feu.

Dans ce cas, le plaignant présentait une hémianesthésie complète, symptôme qui n'appartient pas à la sclérose en plaques, pas plus que divers autres symptômes d'hystéro-neurasthénie qu'il présentait également, et qui s'étaient développés peu de temps après le traumatisme, en même temps d'ailleurs que ceux qui éveillaient au premier abord ceux de la sclérose en plaques. — Mais ces derniers symptômes, à y regarder de près, étaient fort incomplets : le tremblement était continuel et à peine augmenté par les mouvements volontaires ; l'immobilisation du tronc et la gêne de la marche tenaient aux douleurs dans la colonne vertébrale, non pas à un spasme ou à une incoordination motrice.

Ces diverses particularités, le développement de la

maladie, la notion étiologique permettaient de dire qu'il s'agissait en réalité d'hystérie simulant jusqu'à un certain point la sclérose en plaques.

§ II. — Diagnostic.

On peut dire qu'en général le diagnostic est facile pour tout médecin qui connaît bien la symptomatologie de l'affection.

Dans beaucoup de cas, il n'y a pour ainsi dire qu'à écouter parler le malade : il énumère spontanément les symptômes très spéciaux qui ont été indiqués plus haut. Il le fait d'une façon en rapport avec sa condition sociale et sa tournure propre d'esprit, mais avec des détails tellement précis que la sincérité de ses déclarations finit par s'imposer à l'esprit le plus méfiant.

Il faut seulement se rappeler qu'en général ces malades sont taciturnes, que bon nombre d'entre eux, surtout ceux qui sont peu intelligents et peu observateurs, se bornent à indiquer ceux des symptômes qui les frappent le plus, et que pour savoir si les autres existent, il faut quelquefois le demander au plaignant — ce qui doit être fait d'ailleurs de la façon la plus discrète.

Plusieurs fois, nous avons eu l'occasion de montrer aux élèves ce qu'on pouvait obtenir ainsi. Le malade interrogé n'a parlé que de quelques symptômes, par exemple de ses maux de tête, de ses étourdissements et de ses insomnies. L'examen physique terminé, nous le laissons se rhabiller après avoir eu soin de lui faire répéter qu'il a bien tout dit, qu'il n'a pas à se plaindre d'autres troubles de la santé que ceux qu'il a énumérés. Fermant ostensiblement notre cahier de notes, nous disons au patient et aux avoués qu'ils peuvent se retirer. Le sujet a donc bien l'impression que l'expertise est terminée. Au moment où il gagne la porte, nous le rappellons, et alors s'engage un dialogue qui peut se résumer ainsi :

D. — Dites-moi, mon ami, puisque vous ne pouvez pas travailler, qu'est-ce que vous faites toute la journée pour tuer le temps ?

R. — Oh ! rien du tout.

D. — Vous lisez bien un peu ?

R. — Non.

D. — Vous lisez au moins votre journal.

R. — J'essaie quelquefois, mais je ne peux pas continuer longtemps.

D. — Pourquoi donc ?

R. — Ma vue se brouille, je ne vois pas les lettres.

D. — Mais si, vous les voyez bien ; je vous ai fait lire tout à l'heure dans ce livre,

R. — Je les vois bien en commençant, mais quand j'ai lu une colonne *(plus ou moins)* tout commence à s'embrouiller. Et puis ça me donne mal à la tête.

D. — On se force un peu.

R. — Quand j'ai essayé de me forcer, les étourdissements m'ont pris.

D. — Alors, vous allez voir les amis, vous causez un peu avec l'un, avec l'autre, vous faites de temps en temps une partie de cartes ?

R. — Pour ce qui est des cartes, je ne peux plus y jouer, je me trompe tout le temps, et puis, ça me fatigue.

D. — Et les amis ?

R. — J'aime mieux ne voir personne ; ça me donne mal à la tête de causer.

D. — Vous faites bien quelques petites choses dans le ménage pour aider votre femme.

R. — Je fais quelquefois des commissions, mais je me trompe tout le temps ; maintenant j'écris tout sur un papier, mais quelquefois j'oublie même de prendre mon papier.

(Ici la femme intervient pour énumérer les nombreuses bévues que commet le mari en raison de ses oublis continuels.)

D. — Alors, vous passez toute la journée avec vos petits enfants ?

R. — Je vais vous dire : ils sont bien gentils, ces pauvres enfants, mais ils font trop de bruit ; je ne peux pas supporter ça.

D. — Ils sont bien gentils ? vous les aimez bien ; vous les gâtez peut-être un peu trop ?

R. — Oh ! non ; je suis trop impatient avec eux ; je me fâche tout de suite, et quelquefois je les cogne pour un rien *(souvent une pleurnicherie ici)*.

D. — Comment ! vous avez donc un sale caractère, vous êtes grincheux ? Pas avec votre femme, je pense, puisqu'elle vous soigne si bien ?

R. — Oh ! oui, elle me soigne bien ; mais je ne suis pas toujours comme il faudrait avec elle *(Nouvelle pleurnicherie. Il est facile d'obtenir de la femme des explications plus détaillées à ce sujet, comme d'ailleurs sur les autres points)*.

Si l'on n'avait pas mis le blessé à même de s'expliquer, il serait parti sans que l'on ait su qu'il avait une série de symptômes fort caractéristiques : l'asthénopie accommodative, le trouble de la mémoire, la fatigue de l'attention, les changements du caractère. Dans d'autres cas, ce sont d'autres symptômes tels que l'insomnie avec cauchemars, les maux de tête, etc. qui ne sont pas mentionnés spontanément parce qu'ils ne sont pas très intenses, et que le sujet n'y attache pas grande importance. Ils en ont cependant beaucoup au point de vue du diagnostic, même lorsqu'ils sont atténués.

Si malgré la précision des détails fournis par le plaignant ou se méfie encore quelque peu de sa sincérité, il est facile de la mettre à l'épreuve en mélangeant dans l'interrogatoire les symptômes qui appartiennent à la névrose traumatique et ceux qui lui sont étrangers. Presque toujours les réponses sont négatives pour ceux-ci.

Il se peut qu'à mesure que les notions relatives aux symptômes de la névrose traumatique se divulgueront davantage, les tentatives de simulation deviennent plus fréquentes. Jusqu'à présent, elles sont, croyons-nous fort rares ; les deux ou trois que nous avons vues dans toute notre carrière étaient bien grossières, et il n'était pas difficile de les dévoiler.

Il y a du reste un certain nombre de signes physiques qui viennent assez souvent à l'appui des déclarations du malade.

Un des plus fréquents est l'accélération permanente du pouls, signalée précédemment.

L'anesthésie cutanée a aussi une valeur diagnostique très réelle, car lorsqu'on a soin d'user de certaines précautions en la recherchant, elle ne peut guère être simulée. Elle est souvent corroborée par le spasme des vaisseaux cutanés[1].

Il en est de même de l'anesthésie sensorielle et de sa manifestation la plus fréquente, le rétrécissement du champ visuel dont la plupart des malades n'ont pas conscience et dont ils ne comprennent pas la signification.

Il ne faut pas négliger l'examen des divers réflexes, et se contenter par exemple d'avoir constaté l'état du pharynx. Parfois, le pharynx réagit normalement, et d'autres réflexes, comme celui du pied, du cremaster sont abolis ou exagérés.

Si la simulation est bien rare, par contre, l'exagération est assez fréquente, mais le plus souvent elle est à demi ou tout à fait inconsciente.

Les neurasthéniques sont tellement pessimistes que souvent de très bonne foi, ils jugent leur état pire qu'il n'est réellement. Quant aux hystériques ils vont facilement jusqu'au mensonge flagrant. Par exemple, ceux qui souffrent de ces douleurs profondes dont il a été parlé précédemment, y ajoutent le symptôme le plus grave qu'ils jugent correspondre à l'organe qu'ils supposent atteint. Ils allèguent ainsi des hémoptysies, des hématémèses, des hémorra-

1. Nous dirons cependant à ce propos que, en dehors de tout autre signe d'hystéro-neurasthénie, il existe souvent une anesthésie cutanée longtemps persistante sur un membre blessé. Cette analgésie cutanée, parfois complète et s'accompagnant de spasme vasculaire, est totalement ignorée du blessé. C'est seulement en recherchant systématiquement l'état de la sensibilité cutanée chez presque tous les plaignants que nous avons été amené à constater ce fait. Ladite anesthésie finit d'ailleurs par disparaître sans s'être jamais accompagnée d'autres troubles du système nerveux.

gies par l'anus, des incontinences d'urine ou de matières fécales. En vain leur fait-on remarquer que leur propre médecin n'a jamais fait la moindre allusion, dans les divers certificats qu'il leur a délivrés, à de tels symptômes que rien d'ailleurs ne peut expliquer, ils ne sont nullement touchés de la contradiction, et persistent imperturbablement dans leur affirmation. Souvent, sans doute, ils ne mentent pas, dans le sens véritable du mot ; ils croient eux-mêmes à la réalité du fait qu'ils se sont suggestionné[1].

Il ne faudrait pas conclure, comme le font encore certains médecins, de ce qu'un plaignant a menti sur un point, qu'il ment sur tous les autres, et que c'est un simulateur. — La part de l'exagération peut souvent

1. Nous avons traité ailleurs (*Annales d'hyg. publique et de méd. légale*, 1894) cette question des pseudo-mensonges des hystériques.

Dans un des cas que nous avons rapportés, il s'agit d'un homme hystérique avéré, qui, une première fois, réclamait une indemnité comme étant l'une des victimes de la catastrophe de chemin de fer à Saint-Mandé, et une médaille de sauvetage pour le dévouement dont il avait preuve envers les autres blessés. Or, non seulement il ne portait aucune trace de blessures, mais très probablement il n'avait pas assisté à l'accident. Quelques années après, le même individu se présenta un soir dans un hôpital disant qu'il venait d'être écrasé par un fiacre, et se soumit à l'opération de la laparotomie. Le fiacre, dont il avait donné le numéro, fut retrouvé dès le lendemain ; le cocher reconnut sans aucune difficulté qu'il était passé dans la rue indiquée et à l'heure donnée par le plaignant. Mais il nia de la façon la plus énergique avoir écrasé un passant, avoir eu un incident quelconque, et notamment la violente querelle avec injures et coups de fouets que le plaignant décrivait avec un grand luxe de détails. Une telle scène ne serait pas restée inaperçue dans une rue très fréquentée, et comme la police ne put trouver le plus léger indice de la réalité d'un tel événement, il fallut bien admettre que l'hystérique avait inventé de toutes pièces cette histoire, comme il avait inventé celle de l'accident de chemin de fer. Nous croyons que cet homme n'a pas menti dans le sens ordinaire du mot, mais qu'il a cru lui-même à la réalité de l'événement forgé dans son esprit, car il n'est guère admissible qu'on pousse la simulation jusqu'à accepter d'emblée une grave opération chirurgicale.

être faite assez exactement, et d'ailleurs il reste presque toujours assez de troubles réels pour justifier une incapacité complète de travail.

Une difficulté plus grande se présente quelquefois. C'est quand il s'agit de reconnaître si l'on est en présence d'une névrose pure et simple ou d'une affection organique du système nerveux.

Le diagnostic différentiel avec la paralysie générale, la sclérose en plaques, la paralysie agissante, les myélites, bien que parfois fort délicat, peut être le plus souvent obtenu par une étude attentive du sujet. On trouve ainsi divers symptômes de la névrose traumatique, peu apparents au premier abord, et d'autre part certains des symptômes essentiels de la maladie à éliminer font défaut ou ne se présentent pas avec leurs caractères authentiques (voir par exemple l'observation CL).

La difficulté est d'un autre ordre quand aux symtômes de la névrose traumatique s'en ajoutent d'autres qui dénotent ou semblent dénoter des lésions organiques de l'encéphale, attribuables au traumatisme.

Ces cas ne sont pas très rares. Un individu qui a subi un violent traumatisme crânien, avec ou sans fracture des os du crâne, présente souvent ce double aspect. Il a les symptômes, ordinairement fort accentués, de la neurasthénie ou de l'hystéro-neurasthénie traumatique et en même temps il offre ceux d'une lésion intracérébrale.

Quand ces derniers symptômes ont une signification indiscutable, le diagnostic s'impose et avec lui le pronostic. Mais il n'en est pas toujours ainsi. Souvent il s'agit de signes impossibles à constater directement, ou dont la valeur est contestable aux yeux de beaucoup de médecins. Ce sont par exemple des accès de fièvre répétés, des maux de tête particulièrement violents et tenaces, un amoindrissement intellectuel plus réel et plus profond que celui de la neurasthénie pure, une atrophie considérable d'un membre, l'inégalité des pupilles, un amaigrissement et un vieillissement rapides. Aucun de ses symptômes n'est pathognomonique d'une lésion matérielle, mais l'observation montre que, surtout lorsqu'ils ne se manifestent pas isolément, ils appartiennent aux formes les plus graves et les plus tenaces, de l'affection dite névrose traumatique ; à celles dont la guérison est la plus douteuse. Nous sommes très porté à croire, pour les raisons qui sont exposées au paragraphe « étiologie », que dans ces cas l'affection s'accompagne de lésions des centres nerveux ou des méninges.

Enfin, chez les individus âgés, la névrose traumatique se complique assez souvent de symptômes qui paraissent bien dénoter un trouble sérieux de la circulation encéphalique : ce sont des pertes de connaissance plus ou moins prolongées, un court accès d'aphasie, une paralysie transitoire sous forme d'hémiplégie ou sous tout autre forme, un abaissement intellectuel plus réel et plus profond que celui de la névrose traumatique. Quand il est établi que l'état cérébral du sujet était intact, ou à peu près, avant l'accident, il faut bien admettre que le traumatisme, en même temps qu'il provoquait la névrose, a suscité aussi les troubles fonctionnels paraissant sous la dépendance de l'athérome ou de l'artério-sclérose des vaisseaux encéphaliques, troubles qui sans cette cause occasionnelle auraient été retardés dans une mesure qui ne peut guère être appréciée.

Voici un exemple d'un de ces cas complexes.

Obs. CLI (personnelle). — *Accident de voiture. Contusions multiples, mais peu graves. Affaiblissement intellectuel, aphasie ; amyosthénie, tremblement, hémianesthésie.*

T..., 61 ans, concierge, a été renversé par une voiture. Il a été atteint ainsi de contusions au genou gauche et sur le côté gauche du tronc. Il n'a pas perdu connaissance ; des passants l'ont conduit dans une pharmacie, et ensuite il a pu regagner seul son domicile, qui était d'ailleurs peu éloigné.

Ce n'est que le lendemain qu'il a raconté à sa femme ce qui lui était arrivé ; sur le conseil de celle-ci, il est alors allé chez un médecin, lequel a rédigé un certificat où n'est mentionné que le traumatisme du genou.

Trois jours après l'accident, la dame T..., en rentrant chez elle, a trouvé son mari affaissé dans un fauteuil, incapable de répondre aux questions et même de dire un seul mot. Pendant plusieurs jours il n'aurait pu se faire comprendre que par signes ; la parole ne serait revenue que lentement, graduellement, et d'une façon assez incomplète.

Les divers certificats médicaux produits signalent ce qui suit :

Un mois après l'accident : « M. T... est sujet à des tremblements généralisés ; il présente parfois des troubles intellectuels assez accentués ; l'aphasie momentanée est fréquente ; le malade se plaint en outre d'amnésie. »

Sept mois après l'accident : « M. T... se plaint d'une grande faiblesse ; c'est à peine, dit-il, s'il peut se tenir sur les jambes. Il arrive parfois que le malade, au milieu d'une conversation, devient subitement aphasique ; cette aphasie peut se prolonger plus ou moins longtemps. Le malade oublie rapidement ce qui lui était demandé ou ce qu'il disait lui-même quelques instants auparavant. Son hébétement est parfois très prononcé. »

Neuf mois après l'accident : « Affaiblissement des membres inférieurs, troubles de la parole, tendance à la tristesse, affaiblissement intellectuel. »

Expertise dix mois après l'accident.

De nombreux témoignages établissent qu'avant l'accident le sieur T... avait les apparences de la santé, qu'il accomplissait convenablement les commissions dont le chargeaient les locataires de sa maison, que son intelligence ne paraissait nullement atteinte.

Actuellement, le sieur T... paraît avoir tant de peine à s'exprimer qu'il faut laisser à sa femme le soin de dépeindre son état. Elle confirme ce qui a été dit dans les certificats médicaux, en ajoutant d'autres détails.

Le sieur T... serait pris souvent d'un tremblement des bras rendant les mouvements très difficiles. Il dormirait mal, étant fréquemment réveillé par des cauchemars. Il serait resté incapable de toute occupation suivie ; son temps se passerait maintenant à faire de courtes promenades, ou à rester assis, inoccupé, dans sa loge. Les conversations le fatiguent beaucoup, au point que lorsqu'il aperçoit dans la rue une personne de connaissance, il interrompt sa promenade et rentre chez lui pour éviter une occasion de causer ; avec sa femme, il ne parle que pour dire le strict nécessaire, toujours en très peu de mots. Il ne se plaint pas de douleurs, et notamment de maux de tête. — Son appétit est suffisant, et ses digestions se font bien.

L'examen du plaignant donne les résultats suivants :

Le sieur T... paraît largement son âge, les yeux présentent à la cornée un cercle sénile complet et bien marqué ; les artères temporales et radiales sont un peu indurées. — Il n'y a actuellement aucune trace extérieure de blessures; la contusion du genou est guérie, et le sieur T... dit qu'il n'en souffre plus du tout. Les mouvements des membres inférieurs s'accomplissent librement, et la marche s'effectue d'une façon normale. — Les mouvements des membres supérieurs s'exécutent également dans toute leur étendue et avec une force égale des deux côtés. Ces deux membres sont animés le plus souvent d'un tremblement très minime, sorte de vibration légère ; ce tremblement ne s'exagère pas à l'occasion des mouvements.

Le pouls est assez régulier, de fréquence très variable suivant les moments, mais toujours assez rapide ; nous l'avons compté plusieurs fois à chacun de nos deux examens, il était entre 100 et 114. Nous n'avons pas constaté de lésions appréciables du cœur.

La sensibilité cutanée est considérablement diminuée, presque abolie sur tout le côté gauche du corps : tête, tronc et membres.

Cette anesthésie se limite exactement à la ligne médiane du corps, sauf à la tête où elle paraît occuper aussi, mais à un moindre degré, le côté droit. — La vision paraît se faire également des deux côtés. Il y aurait un rétrécissement considérable du champ visuel, des deux côtés, si l'on s'en rapportait aux réponses du sieur T... ; mais il nous paraît douteux que celui-ci ait compris les questions posées à ce sujet.

L'intelligence du plaignant paraît comme engourdie. Jamais il ne parle spontanément. Presque jamais il ne répond de suite à une question, si simple qu'elle soit : il lui faut au moins quelques secondes avant de proférer cette réponse qui est toujours extrêmement laconique. Au contraire, quand on lui demande de se lever, de faire tel ou tel geste, de se déshabiller, etc., il obéit aussitôt et sans hésitation à l'invitation. Il semble donc que c'est la parole, plutôt que l'intelligence qui est paresseuse et lente. Toutefois, le mot exact est toujours trouvé ; jamais un autre n'est proféré à la place de celui qui convient ; la prononciation est correcte.

La mémoire paraît également paresseuse ; toutefois nous n'avons pas remarqué et on ne nous a pas signalé les graves lacunes dans les souvenirs récents ou anciens, que présentent certains malades.

Dans ce cas, l'hémianesthésie, l'insomnie avec cauchemars, l'accélération permanente du pouls, le tremblement représentent l'hystéro-neurasthénie traumatique ; mais l'amoindrissement intellectuel si profond, les accès plus ou moins prolongés d'aphasie, l'affaiblissement général sont très probablement sous la dépendance de troubles circulatoires de l'encéphale, troubles dont la cause occasionnelle a été le traumatisme.

§ III. — Étiologie.

La névrose traumatique se développe sous l'influence de deux facteurs : le traumatisme et l'émotion.

De ces deux facteurs, c'est, aux yeux de la plupart des médecins, l'émotion qui est de beaucoup le plus important, le traumatisme ne jouant qu'un rôle tout à fait accessoire.

Nous ne partageons pas cette manière de voir ; nous croyons qu'une affection qui comprend des cas aussi disparates que ceux rangés sous la dénomination d'hystéro-neurasthénie traumatique n'a pas toujours la même étiologie.

Les cas de pure hystérie traumatique nous paraissent bien en effet sous la dépendance de l'émotion et de l'auto-suggestion entraînée par celle-ci.

Pour tous les autres cas, l'émotion nous paraît être un facteur relativement secondaire, et non indispensable ; la cause principale étant un traumatisme, non pas quelconque, mais portant d'une manière directe ou indirecte sur les centres nerveux.

Cette opinion, que nous avons exprimée depuis longtemps, est basée sur les motifs suivants :

1° Il y a des cas où le blessé n'a pu avoir aucune émotion ; ce sont ceux où sans prévoir aucunement le danger, il a reçu à l'improviste un choc qui lui a enlevé immédiatement toute connaissance pendant plusieurs heures ou plusieurs jours;

2° L'émotion la plus violente ne suffit pas à créer l'hystéro-neurasthénie.

Cet argument n'aurait guère de valeur si l'on n'envisageait que des cas isolés; il en a plus quand on envisage ce qui se passe dans une foule atteinte par une grande catastrophe.

Un grave accident de chemin de fer crée des cas nombreux de névrose traumatique; on peut invoquer l'émotion qui est en effet presque toujours extrêmement violente chez tous les spectateurs. Mais parmi ces spectateurs, ceux qui n'ont reçu aucune blessure peuvent bien présenter des troubles nerveux passagers que nous avons décrits autrefois; ils n'ont pas d'hystéro-neurasthénie durable et grave. Seuls en sont atteints les voyageurs qui ont reçu des blessures plus ou moins sérieuses.

Dans la foule de personnes qui ont assisté à la catastrophe du chemin de fer métropolitain à Paris pendant l'année 1903, il y a eu, en tout, un cas d'hystéro-neurasthénie traumatique, à forme surtout hystérique (monoplégie avec hémianesthésie). L'émotion ici a été certainement aussi terrible et beaucoup plus prolongée, surtout pour certaines personnes, que dans n'importe quel accident de chemin de fer. Mais il n'y a pas eu de blessés, l'accident ayant consisté en un incendie sous un tunnel[1]. Le seul cas d'hys-

1. Nous avons donné le compte-rendu de cette catastrophe dans les *Annales d'hyg. pub. et de méd. lég.*, n° de mars 1905.

téro-neurasthénie qui s'est produit alors concerne un homme qui s'était blessé en tombant du trottoir sur la voie ;

3° Les individus qui, au cours d'une rixe, d'une querelle, d'une attaque nocturne, d'une agression quelconque reçoivent des coups de couteau, des balles de revolver, sont à moitié étranglés ou asphyxiés, subissent sans doute, en même temps que le traumatisme, une émotion violente. Nous avons eu l'occasion, au cours d'une carrière qui compte maintenant vingt-cinq années, d'examiner un grand nombre de ces blessés. La névrose traumatique ne se manifeste pour ainsi dire jamais chez eux, sauf sous forme de pure hystérie.

Les cas de névrose traumatique sont cependant très fréquents ; nous en avons observé pour notre part plusieurs centaines de cas. Sur cette liste figurent en première ligne les individus qui ont subi une contusion du crâne ; la plupart des autres ont été victimes d'accidents de chemin de fer ou de voiture, de chutes, d'explosions, de contusions sur une région quelconque, avec cette particularité que la contusion était susceptible d'occasionner un ébranlement de tout le corps.

Les traumatismes susceptibles d'engendrer l'hystéro-neurasthénie ne sont donc pas des blessures quelconques ; ils ont ce caractère commun de porter directement sur les centres nerveux, ou de produire une secousse, une commotion de tout le corps que l'on peut regarder comme capable de produire un ébranlement physique du système nerveux ;

4° Enfin si l'émotion jouait le principal rôle dans

la genèse de la névrose traumatique, cette affection devrait atteindre surtout les sujets émotionnables, à antécédents nerveux bien accentués. — L'observation montre qu'il n'en est rien, et que la prédisposition ne joue à peu près aucun rôle dans l'étiologie de cette affection. Les antécédents nerveux sont nuls chez la plupart de ces malades. D'autre part, au milieu des individus blessés en même temps dans une grande catastrophe, il y a souvent plusieurs « nerveux », notamment des hystériques ; la névrose traumatique ne les atteint pas plus particulièrement que les autres.

Cette part principale étant faite au traumatisme, on ne saurait nier l'influence, parfois très importante des facteurs psychiques, surtout lorsque ceux-ci agissent sur un système nerveux ayant subi un ébranlement physique. Par facteurs psychiques nous entendons non seulement l'émotion du début, causée par l'accident lui-même, mais encore l'émotion en quelque sorte permanente qui résulte pour le blessé de la contemplation perpétuelle de son infirmité, du souci de son avenir, de son oisiveté forcée et du désarroi mental qui en résulte pour la plupart des ouvriers.

Ces influences psychiques sont évidentes quand il s'agit de l'hystérie pure.

Il est même à remarquer qu'elles s'exercent parfois à l'exclusion de toute émotion sérieuse au moment de l'accident lui-même. — L'apparition de l'hystérie est alors particulièrement tardive, l'idée fixe ne se formant et ne se précisant sans doute que lentement et graduellement.

Voici par exemple un ouvrier (obs. CLII) qui, en

tombant, se fait à la main droite une blessure légère, et que lui-même considère comme telle. Mais il subit un long traitement médical ; une opération chirurgicale lui est proposée ; puis il est massé et électrisé. Quand nous le voyons, cinq mois après l'accident, il présente une hémianesthésie droite complète dont il n'a pas conscience, qui ne le gêne aucunement, et il se déclare très bien portant, ne se plaignant que de la main droite. Quatre autres mois d'oisiveté et de traitement médical s'écoulent encore, et l'ouvrier a maintenant une hémiplégie. On peut dire que, suivant toute vraisemblance, l'hystérie ne se serait pas manifestée si la blessure avait été guérie au bout de quinze jours ou d'un mois, et que l'émotion occasionnée par l'accident lui-même n'a joué aucun rôle dans la genèse des troubles nerveux.

Obs. CLII (personnelle). — *Chute sur la main droite. Hystéro-neurasthénie ne se manifestant pendant plusieurs mois que par l'hémianesthésie droite ; plus tard, hémiplégie et autres troubles nerveux.*

R..., 48 ans, ouvrier peintre en bâtiments, est tombé sur la main droite et s'est luxé l'extrémité supérieure du premier métacarpien, le 10 octobre.

Il a cru d'abord que la blessure était très légère ; il est resté sur le chantier jusqu'au moment du déjeuner, ne travaillant pas parce qu'il ne pouvait se servir du pouce. Après déjeuner, sur le conseil de ses camarades, il est allé à l'hôpital. La luxation a été réduite, mais s'est reproduite presque aussitôt, de nouvelles tentatives de réduction ont été faites, et finalement une opération chirurgicale a été proposée. R... a accepté, est entré à l'hôpital, mais au dernier moment il a refusé. — Il est alors resté dans l'oisiveté complète : il s'est fait soigner par l'électrisation de la main et du bras.

Premier examen le 9 mars, cinq mois après l'accident. — La luxation du premier métacarpien a laissé une gêne, d'ailleurs peu considérable, des mouvements du pouce droit.

Un certificat médical produit par le blessé portait ces simples mots : hémianesthésie droite.

Nous constatons, en effet, une hémianesthésie complète et totale de tout le côté droit du corps, y compris la conjonctive et la pituitaire.

R... ne signale pas de lui-même cette anesthésie. Il paraît n'y attacher aucune importance, et les constatations que nous avons faites n'ont semblé lui causer aucune surprise. — Ajoutons que, bien que la force du membre supérieur droit soit un peu diminuée, R... n'a pas conscience de cet affaiblissement et se sert sans aucune difficulté du bras droit et de l'épaule droite.

R... n'accuse aucun trouble de la santé générale. Après qu'il nous eût dit plusieurs fois qu'il se portait bien, nous avons fini par lui demander s'il n'avait pas des maux de tête, des étourdissements, de l'insomnie, des cauchemars, des troubles digestifs. La réponse fut négative sur tous les points. R... répète qu'il ne se plaint de rien, sauf du pouce droit. En revanche, il attache à cette lésion, en somme minime, une importance énorme et se considère comme absolument infirme. Quand nous lui expliquons qu'il est dès maintenant en état de reprendre son travail, avec une certaine diminution de capacité professionnelle, il se borne à sourire amèrement avec l'air d'une incrédulité complète.

Deuxième examen le 18 juillet, neuf mois après l'accident. — L'hémianesthésie droite, qui existe toujours au même degré, s'est compliquée d'une paralysie non pas tout à fait complète, mais très considérable. R... traîne la jambe droite en marchant ; il tombe souvent et porte les traces de plusieurs contusions produites par ces chutes. Les mouvements des divers segments du membre supérieur droit sont encore possibles, mais d'une faiblesse extrême ; R... ne peut s'en servir pour s'habiller, se déshabiller, prendre un objet dans sa poche, etc. — Pas d'atrophie musculaire.

Rétrécissement considérable du champ visuel de l'œil droit.

— Abolition du réflexe pharyngien; tachycardie ; pouls entre 106 et 118.

Petite crise convulsive hystérique pendant l'expertise.

R... a maintenant des insomnies qu'il attribue à « des idées noires » ; mais il n'accuse toujours pas d'autres troubles de la santé.

Il s'agit dans ce cas d'hystérie presque pure ; cependant on remarquera que le sujet a fini par présenter de la tachycardie, symptôme qui appartient plutôt à la neurasthénie.

L'hystérie et la neurasthénie sont d'ailleurs souvent tellement enchevêtrées entre elles qu'il est parfois à peu près impossible d'attribuer tel symptôme à l'une plutôt qu'à l'autre de ces affections.

Aussi l'influence des facteurs psychiques susmentionnés s'exerce encore dans les cas d'hystéro-neurasthénie.

Le fait apparaît d'une façon particulièrement nette dans les cas, d'ailleurs assez rares, où l'affection ne se manifeste bien que longtemps après l'accident.

Il en a été ainsi dans l'observation suivante. Un ouvrier que nous avons examiné huit mois après l'accident n'accusait à ce moment aucun trouble nerveux ; toute notre attention, comme la sienne, était attirée sur la poitrine, car il y avait de sérieuses raisons de craindre une tuberculose pulmonaire traumatique. Quand nous avons revu cet ouvrier seize mois après l'accident, nous avons été frappé de suite par ses allures d'hystéro-neurasthénique. Il était atteint en effet de cette affection sous une forme assez grave. Elle existait peut-être dès le premier examen, mais certainement était peu accentuée alors, sinon elle ne nous aurait pas échappé. C'est pendant la longue période d'oisiveté et de préoccupations relatives à la gravité de la blessure que l'hystéro-neurasthénie s'est constituée et graduellement aggravée.

Obs. CLIII (personnelle). — *Hystéro-neurasthénie développée très tardivement.*

Il s'agit de P..., blessé à la poitrine le 4 juin 1904. La première partie de l'histoire de cet ouvrier a déjà été donnée dans l'observation LXI.

Quand nous l'avons vu la première fois, huit mois après l'accident, il y avait lieu de craindre le développement d'une tuberculose pulmonaire traumatique, mais nous n'avions pas constaté d'hystéro-neurasthénie, et le plaignant n'avait rien dit qui pût appeler l'attention sur ce sujet.

Quand nous avons revu P..., seize mois après l'accident, il n'a pas parlé spontanément de troubles nerveux. Mais ses allures et son attitude morne et triste nous ont amené à soupçonner l'hystéro-neurasthénie ; l'interrogatoire et l'examen nous ont alors montré ce qui suit.

P... est pris souvent d'étourdissements sans cause appréciable ; ces étourdissements sont parfois assez forts pour le faire tomber, ce qui lui est arrivé à deux reprises pendant qu'il était à la campagne, en présence de parents ou de voisins.

Le sommeil est très mauvais, et interrompu soit par des accès d'oppression, soit par des cauchemars qui se produisent plusieurs fois chaque nuit.

P... ne peut pas lire plus de quelques instants ; il voit d'abord très bien, puis les lettres deviennent confuses et ne sont plus bien distinguées les unes des autres. Si P... cherche à surmonter ce trouble de la vision, il est pris de maux de tête.

Analgésie de tout le côté droit du corps : absolue sur le tronc, la face, le membre supérieur ; incomplète, mais encore très accentuée sur le membre inférieur. — Rétrécissement périphérique considérable du champ visuel de l'œil droit. — Pouls régulier, mais très accéléré ; il reste constamment entre 116 et 120.

Nous résumerons de la façon suivante les données étiologiques telles qu'elles nous apparaissent.

La névrose traumatique se développe sous l'influence de deux causes ordinairement associées, mais dont l'importance relative varie beaucoup suivant les cas.

L'influence psychique joue le premier rôle quand il s'agit d'hystérie pure. Mais par influence psychique, il ne faut pas entendre uniquement l'émotion subie au moment même de l'accident.

Quand il ne s'agit pas d'hystérie pure, le facteur psychique agit souvent encore, mais son influence est très variable, et nous croyons qu'elle est parfois à peu près nulle.

En tous cas, et toujours abstraction faite de l'hystérie pure, l'affection ne se développe guère que chez les blessés qui ont subi un traumatisme spécial de nature à occasionner un ébranlement physique des centres nerveux.

Dans la plupart des cas, sans doute, cet ébranlement n'a pas occasionné de lésions matérielles, mais il contribue pour une large part aux troubles fonctionnels, si ce n'est pas lui seul qui les produit.

Dans d'autres cas, cet ébranlement a occasionné des lésions matérielles des centres nerveux. Ces lésions sont parfois évidentes, et c'est justement alors que la névrose traumatique apparaît le plus souvent et qu'elle revêt les caractères les plus graves. Si l'on ne veut pas qualifier de névrose traumatique la symptomatologie qui s'observe alors, il faudra du moins convenir que cette symptomatologie ressemble très étroitement à celle de la névrose traumatique, et cela revient à peu près au même pour la thèse que nous soutenons.

Enfin quand les lésions matérielles des centres nerveux ne se traduisent pas par des signes certains, il y a encore lieu à notre avis de supposer qu'elles existaient dans bon nombre de cas.

Cette opinion est basée sur les résultats fournis par les autopsies d'accidentés. Souvent en effet chez les individus qui ont succombé à un traumatisme ayant occasionné un ébranlement de tout le corps on observe des foyers de contusion cérébrale, siégeant toujours dans l'écorce, des hémorragies méningées circonscrites. Ces lésions sont parfois fort minimes. Il nous paraît légitime de croire qu'elles existent chez certains des individus qui ont survécu aux traumatismes tels que ceux qui viennent d'être indiqués. Ces petits foyers de contusion, intéressant exclusivement l'écorce, les poussées de méningo-encéphalite très localisée qu'ils occasionnent, les altérations définitives qu'ils laissent, nous apparaissent comme le substratum des symptômes si graves et si tenaces que l'on observe chez certains des sujets qualifiés d'hystéro-neurasthéniques.

§ IV. Pronostic. — Evaluation du dommage.

La névrose traumatique, à moins qu'elle ne se présente sous une forme très légère et seulement ébauchée, entraîne une incapacité complète de travail.

Il serait inutile d'insister sur ce point après les longs développements que nous avons consacrés à la symptomatologie. On comprend sans peine que les divers troubles nerveux qui constituent la maladie, et en particulier l'épuisement rapide de l'attention, rendent impossible toute occupation régulière suivie.

Dans les formes de gravité moyenne, la durée de la maladie est rarement inférieure à une année. Elle peut être beaucoup plus longue. J'ai vu bon nombre de sujets qui, au bout de deux, trois ou quatre ans, non seulement n'étaient pas guéris, mais n'avaient même bénéficié d'aucune amélioration.

Malheureusement l'évolution de la maladie n'est soumise à aucune règle précise et sa durée ne saurait être prévue exactement dans chaque cas, de sorte que le pronostic est toujours la partie la plus difficile de l'expertise.

Cette difficulté n'existe pas pour certains médecins qui posent en principe que les malades ne guérissent pas avant la terminaison du procès occasionné par l'accident, mais qu'ils guérissent certainement après.

Cette proposition simpliste contient une part de vérité ; mais, à notre avis, elle ne saurait être acceptée comme une règle générale.

Il est incontestable que les soucis engendrés par le procès, la préoccupation de son issue, la hantise de la misère imminente, les examens médicaux répétés, les expertises, les discussions en présence du plaignant, et aussi l'oisiveté continuelle de celui-ci entretiennent l'obsession, l'idée fixe qui chez certains sujets est la base même de la maladie et qui chez la plupart des autres paraît jouer un rôle plus ou moins important.

Les symptômes hystériques sont presque toujours sans doute le résultat d'une auto-suggestion en relation avec l'idée fixe, et c'est dans ce cas que l'influence fâcheuse exercée par la préoccupation du procès a le plus de chance de se produire. En effet, ou ne voit guère les paralysies, les contractures hystériques guérir avant la terminaison définitive du procès, si longtemps que celle-ci se fasse attendre.

Il est des sujets qui, avec ou sans grandes manifestations hystériques, montrent d'une façon très apparente la place considérable que tient chez eux l'obsession.

Chez les uns l'idée fixe paraît due principalement à la conception qu'ils se sont faite de la gravité extraordinaire de leur accident. A tous les encouragements, ils répondent par exemple : « Comment pouvez-vous croire que je vais mieux moi qui ai été piétiné par quatre chevaux furieux », ou bien : « Quand on a reçu sur les reins une pierre de 500 kilogrammes on ne guérit jamais ».

Mais l'obsession est bien souvent sinon engendrée, tout au moins aggravée et entretenue par le traitement médical. Les malades qui, leurs blessures guéries, s'en vont chaque jour pendant des mois et des années se faire masser, doucher et électriser dans un service d'hôpital, ceux qui ont été exhibés aux élèves pour des leçons cliniques, sont dans de bien mauvaises conditions pour guérir. Quand ils arrivent à l'expertise, le médecin, dès qu'il fait le geste de prendre une épingle, les voit tendre le membre anesthésié, en tournant la tête du côté opposé et en fermant les yeux. Leur attitude, leurs réponses, leurs observations donnent l'impression qu'il n'y a guère de chance pour que leur état se modifie tant qu'ils resteront dans les mêmes conditions.

Voilà les malades dont on peut dire que suivant toute vraisemblance ils ne guériront pas avant la terminaison du procès.

Mais est-il bien certain que tous guériront après?

Cela nous paraît douteux et en tous cas il est bien difficile de prévoir dans quel délai la guérison sera obtenue.

Le rôle primordial de l'auto-suggestion étant admis pour certains malades, pourquoi cette auto-suggestion serait-elle liée toujours et exclusivement à la préoccupation du procès.

Elle en est certainement indépendante dans quelques cas. Nous avons vu, dans le cours de notre carrière, trois individus atteints de névrose traumatique (un à forme neurasthénique, et deux à forme hystéro-neurasthénique) à la suite d'accidents dont personne n'était responsable, et qui par conséquent n'avaient aucune idée d'un procès. Je les ai examinés 9 mois, 13 mois et deux ans après l'accident ; aucun d'eux n'était en voie d'amélioration même en ce qui concernait les symptômes hystériques.

Parmi le grand nombre de malades que nous avons examinés en qualité d'expert, il en est si peu que nous ayons revus après la terminaison du procès, que nous ne saurions dire d'une façon générale quel a été leur sort ultérieur.

On ne trouve pas non plus dans la littérature médicale de documents bien nombreux sur ce point.

En voici un emprunté à M. le Dr Chipier.

Obs. CLIV (Chipier[1]). — *Hystéro-neurasthénie guérie aussitôt après la terminaison du procès.*

Il y a 5 ou 6 ans, M. X..., âgé de 30 ans, à la tête d'une industrie prospère, se trouvait dans un des derniers compartiments d'un train dont la tête fut tamponnée par une locomotive qui le prit en flanc. M. X... ressentit simplement une violente secousse. Après être descendu du compartiment, il se dirigea à pied, à travers champs, vers sa demeure, située à trois kilomètres du lieu du tamponnement.

Arrivé chez lui, cet homme, qui n'avait aucune blessure, aucune lésion, qui, d'après son dire, avait été seulement effrayé par l'accident dont il venait d'être spectateur, cet homme tomba « comme une masse » sur son lit, et ne se releva plus, incapable, à dater de ce moment, de remuer ni bras ni jambes. Visité et soigné par les médecins de la Compagnie, qui eurent bientôt fait le diagnostic d'hystéro-neurasthénie, M. X..., pendant 2 ans et demi, n'obtint aucune amélioration dans son état. A cette époque, le blessé, le malade pour dire plus justement, ayant formé contre la Compagnie du chemin de fer une grosse demande d'indemnité, je fus désigné, par le Tribunal, pour faire un rapport sur l'état de M. X..., et je constatai ce qui suit.

M. X... est un homme vigoureux, de forte corpulence, qui se tient courbé en deux sur un fauteuil, incapable de se lever ou de s'asseoir seul. Les troubles de la sensibilité consistent en une douleur vive, pour ainsi dire constante, des os dans leur continuité et des articulations. Hyperesthésie le long du rachis, douleur caractéristique au point occipital, se manifestant sous forme de pesanteur intermittente. Il existe de l'hyperesthésie sur les apophyses épineuses des vertèbres, et M. X...

1. In. *La Médecine des accidents du travail*, n° de mars-avril, 1903.

accuse cette hyperesthésie de le forcer à rester courbé ! Sur les membres inférieurs, les zones d'anesthésie et d'hyperesthésie se mêlent d'une façon singulière. Chez notre malade, les troubles de la sensibilité se sont montrés quatre jours après l'accident, et avaient persisté jusqu'au jour de notre examen, soit plus de deux ans et demi après.

Comme troubles de la motilité, ce qui domine est la paralysie flasque des deux membres inférieurs, qui a débuté le jour même de l'accident.

La parole est toujours lente, un peu de bégaiement. Pas d'atrophie musculaire. Les réflexes pupillaires, conjonctivaux, pharyngés, sont normaux ; ils sont abolis à la rotule et à la plante des pieds.

La vision seule, parmi les organes des sens, a été touchée : au début strabisme avec diplopie et dyschromatopsie, puis rétrécissement du champ visuel. Ces troubles n'ont pas excédé six mois comme durée.

Parmi les troubles circulatoires, M. X... a présenté des accès de palpitations, accélération du pouls, qui était petit, faible. Au début, quelques troubles des vaso-mateurs : congestions et œdèmes des extrémités. Pas d'incontinence d'urine ; pas de cachexie ; dans les premiers temps, nausées, vomissements, atonie gastro-intestinale. Les troubles psychiques ont été particulièrement caractérisés au début : amnésie presque totale des faits qui se sont passés avant, pendant ou après l'accident ; impossibilité de se livrer à une conversation soutenue ; idées confuses — un peu d'ataxie du langage ; insomnies avec rêves effrayants. Le caractère est devenu triste, taciturne, indifférent à tout ; irritabilité, affaiblissement de la volonté, dépression nerveuse, pleurs. Ces troubles psychiques ont duré une année presque entière ; après quoi, ils se sont amendés considérablement et le malade est devenu très soucieux de l'avenir, surtout après que le procès en dommages-intérêts eût été commencé.

Tel est rapidement tracé le tableau symptomatique que présentait M. X... quand je l'examinai, plus de 2 ans et demi après l'accident.

Dans les conclusions du rapport que j'adressai au Tribunal,

je déclarais que M. X... guérirait *sûrement,* mais qu'il était impossible de dire à quelle époque se produirait cette guérison, qui pouvait être rapide ou se faire attendre 2, 3, 5 mois, peut-être plus. J'ajoutais que j'avais la conviction que, du jour où M. X... n'aurait plus à répondre aux enquêtes des magistrats ou experts, que du jour où la solution du procès, bonne ou mauvaise pour lui, serait intervenue, de ce jour-là, on verrait se produire une modification dans son état, bientôt suivie d'une amélioration et de la guérison.

Et en effet, *un mois après* le jugement qui attribuait l'indemnité, M. X..., qui, depuis 3 années, ne quittait pas son lit ou son fauteuil au premier étage de sa maison, un mois après, il descendait *seul* au rez-de-chaussée et y faisait ses premiers pas. Enfin, *huit semaines après la solution judiciaire, M. X... montait à bicyclette* ! J'ai revu depuis ce blessé, qui a repris ses occupations avec le même entrain que jadis, et n'a conservé de ce long épisode pathologique qu'une certaine excitabilité nerveuse, dont il s'aperçoit à peine, déclare-t-il.

Cette observation est le seul exemple que nous connaissions d'une guérison aussi rapide et aussi complète.

Nous sommes porté à croire que les cas de ce genre ne sont pas très nombreux. Ils ne resteraient sans doute pas inconnus, notamment des médecins des compagnies d'assurance qui auraient tout intérêt à les publier.

Par contre, il n'est pas exact non plus de dire que les malades ne guérissent jamais avant la terminaison du procès. Quand celui-ci dure longtemps, et que l'on a l'occasion d'examiner le plaignant à divers intervalles, il n'est pas très rare de constater une amélioration considérable.

Le procédé si commode qui consiste à tout subordonner à l'issue du procès ne saurait donc être admis comme une règle générale dispensant de chercher à établir un pronostic pour chaque cas particulier.

Les éléments de ce pronostic sont assurément fort incertains, mais il y a cependant quelques données qui permettent de l'établir le moins mal possible.

La forme neurasthénique ou hystéro-neurasthénique de gravité moyenne guérit bien rarement avant une année. Quand au moment de l'examen, les symptômes ne sont ni très nombreux ni particulièrement accentués, et surtout quand quelques-uns parmi les plus importants (maux de tête, étourdissements, insomnie avec cauchemars) se sont notablement atténués, on peut pronostiquer, sans grande chance de se tromper, que l'amélioration continuera et que la guérison surviendra dans un délai qu'il est possible d'évaluer approximativement, par exemple à six mois ou un an, un an ou un an et demi, suivant les cas. La comparaison de l'état du plaignant au moment de l'expertise avec celui qui est décrit dans les certificats médicaux établis à diverses dates a une réelle importance pour le pronostic, du moins quand ces certificats sont suffisamment précis et détaillés.

En général la guérison peut être considérée comme d'autant plus lointaine que les symptômes de neurasthénie sont plus nombreux et plus accentués. Une très profonde dépression morale, se traduisant non pas par le désespoir bruyant des hystériques, mais par un morne découragement, un affaissement mental durant depuis longtemps (c'est-à-dire la très grande accentuation d'un des symptômes les plus habituels de la neurasthénie) nous paraît un signe particulièrement fâcheux. Quatre des malades que nous avions vus sous cet aspect se sont suicidés au cours du procès ou après la terminaison de celui-ci.

La nature même de l'accident qui a provoqué la maladie peut servir dans une certaine mesure au pronostic. Avec des blessures légères ou localisées exactement à un membre ou à une partie du tronc, les troubles nerveux sont souvent, sans doute, sous l'influence d'une auto-suggestion, et susceptibles par conséquent de disparaître sous l'action d'une cause qui chassera celle-ci. Mais l'observation montre que la maladie est particulièrement tenace dans le cas où l'accident a occasionné un violent traumatisme crânien, ou un ébranlement considérable de tout le corps.

Le pronostic doit être très réservé quand on constate les signes ou les symptômes qui indiquent ou seulement paraissent indiquer des lésions matérielles des centres nerveux, ainsi que cela a été dit pages 531 et 601.

Dans ces cas, comme d'ailleurs dans beaucoup de ceux qui paraissent particulièrement graves, le pronostic est tellement incertain que l'expert a le devoir de demander aux magistrats de l'ajourner après un nouvel examen du malade, pratiqué par exemple à une année d'intervalle. Cette demande est presque toujours accordée, car les juges désirent avant tout que le rapport d'expertise leur fournisse le moyen d'apprécier aussi exactement que possible le préjudice causé pour attribuer une réparation équitable, qui ne lèse l'intérêt d'aucune des deux parties.

Nous avons revu ainsi beaucoup de malades à une et deux années d'intervalle, et nous devons avouer que nous avons eu parfois des surprises aussi bien dans un sens que dans l'autre.

Mais ces atermoiements du pronostic ne doivent pas être demandés dans tous les cas. Très souvent ils ne serviraient qu'à prolonger indéfiniment le procès sans en améliorer la solution, et même, ainsi qu'il a été dit précédemment, ils retarderaient la guérison du plaignant.

Reste une troisième solution qui a été adoptée par plusieurs médecins, et qui consiste à règler définitivement la situation du blessé, en le considérant comme atteint d'une infirmité permanente partielle, dont le quantum est évalué plus bas que ne le comporte l'état actuel, parce qu'on escompte l'amélioration qui se produira plus tard.

Cette solution est celle que préconise M. Duchauffour, qui, en sa qualité de magistrat chargé des conciliations au Tribunal de la Seine, s'est trouvé souvent aux prises avec les difficultés que présente le règlement de ces cas. Voici en quels termes il s'exprime, après avoir signalé les conclusions de l'expertise médicale, forcément vagues quant au pronostic.

« Que faire en présence de pareilles conclusions? On ne saurait, comme l'avait décidé la Cour de Paris (12 janvier 1902 G. P. 1902, 1, table p. 164 n° 282) continuer indéfiniment le paiement du demi-salaire puisque tout traitement utile a cessé et que les retards apportés à la solution du procès ne peuvent que prolonger, souvent même aggraver l'état du malade. On ne peut pas non plus affirmer que le blessé guérira dès que le jugement sera prononcé et lui refuser toute indemnité. Il faut donc considérer l'état comme définitif, sauf la faculté de revision réservée par l'art. 19 en cas d'amélioration ou d'aggravation de l'infirmité. Le malade sera bien rarement en état d'incapacité absolue ; le plus souvent il sera atteint d'une simple incapacité partielle ; on la supposera permanente avec une évaluation moins élevée que si elle était définitive. La plupart des médecins ont compris qu'il n'y avait pas d'autre solution possible. »

Cette opinion serait parfaite si elle ne reposait sur une donnée en partie inexacte.

Il n'est pas juste de dire que l'incapacité du malade est bien rarement en état d'incapacité complète ; que celle-ci est le plus souvent partielle. Il est très compréhensible qu'un magistrat croie qu'un plaignant qui se présente devant lui, guéri de ses blessures et ayant souvent les apparences extérieures de la santé, n'est pas complètement incapable de travailler. Mais le médecin qui voit ces malades de près, qui les examine longuement, qui a causé à loisir avec eux, a la conviction que la plupart d'entre eux sont dans l'impossibilité de se livrer à aucune besogne rémunératrice. Il y a certains cas où le blessé est même incapable de vaquer aux soins de sa propre personne et où il constitue une lourde charge pour sa famille. La petite rente accordée à de tels ouvriers ne les sauve pas de la misère.

Il est vrai que la revision est un palliatif aux inconvénients que nous venons de signaler, et qui n'empêchent pas que la solution sus-indiquée reste la plus pratique et sans doute la meilleure pour bon nombre de cas.

Mais, à notre avis, elle ne saurait convenir à tous indistinctement.

Quand il s'agit de formes particulièrement graves de la maladie, nous pensons que la solution définitive de l'affaire devrait être remise à une année, et que si, après ce délai aucune amélioration notable ne s'est produite, l'expert doit évaluer l'incapacité telle qu'elle est réellement et la déclarer permanente. Il restera encore un délai de trois ans pour la revision, délai suffisant pour que l'état définitif du plaignant soit connu.

LOIS ET DOCUMENTS

LOIS ET DOCUMENTS RELATIFS AUX ACCIDENTS DU TRAVAIL

LOI DU 9 AVRIL 1898

MODIFIÉE PAR LES LOIS DES 22 MARS 1902 ET DU 31 MARS 1905, CONCERNANT LES RESPONSABILITÉS DES ACCIDENTS DONT LES OUVRIERS SONT VICTIMES DANS LEUR TRAVAIL.

LE SÉNAT ET LA CHAMBRE DES DÉPUTÉS ont adopté.

LE PRÉSIDENT DE LA RÉPUBLIQUE promulgue la loi dont la teneur suit :

TITRE Ier. — INDEMNITÉS EN CAS D'ACCIDENT.

ARTICLE PREMIER. — Les accidents survenus par le fait du travail, ou à l'occasion du travail, aux ouvriers et employés occupés dans l'industrie du bâtiment, les usines, manufactures, chantiers, les entreprises de transport par terre et par eau, de chargement et de déchargement, les magasins publics, mines, minières, carrières et, en outre, dans toute exploitation ou partie d'exploitation dans laquelle sont fabriquées ou mises en œuvre des matières explosives, ou dans laquelle il est fait usage d'une machine mue par une force autre que celle de l'homme ou des animaux, donnent droit, au profit de la victime ou de ses représentants, à une indemnité à la charge du chef d'entreprise, à la condition que l'interruption de travail ait duré plus de quatre jours.

Les ouvriers qui travaillent seuls d'ordinaire ne pourront être assujettis à la présente loi par le fait de la collaboration accidentelle d'un ou de plusieurs de leurs camarades.

ART. 2 (*Loi du 22 mars 1902*). — Les ouvriers et employés désignés à l'article précédent ne peuvent se prévaloir, à raison des accidents dont ils sont victimes dans leur travail, d'aucunes dispositions autres que celles de la présente loi.

Ceux dont le salaire annuel dépasse deux mille quatre cents francs (2 400 fr.) ne bénéficient de ces dispositions que jusqu'à concurrence de cette somme. Pour le surplus, ils n'ont droit qu'au quart des rentes stipulées à l'article 3, à moins de conventions contraires élevant le chiffre de la quotité.

Art. 3 (*Loi du* 31 *mars* 1905). — Dans les cas prévus à l'article premier, l'ouvrier ou employé a droit :

Pour l'incapacité absolue ou permanente, à une rente égale aux deux tiers de son salaire annuel ;

Pour l'incapacité partielle et permanente, à une rente égale à la moitié de la réduction que l'accident aura fait subir au salaire ;

Pour l'incapacité temporaire, si l'incapacité de travail a duré plus de quatre jours, à une indemnité journalière, sans distinction entre les jours ouvrables et les dimanches et jours fériés, égale à la moitié du salaire touché au moment de l'accident, à moins que le salaire ne soit variable ; dans ce dernier cas, l'indemnité journalière est égale à la moitié du salaire moyen des journées de travail pendant le mois qui a précédé l'accident. L'indemnité est due à partir du cinquième jour après celui de l'accident ; toutefois, elle est due à partir du premier jour, si l'incapacité de travail a duré plus de dix jours. L'indemnité journalière est payable aux époques et lieu de paye usités dans l'entreprise, sans que l'intervalle puisse excéder seize jours.

Lorsque l'accident est suivi de mort, une pension est servie aux personnes ci-après désignées, à partir du décès, dans les conditions suivantes :

A) Une rente viagère égale à vingt pour cent (20 o/o) du salaire annuel de la victime pour le conjoint survivant non divorcé ou séparé de corps, à la condition que le mariage ait été contracté antérieurement à l'accident.

En cas de nouveau mariage, le conjoint cesse d'avoir droit à la rente mentionnée ci-dessus ; il lui sera alloué, dans ce cas, le triple de cette rente à titre d'indemnité totale.

B) Pour les enfants, légitimes ou naturels, reconnus avant

l'accident, orphelins de père ou de mère, âgés de moins de seize ans, une rente calculée sur le salaire annuel de la victime à raison de quinze pour cent (15 o/o) de ce salaire s'il n'y a qu'un enfant, de vingt-cinq pour cent (25 o/o) s'il y en a deux, de trente-cinq pour cent (35 o/o) s'il y en a trois, et de quarante pour cent (40 o/o) s'il y en a quatre ou un plus grand nombre.

Pour les enfants, orphelins de père ou de mère, la rente est portée pour chacun d'eux à vingt pour cent (20 o/o) du salaire.

L'ensemble de ces rentes ne peut, dans le premier cas, dépasser quarante pour cent (40 o/o) du salaire ni soixante pour cent (60 o/o) dans le second.

C) Si la victime n'a ni conjoint ni enfant dans les termes des paragraphes A et B, chacun des ascendants et descendants qui étaient à sa charge recevra une rente viagère pour les ascendants et payable jusqu'à seize ans pour les descendants. Cette rente sera égale à dix pour cent (10 o/o) du salaire annuel de la victime, sans que le montant total des rentes ainsi allouées puisse dépasser trente pour cent (30 o/o).

Chacune des rentes prévues par le paragraphe C est, le cas échéant, réduite proportionnellement.

Les rentes constituées en vertu de la présente loi sont payables à la résidence du titulaire ou au chef-lieu de canton de cette résidence, et, si elles sont servies par la Caisse nationale des retraites, chez le préposé de cet établissement désigné par le titulaire.

Elles sont payables par trimestre et à terme échu, toutefois, le tribunal peut ordonner le payement d'avance de la moitié du premier arrérage.

Ces rentes sont incessibles et insaisissables.

Les ouvriers étrangers, victimes d'accidents, qui cesseraient de résider sur le territoire français, recevront pour toute indemnité un capital égal à trois fois la rente qui leur avait été allouée.

Il en sera de même pour leurs ayants droit étrangers, cessant de résider sur le territoire français, sans que toutefois le capital puisse alors dépasser la valeur actuelle de la rente d'après le tarif visé à l'article 28.

Les représentants étrangers d'un ouvrier étranger ne recevront aucune indemnité si, au moment de l'accident, ils ne résidaient pas sur le territoire français.

Les dispositions des trois alinéas précédents pourront, toutefois, être modifiées par traités dans la limite des indemnités prévues au présent article, pour les étrangers dont les pays d'origine garantiraient à nos nationaux des avantages équivalents.

Art. 4 (*Loi du* 31 *mars* 1905). — Le chef d'entreprise supporte, en outre, les frais médicaux et pharmaceutiques et les frais funéraires. Ces derniers sont évalués à la somme de cent francs (100 fr.) au maximum.

La victime peut toujours faire choix elle-même de son médecin et de son pharmacien. Dans ce cas, le chef d'entreprise ne peut être tenu des frais médicaux et pharmaceutiques que jusqu'à concurrence de la somme fixée par le juge de paix du canton où est survenu l'accident, conformément à un tarif qui sera établi par arrêté du ministre du Commerce, après avis d'une commission spéciale comprenant des représentants de syndicats de médecins et de pharmaciens, de syndicats professionnels ouvriers et patronaux, de sociétés d'assurances contre les accidents du travail et de syndicats de garantie, et qui ne pourra être modifié qu'à intervalles de deux ans.

Le chef d'entreprise est seul tenu dans tous les cas, en outre des obligations contenues en l'article 3, des frais d'hospitalisation qui, tout compris, ne pourront dépasser le tarif établi pour l'application de l'article 24 de la loi du 15 juillet 1893 majoré de cinquante pour cent (50 o/o), ni excéder jamais quatre francs par jour pour Paris ou trois francs cinquante centimes partout ailleurs.

Les médecins et pharmaciens ou les établissements hospitaliers peuvent actionner directement le chef d'entreprise.

Au cours du traitement, le chef d'entreprise pourra désigner au juge de paix un médecin chargé de le renseigner sur l'état de la victime. Cette désignation, dûment visée par le juge de paix, donnera audit médecin accès hebdomadaire auprès de la victime en présence du médecin traitant, prévenu deux jours à l'avance par lettre recommandée.

Faute par la victime de se prêter à cette visite, le paiement de l'indemnité journalière sera suspendu par décision du juge de paix, qui convoquera la victime par simple lettre recommandée.

Si le médecin certifie que la victime est en état de reprendre son travail, et que celle-ci le conteste, le chef d'entreprise peut requérir du juge de paix une expertise médicale qui devra avoir lieu dans les cinq jours.

Art. 5. — Les chefs d'entreprise peuvent se décharger, pendant les trente, soixante ou quatre-vingt-dix premiers jours à partir de l'accident, de l'obligation de payer aux victimes les frais de maladie et l'indemnité temporaire, ou une partie seulement de cette indemnité, comme il est spécifié ci-après, s'ils justifient :

1° Qu'ils ont affilié leurs ouvriers à des sociétés de secours mutuels et pris à leur charge une quote-part de la cotisation qui aura été déterminée d'un commun accord, et en se conformant aux statuts-type approuvés par le ministre compétent, mais qui ne devra pas être inférieure au tiers de cette cotisation ;

2° Que ces sociétés assurent à leurs membres, en cas de blessures, pendent trente, soixante ou quatre-vingt-dix jours, les soins médicaux et pharmaceutiques et une indemnité journalière.

Si l'indemnité journalière servie par la société est inférieure à la moitié du salaire quotidien de la victime, le chef d'entreprise est tenu de lui verser la différence.

Art. 6. — Les exploitants de mines, minières et carrières peuvent se décharger des frais et indemnités mentionnés à l'article précédent moyennant une subvention annuelle versée aux caisses ou sociétés de secours constituées dans ces entreprises en vertu de la loi du 29 juin 1894.

Le montant et les conditions de cette subvention devront être acceptés par la Société et approuvés par le Ministre des Travaux publics.

Ces deux dispositions seront applicables à tous autres chefs d'industrie qui auront créé en faveur de leurs ouvriers des caisses particulières de secours en conformité du titre III de la loi du 29 juin 1894. L'approbation prévue ci-dessus sera, en ce qui les concerne, donnée par le Ministre du Commerce et de l'Industrie.

Art. 7 (*Loi du 22 mars 1902*). — Indépendamment de l'action résultant de la présente loi, la victime ou ses représentants conservent contre les auteurs de l'accident, autres que le patron ou ses ouvriers et préposés, le droit de réclamer la réparation du préjudice causé, conformément aux règles du droit commun.

L'indemnité qui leur sera allouée exonérera, à due concurrence, le chef de l'entreprise des obligations mises à sa charge. Dans le cas où l'accident a entraîné une incapacité permanente ou la mort, cette indemnité devra être attribuée sous forme de rentes servies par la Caisse nationale des Retraites.

En outre de cette allocation sous forme de rente, le tiers reconnu responsable pourra être condamné, soit envers la victime, soit envers le chef de l'entreprise, si celui-ci intervient dans l'instance, au paiement des autres indemnités et frais prévus aux articles 3 et 4 ci-dessus.

Cette action contre les tiers responsables pourra même être exercée par le chef d'entreprise, à ses risques et périls, aux lieu et place de la victime ou de ses ayants droit si ceux-ci négligent d'en faire usage.

Art. 8. — Le salaire qui servira de base à la fixation de l'indemnité allouée à l'ouvrier âgé de moins de seize ans ou à l'apprenti victime d'un accident ne sera pas inférieur au salaire le plus bas des ouvriers valides de la même catégorie occupés dans l'entreprise.

Toutefois, dans le cas d'incapacité temporaire, l'indemnité de l'ouvrier âgé de moins de seize ans ne pourra pas dépasser le montant de son salaire.

Art. 9. — Lors du règlement définitif de la rente viagère, après le délai de revision prévu à l'article 19, la victime peut demander que le quart au plus du capital nécessaire à l'établissement de cette rente, calculé d'après les tarifs dressés pour les victimes d'accidents par la Caisse des Retraites pour la vieillesse, lui soit attribué en espèces.

Elle peut aussi demander que ce capital, ou ce capital

réduit du quart au plus comme il vient d'être dit, serve à constituer sur sa tête une rente viagère reversible, pour moitié, au plus, sur la tête de son conjoint. Dans ce cas, la rente viagère sera diminuée de façon qu'il ne résulte de la réversibilité aucune augmentation de charges pour le chef de l'entreprise.

Le Tribunal, en Chambre du Conseil, statuera sur ces demandes.

Art. 10 (*Loi du* 31 *mars* 1905). — Le salaire servant de base à la fixation des rentes s'entend, pour l'ouvrier occupé dans l'entreprise pendant les douze mois avant l'accident, de la rémunération effective qui lui a été allouée pendant ce temps, soit en argent, soit en nature.

Pour les ouvriers occupés pendant moins de douze mois avant l'accident, il doit s'entendre de la rémunération effective qu'ils ont reçue depuis leur entrée dans l'entreprise, augmentée de la rémunération qu'ils auraient pu recevoir pendant la période de travail nécessaire pour compléter les douze mois, d'après la rémunération moyenne des ouvriers de la même catégorie pendant ladite période.

Si le travail n'est pas continu, le salaire annuel est calculé, tant d'après la rémunération reçue pendant la période d'activité, que d'après le gain de l'ouvrier pendant le reste de l'année.

Si, pendant les périodes visées aux alinéas précédents, l'ouvrier a chômé exceptionnellement et pour des causes indépendantes de sa volonté, il est fait état du salaire moyen qui eût correspondu à ces chômages.

Titre II. — Déclaration des accidents et enquête.

Art. 11 (*Loi du* 22 *mars* 1902). — Tout accident ayant occasionné une incapacité de travail doit être déclaré dans les quarante-huit heures, non compris les dimanches et jours fériés, par le chef d'entreprise ou ses préposés, au Maire de la commune qui en dresse procès-verbal et en délivre immédiatement récépissé.

La déclaration et le procès-verbal doivent indiquer, dans la forme réglée par décret, les nom, qualité et adresse du chef d'entreprise, le lieu précis, l'heure et la nature de l'accident, les circonstances dans lesquelles il s'est produit, la nature des blessures, les noms et adresses des témoins.

Dans les quatre jours qui suivent l'accident, si la victime n'a pas repris son travail, le chef d'entreprise doit déposer à la mairie, qui lui en délivre immédiatement récépissé, un certificat de médecin indiquant l'état de la victime, les suites probables de l'accident, et l'époque à laquelle il sera possible d'en connaître le résultat définitif.

La déclaration d'accident pourra être faite dans les mêmes conditions par la victime ou ses représentants jusqu'à l'expiration de l'année qui suit l'accident.

Avis de l'accident, dans les formes réglées par décret, est donné immédiatement par le Maire à l'Inspecteur départemental du Travail ou à l'Ingénieur ordinaire des Mines chargé de la surveillance de l'entreprise.

L'article 15 de la loi du 2 novembre 1892 et l'article 11 de la loi du 12 juin 1893 cessent d'être applicables dans les cas visés par la présente loi.

Art. 12 (*Loi du* 22 *mars* 1902). — Dans les vingt-quatre heures qui suivent le dépôt du certificat, et au plus tard dans les cinq jours qui suivent la déclaration de l'accident, le Maire transmet au Juge de paix du canton où l'accident s'est produit la déclaration et soit le certificat médical, soit l'attestation qu'il n'a pas été produit de certificat.

Lorsque, d'après le certificat médical, produit en exécution du paragraphe précédent ou transmis ultérieurement par la victime à la Justice de paix, la blessure paraît devoir entraîner la mort ou une incapacité permanente, absolue ou partielle de travail, ou lorsque la victime est décédée, le juge de paix, dans les vingt-quatre heures, procède à une enquête à l'effet de rechercher :

1° La cause, la nature et les circonstances de l'accident ;

2° Les personnes victimes et le lieu où elles se trouvent, le lieu et la date de leur naissance ;

3° La nature des lésions ;

4° Les ayants droit pouvant, le cas échéant, prétendre à une indemnité, le lieu et la date de leur naissance ;

5° Le salaire quotidien et le salaire annuel des victimes ;

6° La société d'assurance à laquelle le chef d'entreprise était assuré ou le syndicat de garantie auquel il était affilié.

Les allocations tarifées par le juge de paix et son greffier en exécution de l'article 29 de la présente loi et de l'article 31 de la loi de finances du 13 avril 1900, seront avancées par le Trésor.

ART. 13. — L'enquête a lieu contradictoirement dans les formes prescrites par les articles 35, 36, 37, 38 et 39 du Code de procédure civile, en présence des parties intéressées ou celles-ci convoquées d'urgence par lettre recommandée.

Le juge de paix doit se transporter auprès de la victime de l'accident qui se trouve dans l'impossibilité d'assister à l'enquête.

Lorsque le certificat médical ne lui paraîtra pas suffisant, le juge de paix pourra désigner un médecin pour examiner le blessé.

Il peut aussi commettre un expert pour l'assister dans l'enquête.

Il n'y a pas lieu, toutefois, à nomination d'expert dans les entreprises administrativement surveillées, ni dans celles de l'État placées sous le contrôle d'un service distinct du service de gestion, ni dans les établissements nationaux où s'effectuent des travaux que la sécurité publique oblige à tenir secrets. Dans ces divers cas, les fonctionnaires chargés de la surveillance ou du contrôle de ces établissements ou entreprises et, en ce qui concerne les exploitations minières, les délégués à la sécurité des ouvriers mineurs, transmettent au juge de paix, pour être joint au procès-verbal d'enquête, un exemplaire de leur rapport.

Sauf les cas d'impossibilité matérielle dûment constatés dans le procès-verbal, l'enquête doit être close dans le plus bref délai et, au plus tard, dans les dix jours à partir de l'accident. Le juge de paix avertit, par lettre recommandée, les parties de la clôture de l'enquête et du dépôt de la minute au Greffe où elles pourront, pendant un délai de cinq jours, en prendre connaissance et s'en faire délivrer une expédition, affranchie du timbre et de l'enregistrement. A l'expiration de ce délai de cinq jours, le dossier de l'enquête est transmis au président du Tribunal civil de l'arrondissement.

ART. 14. — Sont punis d'une amende de un à quinze francs (1 à 15 francs) les chefs d'industrie ou leurs préposés qui ont contrevenu aux dispositions de l'article 11.

En cas de récidive dans l'année, l'amende peut être élevée de seize à trois cents francs (16 à 300 francs).

L'article 463 du Code pénal est applicable aux contraventions prévues par le présent article.

TITRE III. — COMPÉTENCE. — JURIDICTIONS. — PROCÉDURE. — REVISION.

ART. 15 (*Loi du* 31 *mars* 1905). — Sont jugés en dernier ressort par le juge de paix du canton où l'accident s'est produit, à quelque chiffre que la demande puisse s'élever et dans les quinze jours de la demande, les contestations relatives tant aux frais funéraires qu'aux indemnités temporaires.

Les indemnités temporaires sont dues jusqu'au jour du décès ou jusqu'à la consolidation de la blessure, c'est-à-dire jusqu'au jour où la victime se trouve soit complètement guérie, soit définitivement atteinte d'une incapacité permanente ; elles continuent, dans ce dernier cas, à être servies jusqu'à la décision définitive prévue à l'article suivant, sous réserve des dispositions du quatrième alinéa dudit article.

Si l'une des parties soutient, avec un certificat médical à l'appui, que l'incapacité est permanente, le juge de paix doit se déclarer incompétent par une décision dont il transmet, dans les trois jours, expédition au président du tribunal civil. Il fixe en même temps, s'il ne l'a fait antérieurement, l'indemnité journalière.

Le juge de paix connaît des demandes relatives au payement des frais médicaux et pharmaceutiques jusqu'à trois cents francs (300 fr.) en dernier ressort et à quelque chiffre que ces demandes s'élèvent, à charge d'appel dans la quinzaine de la décision.

Les décisions du juge de paix relatives à l'indemnité journalière sont exécutoires nonobstant opposition. Ces décisions sont susceptibles de recours en cassation pour violation de la loi.

Lorsque l'accident s'est produit en territoire étranger, le juge de paix compétent, dans les termes de l'article 12 et du présent article, est celui du canton où est situé l'établissement ou le dépôt auquel est attachée la victime.

Lorsque l'accident s'est produit en territoire français, hors du canton où est situé l'établissement ou le dépôt auquel est attachée la victime, le juge de paix de ce dernier canton devient exceptionnellement compétent, à la requête de la victime ou de ses ayants droit adressée, sous forme de lettre recommandée, au juge de paix du canton où l'accident s'est produit, avant qu'il n'ait été saisi dans les termes du présent article ou bien qu'il n'ait clos l'enquête prévue à l'article 13. Un récépissé est immédiatement envoyé au requérant par le greffe, qui avise, en même temps que le chef d'entreprise, le juge de paix devenu compétent et, s'il y a lieu, transmet à ce dernier le dossier de l'enquête, dès la clôture, en avertissant les parties, conformément à l'article 13.

Si, après transmission du dossier de l'enquête au président du Tribunal du lieu de l'accident et avant convocation des parties, la victime ou ses ayants droit justifient qu'ils n'ont pu, avant la clôture de l'enquête, user de la faculté prévue à l'alinéa précédent, le président peut, les parties entendues, se dessaisir du dossier et le transmettre au président du Tribunal de l'arrondissement où est situé l'établissement ou le dépôt auquel est attachée la victime.

Art. 16 (*Loi du* 31 *mars* 1905). — En ce qui touche les autres indemnités prévues par la présente loi, le président du Tribunal de l'arrondissement, dans les cinq jours de la transmission du dossier, si la victime est décédée avant la clôture de l'enquête ou, dans le cas contraire, dans les cinq jours de la production par la partie la plus diligente soit de l'acte de décès, soit d'un accord écrit des parties reconnaissant le caractère permanent de l'incapacité, ou bien de la réception de la décision du juge de paix visée au troisième alinéa de l'article précédent, ou enfin, s'il n'a été saisi d'aucune de ces pièces, dans les cinq jours précédant l'expiration du délai de prescription prévu à l'article 18, lorsque la date de cette expiration lui est connue, convoque la victime ou ses ayants droit, le chef d'entreprise, qui peut se faire représenter et, s'il y a assurance, l'assureur. Il peut, du consentement des parties, commettre un expert dont le rapport doit être déposé dans le délai de huitaine.

En cas d'accord entre les parties, conforme aux prescriptions de la présente loi, l'indemnité est définitivement fixée par l'ordonnance du président, qui en donne acte en indiquant, sous peine de nullité, le salaire de base et la réduction que l'accident aura fait subir au salaire.

En cas de désaccord, les parties sont renvoyées à se pourvoir devant le Tribunal, qui est saisi par la partie la plus diligente et statue comme en matière sommaire, conformément au titre XXIV du livre II du Code de procédure civile. Son jugement est exécutoire par provision.

En ce cas, le président, par son ordonnance de renvoi et sans appel, peut substituer à l'indemnité journalière une provision inférieure au demi-salaire, ou, dans la même limite, allouer une provision aux ayants droit. Ces provisions peuvent être allouées ou modifiées en cours d'instance par voie de référé, sans appel. Elles sont incessibles et insaisissables et payables dans les mêmes conditions que l'indemnité journalière.

Les arrérages des rentes courent à partir du jour du décès ou de la consolidation de la blessure, sans se cumuler avec l'indemnité journalière ou la provision.

Dans les cas où le montant de l'indemnité ou de la provision excède les arrérages dus jusqu'à la date de la fixation de la rente, le tribunal peut ordonner que le surplus sera précompté sur les arrérages ultérieurs dans la proportion qu'il détermine.

S'il y a assurance, l'ordonnance du président, ou le jugement fixant la rente allouée, spécifie que l'assureur est substitué au chef d'entreprise dans les termes du titre IV, de façon à supprimer tout recours de la victime contre ledit chef d'entreprise.

Art. 17 (*Loi du* 22 *mars* 1902). — Les jugements rendus en vertu de la présente loi sont susceptibles d'appel selon les règles du droit commun. Toutefois, l'appel, sous réserves des dispositions de l'article 449 du Code de procédure civile, devra être interjeté dans les trente jours de la date du jugement s'il est contradictoire et, s'il est par défaut, dans la quinzaine à partir du jour où l'opposition ne sera plus recevable.

L'opposition ne sera plus recevable en cas de jugement par défaut contre partie, lorsque le jugement aura été signifié à personne, passé le délai de quinze jours à partir de cette signification.

La Cour statuera d'urgence dans le mois de l'acte d'appel. Les parties pourront se pourvoir en cassation.

Toutes les fois qu'une expertise médicale sera ordonnée, soit par le juge de paix, soit par le Tribunal ou pour la Cour d'appel, l'expert ne pourra être le médecin qui a soigné le blessé, ni un médecin attaché à l'entreprise ou à la société d'assurance à laquelle le chef d'entreprise est affilié.

Art. 18 (*Loi du* 22 *mars* 1902). — L'action en indemnité prévue par la présente loi se prescrit par un an à dater du jour de l'accident, ou de la clôture de l'enquête du juge de paix, ou de la cessation du paiement de l'indemnité temporaire.

L'article 55 de la loi du 10 août 1871 et l'article 124 de la loi du 5 avril 1884 ne sont pas applicables aux instances suivies contre les départements ou les communes, en exécution de la présente loi.

Art. 19 (*Loi du* 31 *mars* 1905). — La demande en revision de l'indemnité fondée sur une aggravation ou une atténuation de l'infirmité de la victime ou son décès par suite des conséquences de l'accident, est ouverte pendant trois ans à compter, soit de la date à laquelle cesse d'être due l'indemnité journalière, s'il n'y a point eu attribution de rente, soit de l'accord intervenu entre les parties ou de la décision judiciaire passée en force de chose jugée, même si la pension a été remplacée par un capital en conformité de l'article 21.

Dans tous les cas, sont applicables à la revision les conditions de compétence et de procédure fixées par les articles 16, 17 et 22. Le président du Tribunal est saisi par voie de simple déclaration au Greffe.

S'il y a accord entre les parties, conforme aux prescriptions de la présente loi, le chiffre de la rente revisée est fixé par ordonnance du président, qui donne acte de cet accord en spécifiant, sous peine de nullité, l'aggravation ou l'atténuation de l'infirmité.

En cas de désaccord, l'affaire est renvoyée devant le Tribunal, qui est saisi par la partie la plus diligente et qui statue comme en matière sommaire et ainsi qu'il est dit à l'article 16.

Au cours des trois années pendant lesquelles peut s'exercer l'action en revision, le chef d'entreprise pourra désigner au président du Tribunal un médecin chargé de le renseigner sur l'état de la victime.

Cette désignation, dûment visée par le président, donnera audit médecin accès trimestriel auprès de la victime.

Faute par la victime de se prêter à cette visite, tout payement d'arrérages sera suspendu par décision du président, qui convoquera la victime par simple lettre recommandée.

Les demandes prévues à l'article 9 doivent être portées devant le Tribunal au plus tard dans le mois qui suit l'expiration du délai imparti pour l'action en revision.

Art. 20 (*Loi du 22 mars 1902*). — Aucune des indemnités déterminées par la présente loi ne peut être attribuée à la victime qui a intentionnellement provoqué l'accident.

Le Tribunal a le droit, s'il est prouvé que l'accident est dû à une faute inexcusable de l'ouvrier, de diminuer la pension fixée au titre Ier.

Lorsqu'il est prouvé que l'accident est dû à la faute inexcusable du patron ou de ceux qu'il s'est substitués dans la direction, l'indemnité pourra être majorée, mais sans que la rente ou le total des rentes allouées puisse dépasser, soit la réduction, soit le montant du salaire annuel.

En cas de poursuites criminelles, les pièces de procédure seront communiquées à la victime, ou à ses ayants droit.

Le même droit appartiendra au patron ou à ses ayants droit.

Art. 21 (*Loi du 31 mars 1905*). — Les parties peuvent toujours, après détermination du chiffre de l'indemnité due à la victime de l'accident, décider que le service de la pension sera suspendu et remplacé, tant que l'accord subsistera, par tout autre mode de réparation.

En dehors des cas prévus à l'article 3, la pension ne pourra être remplacée par le payement d'un capital que si elle n'est pas supérieure à cent francs (100 fr.) et si le titulaire est majeur. Ce rachat ne pourra être effectué que d'après le tarif spécifié à l'article 28.

Art. 22 (*Loi du 22 mars 1902*). — Le bénéfice de l'Assistance judiciaire est accordé de plein droit, sur le visa du procureur de la République, à la victime de l'accident ou à ses ayants droit devant le président du Tribunal civil et devant le Tribunal.

Le procureur de la République procède comme il est prescrit à l'article 13 (§§ 2 et suivants) de la loi du 22 janvier 1851, modifiée par la loi du 10 juillet 1901).

Le bénéfice de l'assistance judiciaire s'applique de plein droit à l'acte d'appel. Le premier-président de la Cour, sur la demande qui lui sera adressée à cet effet, désignera l'avoué près la Cour dont la constitution figurera dans l'acte d'appel, et commettra un huissier pour le signifier.

Si la victime de l'accident se pourvoit devant le bureau d'assistance judiciaire pour en obtenir le bénéfice en vue de toute la procédure d'appel, elle sera dispensée de fournir les pièces justificatives de son indigence.

Le bénéfice de l'assistance judiciaire s'étend de plein droit aux instances devant le juge de paix, à tous les actes d'exécution mobilière et immobilière et à toute contestation incidente à l'exécution des décisions judiciaires.

L'assisté devra faire déterminer par le bureau d'assistance judiciaire de son domicile la nature des actes et procédure d'exécution auxquels l'assistance s'appliquera.

Titre IV. — Garanties.

Art. 23. — La créance de la victime de l'accident ou de ses

ayants droit relative aux frais médicaux, pharmaceutiques et funéraires ainsi qu'aux indemnités allouées à la suite de l'incapacité temporaire de travail, est garantie par le privilège de l'article 2101 du Code civil et y sera inscrite sous le n° 6.

Le payement des indemnités pour incapacité permanente de travail ou accidents suivis de mort est garanti conformément aux dispositions des articles suivants.

Art. 24. — A défaut, soit par les chefs d'entreprise débiteurs, soit par les sociétés d'assurances à primes fixes ou mutuelles, ou les syndicats de garantie liant solidairement tous leurs adhérents, de s'acquitter, au moment de leur exigibilité, des indemnités mises à leur charge à la suite d'accidents ayant entraîné la mort ou une incapacité permanente de travail, le payement en sera assuré aux intéressés par les soins de la Caisse nationale des Retraites pour la vieillesse, au moyen d'un fonds spécial de garantie constitué comme il va être dit et dont la gestion sera confiée à ladite caisse.

Art. 25. — Pour la constitution du fonds spécial de garantie, il sera ajouté au principal de la contribution des patentes des industriels visés par l'article premier, quatre centimes (0 fr. 04 c.) additionnels. Il sera perçu sur les mines une taxe de cinq centimes (0 fr. 05 c.) par hectare concédé.

Ces taxes pourront, suivant les besoins, être majorées ou réduites par la loi de finances.

Art. 26. — La Caisse nationale des Retraites exercera un recours contre les chefs d'entreprise débiteurs, pour le compte desquels des sommes auront été payées par elles, conformément aux dispositions qui précèdent.

En cas d'assurance du chef d'entreprise, elle jouira, pour le remboursement de ses avances, du privilège de l'article 2102 du Code civil sur l'indemnité due par l'assureur et n'aura plus de recours contre le chef d'entreprise.

Un règlement d'administration publique déterminera les conditions d'organisation et de fonctionnement du service conféré par les dispositions précédentes à la Caisse nationale des Retraites et, notamment, les formes du recours à exercer contre les chefs d'entreprise débiteurs ou les sociétés d'assurances et les syndicats de garantie, ainsi que les conditions dans lesquelles les victimes d'accidents ou leur ayants droit seront admis à réclamer à la caisse le payement de leurs indemnités.

Les décisions judiciaires n'emporteront hypothèque que si elles sont rendues au profit de la Caisse des Retraites exerçant son recours contre les chefs d'entreprise ou les compagnies d'assurances.

Art. 27 (*Loi du* 31 *mars* 1905). — Les Compagnies d'assurances mutuelles ou à primes fixes contre les accidents, françaises ou étrangères, sont soumises à la surveillance et au contrôle de l'État et astreintes à constituer des réserves ou cautionnements dans des conditions déterminées par un règlement d'administration publique.

Le montant des réserves mathématiques et des cautionnements sera affecté par privilège au payement des pensions et indemnités.

Les Syndicats de garantie seront soumis à la même surveillance et un règlement d'administration publique déterminera les conditions de leur création et de leur fonctionnement.

A toute époque, un arrêté du Ministre du Commerce peut mettre fin aux opérations de l'assureur qui ne remplit pas les conditions prévues par la présente loi, ou dont la situation financière ne donne pas les garanties suffisantes pour lui permettre de remplir ses engagements. Cet arrêté est pris après avis conforme du Comité consultatif des assurances contre les accidents du travail, l'assureur ayant été mis en demeure de fournir ses observations par écrit dans un délai de quinzaine. Le Comité doit émettre son avis dans la quinzaine suivante.

Le dixième jour, à midi, à compter de la publication de l'arrêté au *Journal officiel,* tous les contrats contre les risques régis par la présente loi cessent de plein droit d'avoir effet, les primes restant à payer ou les primes payées d'avance n'étant acquises à l'assureur qu'en proportion de la période d'assurance réalisée, sauf stipulation contraire dans les polices.

Le Comité consultatif des assurances contre les accidents du travail est composé de vingt-quatre membres, savoir : deux Sénateurs et trois Députés élus par leurs collègues ; le Directeur de l'Assurance et de la Prévoyance sociales ; le Directeur du Travail ; le Directeur général de la Caisse des dépôts et consignations ; trois membres agrégés de l'Institut des actuaires français ; le Président du Tribunal de commerce de la Seine ou un président de section délégué par lui ; le Président de la Chambre de commerce de Paris ou un membre délégué par lui ; deux ouvriers membres du Conseil supérieur du Travail ; un professeur de la Faculté de droit de Paris ; deux directeurs ou administrateurs de Sociétés mutuelles d'assurances contre les accidents du travail ou de syndicats de garantie ; deux directeurs ou administrateurs de Sociétés anonymes ou en commandite d'assurances contre les accidents du travail ; quatre personnes spécialement compétentes en matière d'assurances contre les accidents du travail. Un décret détermine le mode de nomination et de renouvellement des membres ainsi que la désignation du président, du vice-président et du secrétaire.

Les frais de toute nature résultant de la surveillance et du contrôle seront couverts au moyen de contributions proportionnelles au montant des réserves ou cautionnements et fixés annuellement pour chaque compagnie ou association par arrêté du Ministre du Commerce.

Art. 28. — Le versement du capital représentatif des pensions allouées en vertu de la présente loi ne peut être exigé des débiteurs.

Toutefois, les débiteurs qui désireront se libérer en une fois pourront verser le capital représentatif de ces pensions à la Caisse nationale des Retraites, qui établira à cet effet, dans les six mois de la promulgation de la présente loi, un tarif tenant compte de la mortalité des victimes d'accidents et de leurs ayants droit.

Lorsqu'un chef d'entreprise cesse son industrie, soit volontairement, soit par décès, liquidation judiciaire ou faillite, soit par cessation d'établissement, le capital représentatif des pensions à sa charge devient exigible de plein droit et sera versé à la Caisse nationale des Retraites. Ce capital sera déterminé au jour de son exigibilité, d'après le tarif visé au paragraphe précédent.

Toutefois, le chef d'entreprise ou ses ayants droit peuvent

être exonérés du versement de ce capital, s'ils fournissent des garanties qui seront à déterminer par un règlement d'administration publique.

TITRE V. — DISPOSITIONS GÉNÉRALES.

ART. 29. — Les procès-verbaux, certificats, actes de notoriété, significations, jugements et autres actes faits ou rendus en vertu et pour l'exécution de la présente loi, sont délivrés gratuitement, visés pour timbre et enregistrés gratis lorsqu'il y a lieu à la formalité de l'enregistrement.

Dans les six mois de la promulgation de la présente loi, un décret déterminera les émoluments des greffiers de Justice de paix pour leur assistance et la rédaction des actes de notoriété, procès-verbaux, certificats, significations, jugements, envois de lettres recommandées, extraits, dépôt de la minute d'enquête au Greffe, et pour tous les actes nécessités par l'application de la présente loi, ainsi que les frais de transport auprès des victimes et d'enquête sur place.

ART. 30 (*Loi du* 31 *mars* 1905). — Toute convention contraire à la présente loi est nulle de plein droit. Cette nullité, comme la nullité prévue au 2e alinéa de l'article 16 et au 3e alinéa de l'article 19, peut être poursuivie par tout intéressé devant le Tribunal visé auxdits articles.

Toutefois, dans ce cas, l'assistance judiciaire n'est accordée que dans les conditions du droit commun.

La décision qui prononce la nullité fait courir à nouveau, du jour où elle devient définitive, les délais impartis soit pour la prescription, soit pour la revision.

Sont nulles de plein droit et de nul effet les obligations contractées, pour rémunération de leurs services, envers les intermédiaires qui se chargent, moyennant émoluments convenus à l'avance, d'assurer aux victimes d'accidents ou à leurs ayants droit le bénéfice des instances ou des accords prévus aux articles 15, 16, 17 et 19.

Est passible d'une amende de seize francs à trois cents (16 fr. à 300 fr.) et, en cas de récidive dans l'année de la condamnation, d'une amende de cinq cents francs à deux mille francs (500 fr. à 2 000 fr.), sous réserve de l'application de l'article 463 du Code pénal : 1° tout intermédiaire convaincu d'avoir offert les services spécifiés à l'alinéa précédent ; 2° tout chef d'entreprise ayant opéré sur le salaire de ses ouvriers ou employés des retenues pour l'assurance des risques mis à sa charge par la présente loi ; 3° toute personne qui, soit par une menace de renvoi, soit par refus ou menace de refus des indemnités dues en vertu de la présente loi, aura porté atteinte ou tenté de porter atteinte au droit de la victime de choisir son médecin ; 4° tout médecin ayant, dans des certificats délivrés pour l'application de la présente loi, sciemment dénaturé les conséquences des accidents.

Art. 31. — Les chefs d'entreprise sont tenus, sous peine d'une amende de un à quinze francs (1 à 15 francs), de faire afficher dans chaque atelier la présente loi et les règlements d'administration relatifs à son exécution.

En cas de récidive dans la même année, l'amende sera de seize à cent francs (16 à 100 francs).

Les infractions aux dispositions des articles 11 et 31 pourront être constatées par les inspecteurs du travail.

Art. 32. — Il n'est point dérogé aux lois, ordonnances et règlements concernant les pensions des ouvriers, apprentis et journaliers appartenant aux ateliers de la marine et celles des ouvriers immatriculés des manufactures d'armes dépendant du Ministre de la Guerre.

Art. 33. — La présente loi ne sera applicable que trois mois après la publication officielle des décrets d'administration publique qui doivent en régler l'exécution.

Art. 34. — Un règlement d'administration publique déterminera les conditions dans lesquelles la présente loi pourra être appliquée à l'Algérie et aux colonies.

La présente loi, délibérée et adoptée par le Sénat et par la Chambre des Députés, sera exécutée comme loi de l'État.

Fait à Paris, le 9 avril 1898.

Félix Faure.

Par le Président de la République :
Le Ministre du Commerce, de l'Industrie,
des Postes et des Télégraphes,
Henry Boucher.

LOI DU 30 JUIN 1899

CONCERNANT LES ACCIDENTS CAUSÉS DANS LES EXPLOITATIONS AGRICOLES PAR L'EMPLOI DE MACHINES MUES PAR DES MOTEURS INANIMÉS.

(Promulguée au *Journal officiel* du 1er juillet 1899.)

Le Sénat et la Chambre des Députés ont adopté,

Le Président de la République promulgue la loi dont la teneur suit :

Article unique. — Les accidents occasionnés par l'emploi de machines agricoles mues par des moteurs inanimés et dont sont victimes, par le fait ou à l'occasion du travail, les personnes, quelles qu'elles soient, occupées à la conduite ou au service de ces moteurs ou machines, sont à la charge de l'exploitant dudit moteur.

Est considéré comme exploitant l'individu ou la collectivité qui dirige le moteur ou le fait diriger par ses préposés.

Si la victime n'est pas salariée ou n'a pas un salaire fixe, l'indemnité due est calculée, selon les tarifs de la loi du 9 avril 1898, d'après le salaire moyen des ouvriers agricoles de la commune.

En dehors du cas ci-dessus déterminé, la loi du 9 avril 1898 n'est pas applicable à l'agriculture.

La présente loi, délibérée et adoptée par le Sénat et par la Chambre des Députés, sera exécutée comme loi de l'État.

Fait à Paris, le 30 juin 1899.

Signé : Émile Loubet.

Le Ministre du Commerce, de l'Industrie, des Postes et des Télégraphes,

Signé : A. Millerand.

DÉCRET DU 28 FÉVRIER 1899

PORTANT RÈGLEMENT D'ADMINISTRATION PUBIQUE POUR L'ÉXÉCUTION DE L'ARTICLE 26 DE LA LOI DU 9 AVRIL 1898.

Le Président de la République française,

Sur le rapport du Ministre du Commerce, de l'Industrie, des Postes et des Télégraphes ;

Vu les avis du Ministre des Finances, en date des 5 décembre 1898 et 21 janvier 1899 ;

Vu l'avis du Ministre de la Justice, en date du 29 octobre 1898 ;

Vu la loi du 9 avril 1898 et notamment le troisième paragraphe de l'article 26 ainsi conçu : « Un règlement d'administration publique déterminera les conditions d'organisation et de fonctionnement du service conféré par les dispositions précédentes à la Caisse nationale des Retraites et notamment les formes du recours à exercer contre les chefs d'entreprise débiteurs ou les sociétés d'assurances et les syndicats de garantie, ainsi que les conditions dans lesquelles les victimes d'accidents ou leurs ayants droit seront admis à réclamer à la Caisse le paiement de leurs indemnités » ;

Vu la loi du 20 juillet 1886 et le décret du 28 décembre 1886 ;

Le Conseil d'État entendu,

Décrète :

Titre Ier. — Conditions dans lesquelles les victimes d'accidents ou leurs ayants droit sont admis a réclamer le paiement de leurs indemnités.

Article premier. — Tout bénéficiaire d'une indemnité liquidée en vertu de l'article 16 de la loi du 9 avril 1898, à la suite d'un accident ayant entraîné la mort ou une incapacité permanente de travail, qui n'aura pu obtenir le paiement, lors de leur exigibilité, des sommes qui lui sont dues, doit en faire la déclaration au Maire de la commune de sa résidence.

ART. 2. — La déclaration est faite soit par le bénéficiaire de l'indemnité ou son représentant légal, soit par un mandataire; elle est exempte de tous frais.

ART. 3. — La déclaration doit indiquer :

1° Les nom, prénoms, âge, nationalité, état civil, profession, domicile du bénéficiaire de l'indemnité;

2° Les nom et domicile du chef d'entreprise débiteur ou la désignation et l'indication du siège de la société d'assurances ou du syndicat de garantie qui aurait dû acquitter la dette à ses lieu et place;

3° La nature de l'indemnité et le montant de la créance réclamée;

4° L'ordonnance ou le jugement en vertu duquel agit le bénéficiaire;

5° Le cas échéant, les nom, prénoms, profession et domicile du représentant légal du bénéficiaire ou du mandataire.

ART. 4. — La déclaration, rédigée par les soins du Maire, est signée par le déclarant.

Le Maire y joint toutes les pièces qui lui sont remises par le réclamant à l'effet d'établir l'origine de la créance, ses modifications ultérieures et le refus de paiement opposé par le débiteur: chef d'entreprise, société d'assurances ou syndicat de garantie.

ART. 5. — Le récépissé de la déclaration et des pièces qui l'accompagent est remis par le Maire au déclarant.

La déclaration et les pièces produites à l'appui sont transmises par le Maire au Directeur général de la Caisse des Dépôts et Consignations dans les vingt-quatre heures.

ART. 6. — Le Directeur général de la Caisse des Dépôts et Consignations adresse, dans les quarante-huit heures à partir de sa réception, le dossier au juge de paix du domicile du débiteur, en l'invitant à convoquer celui-ci d'urgence par lettre recommandée.

ART. 7. — Le débiteur doit comparaître au jour fixé par le juge de paix soit en personne, soit par mandataire.

Il lui est donné connaissance de la réclamation formulée contre lui.

Procès-verbal est dressé par le juge de paix des déclarations faites par le comparant, qui appose sa signature sur le procès-verbal.

Art. 8. — Le comparant qui ne conteste ni la réalité ni le montant de la créance est invité par le juge de paix soit à s'acquitter par devant lui, soit à expédier au réclamant la somme due au moyen d'un mandat-carte et à communiquer au Greffe le récépissé de cet envoi.

Cette communication doit être effectuée au plus tard le deuxième jour qui suit la comparution devant le juge de paix.

Le juge de paix statue sur le paiement des frais de convocation.

Il constate, s'il y a lieu, dans son procès-verbal, la libération du débiteur.

Art. 9. — Dans le cas où le comparant, tout en reconnaissant la réalité et le montant de sa dette, déclare ne pas être en état de s'acquitter immédiatement, le juge de paix est autorisé, si les motifs invoqués paraissent légitimes, à lui accorder pour sa libération un délai qui ne peut excéder un mois.

Dans ce cas, en vue du paiement immédiat prévu à l'article 13 ci-dessous, le procès-verbal dressé par le Juge de paix constate la reconnaissance de la dette et l'engagement pris par le comparant de se libérer, dans le délai qui lui a été accordé, au moyen soit d'un versement entre les mains du caissier de la Caisse des Dépôts et Consignations à Paris ou des préposés de la Caisse dans les départements, soit de l'expédition d'un mandat-carte payable au caissier général à Paris.

Art. 10. — Si le comparant déclare ne pas être débiteur du réclamant ou n'être que partiellement son débiteur, le juge de paix constate dans son procès-verbal le refus total ou partiel de paiement et les motifs qui en ont été donnés.

Il est procédé pour l'acquittement de la somme non contestée suivant les dispositions des articles 8 ou 9, tous droits restant réservés pour le surplus.

ART. 11. — Au cas où le débiteur convoqué ne comparaît pas au jour fixé, le juge de paix procède dans la huitaine à une enquête à l'effet de rechercher :

1° Si le débiteur convoqué n'a pas changé de domicile ;

2° S'il a cessé son industrie soit volontairement, soit par cession d'établissement, soit par suite de faillite ou de liquidation judiciaire et, dans ce cas, quel est le syndic ou le liquidateur, soit par suite de décès et, dans l'affirmative, par qui la succession est représentée.

Le procès-verbal dressé par le juge de paix constate la non-comparution et les résultats de l'enquête.

ART. 12. — Dans les deux jours qui suivent soit la libération immédiate du débiteur, soit sa comparution devant le juge de paix au cas où il a refusé le paiement ou obtenu un délai, soit la clôture de l'enquête dont il est question en l'article précédent, le juge de paix adresse au Directeur général de la Caisse des Dépôts et Consignations le dossier et y joint le procès-verbal par lui dressé.

ART. 13. — Dès la réception du dossier, s'il résulte du procès-verbal dressé par le juge de paix que le débiteur n'a pas contesté sa dette, mais ne s'en est pas libéré, ou si les motifs invoqués pour refuser le paiement ne paraissent pas légitimes, le Directeur général de la Caisse des Dépôts et Consignations remet au réclamant ou lui adresse, par mandat-carte, la somme à laquelle il a droit. Il fait parvenir également au greffier de la Justice de paix le montant de ses débours et émoluments.

Il est procédé de même, si le débiteur ne s'est pas présenté devant le juge de paix et si la réclamation du bénéficiaire de l'indemnité paraît justifiée.

ART. 14. — Dans le cas où les motifs invoqués par le comparant pour refuser le paiement paraissent fondées ou, en cas de non-comparution, si la réclamation formulée par le bénéficiaire ne semble pas suffisamment justifiée, le Directeur général de la Caisse des Dépôts et Consignations renvoie, par l'intermédiaire du Maire, au réclamant le dossier par lui produit en lui laissant le soin d'agir contre la personne dont il se prétend créancier, conformément aux règles du droit commun.

Le montant des déboursés et émoluments du greffier est, en ce cas, acquitté par les soins du Directeur général et imputé sur les fonds de garantie.

TITRE II. — DU RECOURS DE LA CAISSE DES RETRAITES POUR LE RECOUVREMENT DE SES AVANCES ET POUR L'ENCAISSEMENT DES CAPITAUX EXIGIBLES.

ART. 15. — Le recours de la Caisse nationale des Retraites est exercé aux requête et diligence du Directeur général de la Caisse des Dépôts et Consignations, dans les conditions énoncées aux articles suivants.

ART. 16. — Dans les cinq jours qui suivent le paiement fait au bénéficiaire de l'indemnité et au greffier de la Justice de paix, conformément aux articles 13 et 14, ou à l'expiration du délai dont il est question à l'article 9, si le remboursement n'a pas été opéré dans ce délai, le Directeur général de la Caisse des Dépôts et Consignations informe le débiteur, par lettre recommandée, du paiement effectué pour son compte.

Cette lettre recommandée fait en même temps connaître que, faute par le débiteur d'avoir remboursé dans un délai de quinzaine le montant de la somme payée, d'après un des modes prévus au dernier alinéa de l'article 9, le recouvrement sera poursuivi par la voie judiciaire.

ART. 17. — A l'expiration du délai imparti par le deuxième alinéa de l'article 16 ci-dessus, il est délivré par le Directeur général de la Caisse des Dépôts et Consignations, à l'encontre du débiteur qui ne s'est pas acquitté, une contrainte pour le recouvrement.

ART. 18. — La contrainte décernée par le Directeur général de la Caisse des Dépôts et Consignations est visée et déclarée exécutoire par le juge de paix du domicile du débiteur.

Elle est signifiée par un ministère d'huissier.

ART. 19. — L'exécution de la contrainte ne peut être interrompue que par une opposition formée par le débiteur et contenant assignation donnée au Directeur général de la Caisse des Dépôts et Consignations devant le Tribunal civil du domicile du débiteur.

Art. 20. — L'instance à laquelle donne lieu l'opposition à contrainte est suivie dans les formes et délais déterminés par l'article 65 de la loi du 22 frimaire an VII sur l'enregistrement.

Art. 21. — Les frais de poursuites et dépens de l'instance auxquels a été condamné le débiteur débouté de son opposition sont recouvrés par le Directeur général de la Caisse des Dépôts et Consignations au moyen d'un état de frais taxé sur sa demande et rendu exécutoire par le président du Tribunal.

Art. 22. — Lorsque le capital représentatif d'une pension est, conformément aux termes de l'article 28 de la loi du 9 avril 1898, devenu exigible par suite de la faillite ou de la liquidation judiciaire du débiteur, le Directeur général de la Caisse des Dépôts et Consignations représentant la Caisse nationale des Retraites pour la vieillesse demande l'admission au passif pour le montant de sa créance.

Il est procédé, dans ce cas, conformément aux dispositions des articles 491 et suivants du Code de commerce et de la loi du 4 mars 1889 sur la liquidation judiciaire.

Art. 23. — En cas d'exigibilité du capital par suite d'une des circonstances prévues en l'article 28 de la loi du 9 avril 1898, autre que la faillite ou la liquidation judiciaire du débiteur, le Directeur général de la Caisse des Dépôts et Consignations, par lettre recommandée, met en demeure le débiteur ou ses représentants d'opérer dans les deux mois qui suivront la réception de la lettre, le versement à la Caisse nationale des Retraites du capital exigible, à moins qu'il ne soit justifié que les garanties prescrites par le décret du 28 février 1899, portant règlement d'administration publique en exécution de l'article 28 de la loi ci-dessus visée, ont été fournies.

Art. 24. — Si, à l'expiration du délai de deux mois, le versement n'a pas été effectué ou les garanties exigées n'ont pas été fournies, il est procédé au recouvrement dans les mêmes conditions et suivant les formes énoncées aux articles 17 à 21 du présent décret.

Art. 25. — En dehors des délais fixés par les dispositions qui précèdent, le Directeur général de la Caisse des Dépôts et Consignations peut accorder au débiteur tous délais ou toutes facilités de payement.

Le Directeur général peut également transiger.

Titre III. — Organisation du fonds de garantie.

Art. 26. — Le fonds de garantie institué par les articles 24 et 25 de la loi du 9 avril 1898, fait l'objet d'un compte spécial ouvert dans les écritures de la Caisse des Dépôts et Consignations.

Art. 27. — Le Ministre du Commerce adresse au Président de la République un rapport annuel, publié au *Journal officiel*, sur le fonctionnement général du fonds de garantie visé par les articles 24 à 26 de la loi du 9 avril 1898.

Art. 28. — Les recettes du fonds de garantie comprennent :

1° Les versements effectués par le Trésor public, représentant le montant des taxes recouvrées en conformité de l'article 25 de la loi du 9 avril 1898 ;

2° Les recouvrements effectués sur les débiteurs d'indemnités dans les conditions prévues aux titres I et II du présent décret ;

3° Les revenus et arrérages et le produit du remboursement des valeurs acquises en conformité de l'article 30 du présent décret ;

4° Les intérêts du fonds de roulement prévu au deuxième alinéa du même article.

Art. 29. — Les dépenses du fonds de garantie comprennent :

1° Les sommes payées aux bénéficiaires des indemnités ;

2° Les sommes versées sur des livrets individuels à la Caisse nationale des Retraites pour la vieillesse et représentant les capitaux de pensions exigibles dans les cas prévus par l'article 28, paragraphe 3, de la loi du 9 avril 1898 ;

3° Le montant des frais de toute nature auxquels donne lieu le fonctionnement du fonds de garantie.

Art. 30. — Les ressources du fonds de garantie sont employées dans les conditions prescrites par l'article 22 de la loi du 20 juillet 1886.

Les sommes liquides reconnues nécessaires pour assurer le

fonctionnement du fonds de garantie sont bonifiées d'un intérêt calculé à un taux égal à celui qui est adopté pour le compte courant ouvert à la Caisse des Dépôts et Consignations dans les écritures du Trésor public.

Art. 31. — Le Ministre du Commerce, de l'Industrie, des Postes et des Télégraphes, le Ministre des Finances et le Garde des Sceaux, Ministre de la Justice, sont chargés, chacun en ce qui le concerne, de l'exécution du présent décret, qui sera publié au *Journal officiel* de la République française et inséré au *Bulletin des Lois*.

Fait à Paris, le 28 février 1899.

Émile Loubet.

Par le Président de la République :
Le Ministre du Commerce, de l'Industrie, des Postes et des Télégraphes,
Paul Delombre.

Le Ministre des Finances,
P. Peytral.

Le garde des Sceaux, Ministre de la Justice,
Georges Lebret.

DÉCRET DU 28 FÉVRIER 1899

PORTANT RÈGLEMENT D'ADMINISTRATION PUBLIQUE POUR L'EXÉCUTION DE L'ARTICLE 28 DE LA LOI DU 9 AVRIL 1898.

Le Président de la République française,

Sur le rapport du Ministre du Commerce, de l'Industrie, des Postes et des Télégraphes ;

Vu l'avis du Ministre des Finances, en date du 2 février 1899;

Vu la loi du 8 avril 1898 et notamment les deux derniers alinéas de son article 28 ainsi conçus :

« Lorsqu'un chef d'entreprise cesse son industrie, soit volontairement, soit par décès, liquidation judiciaire ou faillite, soit par cession d'établissement, le capital représentatif des pensions à sa charge devient exigible de plein droit et sera versé à la Caisse nationale des Retraites. Ce capital sera déterminé, au jour de son exigibilité, d'après le tarif visé au paragraphe précédent.

« Toutefois, le chef d'entreprise ou ses ayants droits peuvent être exonérés du versement de ce capital s'ils fournissent des garanties qui seront à déterminer par un règlement d'administration publique » ;

Vu le décret du 28 février 1899, portant règlement d'administration publique en exécution de l'article 28 de la loi ci-dessus visée, et notamment les articles 22 à 25 dudit décret relatifs à l'exigibilité des capitaux représentatifs des pensions dues en vertu de la loi du 9 avril 1898 ;

Vu le décret du même jour, portant règlement d'administration publique en exécution de l'article 27 de la loi ci-dessus visée, et notamment le titre II relatif aux syndicats de garantie prévus par ladite loi :

Le Conseil d'État entendu,

Décrète :

Article premier. — Lorsqu'un chef d'entreprise cesse son industrie dans les cas prévus par l'avant-dernier alinéa de l'article 28 de la loi du 9 avril 1898, ce chef d'entreprise ou ses ayants droit peuvent être exonérés du versement à la Caisse nationale des Retraites du capital représentatif des pensions à leur charge s'ils justifient :

1° Soit du versement de ce capital à une des sociétés visées à l'article 18 du décret du 28 février 1899, portant réglementation publique en exécution de l'article 27 de la loi ci-dessus visée ;

2° Soit de l'immatriculation d'un titre de rente pour l'usufruit au nom des titulaires de pensions, le montant de la rente devant être au moins égal à celui de la pension ;

3° Soit du dépôt à la Caisse des Dépôts et Consignations, avec affectation à la garantie des pensions, de titres spécifiés au paragraphe 3 de l'article 8 du décret précité. La valeur de ces titres, établie d'après le cours moyen de la Bourse de Paris au jour du dépôt, doit correspondre au chiffre maximum qu'est susceptible d'atteindre le capital constitutif exigible par la Caisse nationale des Retraites. Elle peut être revisée tous les trois ans à la valeur actuelle des pensions, d'après le cours moyen des titres au jour de la revision ;

4° Soit de l'affiliation du chef d'entreprise à un syndicat de garantie liant solidairement tous ses membres et garantissant le paiement des pensions :

5° Soit en cas de cession d'établissement, de l'engagement pris par le cessionnaire, vis-à-vis du Directeur général de la Caisse des Dépôts et Consignations, d'acquitter les pensions dues et de rester solidairement responsable avec le chef d'entreprise.

ART. 2. — Des arrêtés du Ministre du Commerce, pris après avis du Comité consultatif des assurances contre les accidents, règlent les mesures nécessaires à l'application du présent décret.

ART. 3. — Le Ministre du Commerce, de l'Industrie, des Postes et des Télégraphes et le Ministre des Finances sont chargés, chacun en ce qui le concerne, de l'exécution du présent décret, qui sera publié au *Journal officiel* de la République française et inséré au *Bulletin des Lois*.

Fait à Paris, le 28 février 1899.

ÉMILE LOUBET.

Par le Président de la République :
Le Ministre du Commerce, de l'Industrie, des Postes et des Télégraphes,
PAUL DELOMBRE.

Le Ministre des Finances,
P. PEYTRAL.

TARIF SPÉCIAL DES HONORAIRES MÉDICAUX

APPLICABLE AUX ACCIDENTS DU TRAVAIL (ARRÊTÉ MINISTÉRIEL DU 8 OCTOBRE 1905)

Le Ministre du Commerce, de l'Industrie, des Postes et des Télégraphes,

Vu l'article 4 de la loi du 9 avril 1898, modifié par la loi du 31 mars 1905, et notamment le paragraphe 2 ainsi conçu :

« La victime peut toujours faire choix elle-même de son médecin et de son pharmacien. Dans ce cas, le chef d'entreprise ne peut être tenu des frais médicaux et pharmaceutiques que jusqu'à concurrence de la somme fixée par le juge de paix du canton où est survenu l'accident, conformément à un tarif qui sera établi par arrêté du ministre du commerce, après avis d'une commission spéciale comprenant des représentants de syndicats de médecins et de pharmaciens, de syndicats professionnels ouvriers et patronaux, de sociétés d'assurances contre les accidents du travail et de syndicats de garantie, et qui ne pourra être modifié qu'à intervalles de deux ans » ;

Vu l'article 2 de la loi du 31 mars 1905, aux termes duquel le tarif visé à l'article 4 de la loi du 9 avril 1898 modifié devra être établi dans un délai de six mois à compter de la promulgation de ladite loi et publié au *Journal officiel* pour devenir applicable un mois après cette publication ;

Vu l'avis de la commission instituée par arrêté du 20 mai 1905 ;

Sur la proposition du Directeur de l'Assurance et de la Prévoyance sociales,

Arrête :

TITRE Ier. — FRAIS MÉDICAUX.

ARTICLE PREMIER. — Le prix de la visite faite au domicile du blessé qui ne peut se présenter à la consultation, sans inconvénient pour sa santé, est fixé à 2 francs.

Il est élevé à 2 fr. 50 : 1° à Paris ; 2° dans les localités où il serait reconnu, après enquête, qu'antérieurement à 1901 le prix courant de la visite pour les ouvriers traités dans lesdites localités était égal ou supérieur à 2 fr. 50. La désignation de ces localités sera faite par arrêté ministériel, après avis de la commission spéciale prévue à l'article 4 de la loi du 9 avril 1898, modifiée par la loi du 31 mars 1905, sur la demande qui en serait adressée au ministre du commerce, au plus tard dans les trois mois de la publication du présent arrêté, par les syndicats médicaux ou par les associations locales de l'Association générale des médecins de France, par les groupements professionnels ouvriers ou par les groupements professionnels patronaux intéressés.

Il est réduit à 1 fr. 50 : 1° dans les localités comptant moins de 5 000 habitants ; 2° dans les localités, quelle que soit leur population, où il serait reconnu, suivant les formes et conditions spécifiées à l'alinéa précédent, qu'antérieurement à 1901 le prix courant de la visite pour les ouvriers était inférieur ou égal à 1 fr. 50.

ART. 2. — Le prix de la consultation au cabinet du médecin est inférieur de 50 centimes au prix de la visite, tel qu'il est spécifié à l'article précédent.

ART. 3. — Le prix de la visite ou de la consultation comprend un pansement aseptique simple ou petit pansement.

Néanmoins, pour le pansement aseptique fait au cours de la première visite ou consultation, il est alloué un honoraire égal à celui de la visite ou de la consultation, tel que le déterminent les articles 1 et 2 ci-dessus.

ART. 4. — Le prix de la visite est *double* lorsqu'elle doit avoir lieu à heure fixe dans le cas prévu par le cinquième alinéa de l'article 4 de la loi du 9 avril 1898.

ART. 5. — Le prix de la visite est *triple* lorsque, dans les cas graves et pressants, elle doit avoir lieu entre neuf heures du soir et six heures du matin.

Art. 6. — Lorsque la visite doit être suivie d'une surveillance prolongée dans l'éventualité de complications menaçant la vie, chaque demi-heure de surveillance équivaut à une visite en plus dans la limite d'un maximum de cinq visites.

Art. 7. — Lorsque, dans des cas graves et pressants, un confrère doit être appelé en consultation, le prix de la consultation équivaut au prix de *quatre* visites, tant pour le médecin traitant que pour le médecin appelé en consultation.

Art. 8. — Donne lieu à une indemnité kilométrique toute visite au domicile du blessé qui ne peut se déplacer sans inconvénient pour sa santé, et exigeant un déplacement du médecin dans une commune qu'il ne visite pas régulièrement ou dans laquelle il ne donne pas de consultations à jours fixes. Même dans ce cas, l'indemnité est due s'il y a lieu à un déplacement spécial d'urgence.

Cette indemnité est calculée par kilomètre parcouru, en allant et en revenant, entre la limite de la commune de la résidence du médecin et la mairie de la commune où est traité le blessé, à raison de : 1° 20 centimes, si le transport a été effectué en chemin de fer ; 2° 40 centimes, si le transport a eu lieu autrement.

Elle ne peut toutefois excéder l'indemnité attribuable au médecin le plus rapproché.

Elle est *réduite des trois quarts*, lorsque le médecin utilise son passage dans la résidence du blessé sans se déplacer exclusivement pour lui.

Elle est *majorée de moitié*, lorsque la visite doit être faite d'urgence entre neuf heures du soir et six heures du matin.

Art. 9. — Le certificat médical initial constatant sommairement la nature de la blessure et le pronostic probable donne droit à une indemnité spéciale de 2 francs.

En cas de blessures multiples, ou bien de contusions ou brûlures, portant sur le thorax, l'abdomen ou la tête, le certificat initial descriptif de l'état du blessé donne droit à une indemnité spéciale de 5 francs.

Le certificat final descriptif, constatant l'état du blessé après consolidation de la blessure, donne droit à une indemnité spéciale de 5 francs.

Le certificat par lequel le médecin indique, dans sa dernière consultation, la guérison du blessé ne donne pas lieu à indemnité spéciale.

Art. 10. — Les soins médicaux et opérations de petite chirurgie donnent droit, en sus du prix de la consultation ou de la visite, aux allocution spécifiées ci-après :

A. — Allocation correspondant au prix d'*une* visite ou d'*une* consultation :

1. Pointes de feu ;
2. Cautères ;
3. Sangsues ;
4. Ventouses ;
5. Avulsion de dent sans anesthésie ;
6. Cathétérisme évacuateur répété ;
7. Séance de massage de la main ou du pied par le médecin traitant.

B. — Allocation correspondant au prix de *deux* visites ou consultations :

1. Ouverture d'abcès superficiel ;
2. Suture simple ;
3. Anesthésie locale ;
4. Ablation d'esquilles ou pointes osseuses ;
5. Ablation d'ongles semi-détachés ;
6. Ablation de parties condamnées ;
7. Pansement antiseptique complet, pansement hémostatique ou grands bandages compressifs ;
8. Injections hypodermiques ;
9. Cautérisations profondes ;
10. Séance complète de massages autres que ceux de la main ou du pied par le médecin traitant ;
11. Séance complète d'électrisation par le médecin traitant au moyen d'appareils portatifs ;
12. Extraction facile de corps étrangers sous la peau ;
13. Toucher vaginal et examen au spéculum ;
14. Toucher rectal ;

15. Répétition de la pose de petits appareils plâtrés ou silicatés au-dessous du genou et du coude ;

16. Injection de sérum physiologique.

Note. — Lorsque le traitement d'une plaie exigera, au cours d'une même visite ou consultation, plusieurs des opérations suivantes : ablation d'esquilles, de pointes osseuses, d'ongles semi-détachés, de parties condamnées, ces opérations ne seront pas comptées distinctement, et il ne sera alloué que l'honoraire afférent à l'une d'elles.

C. — Allocation correspondant au prix de *trois* visites ou consultations :

1. Pansement de brûlures, gangrènes, vastes traumatismes, de larges plaies post-opératoires, y compris les ablations nécessaires ;

2. Pansement intra-utérin ;

3. Hémostase par ligature au fond d'une plaie ;

4. Saignée ;

5. Opération de diagnostic nécessitant un outillage et une technique spéciaux : otoscopie, rhinoscopie, laryngoscopie, ophtalmoscopie ;

6. Contention de fractures simples des côtes, de l'omoplate, du sternum, des os du crâne, etc., quand elle n'exige pas d'intervention spéciale et en dehors de toute complication.

D. — Allocation correspondant au prix de *cinq* visites ou consultations :

1. Réunion par sutures multiples ;

2. Traitement de l'asphyxie ;

3. Évacuation de foyers sanguins ou purulents par larges débridements et drainages ;

4. Pansements de brûlures graves ou étendues ;

5. Extraction facile de corps étrangers des cavités naturelles ;

6. Taxis sans anesthésie par les méthodes de douceur ;

7. Injections sous-cutanées de sérums anti-microbiens et antitoxiques, y compris le traitement des accidents locaux consécutifs ;

8. Lavage de la plèvre, lavage de la vessie avec cathétérisme ;

9. Réduction facile de luxations cédant aux méthodes de douceur ;

10. Réduction et contention des fractures simples des doigts, des orteils, des métacarpiens et métatarsiens ;

11. Répétition de pose d'appareils plâtrés et silicatés pour les parties du corps autres que celles visées au n° 15 du groupe B ;

12. Greffres épidermiques.

E. — Allocation correspondant au prix de *dix* visites ou consultations :

1. Anesthésie générale ;

2. Ponctions dans les diverses cavités suivies ou non d'injection ;

3. Réduction des luxations ne cédant pas aux méthodes de douceur, du poignet, du maxillaire inférieur, de la rotule sans délabrement ;

4. Réduction des fractures simples du corps de l'humérus, du cubitus, du radius, de la clavicule ;

5. Réduction des fractures simples du maxillaire inférieur ;

6. Amputation d'un doigt ou d'un orteil ;

7. Extirpation d'hématoses, de corps étrangers enkystés ou de petites bourses séreuses enflammées.

Art. 11. — Les opérations de grande chirurgie donnent droit, en sus du prix de la consultation ou de la visite, aux allocations spécifiées ci-après :

F. — Allocation de 20 francs, 25 francs ou 35 francs suivant que le prix de la visite pour la localité est respectivement de 1 fr. 50, 2 francs ou 2 fr. 50 :

1. Hématocèle vaginale ;

2. Réduction des fractures du péroné ;

3. Ligature de la radiale, cubitale, humérale, faciale ou temporale.

G. — Allocation de 25 francs, 30 francs ou 40 francs, suivant que le prix de la visite pour la localité est respectivement de 1 fr. 50, 2 francs ou 2 fr. 50 :

1. Curetage utérin ;

2. Ténotomie (comprenant la suture des tendons superficiels) du poignet, de la main, du pied ou du cou-de-pied ;

3. Périnéorraphie n'intéressant pas le sphincter de l'anus ;
4. Trépanation simple du crâne ;
5. Réduction des fractures intra ou juxta-articulaires du poignet ou des os de la face.

H. Allocation de 30 francs, 40 francs ou 55 francs, suivant que le prix de la visite pour la localité est respectivement de 1 fr. 50, 2 francs ou 2 fr. 50 :

1. Urétrotomie externe ou interne ;
2. Accouchement d'origine traumatique sans complication ;
3. Arthrotomie du carpe, du métacarpe, du poignet, du pied, du coup-de-pied, du coude, du genou ;
4. Ligature des tibiales et péronières, de la poplitée, fémorale, linguale, des carotides, des artères palmaires et plantaires ;
5. Empyème simple.

I. — Allocation de 40 francs, 55 francs ou 75 francs, suivant que le prix de la visite pour la localité est respectivement de 1 fr. 50, 2 francs ou 2 fr.50 :

1. Réduction des fractures du corps du fémur et du tibia, du genou, du cou-de-pied, de la rotule, de la colonne vertébrale, du bassin ;
2. Amputation du bras ;
3. Ligature de l'axillaire, de la sous-clavière.

J. — Allocation de 60 francs, 75 francs ou 100 francs, suivant que le prix de la visite pour la localité est respectivement de 1 fr. 50, 2 francs ou 2 fr. 50 :

1. Trachéotomie sans complication ;
2. Kélotomie sans complication ;
3. Opération sur le rein après blessure ou déchirure de l'organe ;
4. Réduction des fractures des deux os de la jambe ;
5. Arthrotomie de l'épaule, de la hanche ;
6. Désarticulation du carpe, du métacarpe, du poignet, du pied, du cou-de-pied, du coude, du genou ;
7. Amputation de l'avant-bras, de la jambe ;
8. Laparotomie exploratrice.

K. — Allocation de 75 francs, 100 francs ou 130 francs, suivant que le prix de la visite pour la localité est respectivement de 1 fr. 50, 2 francs ou 2 fr. 50 :

1. Désarticulation de l'épaule ;

2. Ligature de l'iliaque externe.

L. — Allocation de 110 francs, 150 francs ou 200 francs, suivant que le prix de la visite pour la localité est respectivement de 1 fr. 50, 2 francs ou 2 fr. 50 :

1. Désarticulation de la hanche ;

2. Amputation de la cuisse.

ART. 12. — Les opérations suivantes donnent lieu, suivant les cas, aux allocations dont le *minimum* et le *maximum* sont déterminés ci-après :

1. Curetage et grattage des os, de 25 à 40 francs ;

2. Evidement et trépanation des os, de 40 à 75 francs ;

3. Sections et sutures des nerfs ou des tendons autres que ceux prévus au n° 2 du groupe G, de 40 à 75 francs;

4. Hématocèle intra-utérine, de 40 à 75 francs ;

5. Réduction des fractures des os du crâne, de 40 à 75 francs ;

6. Réduction des luxations ayant nécessité l'emploi des appareils et des méthodes de force, — du pouce, de l'épaule, du cou-de-pied, du genou, de 40 à 125 francs ;

7. Grands phlegmons et abcès profonds, de 55 à 75 francs ;

8. Empyème avec résection costale, de 55 à 100 francs ;

9. Autoplasties, 55 à 100 francs ;

10. Réduction des fractures intra ou juxta-articulaires de l'épaule, du coude, de la hanche, de 55 à 100 francs ;

11. Opérations après rupture de l'urètre, de 75 à 100 francs ;

12. Résections articulaires du carpe, du métacarpe, du poignet, du pied, du cou-de-pied, du coude, du genou, de 75 à 100 francs ;

13. Trachéotomie compliquée, de 75 à 125 francs ;

14. Laparotomie suivie d'opérations sur les viscères abdominaux, de 75 à 150 francs ;

15. Kélotomie avec complications (anus contre nature, résection de l'intestin, etc.), de 75 à 150 francs ;

16. Périnéorraphies autres que celles visées au n° 3 du groupe G, de 75 à 150 francs ;

17. Réduction des luxations — ayant nécessité l'emploi

des appareils et des méthodes de force — du coude, de la hanche, de 75 à 150 francs ;

18. Résections articulaires de l'épaule, de la hanche, de 75 à 150 francs ;

19. Opération d'Estlander, de 100 à 150 francs ;

20. Trépanation compliquée du crâne, volet crânien, de 100 à 150 francs ;

Dans l'allocation afférente à toute réduction de luxation ou de fracture se trouve comprise la pose du *premier* bandage contentif ou du premier appareil plâtré ou silicaté, s'il y a lieu.

Art. 13. — Pour les interventions de grande chirurgie, la rémunération de tout aide (docteur en médecine ou officier de santé) est fixée au quart du prix de l'opération, sans que, quel que soit le nombre des aides, leur rémunération totale puisse dépasser la moitié de ce prix.

Art. 14. — Lorsque, sur l'avis écrit du médecin traitant, le blessé doit s'adresser à un médecin spécialiste, il y a lieu à attribution des honoraires ci-après :

A. — Médecins oculistes :

1. Examen du blessé, y compris un pansement simple, 3 francs ;

2. Extraction d'un corps étranger superficiel, y compris un autre pansement, 5 francs ;

3. Extraction d'un corps étranger de la cornée avec kératite, y compris quatre autres pansements 15 francs ;

4. Opération de moyenne importance sur la cornée, la sclérotique, l'iris (sutures cornéennes, autoplastie conjonctivale, ulcères infectieux, excision de prolapsus iridiens, opérations sur les voies lacrymales et les paupières, discision de cataractes secondaires, etc.), y compris quatre autres pansements, 35 francs ;

5. Opérations sérieuses (cataractes traumatiques, extraction de corps étrangers du corps vitré, du cristallin, énucléation, éviscération, iridectomie, etc.), y compris quatre autres pansements, 75 francs.

Au delà de cinq pansements, chacun est compté pour 3 francs (sans que le nombre des pansements supplémentaires puisse dépasser vingt).

B. — Médecins, oto, rhino, laryngologistes :

1. Examen du blessé, y compris un pansement simple, 5 francs ;

2. Examen complet de l'audition, 10 francs ;

3. Tamponnement antérieur des fosses nasales, 5 francs ;

4. Tamponnement antéro-postérieur des fosses nasales, 20 francs ;

5. Ablation simple, sans opération, d'un corps étranger de l'oreille, des fosses nasales, du pharynx, 10 francs ;

6. Ablation par voie endolaryngée d'un corps étranger du larynx, 20 francs ;

7. Ablation chirurgicale d'un corps étranger de l'oreille, du nez (par décollement de l'oreille externe, opération de Rouge ou analogue), 60 francs ;

8. Ablation chirurgicale d'un corps étranger du larynx par laryngotomie ou trachéotomie, trépanation de l'apophyse mastoïde, 75 francs.

Art. 15. — Les allocations dues en vertu du présent arrêté fond l'objet d'une note d'honoraires signée du médecin traitant et contenant :

1° Les nom et adresse du médecin traitant ;

2° Les nom et adresse du blessé ;

3° Les nom et adresse du chef d'entreprise ;

4° La date de l'accident ;

5° La commune où le blessé a été soigné ;

6° S'il y a lieu, la distance kilométrique entre la mairie de la commune où le blessé a été soigné et la limite de la commune où réside le médecin ;

7° L'indication, dans leur ordre chronologique et avec leurs dates, des certificats, consultations, visites, interventions, ainsi que des circonstances (visites de nuit, à heure fixe, indemnités de déplacement, etc.) qui peuvent en modifier le prix ;

8° La dénomination exacte des opérations d'après le tarif (avec explication du prix fixé, au cas où le tarif comporte un maximum et un minimum) ;

9° L'indication, s'il y a lieu, des fréquences de visites ou consultations et de tout ce qui dans le traitement a pu présenter un caractère anormal ;

Titre II. — Frais pharmaceutiques.

Art. 16. — Le tarif des frais pharmaceutiques visé par l'article 4 de la loi du 9 avril 1898 est fixé pour le département de la Seine et pour les autres départements, tel qu'il est annexé au présent arrêté.

Paris, le 30 septembre 1905.

Le Ministre du Commerce, de l'Industrie, des Postes et des Télégraphes,

F. Dubief.

ÉVALUATION DU DEGRÉ D'INVALIDITÉ RÉSULTANT DES DIVERSES LÉSIONS D'APRÈS LES CONCILIATIONS INTERVENUES AU TRIBUNAL CIVIL DE LA SEINE EN 1902-1903[1]

1. Je remercie M. Duchauffour, président de section au Tribunal de la Seine, d'avoir bien voulu aimablement me donner l'autorisation de reproduire ici les tableaux d'évaluation qui terminent son livre sur les accidents du travail..

NATURE DES LÉSIONS	PROFESSION	RÉDUCTION DE VALEUR professionnelle.	RENTE ALLOUÉE	CAPITAL de RACHAT
Incapacité absolue.				
Amputation des deux cuisses au-dessus du genou.	Employé ch. de fer Nord.	100	900	
Amputation des deux jambes.	Employé de ch. de fer.	100	933	
Amputation d'une cuisse au-dessus du genou et de l'autre jambe au-dessus de la cheville.	H. d'éq. Cie du Nord.	100	913	
Paralysie des deux jambes.	Chauffeur Cie Nord.	100	1 493	
Fracture d'une hanche et d'un fémur, marche avec deux béquilles.	Peintre.	100	1 376	
Écrasement de plusieurs vertèbres, impossibilité de se baisser, marche avec deux béquilles.	Homme de peine.	100	1 160	
Fracture de la colonne vertébrale, impossibilité de marcher et de se tenir debout	Maçon.	100	1 000	
Névropathie après fracture du crâne.	H. d'éq. Cie Orléans.	100	1 119	
Amputation du poignet gauche et de la cuisse gauche	Employé ch. de fer.	100	912	
Tête et colonne vertébrale.				
Paralysie partielle et troubles nerveux.	Charpentier.	91	1 000	
— —	Peintre.	75	800	
Vertiges et syncopes (fracture du crâne).	Fumiste.	66 2/3	900	
Vertiges et surdité d'une oreille (fracture du crâne).	Charron.	61 2/3	740	
Neurasthénie traumatique et douleurs.	Employé Cie air compr	60	720	
Névropathie et surdité partielle (fracture du crâne).	Employé.	50	365	
Vertiges (commotion cérébrale).	Terrassier.	50	450	
Vertiges, troubles de vision (fracture du crâne).	Journalier.	47	350	
Névralgies, troubles de vision (commotion cérébrale).	Menuisier.	46	365	
Amnésie partielle (lésion cérébrale).	Maçon.	44 1/2	300	
Paralysie faciale partielle (fracture du crâne).	Couvreur.	9	100	1 900
Vertiges et surdité d'une oreille (fracture du pariétal). . . .	?	8 1/3	100	1 500

Anesthésie partielle (hystéro-traumatisme)	Couvreur.	7	80	1 700
Névralgies après contusion	Cocher.	6	55	1 000
Vertiges très douteux après commotion cérébrale	Charretier.	3 2/3	27	536
— —	Coltineur.	2	15	300
— —	Cocher.	0	0	600
— —	—	0	0	550
Surdité d'une oreille	Charpentier.	6	70	1 000
—	Cocher.	4 1/2	40	480
Oblitération des narines après fracture du nez	Aide-maçon.	4	30	500
Oblitération d'une narine	Mineur.	3	30	480
Perte de cinq dents	Maréchal-ferrant.	2 1/2	25	400
Fracture bien consolidée des deux maxillaires	Blanchisseur.	2 1/2	27	500
Brûlures légères à la face et à une main	Plombier.	0	0	100
Accolement des cinq premières vertèbres, impossibilité de remuer la tête et de rester longtemps debout	Charpentier.	51	700	
Luxation des vertèbres cervicales	Charretier.	11 1/4	90	1 600
Contusion des muscles du cou	Terrassier.	11	100	1 000
Douleurs après contusion de la colonne vertébrale	Maçon.	7	85	1 000
Arthrite des articulations des vertèbres cervicales	Limousinant.	4	36	438
Yeux.				
Diminution notable de l'acuité visuelle des deux yeux	Briquetier.	55	660	
Diminution de 1/10 de l'acuité visuelle des deux yeux	Ajusteur.	10	100	1 473
Perte de la vision d'un œil	Poseur Cie Ouest.	33 1/2	204	
—	Forgeron.	33 1/3	457	
—	—	—	400	
—	Tourneur.	—	376	
—	Mécanicien.	—	368	
—	Fondeur.	—	366	
—	Bitumier.	—	350	
—	Poseur Cie Ouest.	—	331	
—	Manœuvre.	—	315	
—	Fondeur.	—	330	

NATURE DES LÉSIONS	PROFESSION	RÉDUCTION DE VALEUR professionnelle.	RENTE ALLOUÉE	CAPITAL de RACHAT
Perte de la vision d'un œil.	Perceur.	33 1/3	262	
—	Manœuvre.	—	260	
—	Cimentier.	—	250	
—	Journalier.	—	196	
—	Ouvrière en poupées.	—	138	
—	Perceur.	33	412	
—	Tourneur.	—	400	
—	Ajusteur.	—	360	
—	—	—	350	
—	Forgeron.	—	248	
—	Paveur.	32	200	
—	Fraiseur.	31 1/2	300	
—	Ajusteur.	30	270	
—	Journalier.	—	269	
—	Chaudronnier.	—	225	
—	Tourneur.	—	225	
—	Journalier.	26	200	
— Cataracte traumatique.	Ajusteur.	31	300	
— —	Mécanicien.	30	229	
— —	Emballeur.	—	207	
Perte presque complète de la vision d'un œil.	Serrurier.	—	280	
— —	—	—	225	
Perte des 9/10 de la vision d'un œil.	Chaînier.	—	120	
— —	Ferblantier.	28 1/2	300	
Perte d'une notable partie de la vision d'un œil.	Mécanicien.	28	345	
— —	Charretier.	27 1/2	233	
— —	Journalier.	25	100	800
— —	Concasseuse.	—	49	427
Perte des 5/6 de la vision d'un œil.	Serrurier.	—	250	

— 2/3 —	Charretier.	24	250	
— — —	Ajusteur.	23	270	
— — —	Serrurier.	20	179	
— — —	—	10	100	1 800
— 3/5 —	Mécanicien.	20	230	
— 3/4 —	Tailleur de pierres.	17	200	
— de la moitié —	—	18	200	
— du quart —	Employé.	11	100	2 000
— 4/10 —	Cimentier.	17	100	1 200
— du tiers —	Serrurier.	12	140	
— — —	Tailleur de pierres.	10	100	1 600
— — —	Limousineur.	—	90	1 738
— 3/10 —	Forgeron.	8	96	
— 2/10 —	Contremaître.	9	100	1 200
— — —	Tourneur sur métaux.	6 2/3	70	
— — —	Serrurier.	6 1/2	69	1 039
— 1/6 —	Démolisseur.	8	72	1 200
— 1/10 —	Charpentier en fer.	6	60	1 500
Diminution de l'acuité visuelle d'un œil.	Charretier.	18	100	1 200
—	Manœuvre.	15	100	1 050
—	Journalier.	13 1/2	100	1 000
—	Maçon.	—	100	1 600
—	Piqueur de grès.	13 1/3	100	2 000
—	Terrassier.	13	96	1 600
—	Charretier.	13	100	1 500
—	Chaudronnier.	12	100	2 000
—	Frappeur.	11	99	1 800
—	Terrassier.	11	100	1 800
—	Forgeron.	11	82	1 002
—	Mécanicien.	10 1/2	100	1 700
—	Serrurier.	10	100	1 900
—	Chaudronnier.	8 1/3	100	1 700
—	Serrurier.	8	80	1 131
—	Limousineur.	7	62	700

NATURE DES LÉSIONS	PROFESSION	RÉDUCTION DE VALEUR profession-nelle.	RENTE ALLOUÉE	CAPITAL de RACHAT
Diminution de l'acuité visuelle d'un œil.	Maçon.	4 1/2	50	970
—	Électricien.	4	53	1 000
—	Journalier.	3 1/2	26	500
—	Maçon.	3	45	832
—	Serrurier.	2	20	400
Perte d'un œil déjà atteint de cataracte.	Maçon.	10	100	850
Cataracte bien opérée d'un œil.	Manœuvre.	26	162	
Rétrécissement du champ visuel (hystéro-traumatisme).	Poseur.	13	100	1 920
Lésion de la conjonctive.	Mécanicien.	7 1/2	57	1 000
Conjonctivite très apparente.	Terrassier.	4	36	500
Épaule droite.				
Limitation des mouvements de l'épaule.	Maçon (54 ans).	54	700	
—	Terrassier.	50	450	
— (fracture de l'omoplate).	Charretier.	45	432	
—	Terrassier.	40	400	
— (arthrite chronique).	Démolisseur.	35	315	
— (atrophie du deltoïde).	?	26	200	
— (luxation)	Cocher.	11	100	1 000
— —	Coltineur.	10	60	900
— —	Cocher.	9 1/2	85	1 200
—	Carrier.	7	50	800
Gène des mouvements de l'épaule (contusion).	Maçon.	13 1/2	100	1 483
— (luxation)	Terrassier.	11	97	900
—	Camionneur.	10	60	900
— (fracture de clavicule).	Peintre.	8 1/3	100	1 891
— —	Frappeur Cie Nord.	8	92	1 500
— (arthrite sèche).	Camionneur.	8	60	1 200

— (luxation)	Garçon maçon.	6	50	650
— (fracture de clavicule). . .	Peintre.	5	40	800
— (luxation).	Maçon.	3 1/2	25	450
— (luxation de clavicule). . .	Maçon.	3 1/4	24	450
Gène excessivement légère (contusion).	Cartonnier.	0	0	300
—	Employé métropolitain.	0	0	250
Bras droit.				
Amputation du bras droit et de la moitié du pied droit. . .	Facteur chef.	80	640	
Amputation du bras à l'épaule.	Électricien.	75	1 030	
— —	Apprenti polisseur.	60	540	
— au tiers supérieur.	Terrassier.	75	742	
Amputation de l'avant-bras.	Poseur Cie Ouest.	70	600	
Perte de l'usage du bras.	Couvreur.	70	703	
Perte presque complète de l'usage du bras.	Dragueur.	60	554	
Perte d'une grande partie de l'usage du bras (lésion du crâne).	Parfumeur.	50	400	
— — (morsure) . . .	Charretier.	50	300	
Impotence relative du bras et surdité légère.	Terrassier.	40 1/2	365	
Impotence relative du bras droit.	Tonnelier.	29	250	
—	Charretier.	25	225	
—	Terrassier.	33 1/3	300	
Faiblesse considérable du bras.	Charretier.	14	100	1 300
Faiblesse et gêne légère (morsure).	Poseur de rails.	13 1/3	100	1 700
— (fracture).	Camionneur.	13 1/2	100	1 500
— (lésion du biceps).	Charretier.	11	100	1 250
— (fracture).	Terrassier.	10 1/2	95	1 200
— —	Scieur de pierres.	9	100	1 200
— —	Camionneur.	8	100	1 800
— —	Peintre.	8	90	1 890
— (contusion).	Boiseur.	7	71	1 500
— —	Débardeur.	8	60	1 100
Légère atrophie musculaire après fracture.	Palefrenier.	4 1/3	30	513
—	Manœuvre.	4 1/2	26	400

NATURE DES LÉSIONS	PROFESSION	RÉDUCTION DE VALEUR professionnelle.	RENTE ALLOUÉE	CAPITAL de RACHAT
Légère atrophie musculaire après fracture.	Journalier.	4	23	400
Limitation des mouvements du coude.	Charpentier.	30	360	
—	Électricien.	20	150	
—	Charretier.	11	90	1 200
—	Peintre.	10	100	1 800
—	Maçon.	9	100	1 245
—	Cocher livreur.	7	61	1 200
—	Cocher.	4 1/2	40	500
Gêne très légère du coude.	Raffineur.	2	16	300
—	Cocher.	0	0	300
Main droite.				
Perte de l'usage de la main (ankylose du pouce, perte des autres doigts).	Journalière.	89	400	
Perte de l'usage de la main (fracture compliquée du poignet).	Charretier.	75	500	
Perte de tous les doigts.	Menuisier.	60	588	
Impotence presque complète (brûlures).	Electricien.	61	800	
— (phlegmon).	Mécanicien.	60	400	
— —	Charretier.	60	540	
— —	Raboteur.	60	800	
Impotence presque complète (section des tendons).	Scieur.	53	600	
—	Maçon.	50	400	
— (brûlures).	Ouvrier prod. chimiques.	50	210	
Impotence partielle de la main (morsure à l'avant-bras).	Charretier.	40	400	
— (phlegmon)	Journalier.	40	210	
	Charron.	40	350	
Diminution de la force de préhension.	Terrassier.	26 1/2	200	

—	(amputation de la tête du 4e métacarp.)	Empl. Métropolitain.	25	300	
—	(phlegmon).	Charretier.	15	90	900
—	(contusion).	Cylindreur.	7	52	1 000
—	—	Terrassier.	6	54	1 000
—	(phlegmon).	Peintre.	5	54	652
—	. . . . . .	Scieur.	3 1/2	40	720
Entorse du poignet.		Ravaleur.	30	400	
Gêne et faiblesse du poignet après fracture.		Terrassier.	25	220	
—	—	Couvreur.	20	150	
—	—	Ciseleur.	15	112	
—	—	Maçon.	13	97	1 650
—	—	Puisatier.	12 1/2	90	1 550
—	—	Maçon.	12	100	1 900
—	—	Déménageur.	12	90	1 552
—	—	Journalier.	12	80	1 400
—	—	Bardeur.	11	100	1 245
—	—	Terrassier.	11	100	1 800
—	—	Menuisier.	11	100	1 790
—	—	Monteur.	11	70	1 400
—	—	Garçon de bureau.	10	100	1 600
—	—	Tapissier.	10	100	1 600
—	après entorse	Couvreur.	10	75	1 500
—	après fracture	Maçon.	9	67	1 300
—	—	Passementier.	8 1/4	100	1 600
—	—	Tailleur de pierres.	8	100	1 600
—	—	Peintre.	8	76	1 300
—	—	Garçon de magasin.	8	75	1 400
—	—	Journalier.	7 1/2	95	1 710
—	—	Miroitier.	7	63	1 200
—	après foulure	Maréchal-ferrant.	6	34	650
—	après fracture	Vitrier.	5	62	1 000
—	—	Blanchisseur.	4	32	458
—	—	Manœuvre.	3 1/2	25	480

NATURE DES LÉSIONS	PROFESSION	RÉDUCTION DE VALEUR professionnelle.	RENTE ALLOUÉE	CAPITAL de RACHAT
Gêne et faiblesse du poignet après fracture.	Livreur.	2 1/2	25	400
— (hystérie traumatique).	Scieur.	10	100	1 900
— —	Coltineur.	10	60	900
Pouce droit.				
Amputation du pouce droit.	Chaudronnier.	22	200	
—	Charretier.	14	100	1 836
Perte d'une phalange et demie.	Chaudronnier.	22	200	
Perte d'une phalange.	Terrassier.	12	96	1 824
—	Chocolatier.	12	72	
—	Chauffeur.	10	100	1 642
—	Cisailleur.	10	86	1 000
—	Scieur.	5 1/3	40	800
Perte de moitié de la deuxième phalange et raideur de l'articulation interphalangienne.	Maçon.	8	72	1 350
Perte de moitié de la deuxième phalange et raideur de l'articulation interphalangienne.	Journalier.	6	51	943
Perte de moitié de la deuxième phalange et raideur de l'articulation interphalangienne.	—	4 1/2	25	500
Perte de moitié de la deuxième phalange et raideur de l'articulation interphalangienne.	Menuisier.	4	30	600
Perte de substance à l'extrémité du pouce.	—	4 1/2	55	450
—	Maçon.	3 2/3	28	500
—	Blanchisseur.	3 1/2	27	500
—	Moulurier.	2	25	400
—	Serrurier.	1 1/3	10	200
—	Journalier.	0	0	200
Perte de l'usage du pouce (ankylose rigide).	Découpeuse.	30	157	

— —	—	25	100	1 934
— (perte des tendons extenseurs et fléchisseurs)	Charretier.	14 1/2	97	2 000
Ankylose des deux articulations	Journalier.	14	100	1 500
—	Paveur.	13 1/3	100	2 000
Ankylose de l'articulation interphalangienne	Charretier.	13	97	1 672
—	Charretier.	10 3/4	81	1 000
—	Forgeron.	10	90	900
—	Riveur.	8 1/3	100	1 700
—	Camionneur.	5 1/3	48	600
Lésion du tendon extenseur	Terrassier.	10	80	
Ankylose de l'articulation métacarpo-phalangienne	Fumiste.	12	83	1 260
— —	Charretier.	8	60	1 100
Limitation des mouvements du pouce	Manœuvre.	12	80	1 300
—	Ferrailleur.	10	100	1 650
—	Terrassier.	10	100	1 000
—	Imprimeur.	8	100	1 500
—	Serrurier.	6 2/3	60	1 200
—	Tonnelier.	4 1/2	52	800
—	Coltineur.	4	48	800
Gêne très légère	Serrurier.	3 1/2	15	300
—	Charretier.	3	38	800
—	Fumiste.	2	22	450
—	Garçon de magasin.	0	0	50
Pouce droit et autres doigts.				
Ankylose du pouce, de l'index et du médius	Couvreur.	43	300	
Raideur améliorable du pouce, ankylose de l'index et de l'annulaire, perte du médius et de l'annulaire	Calendreur.	42	420	
Perte d'une phalange du pouce et du médius, légère raideur articulaire des deux derniers doigts	Brocheur.	40	350	
Perte de la deuxième phalange du pouce, limitation des mouvements des autres doigts	Scieur.	38	450	

NATURE DES LÉSIONS	PROFESSION	RÉDUCTION DE VALEUR professionnelle.	RENTE ALLOUÉE	CAPITAL de RACHAT
Perte d'une phalange du pouce, moignon fixé à la main par une cicatrice, ankylose de l'index.	Scieur.	35	455	
Perte d'une phalange du pouce, de deux phalanges de l'index, limitation des mouvements des moignons.	Livreur.	30	300	
Limitation des mouvements des trois premiers doigts. . . .	Imprimeur.	30	365	
Limitation des mouvements du pouce et perte de l'index. . .	Garçon livreur.	20	100	2 000
Limitation des mouvements du pouce et de l'index.	Mécanicienne.	20	60	1 200
Ankylose de la deuxième articulation du pouce et gêne des mouvements de l'index.	Dégauchisseur.	14	100	1 950
Déformation de la deuxième phalange du pouce et gêne des deux derniers doigts.	Charretier.	13 1/2	100	2 000
Perte d'une phalange du pouce et de deux phalanges de l'index	Dégauchisseur.	11	100	2 000
Perte d'une phalange du pouce et ankylose de la deuxième articulation de l'index.	Scieur.	10	100	1 200
Index droit.				
Amputation de l'index.	Imprimeur.	15	190	
—	Empl. Cie de l'Est.	15	100	
—	Dégorgeur.	15	70	500
—	Conducteur-mécanicien.	12 1/2	150	
—	Terrassier.	12	100	1 200
—	Carrossier.	8 1/3	100	1 400
Perte de deux phalanges.	Mécanicien.	16	175	
—	Découpeuse.	15	73	920
—	Journalier.	12	75	1 500
—	Emboutisseur.	10 1/3	93	1 500
—	Charretier.	10	95	1 500
—	Menuisier.	10	76	1 600

—	Employé.	10	63	
—	Imprimeur.	9 1/2	55	1 100
—	Chauffeur.	7 1/4	58	1 050
—	Ajusteur.	7	90	1 800
Perte de la phalangette et ankylose de la deuxième articulation.	Pâtissier.	11	90	1 500
— —	Caoutchoutière.	10	37	750
— —	Chauffeur.	8	84	1 000
— —	Fondeur en caractères.	7 1/2	98	1 850
— —	Serrurier.	7	45	918
— —	Mécanicien.	7	89	1 400
— —	Manœuvre.	7	55	1 000
— —	Contremaître.	6 1/2	86	1 000
— —	Scieur.	6	50	950
— —	Tourneur sur métaux.	6	78	1 500
— —	Pointier.	6	36	750
— —	Homme de peine.	6	36	550
— —	Découpeuse.	5 1/3	25	468
— —	Camionneur.	5	45	720
— —	Typographe.	4	42	800
— —	Charretier.	3 2/3	25	600
— —	Fraiseur.	3 1/2	30	600
— —	Fumiste.	3	20	250
Perte des deux tiers de la phalangette.	Rabatteur.	4	33	500
Perte de moitié de la phalangette et gêne légère des mouvements.	Mécanicienne.	9	32	600
— —	Ferblantière.	6	15	300
— —	Perceur.	6	54	900
— —	Cartonnière.	5 1/2	21	400
— —	Découpeur.	4 1/4	51	1 000
— —	—	3 1/2	20	400
— —	Chaudronnier.	2 1/2	25	350
— —	Estampeur.	2 1/2	19	350
— —	Emboutisseur.	2	18	270
Perte de substance et gêne de la dernière articulation.	Magasinier.	4	42	850
— —	Charretier.	2	18	300

NATURE DES LÉSIONS	PROFESSION	RÉDUCTION DE VALEUR professionnelle.	RENTE ALLOUÉE	CAPITAL de RACHAT
Perte de substance et gêne de la dernière articulation. . . .	Ajusteur.	2	26	500
— —	Emboutisseur.	0	0	100
— —	Mécanicien.	0	0	175
— —	Journalier.	0	0	250
Ankylose des trois articulations et déformation.	Monteuse.	17	60	1 125
—	Jardinier.	15	100	1 200
—	Zingueur.	13 1/3	100	1 235
—	Manœuvre.	12	91	1 200
—	Garçon de lavoir.	10	90	1 393
—	Manœuvre.	9 1/3	70	1 200
Ankylose des deux dernières articulations.	Garçon de chantier.	15 1/2	70	900
—	Empl. Cie P.-L.-M.	15	143	
—	Journalière.	15	78	1 500
—	Mineur.	10	90	1 558
—	Tourneur.	4	32	
Raideur de l'articulation métacarpo-phalangienne.	Fumiste.	5	32	600
Arthrite —	Débardeur.	10	100	1 776
Ankylose de la deuxième articulation.	Baleinier.	6	30	600
—	Charcutier.	4	50	
—	Journalier.	3 1/2	25	500
—	Maçon.	1 1/2	15	250
Ankylose de la dernière articulation.	Typographe.	5	30	620
—	Raffineur.	3	21	400
—	Tourneur.	0	0	450
Lésion du tendon fléchisseur.	Imprimeuse.	12	31	610
— de la phalangette.	Mécanicien.	1 1/2	18	700
Limitation des mouvements du doigt.	Charretier.	11 1/2	85	1 400
—	Mécanicien.	11	66	1 108
—	Ajusteur.	8 1/2	75	1 500

—	Typographe.	8	84	1 650
—	Biseauteur.	8	80	1 600
—	Découpeuse.	8	40	780
—	Menuisier.	7 1/2	87	1 400
—	Garçon de lavoir.	7 1/2	70	1 300
—	Scieur.	7 1/2	40	700
Gêne très légère des mouvements.	Livreur.	4	50	700
—	Terrassier.	4	36	632
—	Scieur.	3 1/2	45	
—	Maçon.	3 1/2	33	500
—	Peintre.	3 1/2	25	500
—	Boulanger.	3 1/3	20	450
—	Manœuvre.	1 2/3	12	200
—	Manœuvre.	0	0	50
Index droit et derniers doigts.				
Quatre derniers doigts (perte de l'usage, brûlures).	Blanchisseuse.	65 1/2	350	
— (perte de deux phalanges).	Fondeur en cuivre.	53 1/3	400	
— (section des tendons).	Menuisier.	40	260	
— (limitation des mouvements).	Poseur.	35	315	
— (gêne des mouvements).	Maçon.	15	100	1 800
— —	Cocher.	7	65	800
— —	Charretier.	7	52	970
— —	Débardeur.	5	45	700
Index et médius (ankylose des trois articulations).	Outilleur.	32	202	
— —	Lithographe.	25	300	
— (diminution de force de préhension).	Lamineur.	25	150	
— (limitation des mouvements).	Caoutchoutière.	15 1/2	70	
— —	Tireur à la fraise.	15	99	1 500
— (perte des phalangettes).	Mouleur.	14	100	1 925
— —	Estampeur.	10 1/2	100	1 850
— (perte de moitié des phalangettes).	Ouv. en charnières.	6	24	500
— —	Manœuvre.	5 1/4	50	1 000

NATURE DES LÉSIONS	PROFESSION	RÉDUCTION DE VALEUR professionnelle.	RENTE ALLOUÉE	CAPITAL de RACHAT
Index et médius (lésions des tendons fléchisseurs).	Peintre.	5	60	1 000
— (perte de substance).	Employée.	4	20	400
— —	Emboutisseur.	4	20	300
— (gêne très légère).	Découpeur.	3	30	400
Perte de l'index, du médius et d'une phalange de l'annulaire.	Menuisier.	31	280	
Ankylose de la dernière articulation de l'index, perte de la phalangette du médius et de l'annulaire.	Employé.	13	97	1 500
Gêne légère de l'index, du médius et de l'annulaire. . . .	Scieur.	11 1/2	95	1 000
Ankylose de la dernière articulation de l'index et raideur des deux dernières articulations des deux derniers doigts. . . .	Journalière.	8	28	500
Gêne très légère de l'index et de l'annulaire.	Toupilleur.	2 1/2	30	600
Médius droit.				
Amputation du médius droit.	Menuisier en voitures.	16	175	
—	H. d'éq. Cie Ouest.	12	82	1 500
—	—	10	82	
—	Charretier.	10	60	1 100
—	Biscuitier.	8 2/3	100	2 000
—	Journalier.	6	50	850
Perte de deux phalanges du médius.	H. d'éq. Cie Ouest.	11	100	1 087
—	Maçon.	8	57	800
—	Serrurier.	7	52	1 071
—	Terrassier.	5	35	625
Perte de la phalangette et ankylose des articulations. . . .	Charretier.	10	83	1 092
Perte de la phalangette.	Serrurier.	5	56	750
—	Mécanicien.	4 1/2	55	600
—	Manœuvre.	4 1/2	42	800
—	Charretier.	4	34	

—	Charron.	3	38	530
—	Forgeron.	2 1/4	26	500
Perte de l'os de la phalangette.	Charretier.	5	44	472
Perte de moitié de la phalangette.	Mécanicien.	4	46	600
—	—	4	36	
—	Poseur de rails.	2	16	350
—	Tréfileur.	1 1/2	25	500
Perte de substance à l'extrémité du doigt.	Journalier.	3	27	500
—	Confiseur.	0	0	100
Ecrasement de la phalangette.	Démolisseur.	5	54	850
Ankylose des trois articulations (en demi-flexion).	Frappeur.	13	95	1 200
— —	Boulanger.	12	80	1 550
—	Charcutier.	9	65	
—	Journalier.	9	85	1 640
—	Ebéniste.	8 1/2	90	1 350
—	Parqueteur.	8	100	1 200
—	Charretier.	8	60	865
Ankylose des deux dernières articulations (demi-flexion).	Tourneur.	8	92	1 300
— —	Journalière.	8	33	600
— —	Employée.	6	37	700
—	Chauffeur.	9 1/2	100	1 400
—	Mécanicien.	8	80	1 300
—	H. d'éq. Cie Orléans.	8	69	1 231
—	Manœuvre.	7	60	960
Ankylose de la dernière articulation.	Tôlier.	4 1/2	55	950
—	Ebéniste.	1	9	200
Lésion du tendon extenseur.	Couvreur.	10	90	1 600
—	Cordonnier.	4	51	975
Lésion du tendon fléchisseur.	Journalier.	2 1/2	20	400
Limitation des mouvements.	Mouleur.	6 1/2	72	600
—	Affuteur.	6	48	500
—	Journalier.	5	45	500
—	Chaudronnier.	3	36	576
Gêne très légère.	Frappeur.	0	0	100

NATURE DES LÉSIONS	PROFESSION	RÉDUCTION DE VALEUR professionnelle.	RENTE ALLOUÉE	CAPITAL de RACHAT
Médius droit et derniers doigts.				
Amputation du médius, ankylose de l'annulaire et limitation des mouvements de l'auriculaire.	Meuleur.	35	407	
Raideur du médius et ankylose en demi-flexion des deux derniers doigts.	Journalière.	34	99	1 400
Ankylose rétractée des trois derniers doigts.	Peintre.	27	300	
Limitation des mouvements du médius et de l'auriculaire et perte de l'annulaire.	Aide maçon.	25	180	
Limitation des mouvements du médius et de l'auriculaire et perte de l'annulaire.	Raffineur.	18	120	
Perte de l'usage des trois derniers doigts.	Scieur.	22	250	
Limitation des mouvements des trois derniers doigts. . . .	Brocheur.	21	200	
— —	Chaudronnier.	13 1/2	100	1 650
Ankylose du médius, gêne légère des doigts voisins.	Garçon de lavoir.	12	72	870
Perte de substance aux trois derniers doigts.	Livreur.	2	12	200
Gêne de la dernière articulation des trois derniers doigts. . .	Mécanicien.	1	12	300
Médius et annulaire : perte de deux phalanges.	Mécanicien.	8	97	1 405
— perte de deux phalanges du médius et gêne de l'annulaire.	Estampeuse.	13	75	1 450
— limitation des mouvements.	Plombier.	12	100	1 800
— perte de moitié des phalangettes. . . .	Journalier.	11 1/4	90	900
— — . . .	Tréfileur.	10	60	1 200
— gêne très légère des mouvements. . .	Fumiste.	7	65	1 000
— perte de substance.	Mandrineur.	4 1/2	27	550
— —	Menuisier.	3	18	450
— —	Emboutisseur.	2	16	325
— —	Journalier.	1 1/2	15	300

Annulaire droit.				
Amputation de l'annulaire	Manœuvre.	11	60	650
—	Minotier.	10	94	1 300
—	Mécanicien.	8	80	1 200
Perte de deux phalanges	Découpeuse.	10	25	500
—	Margeur.	6	36	741
Perte de la phalangette	Menuisier.	4 1/2	50	800
—	Verrier.	4	25	500
—	Tapissier.	3	30	360
Perte de moitié de la phalangette (et gêne légère)	Maçon.	5 1/4	37	400
—	Imprimeur.	4	42	825
—	Chauffeur.	4	34	650
—	Bardeur.	3	25	400
—	Fondeur.	2 1/2	22	400
—	Tréfileur.	1	15	200
Perte de substance (et gêne légère)	Palefrenier.	4 1/2	40	600
—	Chocolatier.	1 1/2	15	250
Ankylose en demi-flexion des trois articulations	Menuisier.	8 1/3	75	1 200
—	Mineur.	8	96	
Ankylose de la dernière articulation	Limeur.	4	37	687
—	Forgeron.	4	28	400
—	Journalière.	3	10	250
—	Cocher.	2 1/4	20	350
—	Journalier.	2	13	200
Gêne légère des mouvements du doigt	Chauffeur.	4	30	600
—	Tailleur de pierres.	3	36	216
—	Ajusteur.	3	29	600
—	Toupilleur.	1 1/2	18	300
—	Débardeur.	0	0	200
Annulaire et auriculaire droits.				
Limitation des mouvements (phlegmon)	Chauffeur.	15	100	1 418

NATURE DES LÉSIONS	PROFESSION	RÉDUCTION DE VALEUR professionnelle.	RENTE ALLOUÉE	CAPITAL de RACHAT
Limitation des mouvements (lésion des tendons fléchisseurs).	Charpentier.	12	100	1 600
— —	Charretier.	11	75	850
— (raideur des deux dernières articulations).	Journalier.	10	100	1 840
— —	Mécanicien.	10	90	1 236
Limitation des mouvements (perte de substance).	Electricien.	7 1/2	72	800
— —	Margeur.	4 1/2	25	500
Perte de deux phalanges et demie à l'annulaire et déformation de l'auriculaire.	Emboutisseuse.	10	55	1 000
Auriculaire droit.				
Amputation de l'auriculaire.	Mécanicien.	8	100	1 450
—	Découpeuse.	8	36	600
—	Charretier.	7	42	500
Perte de deux phalanges.	Mécanicien.	8 1/3	100	
—	Manœuvre.	6 2/3	50	550
—	Moulurier.	7	32	500
Perte de la phalangette.	Dégauchisseur.	3 1/2	28	400
—	Mécanicien.	3	30	500
—	Menuisier.	2	25	500
—	Raboteur.	1 1/3	10	200
Perte de moitié de la phalangette.	Margeuse.	4	30	615
—	Tôlier.	2 1/4	15	300
—	Découpeur sur bois.	2	12	250
Perte de substance.	Carreleur.	0	0	50
Ankylose des trois articulations.	Menuisier.	7	80	1 000
— (en rétraction).	Ajusteur.	7	45	700
— —	Camionneur.	6 1/2	45	900

— (en demi-flexion).	Fondeur en caractères.	6	61	1 250
Ankylose des deux dernières articulations (flexion complète).	H. d'éq. Cie Ouest.	10	65	
— (rigidité).	Ajusteur.	8	84	1 600
— (demi-flexion). . .	Manœuvre.	5	30	600
— — . . .	Employé.	4	55	1 000
— — . . .	Poseur.	3 1/2	29	460
— — . . .	Serrurier.	3 1/3	30	500
— — . . .	Frappeur.	2 1/2	15	400
Flexion hystérique du doigt dans la paume.	Coltineur.	12	90	2 000
Section du tendon fléchisseur	Contremaître.	8 1/3	100	1 500
Limitation des mouvements.	Maçon.	4	32	640
—	Etameur.	3	24	400
Limitation des mouvements.	Pouceur.	3	30	500
—	Charretier.	2 1/2	19	300
—	Carentier.	2	25	350
Épaule gauche.				
Arthrite scapulo-humérale.	Démolisseur.	33 1/3	250	
—	Menuisier.	27 1/4	300	
Limitation des mouvements.	Empl. Cie Est.	25	250	
—	Mécanicien.	25	235	
—	Terrassier.	20	180	
Gêne des mouvements (arthrite).	Charretier.	15	90	1 400
— (fracture de clavicule).	—	14	94	1 230
—	Maçon.	13 1/3	100	1 600
— (fracture de clavicule).	H. de peine.	13	68	1 200
—	Cocher.	10 1/2	88	900
—	—	10	84	575
— (fracture de clavicule).	Manœuvre.	10	75	1 400
— (luxation).	Garçon de magasin.	10	78	1 200
— (arthrite).	Camionneur.	8 1/2	68	1 200
— —	Chaudronnier.	8	100	1 800
— (luxation).	Maçon.	8	100	1 350

NATURE DES LÉSIONS	PROFESSION	RÉDUCTION DE VALEUR professionnelle.	RENTE ALLOUÉE	CAPITAL de RACHAT
Gène des mouvements (luxation).	Coltineur.	8	96	1 000
— (fracture de clavicule).	Débardeur.	8	72	995
— (arthrite).	Maçon.	8	60	950
— —	—	7 3/4	76	1 294
— (fracture de clavicule).	Badigeonneur.	6	67	1 200
— (arthrite).	Mineur.	6	74	1 216
— (luxation).	Menuisier.	6	72	1 400
— (contusion).	Ravaleur.	6	61	1 000
— —	Charretier.	5	30	800
— (subluxation scapulo-humérale). . . .	Marbrier.	5	50	600
Gène très légère (fracture de clavicule).	Ravaleur.	2 1/2	30	300
—	Couvreur.	1	15	250
Bras gauche.				
Amputation du bras près de l'épaule.	Briquetier.	65	516	
—	H. d'éq. Cie Nord.	60	534	
Amputation à la moitié du cubitus.	Charretier.	60	450	
Amputation de l'avant-bras.	Ponceur.	60	550	
Atrophie musculaire, ankylose du coude, paralysie de deux doigts.	Cocher livreur.	66	380	
Perte de l'usage du bras.	Mécanicien.	65	731	
— (névrite).	Facteur Cie Ouest.	60	500	
— (fracture compliquée).	Charretier.	60	576	
— (morsure de cheval).	—	56	350	
— (atrophie et limitat. des mouvements).	H. de peine.	50	450	
Névrite du plexus brachial.	Terrassier.	25	281	
Gêne et faiblesse (après fracture).	Caoutchoutière.	18	100	1 200
— —	Monteur en fer.	15	155	

— —	Maçon.	14	100	911
— —	Laveur de carreaux.	8 2/3	26	500
— —	Maçon.	8 1/2	100	1 488
— —	Charpentier.	8	100	1 800
— (après morsure).	Charretier.	8	60	900
— (après phlegmon).	Fumiste.	7	63	1 200
— (après fracture).	Polisseur.	7	42	800
— —	Terrassier.	6	54	1 000
— —	Déménageur.	5 1/2	45	750
— —	Charretier.	5	45	700
— —	Maçon.	5	36	600
— —	Charretier.	4	20	200
— —	Cocher.	2	19	300
— —	Charretier.	0	0	300
Limitation des mouvements du coude gauche.	Couvreur.	35	289	
—	Peintre.	25	225	
—	Charretier.	11	100	1 800
—	Coltineur.	6	30	500
—	Lampiste.	5	34	650
—	Charretier.	4 3/4	38	600
—	Teinturier.	4	45	800
Gêne insignifiante.	Compteur de sacs.	3	11	150
Main gauche.				
Amputation de la main gauche.	Typographe.	53 1/3	560	
Perte de l'usage de la main.	Pâtissier.	66	333	
—	Electricien.	50	400	
— (ankylose de tous les doigts)	Toupilleur.	50	365	
— —	Menuisier.	50	262	
— —	Cocher.	50	609	
—	Blanchisseuse.	48	225	
— (pseudarthrose du radius).	Mécanicien.	45	575	
— (fracture du radius).	Maréchal.	44 1/2	500	

NATURE DES LÉSIONS	PROFESSION	RÉDUCTION DE VALEUR professionnelle.	RENTE ALLOUÉE	CAPITAL de RACHAT
Section des tendons fléchisseurs de tous les doigts..	Tonnelier.	43 1/4	500	
Perte partielle de l'usage de la main..	Coupeur.	40	350	
Déformation du poignet, faiblesse des quatre derniers doigts.	Menuisier.	33 1/3	360	
Lésion des tendons de tous les doigts..	Graveur sur verre.	30	270	
Gêne des mouvements des doigts (brûlures).	Journalier.	13	65	1 250
— (morsure).	Charretier.	10	60	1 100
Gêne des mouvements des doigts (hystérie)..	Maçon.	8	60	1 146
Immobilité du poignet et faiblesse de la main..	—	35	425	
Limitation des mouvements du poignet..	Pelletier.	20	200	
—	Journalier.	13 1/3	100	1 700
—	Plâtrier.	13 1/3	100	1 980
—	Corroyeur.	13	97	755
—	Démolisseur.	12	90	1 250
—	Couvreur.	11	78	1 600
—	Charretier.	12	81	1 093
—	Typographe.	10 2/3	100	755
—	Journalier.	10	85	1 223
—	Menuisier.	10	100	1 200
—	Bourrelier.	10	75	1 150
—	Ajusteur.	9	97	1 950
—	Mécanicien.	9	90	1 650
—	Bardeur.	9	80	1 100
—	Voilier.	8 1/3	75	1 200
—	Terrassier.	8	72	700
—	Monteur en fer.	8	65	1 087
—	Charretier.	7	35	650
—	Charpentier en fer.	6	90	1 387
—	Maçon.	5	52	1 025
—	Charretier.	5	41	520

—	Couvreur.	4 1/2	45	1 000
Gêne légère du poignet.	Charretier.	4	30	400
—	Garçon de lavoir.	3	31	579
—	Charpentier.	3	40	720
—	Maçon.	2	15	300
—	Manœuvre.	1 1/2	20	350
—	Journalier.	0	0	150
Pouce gauche.				
Amputation du pouce gauche.	Menuisier.	16 2/3	200	
—	Charretier.	15	100	1 800
—	Appr. cartonnier.	14	65	1 350
—	Journalier.	12	100	1 500
Perte d'une phalange.	Cimentier.	13	164	
—	Tourneur.	12	100	1 650
—	Ajusteur.	10	100	1 852
—	Maçon.	10	100	1 800
—	Charron.	10	99	1 800
—	Mineur.	9	85	1 280
—	Sellier.	8 1/2	100	1 200
—	Blanchisseuse.	8	30	450
Perte de moitié de la deuxième phalange.	Garçon de lavoir.	10	91	1 776
—	Toupilleur.	8 1/2	90	1 500
—	Maçon.	8	96	1 800
—	Outilleur.	8	87	1 200
—	Tôlier.	5	30	600
—	Tôlier.	4 2/3	60	1 000
—	Maçon.	4 1/2	55	750
—	Cisailleur.	4	32	600
—	Emballeur.	4	25	450
Perte de un tiers de la deuxième phalange.	Estampeur.	3 1/3	20	400
—	Boutonnier.	3	27	500
—	Ajusteur.	2	25	500

NATURE DES LÉSIONS	PROFESSION	RÉDUCTION DE VALEUR professionnelle.	RENTE ALLOUÉE	CAPITAL de RACHAT
Perte de un tiers de la deuxième phalange.	Découpeur.	1	9	200
—	Tabletier.	0	0	200
Perte de l'os de la deuxième phalange (ongle conservé)	Brocheuse.	8	44	734
— —	Emballeur.	7 1/2	61	1 100
Perte de substance à l'extrémité du doigt.	Cableuse.	8	25	400
—	Emboutisseuse.	1 3/4	12	200
—	Tôlier.	0	0	350
—	Estampeuse.	0	0	100
—	Scieur.	0	0	70
—	Manœuvre.	0	0	10
Déformation de la deuxième phalange.	Maçon.	1 1/2	15	300
Raideur des deux articulations.	Terrassier.	11	100	1 740
—	Manœuvre.	10	100	1 939
—	Tourneur.	10	100	1 900
—	Maréchal.	8 1/3	100	1 260
Ankylose de l'articulation métacarpo-phalangienne.	Manœuvre.	8	68	1 050
Ankylose de l'articulation interphalangienne.	Débardeur.	8 1/2	83	1 200
—	Serrurier.	8	90	1 440
—	Casseur de ferrailles.	6 1/4	65	1 200
—	Marinier.	6	55	500
—	Serrurier.	5 1/2	45	700
—	Tripier.	4	36	746
—	Aide camionneur.	3 1/4	20	360
Lésion du tendon extenseur.	Repousseur.	8	97	2 000
—	Bouchonnier.	7 1/2	83	1 575
—	Menuisier.	7 1/2	70	
Limitation des mouvements du pouce.	Chaudronnier.	8 1/2	100	1 900
—	Mécanicien.	8 1/3	100	1 660
—	Charbonnier.	8	99	1 529

—	Perceur.	8	55	800
—	Charpentier en fer.	7	80	1 334
—	Receveur.	7	40	800
—	Menuisier.	6	62	1 000
—	Forgeron.	6	66	1 130
—	Dentelière.	6	36	750
—	Ajusteur.	5	70	1 065
—	Maréchal ferrant.	5	55	1 000
—	Chaudronnier.	4	26	500
—	Frappeur.	3 1/2	25	500
—	Riveur.	3	26	500
—	Garçon de magasin.	3	22	400
—	Terrassier.	2 1/2	22	400
—	Menuisier.	2 1/4	27	500
—	Toupilleur.		20	320
Pouce gauche et autres doigts.				
Perte d'une phalange du pouce, des trois phalanges du médius et de deux phalanges de l'annulaire.	Scieur.	2 45	540	
Perte du pouce, gêne légère des autres doigts.	Ajusteur (58 ans).	40	427	
Perte de l'usage du pouce et du médius, gêne des autres doigts.	Electricien.	40	390	
Perte du pouce, limitation des mouvements de l'index. . . .	Typogr. Imp. Nat.	35	270	
Immobilité du pouce et de l'index.	Wattmann.	35	300	
Perte de moitié d'une phalange du pouce, de la phalangette de l'index et de deux phalanges du médius et de l'annulaire. .	Emballeur.	34	300	
Perte du pouce et ankylose du médius.	Scieur.	30	300	
Perte de moitié d'une phalange du pouce, de deux phalanges de l'index, raideur du médius, perte de la phalangette de l'annulaire.	Caoutchoutier.	20	350	
Limitation des mouvements du pouce, de l'index et du médius.	Charretier.	13 1/3	100	1 800
— du pouce et de l'index.	Scieur.	12 1/3	100	2 033
Légère lésion du pouce et perte de la phalangette de l'index. .	Chauffeur V de Paris.	10	110	

NATURE DES LÉSIONS	PROFESSION	RÉDUCTION DE VALEUR professionnelle.	RENTE ALLOUÉE	CAPITAL de RACHAT
Gêne très légère du pouce et de l'index.	Maçon.	5	37	750
—	H. de peine.	2 1/2	18	400
Index gauche.				
Amputation de l'index.	Employé.	13	90	1 700
—	Palefrenier.	12 1/2	110	
—	Manœuvre.	12	81	1 200
—	Terrassier.	11	99	1 800
Perte de deux phalanges.	Tourneur.	15 1/2	200	
—	Garç d'atelier.	15	115	
—	Mécanicien.	12	100	1 800
—	Charpentier.	8 1/2	100	1 600
—	Mouleur.	8 1/4	100	1 600
—	Mécanicien.	8	100	1 600
—	Etireur.	8	90	1 400
—	Scieur.	6	70	1 000
Perte d'une phalange et demie.	Manœuvre.	11	41	833
—	Découpeur.	7	63	1 200
—	Découpeur.	7	40	800
—	Manœuvre.	6 1/2	60	950
Perte de la phalangette.	Estampeuse.	10	60	1 200
—	Journalier.	8 1/2	45	900
—	Typographe.	6	65	1 200
—	Scieur.	6	45	650
—	Ouvrière en ouate.	6	23	300
—	Chaudronnier.	4 1/3	30	540
—	Cartonnier.	4	36	450
Perte de moitié de la phalangette.	Moulurier.	7 1/2	97	1 800

—	Découpeuse.	6 1/2	30	600
—	Journalière.	6 1/4	25	500
—	Toupilleur.	3 1/3	40	750
—	Ajusteur.	2	20	400
—	Tourneur en cuivre.	1 1/2	14	250
Perte de substance à l'extrémité du doigt.	Verrier.	4	36	570
—	Serrurier.	3	20	500
—	Apprenti.	3	14	225
—	Savonnière.	3	10	200
—	Livreur.	2 1/2	18	350
—	Terrassier.	2	10	200
—	Emboutisseuse.	0	0	300
—	Découpeur.	0	0	150
Perte de l'os de la phalangine et de la phalangette (peau et os conservés).	Emboutisseur.	10	70	
Perte de l'os de la phalangette (ongle conservé).	Confiseur.	5 1/2	35	800
Déformation de la phalangette et limitation de mouvements.	Journalier.	12	80	1 400
— —	Menuisier.	5 1/2	40	500
— —	Découpeuse.	5	22	400
— —	Mineur.	4	41	732
Ankylose des trois articulations.	Forgeron.	15	182	
—	Manœuvre.	12	96	1 161
—	Démolisseur.	12	99	1 700
—	Camionneur.	10	80	1 500
—	Plombier.	10	100	1 800
—	Employé Cie Orléans.	10	56	1 097
—	Fumiste.	9	60	600
—	Toupilleur.	8	80	1 250
—	Maçon.	7	63	1 071
Ankylose des deux dernières articulations.	Électricien.	10 1/2	95	1 841
—	Couleur.	8 1/2	100	1 533
—	Parfumeur.	8	60	900
—	Chaudronnier.	8	88	1 511
—	Cocher livreur.	7	54	970

NATURE DES LÉSIONS	PROFESSION	RÉDUCTION DE VALEUR professionnelle.	RENTE ALLOUÉE	CAPITAL de RACHAT
Ankylose des deux dernières articulations.	Journalier.	6	50	775
—	Estampeur.	5	50	600
Ankylose de la deuxième articulation.	Tonnelier.	9	100	1 600
—	Cardeur.	9	40	859
—	Homme d'éq. Cie Ouest.	4	26	
Ankylose de la dernière articulation.	Vétérinaire.	4	30	500
—	Menuisier.	3	32	550
—	Serrurier.	3	30	900
—	Tourneur.	2 1/2	25	500
Limitation des mouvements du doigt.	Moulurier.	8	85	1 700
—	Emballeur.	6	60	1 100
—	Menuisier.	6	60	
—	Journalier.	4 2/3	35	700
— (brûlures).	Électricien.	4	40	700
—	Livreur.	4	36	500
—	Camionneur.	3 1/2	38	600
— (arthrite).	Maçon.	3 1/2	31	500
— (lésion des tendons fléchisseurs).	Tourneur.	2 1/2	25	500
—	Charpentier.	1 1/2	12	250
— (cicatrice).	Dégorgeur.	0	0	250
Index gauche et derniers doigts.				
Perte de l'usage des quatre derniers doigts.	Vidangeur.	50	600	
—	Menuisier.	50	534	
—	Fraiseur.	40	440	
—	Estampeur.	40	420	
[illegible]	[illegible]			

Perte d'une phalange et demie de l'index et de deux phalanges à l'annulaire et à l'auriculaire.	Menuisier.	38	370	
Perte d'une phalange de l'index et du médius, ankylose des moignons.	Scieur.	30	360	
Limitation des mouvements des quatre derniers doigts. . . .	Chauffeur.	31	300	
—	Teinturier.	30	350	
—	Toupilleur.	27	300	
—	Garçon meunier.	23	200	
Perte de l'index, ankylose de l'annulaire.	Tanneur.	26 2/3	200	
Perte de la phalangette aux 2e, 3e et 4e doigts.	H. d'éq. Cie Est.	25	150	
Perte de deux phalanges à l'index et au médius	Toupilleur.	20	275	
Perte de l'index et de deux phalanges du médius.	Tourneur.	20	240	
Index, médius et annulaire : limitation des mouvements. . .	Serrurier.	20	150	
— — . . .	Tourneur.	15	152	
— — . . .	Fumiste.	15	100	2 000
— — . . .	Manœuvre.	15	100	1 719
— — . . .	Gainier.	15	100	1 100
— perte de substance, gêne légère.	Raffineur.	13 1/3	100	1 700
— —	Journalière.	10	35	650
— —	Maroquinier.	8 1/2	100	1 600
— —	Briqueteur.	8	63	1 200
— —	Découpeur sur métaux.	8	56	1 033
— gêne très légère.	Tourneur.	4	52	850
Index et médius : perte de deux phalanges.	Mégissier.	14 1/4	100	2 000
— perte de moitié des phalangettes.	Manœuvre.	11 1/2	100	2 000
— —	Tôlier.	2	96	1 940
— perte de substance.	Margeur.	2 1/2	20	400
— limitation des mouvements.	Mécanicien.	20	247	
— —	Palefrenier.	12	90	1 800
— —	Menuisier.	10	100	1 850
— —	Estampeur.	7	80	1 200
— raideur de la dernière articulation. . . .	Mécanicien.	4 1/4	50	500
Ankylose en demi-flexion des deux dernières articulations de l'index et de l'auriculaire.	Outilleur.	9 1/2	98	1 260

NATURE DES LÉSIONS	PROFESSION	RÉDUCTION DE VALEUR professionnelle.	RENTE ALLOUÉE	CAPITAL de RACHAT
Gêne très légère des mouvements des quatre derniers doigts.	Limousineur.	11	100	1 150
— —	Fraiseur.	11	92	1 100
— —	Charpentier en fer.	10	100	
— —	Fumiste.	4 1/2	45	700
Médius gauche.				
Amputation du médius	Charretier.	10	60	1 100
—	—	7 1/4	65	950
Perte de deux phalanges	Lanternier.	15	135	
—	Ajusteur.	11	100	
—	Toupilleur.	10	60	1 000
—	Perceuse.	8 3/4	40	750
Perte d'une phalange et demie	Ouvr. des tabacs.	12	130	
—	Bardeur.	6 1/3	57	1 000
Perte de la phalangette	Empl. Cie Ouest.	6	51	
—	Margeuse.	6	24	500
—	Toupilleur.	5	61	850
—	Estampeur.	5	50	500
—	Ferblantier.	5	30	500
—	Femme de chambre.	4 1/2	32	500
—	Tourneur.	4	49	900
—	Fraiseur.	4	49	800
—	Menuisier.	3	36	684
Perte de moitié de la phalangette	Cartonnière.	7	16	300
—	Maçon.	5 1/2	53	1 000
—	Mécanicienne.	5	25	500
—	Charretier.	4	28	559
—	Charron.	4	35	630
—	Scieur.	4	27	

—	Typographe.	3	28	400
—	Mécanicien.	1 1/2	12	250
—	Moulurier.	1/2	17	300
Perte de un tiers de la phalangette.	Conduct. de machine.	2	12	240
Perte de substance à l'extrémité du doigt.	Tourneur sur métaux.	2	25	325
—	Mécanicien.	1 1/2	10	200
—	—	0	0	350
Ankylose des trois articulations et déformation.	Manœuvre.	5 1/3	100	1 800
—	Mécanicien.	14	140	
—	H. d'éq. Cie Ouest.	10	104	
—	Chauffeur.	17	50	900
—	Scieur.	7	83	1 500
—	Mégissier.	6	50	1 000
—	Cocher.	6	50	865
Ankylose des deux dernières articulations.	Sellier.	8	98	1 800
—	Minerviste.	8	30	600
—	Mécanicien.	6	45	921
—	Doreur.	5	50	500
—	Charretier.	5	45	800
Limitation des mouvements de deux articulations.	Journalier.	5	15	300
—	Briqueteur.	4 1/2	32	600
—	Serrurier.	3 1/3	35	700
—	Toupilleur.	2	25	500
—	Charretier.	2	15	300
Ankylose en flexion de la deuxième articulation.	Verrier.	6	58	1 150
Ankylose de la dernière articulation.	Mécanicien.	5 1/2	65	950
—	Découpeuse.	4	12	250
—	Mécanicien.	1	8	100
Perte du tendon fléchisseur.	Poseur.	6 2/3	40	500
Écrasement de l'extrémité de la phalangette.	Ajusteur.	1 1/2	15	300
Médius gauche et derniers doigts.				
Perte presque complète de l'usage des trois derniers doigts. . .	Menuisier.	35	260	

NATURE DES LÉSIONS	PROFESSION	RÉDUCTION DE VALEUR professionnelle.	RENTE ALLOUÉE	CAPITAL de RACHAT
Perte presque complète de l'usage des trois derniers doigts.	Déchargeur.	27	200	
—	Conducteur.	26	365	
—	Biseauteur.	20	200	
Perte de deux phalanges au médius, gêne légère des doigts voisins.	Vitrier.	9	100	
Limitation des mouvements des trois derniers doigts.	Biscuitière.	10	30	600
—	Forgeron.	8	100	1 700
Médius et annulaire : ankylose complète	Découpeur.	15	60	
— perte des phalangettes et raideur.	Estampeur.	12	100	2 000
— —	Toupilleur.	10	100	1 468
— —	Raffineur.	8	60	1 200
— perte de moitié des phalangettes.	Journalier.	7	61	1 200
— perte de substance	Charron.	5 1/2	61	1 000
— —	—	4	42	846
— —	Maréchal.	1 1/2	15	300
— limitation des mouvements.	Charpentier en fer.	13	97	1 000
— —	Manœuvre.	10	78	1 480
— —	Talonnier.	9	90	1 750
— —	Toupilleur.	8	100	1 250
— —	Imprimeur.	8	72	1 500
— —	Ebéniste.	8	72	1 467
— —	Blanchisseuse.	7	32	600
— —	Emballeur.	6 2/3	70	1 200
— —	Journalière.	6 2/3	30	600
— —	Déménageur.	5	45	700
— —	Menuisier.	2	21	400
— —	Plombier.	2	22	400
Annulaire gauche.				
Amputation de l'annulaire et de la tête du métacarpien.	Tonnelier.	9	69	1 350

—	H. d'éq. Cie Ouest.	10	60	1 200
—	Manœuvre.	8	100	1 800
Perte de deux phalanges.	—	8	69	800
—	Camionneur.	6 1/2	48	1 000
Perte d'une phalange et demie.	Ajusteur.	6 2/3	80	1 600
Perte de la phalangette (et déformation).	Homme de peine.	8	50	800
— (et raideur articulaire).	Surveill. Cie Ouest.	6 2/3	56	
—	Mécanicien.	4 1/2	53	1 000
—	Menuisier.	4	25	500
—	Charretier.	4	25	500
—	Menuisier.	3 1/2	25	400
—	Surveillant.	3	25	430
—	Tréfileur.	2	20	400
Perte de moitié de la phalangette.	Découpeuse.	4	12	250
—	Mécanicien.	1 2/3	10	200
—	Appr. serrurier.	1 2/3	10	200
—	Ajusteur.	1 1/2	15	300
Perte de substance à l'extrémité du doigt.	Scieur.	1	7	150
—	Tourneur.	1	6	120
—	Débardeur.	0	0	250
—	Peintre.	0	0	250
—	Empl. Métropolitain.	0	0	100
—	Manœuvre.	0	0	50
—	Mécanicien.	0	0	0
Perte de l'usage du doigt.	Raffineur.	13	99	1 400
—	Toupilleur.	8	88	1 724
—	Dégraisseur.	7	86	1 500
Perte des tendons fléchisseurs.	Charretier.	10	75	1 200
Limitation des mouvements du doigt.	Journalier.	8	60	1 102
—	Fraiseur.	7 1/2	38	
—	Journalier.	6 2/3	50	500
—	Terrassier.	3 1/3	30	400
—	Moulurier.	3	40	773
Gêne légère.	Homme de peine	3 1/4	16	300

NATURE DES LÉSIONS	PROFESSION	RÉDUCTION DE VALEUR professionnelle.	RENTE ALLOUÉE	CAPITAL de RACHAT
Gène légère	Chaudronnier.	2	16	325
—	Manœuvre.	0	0	100
Annulaire et auriculaire gauches.				
Perte de deux phalanges à l'annulaire et ankylose de l'auriculaire.	Terrassier.	19	170	
Perte de deux phalanges aux deux doigts	Menuisier.	12	100	2 000
Ankylose en demi-flexion des deux doigts	Monteur.	10	88	1 200
—	Journalier.	10	70	750
Diminution de force de préhension	Charbonnier.	8	68	1 200
—	Cocher livreur.	8	56	1 084
—	Scieur de long.	5 1/2	57	775
—	Tôlier.	5 1/2	58	800
Ankylose de la dernière articulation	Peintre.	2 1/2	26	500
Auriculaire gauche.				
Amputation de l'auriculaire	Empl. Cie P.-L.-M.	10	120	
—	Menuisier.	9	73	1 446
—	Palefrenier Cie Orléans.	8	58	1 139
—	Margeur.	8	48	1 000
—	Journalier.	7	55	1 200
—	Scieur.	6 2/3	50	800
Perte de deux phalanges	Débardeur.	5	40	500
—	Laveur de carreaux.	10	48	600
—	Emballeur.	3	30	500
Perte d'une phalange et demie	Ouvr pap peints.	1 1/2	25	500
—	Confiseur.	5	30	600
—	Manœuvre.	4	31	568

Perte de la phalangette (et limitation des mouvements). . .	Mécanicien.	5	40	750
—	Mégissier.	4	45	600
—	Toupilleur.	2	17	350
—	Tailleur de pierres.	1 1/2	19	300
—	Mécanicien.	1	10	200
Ankylose des trois articulations (flexion complète).	Serrurier.	6	51	1 008
— (demi-flexion)	Menuisier.	5	60	1 000
—	Blanchisseur.	5	40	530
—	Terrassier.	5	36	700
—	Scieur.	4	25	500
Ankylose des deux dernières articulations.	Serrurier.	6	60	1 000
—	Terrassier.	5	32	600
—	Mécanicien.	4 1/4	52	900
—	Cordonnier.	4	27	550
—	Coltineur.	2	17	300
—	Manœuvre.	2	11	150
Ankylose de la dernière articulation.	Apprenti.	0	0	300
—	Menuisier.	0	0	200
Faible limitation des mouvements.	Mécanicien.	3 1/3	35	625
—	Apprenti.	0	0	300
—	Journalier.	0	0	120
Thorax, abdomen, bassin.				
Oppression après lésion grave du thorax.	H. d'éq. Cie Nord.	50	364	
Pleurésie chronique après compression du thorax.	Livreur.	12	85	1 350
Gêne de respiration (fracture du sternum et de deux côtes). .	Couvreur.	9	100	1 600
— (contusion du thorax).	Démolisseur.	9	90	1 000
Gêne légère après fracture de côte.	Terrassier.	7	55	1 200
— —	Electricien.	5	60	1 100
— —	Terrassier.	5	50	700
— —	—	3 2/3	33	600
— —	Bitumeur.	3 1/2	32	384
— —	Terrassier.	0	0	100

NATURE DES LÉSIONS	PROFESSION	RÉDUCTION DE VALEUR professionnelle.	RENTE ALLOUÉE	CAPITAL de RACHAT
Gêne légère après brûlures au thorax et au bras.	Confiseur.	0	0	188
Douleurs dans le côté (hystéro-traumatisme).	Cimentier.	6	45	600
Dyspepsie (contusion voisine de l'estomac).	Déménageur.	6	45	715
Faiblesse des muscles abdominaux après laparotomie.	Charretier.	15	100	2 030
—	—	6 2/3	50	1 000
Contusion des vertèbres lombaires.	Maçon.	12	100	2 013
Douleurs sacro-lombaires.	Badigeonneur.	9	94	1 500
—	Coltineur.	8	72	1 000
—	Terrassier.	6	54	928
—	—	3 1/2	31	500
Fracture du bassin, marche avec béquilles.	Peintre.	84	750	
— —	Couvreur.	66 2/3	750	
— gêne dans la marche.	Carrier.	40	300	
— —	Charretier.	13 1/3	100	1 500
Fracture du coccyx, station debout difficile.	Zingueur.	50	562	
— gêne légère dans la marche.	Palefrenier.	13 1/3	100	1 420
— —	Maçon.	12	90	1 600
Écartement de la symphyse pubienne, incontinence d'urine.	—	13 1/3	100	1 507
Contusion de la hanche, gêne dans la marche.	Tapissière.	20	100	1 200
— —	Déménageur.	10 1/3	85	1 500
— gêne légère.	Débardeur.	5 1/3	40	500
— —	Homme de peine.	4	28	460
Orchite traumatique (impossibilité de travailler debout).	Typ. Imp. Nat.	33 1/3	428	
Varicocèle d'origine très douteuse.	Tailleur de pierres.	5 2/3	68	1 250
Hernies.				
Hernie inguinale.	Garçon de magasin.	11 1/2	90	1 900
—	Maçon.	10	100	1 558

—	—	10	85	1 270
—	Camionneur.	10	100	1 950
—	Charretier.	9	94	1 250
—	Homme de peine.	8 1/2	80	1 400
Hernie crurale.	Electricien.	8	72	1 000
Hernie ancienne aggravée.	Tailleur de pierres.	5	62	1 000
Hernie bien opérée.	Chauffeur.	3	32	400
—	Imprimeur.	0	0	50
Hernie d'origine très douteuse.	Maçon.	7	78	1 500
—	Gardien de nuit.	5	41	300
—	Journalier.	4	25	400
—	Manœuvre.	0	0	500
—	Blanchisseur.	0	0	500
—	Coltineur.	0	0	420
—	Charretier.	0	0	400
—	Scieur.	0	0	200
—	Plombier.	0	0	200
—	Coltineur.	0	0	200
Membres inférieurs.				
Amputation de la cuisse au tiers supérieur.	Camionneur.	75	525	
— —	H. d'éq. Cie Nord.	73	700	
— au tiers inférieur.	Wattmann.	66 2/3	600	
— —	Empl. Cie Nord.	65	560	
Désarticulation du genou.	Empl. de ch. de fer.	75	547	
—	— Cie du Nord.	70 1/2	600	
Amputation d'une jambe au-dessous du genou.	Caleur Cie du Nord	65	700	
—	Emballeur.	65	487	
—	Terrassier.	43	365	
Amputation d'une jambe et perte de l'usage des trois derniers doigts de la main droite.	Ajust. Cie de l'Est.	82	700	
Amputation d'un pied.	Charretier.	60	450	
—	H. d'éq. Cie Est	59	400	

NATURE DES LÉSIONS	PROFESSION	RÉDUCTION DE VALEUR professionnelle.	RENTE ALLOUÉE	CAPITAL de RACHAT
Perte des orteils et des métatarsiens d'un pied.	Garçon de lavoir.	46 2/3	350	
— et de moitié des métatarsiens.	H. d'éq. Cie P.-L.-M.	33 1/3	260	
Perte des trois premiers orteils.	Ebarbeur.	10	80	1 400
Perte des deux premiers orteils.	Manœuvre.	10 1/2	100	1 750
Perte du gros orteil.	Charbonnier.	8	68	1 190
—	Monteur.	7	95	1 200
—	Ravaleur.	5 1/3	40	800
Perte d'une phalange du gros orteil.	Homme de peine.	8 1/2	81	500
—	Maçon.	8	62	900
—	Chauffeur.	5	54	750
Perte des troisième et quatrième orteils.	Manœuvre.	7	53	800
Perte de deux phalanges du deuxième orteil, ank. du troisième.	Coltineur.	6 2/3	60	1 050
—	Lithographe.	4	25	500
Perte d'une phalange du deuxième orteil.	Verrier.	1 1/2	15	250
— —	Typographe.	0	0	250
— du troisième orteil.	Carrier.	11 2/3	70	700
Perte de substance aux deuxième et troisième orteils. . . .	Manœuvre.	0	0	200
Perte de moitié de la deuxième phalange du gros orteil. . . .	Homme de peine.	2 1/2	22	400
Marche avec béquilles (perte de l'usage de la jambe gauche et paralysie partielle du bras gauche). .	Charpentier.	95	1 200	
— (fracture de la jambe gauche et du pied droit).	Mécanicien.	92	700	
— (déformation de cuisse et atrophie). . .	Garçon de magasin.	80	730	
— — . .	Manœuvre.	75	511	
— — . .	Charretier	66 2/3	500	
— (perte de l'usage d'une jambe). . . .	H. d'éq. Cie P.-L.-M.	75	896	
— —	Cocher.	75	450	
— —	Manœuvre.	70	696	
— —	Tonnelier.	65	610	

— —	H. d'éq. Cie Nord.	60	500	
— —	Cigarière.	59	450	
— —	Bardeur.	50	450	
Perte presque complète de l'usage d'une jambe.	H. d'éq. Cie Ceinture.	50	486	
—	Empl. Cie Orléans.	50	585	
—	Couvreur.	50	300	
Cuisse raccourcie de 5 cm. et atrophie.	Briquetier.	50	550	
Fracture du fémur, marche avec canne.	Démolisseur (74 ans).	44	400	
Fracture des deux jambes (difficulté de station debout).	Serrurier.	40	480	
Sciatique et paralysie des extenseurs d'un pied.	Maçon.	40	560	
Raccourcissement et atrophie de la cuisse.	Contrôl. d'omnibus.	35	400	
Cuisse raccourcie de 4 cm. après fracture.	Terrassier.	33	300	
Jambe raccourcie de 35 mm. et faiblesse.	S.-ch. d'éq. Cie Ouest.	25	181	
Arthrite coxo-fémorale et atrophie de la cuisse.	Marteleur Cie Nord.	20	251	
Jambe raccourcie de 1 cm. et atrophie.	Lampiste.	20	164	
—	Menuisier.	20	200	
Plaie à la jambe et atrophie.	Electricien (72 ans).	20	200	
Jambe raccourcie de 2 cm.	Relayeur.	16	100	1 900
Jambe raccourcie de 3 cm.	Peintre.	15	90	1 690
—	Maçon.	15	100	1 250
—	Homme de peine.	15	80	1 600
Faiblesse de jambe après fracture.	Charretier.	14 1/2	100	
Faiblesse et raccourcissement.	Terrassier.	14	100	1 500
—	Journalier.	14	53	1 019
Légère claudication après fracture.	Débardeur.	13 1/3	100	1 500
—	Laveur de carreaux.	13 1/3	40	650
—	Camionneur.	13 1/3	100	1 900
—	Charretier.	13	100	1 800
Jambe raccourcie de 1 cm. et faiblesse.	Couvreur.	12	100	1 500
—	Maçon.	12	100	1 700
Jambe raccourcie de 5 cm.	Charretier.	12	91	1 800
Raccourcissement de 4 cm. après fracture de cuisse.	Tondeur de chevaux.	11 1/2	100	1 900
— de 3 cm. —	Perceur.	11	100	1 500
Atrophie du mollet, cicatrice adhérente au talon.	Manœuvre.	11	75	900

NATURE DES LÉSIONS	PROFESSION	RÉDUCTION DE VALEUR professionnelle.	RENTE ALLOUÉE	CAPITAL de RACHAT
Faiblesse de jambe après fracture.	Charretier.	11	100	1 800
—	Voiturier.	11	93	1 450
Boiterie après fracture du péroné.	Palefrenier.	11	100	1 500
Faiblesse et gêne.	Journalier.	11	83	1 700
Raccourcissement de 2 cm. après fracture.	Livreur.	10 1/2	100	1 800
— de 3 cm. —	Charretier.	10	83	1 411
— —	—	10	88	1 282
Faiblesse après fracture.	Camionneur.	10	100	1 300
— —	Charretier.	10	80	1 000
— —	Coltineur.	10	80	1 500
— —	Livreur.	10	100	1 800
— —	Cocher.	10	90	1 400
— après contusion de la cuisse.	Badigeonneur.	10	100	1 705
— —	Ravaleur.	10	100	1 715
Légère déformation de la jambe.	Maçon.	10	75	1 290
Périostite du tibia.	Laitier.	9	100	1 900
Léger raccourcissement.	Charretier.	9	65	1 000
Faiblesse après fracture.	—	9	80	1 200
—	Camionneur.	9	60	1 150
—	Maçon.	9	97	1 600
— (et raccourcissement de 2 cm.). . . .	—	8 3/4	66	1 200
—	Journalier.	8 2/3	78	1 350
—	Outilleur.	8 1/3	100	1 500
—	Bourrelier.	8 1/3	100	1 600
Raccourcissement de 2 cm.	Manœuvre.	8	46	900
—	Fondeur.	8	72	1 500
—	Lithographe.	8	60	
Raccourcissement de 1 cm.	Charpentier en fer.	8	84	950
—	Charretier.	8	48	921

Faiblesse après contusion.	Epicier.	8	60	1 130.
Faiblesse après fracture.	Coltineur.	8	60	800
—	Apprêteur.	8	48	600
Cicatrice adhérente à la jambe.	Palefrenier.	8	76	800
—	Garçon de lavoir.	7	72	1 400
—	Coltineur.	7	67	1 200
Faiblesse et gêne après fracture.	Typographe.	7	90	1 462
— contusion	Terrassier.	7	72	1 600
— fracture.	Mécanicien.	7	85	925
— —	Bardeur.	7	76	1 500
Gêne très légère après fracture.	Coltineur.	6	36	600
— —	Charpentier.	6	80	1 500
— contusion	Charretier.	6	40	600
Faiblesse après suture du triceps.	Couvreur.	5 1/2	38	700
Raccourcissement de 2 cm. après fracture.	Saboteur.	5 1/3	41	550
Gêne très légère après fracture.	Polisseur.	5	64	1 150
—	Maçon.	5	50	1 000
—	Débardeur.	4 1/2	40	700
Raccourcissement de 1 cm. et faiblesse.	Charretier.	4 1/2	40	700
—	Ajusteur.	4	50	500
Faiblesse.	Terrassier.	4	35	600
—	—	4	38	700
—	Palefrenier.	3 1/3	30	600
Raccourcissement de 1 cm. après fracture.	Terrassier.	3	22	
Faiblesse après fracture.	Maçon.	3	24	600
—	Terrassier.	3	22	330
—	Peintre.	3	24	500
—	Maçon.	3	31	515
—	Terrassier.	3	27	500
—	Coltineur.	2 1/2	20	300
—	Maçon.	2 1/2	27	500
Gêne très légère après fracture.	Carrossier.	2	25	350
—	Charretier.	1	6	115
—	Terrassier.	0	0	50

NATURE DES LÉSIONS	PROFESSION	RÉDUCTION DE VALEUR professionnelle.	RENTE ALLOUÉE	CAPITAL de RACHAT
Fracture du péroné bien consolidée.	Charretier.	0	0	0
Genou.				
Ankylose complète du genou.	Cimentier.	48 2/3	365	
Ankylose incomplète.	Charpentier en fer.	25	300	
Faiblesse du genou, difficulté de porter le poids du corps.	Tonnelier.	33 1/3	325	
— —	H. d'éq. Cie du Nord.	30	202	
Limitation des mouvements et atrophie de la jambe.	Terrassier.	50	390	
— après fracture.	Zingueur.	33	300	
— —	Mineur.	25	225	
— —	Charretier.	13	97	1 790
— —	Mégissier.	12	100	1 891
— —	Cocher livreur.	12	80	1 500
— —	Charretier.	11	100	1 600
Limitation des mouvements après fracture.	Charretier.	10	75	
— —	Batteur de tapis.	9 1/2	78	1 400
— —	Tailleur de pierres.	8	88	1 000
— —	Terrassier.	8	72	1 200
Gêne dans la flexion du genou.	—	10	100	1 800
—	Plombier.	8 1/2	100	1 800
—	Nettoyeur de glaces.	8 1/2	38	500
—	Charpentier.	7	80	800
—	Charretier.	6 1/4	50	830
—	Charpentier.	6	40	833
—	Cocher.	5	45	600
—	Magasinier.	4	21	200
—	Coltineur.	3	27	486
—	Chaudronnier.	1	19	300

Rupture musculaire au-dessus du genou	Charretier.	8	60	1 188
Hydarthrose du genou et légère atrophie	Chauffeur.	9	100	1 200
Légère hydarthrose	—	6 1/2	77	1 000
—	Coltineur.	6	54	1 000
—	Maçon.	2 1/2	28	500
—	Tourneur en cuivre.	0	0	172
Arthrite du genou	Couvreur.	30	350	
—	Maçon.	30	225	
—	Plombier.	13 1/2	100	2 000
—	Coltineur.	12	100	1 800
—	Terrassier.	11	100	960
—	—	11	99	1 900
—	Débardeur.	10	100	1 550
—	Terrassier.	10	99	1 800
—	Mineur.	10	80	818
—	Déménageur.	10	75	1 096
—	Maréchal ferrant.	9	100	1 418
—	Maçon.	8 1/2	63	850
—	Débardeur.	8	95	1 350
—	Vidangeur.	8	65	1 000
—	Journalier.	8	54	927
—	Charretier.	7	69	900
—	Tréfileur.	6 1/2	77	1 300
—	H. d'éq. Cie Ouest.	6	36	500
—	Terrassier.	4	36	510
—	Débardeur.	4	35	600
—	Mineur.	4	36	644
—	Terrassier.	4	34	605
—	Charretier.	3	29	247
Articulation tibio-tarsienne.				
Boiterie, douleurs après fracture bi-malléolaire	Corroyeur (79 ans).	50	538	
— —	Cocher.	44	400	

NATURE DES LÉSIONS	PROFESSION	RÉDUCTION DE VALEUR professionnelle.	RENTE ALLOUÉE	CAPITAL de RACHAT
Boiterie, douleurs après fracture bi-malléolaire.	Bouvier (63 ans).	33 1/3	225	
— après entorse avec arrachement.	Poseur.	25	300	
— fracture du calcanéum.	Fumiste.	21	250	
Gêne de l'articulation après fracture.	Journalier.	13	85	1 250
— —	Zingueur.	13 1/3	100	1 240
— entorse..	Journalier.	12	90	1 500
— —	Déménageur.	12	90	1 100
— —	Coltineur.	12	72	1 200
— fracture bi-malléolaire.	Boyaudier.	11	100	1 674
— entorse.	Terrassier.	10 1/2	90	1 100
— fracture.	Camionneur.	10	100	1 500
— entorse..	Forgeron.	10	90	1 745
— —	Manœuvre.	10	80	1 000
— œdème..	Charretier.	10	75	1 098
— fracture de la malléole interne.	—	10	75	1 000
— fracture bi-malléolaire.	Charpentier.	10	100	1 600
— entorse.	Palefrenier.	9	81	1 400
— fracture bi-malléolaire.	Ajusteur.	9	60	900
— entorse.	Maçon.	9	84	1 506
— arthrite.	Charretier.	9	69	1 100
— entorse.	Coltineur.	8	60	1 000
— fracture.	Ravaleur.	8	100	1 960
— —	Scieur de pierres.	8	96	1 000
— —	Charretier.	7	60	1 000
— —	Terrassier.	6	54	1 200
— entorse.	—	5	44	790
— fracture.	Charretier.	4 1/2	44	750
— arthrite.	Terrassier.	4	23	537
— —	Homme de peine.	4	40	400

— —	Charretier.	3	30	510
— —	Débardeur.	4	22	260
— fracture.	Cimentier.	3	24	400
— —	Maçon.	2 2/3	18	200
— entorse.	Terrassier.	2	22	457
— —	Cocher.	2	20	375
Gêne très légère.	Trieuse.	0	0	200
—	Cimentier.	0	0	350
—	Piqueur.	0	0	200
Pied.				
Fracture des deux calcanéums.	Peintre.	40	400	
Fracture de trois métatarsiens.	Terrassier.	40	350	
Fracture du calcanéum.	Charretier.	30	212	
Fracture de l'astragale.	Peintre.	27	273	
Fracture de métatarsiens.	Charretier.	16 1/2	100	1 200
Déformation des os du tarse.	Manœuvre.	16 1/2	93	1 800
—	Receveur de tramways.	13	97	1 500
—	Charretier.	12 1/2	100	1 600
Abaissement de la voûte plantaire.	Charbonnier.	12	82	800
Fracture du calcanéum.	Maçon.	11	100	1 365
—	Charretier.	10	75	800
Contusion du pied.	Terrassier.	10	97	1 700
Fracture de quatre métatarsiens.	Charpentier en fer.	9 1/2	100	1 629
Contusion du pied.	Coltineur.	9	80	1 400
Fracture de métatarsiens.	Charretier.	8 1/2	64	1 200
—	Cimentier.	8	96	1 700
—	Argenteur.	8	66	950
—	Scieur de pierres.	8	100	1 000
Déviation du pied.	Menuisier.	8	67	1 224
Limitation des mouvements du pied.	Chef de chantier.	7	100	1 200
—	Charretier.	7	50	820
Fracture du calcanéum.	Manœuvre.	6 2/3	50	600

NATURE DES LÉSIONS	PROFESSION	RÉDUCTION DE VALEUR professionnelle.	RENTE ALLOUÉE	CAPITAL de RACHAT
Gêne légère après contusion.	Charretier.	6	54	982
— —	Meuleur.	5 1/4	47	800
— —	Terrassier.	5	40	600
— brûlures.	Galvaniseur.	5	35	700
Gêne légère après fracture du calcanéum.	Charretier.	5	50	848
Gêne des articulations métatarsiennes.	Frappeur.	5	35	595
Arthrite d'un orteil.	Charpentier.	4	70	700
Contusion du pied.	Maçon.	4	30	450
Foulure.	Débardeur.	4	30	400
Ankylose de la deuxième articulation des trois premiers orteils	Chaudronnier.	3	33	600
Gêne de flexion du pied.	Charpentier.	2 1/2	30	600
—	Charretier.	2 1/3	23	300
Lésion du talon, gène très légère.	Journalier.	2	16	300
Arthrite des articulations du pied.	Imprimeur.	1 1/2	18	350
Gêne très légère après blessure au talon.	Chaudronnier.	0	0	300
— lésion du pied.	Homme de peine.	0	0	300
— fracture du troisième métatarsien.	Maçon.	0	0	150
— arrachement de l'ongle du gros orteil.	Livreur.	0	0	100

TABLE DES MATIÈRES

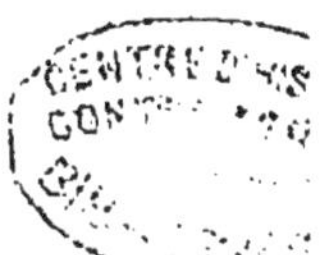

FIN DE LA TABLE DES MATIÈRES.

TABLE ALPHABÉTIQUE

FIN DE LA TABLE ALPHABÉTIQUE

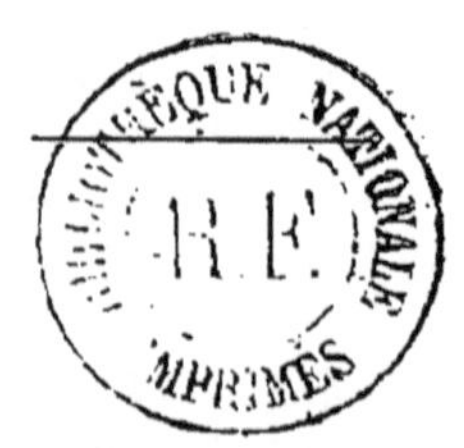

CHARTRES. — IMPRIMERIE DURAND, RUE FULBERT.

Précis de Médecine légale

Par le Dr VIBERT, Médecin expert près les Tribunaux de la Seine.

Introduction par le Professeur P. BROUARDEL.

6e *édition.* 1903, 1 vol. in-8 de 908 pages, avec 92 fig. et 6 pl. coloriées. **10 fr.**

Cours de Médecine légale

DE LA FACULTÉ DE MÉDECINE DE PARIS

Par le Professeur P. BROUARDEL

1895-1906. 12 vol. in-8.. **107 fr. 50**

La Mort et la Mort subite. 1895, 1 vol. in-8 de 500 pages .... **9 fr.**
Les Asphyxies par les Gaz, les Vapeurs et les Anesthésiques. 1896, 1 vol. in-8 de 416 pages, avec figures et 8 planches.. **9 fr.**
La Pendaison, la Strangulation, la Suffocation et la Submersion. 1896, 1 vol. in-8 de 584 pages, avec 43 figures et planches.. **12 fr.**
L'Infanticide. 1897, 1 vol. in-8 de 402 pages, avec figures et planches............... **9 fr.**
Les Explosifs et les Explosions. 1897, 1 vol in-8 de 272 pages, avec 39 figures...... **6 fr.**
La Responsabilité médicale. 1898, 1 vol. in-8 de 456 pages.......................... **9 fr.**
L'Exercice de la Médecine. 1899, 1 vol. in-8 de 564 pages.......................... **12 fr.**
Le Mariage. 1900, 1 vol. in-8 de 452 pages.. **9 fr.**
L'Avortement. 1901, 1 vol. in-8 de 376 pages, avec figures......................... **7 fr. 50**
Les Empoisonnements. 1902, 1 vol. in-8 de 538 pages, avec figures................... **9 fr.**
Les Intoxications, Arsenic, Phosphore, Cuivre, Mercure et Plomb. 1904, 1 vol. in-8 de 516 pages.. **12 fr.**
Opium, Morphine et Cocaïne. 1906. 1 vol. in-8 de 158 pages.......................... **4 fr.**

PRÉCIS DE MÉDECINE LÉGALE

Par le Dr BALTHAZARD

Professeur agrégé à la Faculté de médecine de Paris.

1906, 1 volume in-18 de 500 pages, avec figures..........................

Atlas-Manuel de Médecine légale, par le professeur HOFMANN. *Édition française*, par le Dr Ch. VIBERT. Introduction par le professeur P. BROUARDEL. 1900, 1 vol. in-16 de 168 pages, avec 56 planches coloriées et 193 fig. noires, relié maroquin souple.. **18 fr.**

Aide-mémoire de Médecine légale, par le professeur P. LEFERT. 5e *édition.* 1903, 1 vol. in-18 de 282 pages, cart.............................. **3 fr.**

Le Secret médical, par P. BROUARDEL. 2e *édition.* 1893, 1 vol. in-16 de 280 pages.. **3 fr. 50**

La Profession médicale, par P. BROUARDEL. 1903, 1 vol. in-18..... **3 fr. 50**

PRÉCIS DE TOXICOLOGIE

CLINIQUE ET MÉDICO-LÉGALE

Par le Dr VIBERT

1890, 1 vol. in-8 de 916 pages, avec 1 pl. et 74 figures................. **10 fr.**

Précis de Toxicologie chimique et physiologique, par A. CHAPUIS. 3e *édition.* 1897, 1 vol. in-8 de 792 pages, avec 64 figures.............................. **9 fr.**

Traité de Diagnostic Médical et de Sémiologie

Par F.-O. MAYET

Professeur à la Faculté de médecine de Lyon, Médecin des hôpitaux de Lyon.

1898-1899, 2 vol. gr. in-8 de 1623 pages, avec 191 figures............ **24** fr.

Ce qui donne à l'ouvrage de M. le professeur Mayet un très grand intérêt, et ce qui contribuera à lui faire valoir de la part du public médical un accueil très favorable, c'est le luxe de développement avec lequel sont exposées certaines notions diagnostiques, très écourtées même dans les meilleurs traités.

Les descriptions cliniques sont concises et frappantes; mais là n'est pas l'unique qualité du livre : M. Mayet qui a beaucoup vu dans sa carrière médicale déjà longue, aurait pu se contenter de consigner dans ce traité les résultats de son expérience clinique, il a voulu faire encore mieux, et a pensé que la science du diagnostic devait bénéficier de la nouvelle orientation de la médecine et devait être la résultante de toutes les données histologiques, cliniques, bactériologiques, anatomiques, etc. En les mettant à contribution, il n'a pas fait une compilation stérile, mais une œuvre utile à tous ceux qui voudront faire de la médecine vraiment scientifique.

Atlas-Manuel de Diagnostic Clinique

Technique médicale, indications thérapeutiques

Par le Dr C. JAKOB

et le Dr A. Létienne, ancien interne des hôpitaux de Paris.

3e *édition*. 1901, 1 vol. in-16 de 396 pages, avec 68 pl. col., relié maroquin souple.. **15** fr.

Précis d'Auscultation, par le Dr Coiffier. 5e *édition*. 1902, 1 vol. in-18 de 2.0 pages, avec 95 fig. coloriées, cart.................... **5** fr.

Tableaux synoptiques de Diagnostic, par le Dr Coutance. 1899, 1 vol. gr. in-8 de 200 pages, cart.................... **5** fr.

Tableaux synoptiques d'Exploration médicale, par le Dr Champeaux. 1902, 1 vol. in-8 de 184 pages, cart.................... **5** fr.

Précis d'Exploration clinique du Cœur et des vaisseaux, par le Dr G. Brouardel, médecin des hôpitaux de Paris. 1903, 1 vol. in-16 de 176 p., avec 35 fig., cart.................... **3** fr.

Sémiologie pratique des Poumons et de la Plèvre, inspection, palpation, percussion, auscultation, par le Dr H. Barbier, médecin des hôpitaux de Paris. Préface du professeur Grancher. 1902, 1 vol. in-18 de 252 pages, avec 20 figures, cartonné.................... **4** fr.

Tableaux synoptiques de Symptomatologie, par le Dr M. Gautier. 1901, 1 vol. gr. in-8 de 180 pages, cart.................... **5** fr.

Manuel de sémiologie médicale

Par le Dr PALASNE DE CHAMPEAUX

Professeur à l'École de médecine de Toulon.

1905. 1 vol. in-18 de 360 pages, avec 66 fig. noires et col., cart....... **5** fr.

En publiant ce *Manuel de Sémiologie*, le Dr Palasne de Champeaux n'a point eu comme objectif d'édifier une œuvre de haute portée scientifique, où seraient étudiés, avec les développements que comporterait un pareil sujet, les éléments si nombreux afférents à la séminologie médicale, dont le domaine va chaque jour s'agrandissant. Il a poursuivi un but plus modeste mais plus pratique, celui de condenser en quelques pages, d'une façon nette et précise, les connaissances indispensables, dans cet ordre d'idées, à tout étudiant comme à tout praticien.

Consultations médicales

Par le Dr HUCHARD

Médecin de l'hôpital Necker, Membre de l'Académie de médecine.

4e *édition*. 1906, 1 vol. in-8 de 650 pages.......................... **10** fr.

Nouvelles Consultations médicales

Par le Dr HUCHARD.

Nouvelle édition. 1906, 1 vol. in-8 de 650 pages.......................... **10** fr.

« Peu de théorie; beaucoup de pratique... Le praticien n'a que faire d'une érudition d'emprunt, d'une exhibition scientifique, de théories toujours renaissantes et sans aucune sanction pratique; il ne veut pas se complaire dans l'œuvre fastidieuse et stérile de Pénélope édifiant aujourd'hui ce qui sera détruit demain : il a besoin de savoir pour agir, non pour discourir. »

Ces quelques lignes, extraites de la préface du livre de M. Huchard, indiquent suffisamment dans quel esprit ont été rédigées ces *Consultations médicales*, transcription soignée des causeries hospitalières où, chaque matin, ce savant médecin de l'hôpital Necker expose aux élèves le diagnostic des cas qui se présentent à la consultation et en discute les indications thérapeutiques.

On trouvera dans ce livre clair et de lecture facile une foule de renseignements. Un grand nombre de questions de pratique journalière y sont abordées et résolues avec une simplicité vraiment séduisante. Grâce à une expérience consommée du malade, l'auteur a condensé en quelques lignes ou en quelques pages, suivant le besoin, le tableau symptomatique utile à la compréhension du cas observé, et déduit logiquement, d'après les idées générales qui caractérisent sa personnalité scienfique, la thérapeutique convenable.

Clinique médicale de l'Hôtel-Dieu de Paris, par A. TROUSSEAU, professeur à la Faculté de médecine de Paris. 10e *édition*. 1902, 3 vol. in-8........ **32** fr.

Aide-mémoire de Clinique médicale et de Diagnostic, par le professeur P. LEFERT. 1895, 1 vol. in-18 de 314 pages, cart....................... **3** fr.

Clinique chirurgicale

Par A. LE DENTU

Professeur de clinique chirurgicale à la Faculté de médecine de Paris, Chirurgien de l'Hôtel-Dieu, Membre de l'Académie de médecine.

1904, 1 vol. gr. in-8 de XXVII-634 pages, avec 45 figures................ **15** fr.

L'enseignement clinique familier de tous les jours, au lit du malade, est considéré, avec raison, comme le plus utile; il est complété par l'enseignement oral, par la leçon. Celle-ci a aussi son utilité. Consacrée à l'analyse d'un cas, à la discussion du diagnostic à la recherche des indications thérapeutiques, elle fait passer l'élève par le chemin où le maître a dû passer pour arriver à formuler nettement son opinion. Elle l'habitue à appesantir sa pensée sur la série des questions, des constatations matérielles et des réflexions rapides dont l'ensemble constitue un examen de malade et doit aboutir à une conclusion déterminée. Elle lui fournit la méthode nécessaire pour aborder de multiples difficultés et se garer des erreurs où son inexpérience l'expose à tomber presque à chaque pas.

Il faut savoir gré au professeur Le Dentu — après le travail considérable que lui avait donné la direction de son grand *Traité de chirurgie et clinique opératoire*, actuellement l'ouvrage le plus complet et le plus moderne — de nous donner encore aujourd'hui une *Clinique chirurgicale* où la note personnelle de son expérience et de sagacité se révèle une fois de plus.

Consultations chirurgicales, par les Drs BRAQUEHAYE et DE ROUVILLE, professeurs agrégés des Facultés de médecine. Préface du professeur S. DUPLAY. 1901, 1 vol. in-8 de 350 pages.............................. **6** fr.

Aide-mémoire de Clinique chirurgicale, par P. LEFERT. 2e *édition*. 1901, 1 vol. in-18 de 308 pages, cartonné.......................... **3** fr.

Guide Formulaire de Thérapeutique

Par le Dr HERZEN

3e *édition*. 1905, 1 vol. in-16 de 812 pages, cartonné.................... 9 fr.

Le formulaire a pour but de donner au médecin un schéma des cas particuliers qu'il peut être appelé à soigner. Les formules sont simples et bien choisies. L'auteur a adopté l'ordre alphabétique des maladies, qui permet de s'orienter facilement dans un cas donné. La thérapeutique de chaque maladie embrasse les diverses phases qui demandent un traitement spécial, les diverses formes, les complications, les symptômes dominants.

Il n'existe pas de formulaire d'aussi pratique, où il soit tenu compte dans une aussi large mesure des indications si variées qui peuvent se présenter dans le cours d'une même maladie.

NOUVEAU FORMULAIRE MAGISTRAL

de Thérapeutique clinique et de Pharmacologie

Par le Dr O. MARTIN.

1906, 1 vol. in-18 de 1000 pages, cart.................................. 6 fr.

Formulaire Officinal et Magistral International, par le professeur J. JEANNEL. 4e *édition*. 1886, 1 vol. in-18 de 1044 pages, cart.................. 3 fr.

Formulaire des Médications nouvelles, par le Dr H. GILLET, ancien interne des hôpitaux de Paris. *Nouvelle édition*. 1904, 1 vol. in-18 de 264 p., cart. 3 fr.

FORMULAIRE

des

Médicaments Nouveaux

Par H. BOCQUILLON-LIMOUSIN.

Préface du Dr HUCHARD

18e *édition*. 1906, 1 vol. in-18 de 300 pages, cart...................... 3 fr.

Formulaire de l'Antisepsie et de la Désinfection, par BOCQUILLON-LIMOUSIN. *Nouvelle édition*. 1905, 1 vol. in-18 de 340 pages, avec figures, cart... 3 fr.

Formulaire des Eaux minérales, de Balnéothérapie et d'Hydrothérapie, par E. DE LA HARPE. 1896, 1 vol. in-18 de 300 pages, cart.................. 3 fr.

Formulaire des Stations d'hiver et de Climatothérapie, par E. DE LA HARPE. 1896, 1 vol. in-18 de 303 pages, cart.................................. 3 fr.

Formulaire d'Hydrothérapie, par le Dr O. MARTIN. 1900, 1 vol. in-18 de 252 p., avec 17 figures, cartonné.. 3 fr.

Formulaire du Massage, par le Dr NORSTRÖM. 1895, 1 vol. in-18 de 268 pages, avec figures, cart... 3 fr.

L'Art de Formuler

Indications. – Mode d'emploi. – Posologie des médicaments usuels

Par le Dr BREUIL.

1903, 1 vol. in-18 de 344 pages. Format portefeuille avec répertoire, cart. 4 fr.

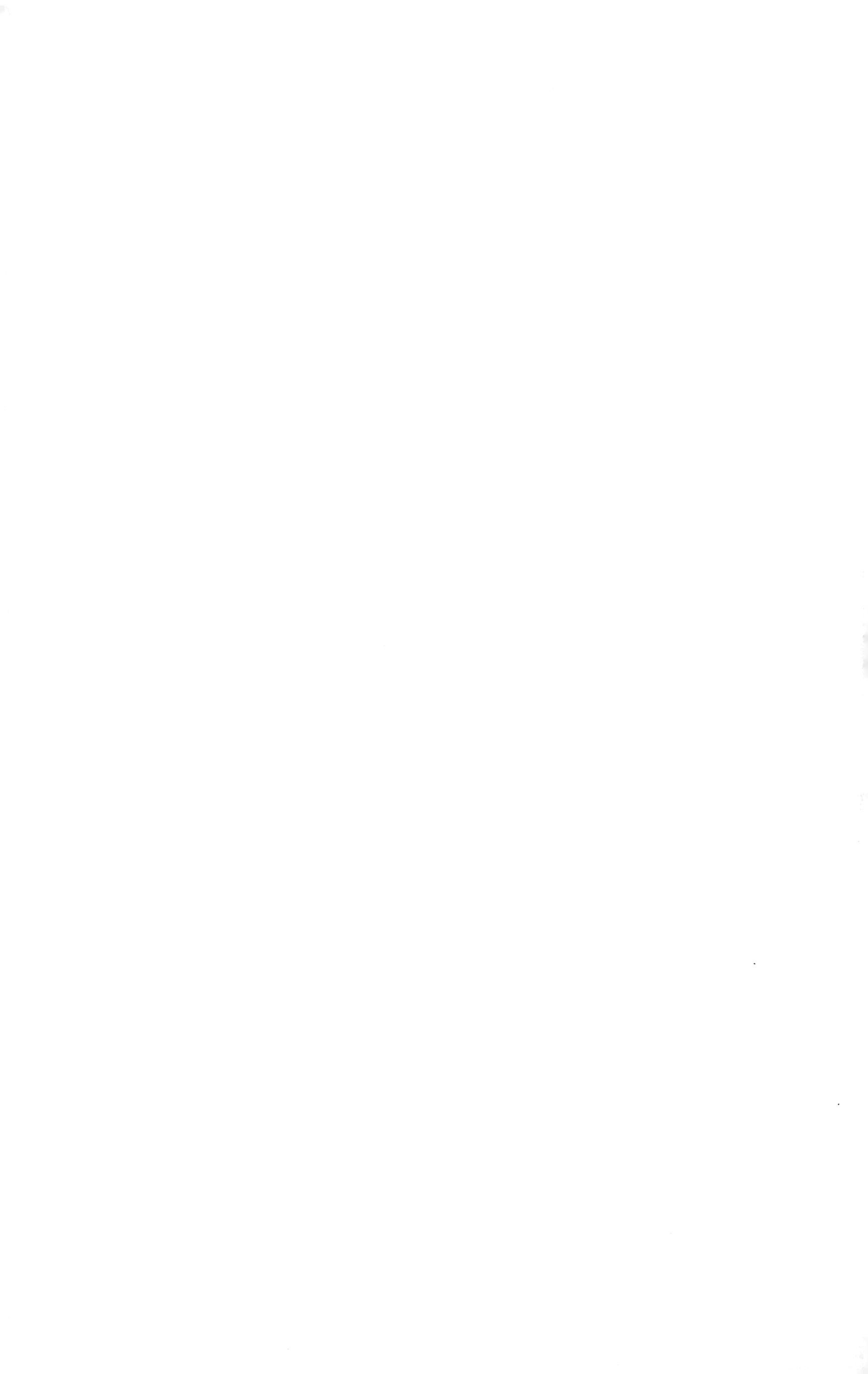

www.ingramcontent.com/pod-product-compliance
Ingram Content Group UK Ltd.
Pitfield, Milton Keynes, MK11 3LW, UK
UKHW021859260726
13966UKWH00006B/52

9 782012 476509